·总主编　孟昭泉　孟靓靓·

肾脏病药食宜忌

主　编　孟靓靓　杨际平
副主编　张　会　马金耍　谭　敏　董　伟
　　　　张世卿　杨慎启
编　委　（以姓氏笔画为序）
　　　　马金耍　王敬姝　毕　颖　米亚南
　　　　杨慎启　张　会　张世卿　周生国
　　　　孟会会　孟现伟　孟昭泉　郝允昌
　　　　董　伟　谭　敏

U0308163

中国中医药出版社
·北　京·

图书在版编目（CIP）数据

肾脏病药食宜忌/孟靓靓，杨际平主编．—北京：中国中医药出版社，2016.8
（常见病药食宜忌丛书）
ISBN 978 - 7 -5132 -3566 -2

Ⅰ.①肾… Ⅱ.①孟… ②杨… Ⅲ.①肾疾病 - 药物 - 禁忌 ②肾疾病 - 忌口
Ⅳ.①R692②R155

中国版本图书馆 CIP 数据核字（2016）第 191758 号

中 国 中 医 药 出 版 社 出 版
北京市朝阳区北三环东路 28 号易亨大厦 16 层
邮政编码 100013
传真 010 64405750
北京市泰锐印刷有限责任公司印刷
各地新华书店经销

*

开本 787×1092 1/16 印张 18 字数 392 千字
2016 年 8 月第 1 版 2016 年 8 月第 1 次印刷
书 号 ISBN 978 -7 -5132 -3566 -2

*

定价 45.00 元
网址 www.cptcm.com

《常见病药食宜忌丛书》

编　委　会

总主编　孟昭泉　孟靓靓

编　委　（以姓氏笔画为序）

卜令标	于　静	山　峰	马　冉	马　丽
马庆霞	马金姿	王　琨	王冬梅	王宇飞
尤文君	方延宁	卢启秀	田　力	冯冉冉
冯明臣	毕　颖	朱　君	乔　森	刘云海
刘国慧	刘厚林	刘奕平	闫西鹏	米亚南
孙　田	孙忠亮	孙谊新	李　丽	李　波
李　峰	李　霞	李文强	杨文红	杨际平
杨宝发	杨慎启	宋丽娟	宋晓伟	张　申
张　会	张　昊	张　波	张文秀	张世卿
张成书	张庆哲	张珊珊	张晓芬	陈夫银
陈永芳	陈晓莉	苑修太	郑　晨	孟会会
孟庆平	孟现伟	胡丽霞	相瑞艳	钟妍妍
班莹莹	贾常金	顾克斌	徐晓萌	徐凌波
高　鹏	高淑红	郭洪敏	常文莉	董　伟
路　芳	谭　敏	魏艳秋		

前　言

　　随着社会经济的发展和人民生活水平的提高，人们对自身保健的意识愈来愈强。一日三餐提倡膳食平衡，不仅要吃得饱，而且要吃得好，吃得科学，同时更注重饮食搭配方法。当患病以后，更要了解中西药物及食物之间的宜忌等知识。

　　食物或药物宜忌是指食物与食物之间、各种药物之间、药物与食物之间存在着相互拮抗、相互制约的关系。如果搭配不当，可引起不良反应，甚至中毒反应。这种反应大多呈慢性过程，在人体的消化吸收和代谢过程中，降低药物或营养物质的生物利用率，导致营养缺乏，代谢失常而患病。食物或药物宜忌的研究属于正常人体营养学及药理学范畴。其目的在于深入探讨食物或药物之间的各种制约关系，以便于人们在安排膳食中趋利避害。提倡合理配餐，科学膳食，避免食物或药物相克，防止食物或药物中毒，提高食物营养素或药物在人体的生物利用率，对确保身体健康有着极其重要的意义。

　　当患了某种疾病之后，饮食和用药需要注意什么；哪些食物或药物吃了不利于疾病的治疗，甚至加重病情；哪些食物吃了不利于患者所服药物疗效的发挥，甚至降低药效或发生不良反应；哪些药物不能同时服用，需间隔用药……这些都是患者及家属十分关心的问题。

　　因此，我们组织长期从事临床工作的专家，查阅海量文献，针对临床上患者及家属经常问到的问题，编写了《常见病药食宜忌丛书》，旨在帮助患者及家属解惑，指导药物与食物合理应用，以促进疾病康复。

　　患者自身情况各异，疾病往往兼夹出现且有其个体性，各种药食宜忌并非绝对，还需结合临床医生的建议，制定更为个性化方案，以利于疾病向愈。另外，中外专家对药食宜忌的相关研究从未停止，还会有更新的报道出现，我们将及时收录。基于上述原因，本丛书虽经反复推敲，但仍感未臻完善，其中的争议亦在所难免。愿各位读者、同道批评指正，以期共同提高。

　　本丛书在编写过程中，得到了有关专业技术人员的积极配合与大力支持，在此一并表示感谢。

《常见病药食宜忌丛书》编委会

2016 年 7 月

编写说明

泌尿系统由肾脏、输尿管、膀胱、尿道及有关的血管、神经组成。肾脏不仅是人体尿液生成和排泄的主要器官，也是重要的内分泌器官，对维持机体内环境的稳定起着相当重要的作用。但在某些易感因素的作用下，可造成尿道感染，其致病菌以革兰阴性杆菌中的大肠埃希菌最为常见，占全部尿道感染的 80%～90%；其次为变形杆菌、克雷伯杆菌；还有 5%～10% 的尿道感染由革兰阳性细菌引起。据报道，在医源性感染因素中，即使严格消毒，单次导尿后尿道感染的发生率为 1%～2%，留置导尿管 1 日的感染率约为 50%，超过 3 日者感染发生率可增加至 90% 以上。尿道感染和其他肾脏病久治不愈，极易发展至肾衰竭，是一种常见危重症。住院患者中约 7% 为急性肾衰竭，其死亡率波动于 20%～70%。尽管医疗水平有了很大提高，但过去 50 年间，这种情况并未得到根本改善。在美国，1989 年慢性肾脏病发病仅 18.7 万例，1998 年就上升至 40 万例。死亡的病例中，绝大多数人患有糖尿病和高血压。据统计，美国成年人（总数约 2 亿）慢性肾脏病患病率已高达 10.9%，如肾衰竭的患病率为 7.6%。据我国部分地区报告，慢性肾脏病的患病率为 8%～10%。近 20 年，慢性肾衰竭在人类主要死亡原因中居第 5 位，是人类生存的重要威胁之一。然而，我国许多基层医院肾脏病诊治水平不平衡，有些肾脏病如狼疮性肾炎、肾小管酸中毒等，在县乡一级医院误诊率及漏诊率仍高达 50%～100%。

近年来，肾脏病在预防和治疗（特别是中西医治疗）方面有很多新观点、新措施、新进展，虽然某些肾脏病是可以彻底治愈的，但如果治疗不得法或患者不能积极配合治疗，易造成急、慢性肾衰竭，甚至死亡。为使患者及其家属全面了解有关肾脏病治疗，特别是药食宜忌等知识，我们参考了国内外相关资料，组织有关专家编写了本书。

本书分为四章，分别介绍了原发性肾脏病、继发性肾脏病、感染性肾脏病及其他肾脏病的药食宜忌。每病按概述、饮食宜忌及药物宜忌均做了详细介绍，重点突出了饮食及中西药物宜忌。其内容新颖，通俗易懂，科学实用，是肾脏病患者及其家属的必备读物，也可供基层医务人员阅读参考。

由于我们水平有限，书中不足之处，敬请广大同道及读者提出宝贵意见，以便再版修订时提高。

孟昭泉　孟靓靓

目 录

第一章　原发性肾脏病

一、急性肾小球肾炎

急性肾小球肾炎（acute glomerulonephritis，AGN）简称急性肾炎，是一组多发于链球菌感染后的原发性肾小球疾病。临床上以起病急、血尿、少尿、水肿和高血压或伴短暂氮质血症为主要表现。AGN 是表现为急性肾炎综合征（acute nephritic syndrome，ANS）的最常见疾病。本病两性均可发病，男女之比约为 2∶1，多为 5～14 岁儿童发病，4 岁以下较少。而成年甚至老年人发生急性肾炎者也不少见，据报道发病于 55 岁以上者占 12.2%。

【概述】

1. 病因

急性肾炎是一种通过抗原 - 抗体免疫复合物引起的肾小球免疫炎症，其发病与链球菌、葡萄球菌等前驱感染有密切联系。其中链球菌感染后的急性肾炎最为常见，其他细菌如葡萄球菌、肺炎双球菌、伤寒杆菌等，以及病毒、立克次体、疟原虫、梅毒螺旋体等也可引起本病。根据国内统计，β 溶血性链球菌常致上呼吸道感染（常表现为扁桃体炎）、皮肤感染、猩红热等。大部分病例为免疫复合物型肾炎，即细菌体内的某些成分作为抗原，经过 2～4 周时间，与体内产生的相应抗体结合，形成抗原 - 抗体免疫复合物，通过血液循环，沉积于肾小球内，当补体被激活后，炎症介质（多形核白细胞、单核细胞等）浸润，导致肾小球损伤而发病。

2. 临床表现

本病多见于儿童，男多于女，上呼吸道感染后常有 1～3 周的潜伏期。皮肤感染者潜伏期较长，为 3～6 周，平均 14～20 天，链球菌感染过程中也可有一过性蛋白尿及镜下血尿，这是一般发热性疾病时常见的尿液改变，但也可能是肾炎的初期表现。本病起病较急，病情轻重不一，除有乏力、食欲减退、恶心、腰部钝痛等表现外，主要临床表现有以下症状。

（1）血尿：常为起病时最初出现的症状，几乎全部患者都有血尿，为肾小球源性，约 40% 出现肉眼血尿，肉眼血尿通常在尿量增多时消失，镜下血尿可持续较长时间，尿中红细胞多为严重变形的红细胞，此外还可见红细胞管型，为急性肾小球肾炎的重要特征。尿沉渣中还常见肾小管上皮细胞、白细胞，偶有白细胞管型及大量透明及颗粒管型，但一般不出现蜡样管型及宽大管型；如果出现此类管型，则提示原肾炎急性加重或有全身性系统性疾病，如狼疮性肾炎或血管的肾损害。

（2）蛋白尿：尿蛋白一般为 + ~ ++，约 75% 的患者尿蛋白 < 3.0g/24h，约不到 20% 的患者每日尿蛋白超过 3.5g，常为非选择性蛋白尿。尿中纤维蛋白降解产物（FDP）也增多。

（3）水肿：约 90% 的病例出现水肿，典型表现为晨起眼睑水肿，严重儿童患者可见到全身性水肿。急性肾炎水肿时多由于肾小球滤过率降低，肾小管重吸收能力增强，球 - 管失衡而致水钠潴留。

（4）高血压：血压增高可见于 30% ~ 80% 的病例，多由于水钠潴留所致。可见轻至中度高血压，利尿治疗后渐恢复正常。偶尔可见严重高血压，甚至高血压脑病。

（5）少尿：伴随水肿可见患者尿量减少，少数为少尿（< 400mL/d），并可由少尿引起氮质血症，大部分患者 2 周后尿量渐渐增多。

（6）肾功能异常：常有一过性氮质血症、肌酐及尿素氮轻度升高，但少数也可表现为急性肾衰竭。

（7）并发症：常见并发症主要有循环充血和高血压脑病。循环充血多由水钠潴留、血容量扩大、循环负荷过大所致，表现为循环充血、心力衰竭，甚至肺水肿。临床表现为气促，肺底可闻及湿啰音，肺水肿，肝大压痛，心率快，奔马律等症状。其治疗用强心剂效果不佳，而利尿剂常有效。

高血压脑病的发病率近年明显减少，多发生于急性肾小球肾炎发病后的 1 ~ 2 周，当肾炎高血压伴视力障碍、惊厥、昏迷之一时即可诊断。此时眼底检查可见视网膜小动脉痉挛，严重者甚至可见出血、渗出、视乳头水肿。

3. 辅助检查

（1）尿液：血尿为急性肾炎的重要表现，为肉眼血尿或镜下血尿。尿中红细胞多为严重变形红细胞，此外还可见红细胞管型，这是急性肾炎的重要特点。尿沉渣还常见肾小管上皮细胞、白细胞，偶有白细胞管型及大量透明和颗粒管型。一般无蜡样管型及宽大管型，如果出现此类管型，提示原肾炎之急性加重或有全身性系统性疾病，如系统性红斑狼疮或血管炎。

几乎全部患者尿蛋白阳性。定性常为 + ~ ++，多为中等量（< 3.5g/24h），部分患者因就诊时尿蛋白已转阴或呈极微量，因而无尿蛋白阳性的记录。尿蛋白多为非选择性，尿中纤维蛋白降解产物（FDP）也增多。尿比重在急性少尿时多 > 1.020，尿常规改变较其他临床表现恢复得慢，常迁延数月，大部分儿童患者、1/2 的成人患者尿蛋白在 4 ~ 6 个月后转阴；1 年以后大部分患者尿蛋白转阴。镜下红细胞可于数月甚至 1 ~ 2 年中迁延存在。

（2）血液检查：血常规可见轻度贫血，血清白蛋白浓度下降，主要与水潴留血液稀释有关，血沉常增快，为 30 ~ 60mm/h，生化检查可见到一过性肌酐、尿素氮升高，可见稀释性低钠血症，轻度高钾血症。血中纤维蛋白原、第Ⅷ因子及大分子纤维蛋白原复合物、纤溶酶增加。尿中出现纤维蛋白降解产物（FDP），急性肾炎时肾脏中存在着小血管内凝血纤溶作用，血清中抗链球菌溶血素滴度升高，血液中总补体（CH50）、补体 C3 及备解素下降，约 10% 的患者 C1q、C4 等短暂轻微下降，均于 6 ~ 8 周恢复正常。

（3）超声检查：常提示肾脏体积增大。

（4）肾功能：一过性肾小球滤过下降，相应出现短期氮质血症为本病特点。肾小管功能多正常。

（5）抗链球菌溶血素"O"滴度：增高。

【饮食宜忌】

1. 饮食宜进

（1）饮食原则

1）饮食宜清淡，易消化。要低盐、低钠、低钾、低磷、高糖、低脂饮食，限制蛋白质的摄取，可以多食一些深绿色的蔬菜等。

2）可适量食用优质蛋白质，如鸡蛋、牛奶、羊奶、瘦肉和鱼等，但不能过量。对于肾功能正常的急性肾小球肾炎患者，每日每千克体重供给不超过 1g 蛋白质；对于有氮质血症的患者，每日每千克体重供给 0.5 ~ 0.6g 蛋白质就够了。

3）供给含丰富维生素的新鲜蔬菜和水果，如空心菜、青菜、菠菜、贡菜、包心菜、生菜、冬瓜、胡萝卜、梨、苹果、橘子、香蕉、山楂、西瓜、菠萝、桃、杨桃、枇杷。

4）可以多吃鲜蘑菇、大枣、贝类等低钾食物。

5）急性肾小球肾炎恢复期可选用山药、大枣、龙眼、莲子、芡实、核桃仁、赤小豆、绿豆、薏苡仁、甲鱼等。

6）急性肾小球肾炎患者尿液偏酸，可供给碱性食物，使尿液近中性，有利于治疗。裙带菜、海带、蘑菇、大豆、栗子、油菜、土豆、萝卜、果汁、豆腐、茶、咖啡都属碱性食物。

（2）宜进食物

1）莴苣：苦，甘，凉。入心、胃、肾经。治小便不利，尿血，乳汁不通。①治小便不下，莴苣捣成泥，作饼贴脐中。②治小便尿血，莴苣捣成泥，敷脐上。

2）南瓜：甘，温。入脾、胃、大小肠、心经。补中益气，消炎止痛，解毒杀虫。治小便赤涩不利：南瓜根煎汤饮，或食用蒸熟的南瓜。

3）葫芦：甘，寒。入肺、胃、肾经。利水清热，止渴，除烦。治水肿腹胀，烦热口渴，疮毒。用葫芦壳 50g，冬瓜皮、西瓜皮各 30g，红枣 10g，加水 400mL，煎至约 150mL，去渣服，每日 1 剂。治肾炎水肿、小便不利。

4）冬瓜：甘、淡，凉。入肺、大小肠、膀胱经。利水消肿，消痰，清热解毒。①冬瓜皮煮水，当茶饮，治肾炎所致水肿。②冬瓜连皮切块，水煮沸，后改用小火煮 30 分钟，冬瓜汤当茶饮，并食冬瓜。③冬瓜皮 18g，西瓜皮 18g，白茅根 18g，玉米须 12g，赤小豆 10g，水煎，每日 3 次分服。治肾炎所致小便不利，全身水肿。

5）萝卜（白）：辛、甘，凉。入肺、胃经。消积滞，化痰热，下气，宽中，解毒，利尿，止渴。萝卜 500g，玉米须 100g，加水共煮，然后下白毛茶叶 50g，取汤常饮。

用于水肿、小便不利，腹胀等。

6）葡萄：甘、酸，平。入肺、脾、肾经。补气血，强筋骨，利小便。用葡萄捣汁、煎汤或浸酒，每日适量内服，可治肾炎水肿。

7）西瓜：甘，寒。入心、胃、膀胱经。清热解暑，除烦解渴，利小便。①西瓜皮（须用连髓之厚皮，晒干者入药为佳，中药店习用之"西瓜翠衣"则无著效）干者115g，白茅根鲜者100g，水煎，每日3次分服。②西瓜皮切碎，水煮浓缩成西瓜膏，开水化膏，每次1~2匙，每日2次。

8）玉米：甘，平。玉米入手、足阳明经。健胃。玉米须有利尿、泄热、平肝、利胆之效。玉米须15g，车前草15g（鲜草剂量加倍），加水煎服，每日1剂，每剂煎服2次。

9）红小豆：甘、酸，平。入心、小肠经。利水除湿，和血排脓，消肿解毒。

10）绿豆：甘，凉。入心、胃经。清热解毒，消暑，利水。绿豆适量加水煮熟，食豆喝汤。

11）花生：甘，平。入脾、肺经。润肺，和胃，化痰，补虚，润肠。肾炎水肿、年老体虚者可用花生米（连衣）60g，红枣60g，煎汤代茶饮，食花生米和枣，连服1周；花生米120g，蚕豆250g，加3碗水，微火煮，水呈棕红色并浑浊时可服，服时加红糖。

（3）食疗药膳方

1）人参三七炖鸡：母鸡肉100g，人参5g（冬天宜用吉林参，夏天宜用西洋参），参三七粉4g，加葱、盐适量，共炖熟，佐餐食用。适用于急性肾炎脾肾气虚证兼有瘀血的患者。

2）生地黄芝麻粥：生地黄20g，黑芝麻15g，大枣10枚，粳米60g，共煮粥，早晚服用，可常服。适用于急性肾炎肾阴亏损证的患者。

3）鲫鱼蒸砂仁：鲫鱼1尾约100~200g，砂仁6g，甘草末3g。将鲫鱼去鳃，除脏，洗净。先用豆油将砂仁、甘草末炒熟拌匀，纳入鱼腹用线缚扎，隔水蒸烂后，食肉喝汤。鲫鱼富含优质蛋白质、各种氨基酸及多维生素，既有营养价值又有健脾利水之功；砂仁性温，行气利水，鲫鱼蒸砂仁，可治急性肾炎证见脾胃虚弱、水肿腹胀者。

4）赤小豆煲乌鱼：乌鱼1尾重250~500g，赤小豆60g，葱头5根。将新鲜乌鱼1尾去鳃和内脏，赤小豆60g，加葱头5根和水，煲汤服食，不加盐佐餐食。另一种做法：将乌鱼剖腹，去内脏留鳞，取赤小豆填入鱼腹，用厚粗纸包裹数层，以铜或铁丝缚牢，放清水中浸至内外湿透，置炭火中煨熟，取出淡食，分数次1日内服完。每日1条，连吃数日。乌鱼味甘、性寒，功能为健脾利水；赤小豆味甘、酸、性平，功能为利水除湿、消肿解毒。赤小豆煲乌鱼，有健脾、清热、和胃、利尿、消肿解毒之功用。

5）木耳黄花菜汤：木耳30g，黄花菜150g。将上两味，用水5碗，煎成2碗，每次1碗，每日2次，疗程7日。木耳味甘、性平，含脂肪、蛋白质、碳水化合物、纤维素、硫、磷、铁、钙等，可滋肾益胃和血，并有降压和减少血尿之功。黄花菜味甘、性凉，有安五脏、补心志和明目养血之功，适用于急性肾炎恢复期肝肾不足、血压偏高、头晕乏力者。

6）冬瓜羊肺汤：羊肺250g，冬瓜250g。羊肺洗净，切块。锅中油加热，入羊肺炒熟。冬瓜洗净，切片，加水和已熟羊肺、少许葱姜，共煮汤。每日1剂，随意食用，连食1周。适于急性肾炎水肿者。

7）鲜葫芦汤：鲜葫芦1~2个（以开花小葫芦为优）。葫芦去籽，水煎，频频当茶饮服。适于急性肾炎少尿水肿者。无明显水肿、少尿者不宜饮服。

8）玉米汤：玉米须30g，玉米20粒，蝉蜕10g。水煎服。每日1剂，连服3~4周。适于急性肾炎纳呆，便溏者不宜多食。

9）河鲫鱼汤：鲜鲫鱼1条（约250g），砂仁6g，甘草3g。鲫鱼去鳞、鳃及内脏，洗净，砂仁、甘草置鱼腹中，缝好，放碗内，隔水蒸熟，不加油、盐、酱、醋。每日1剂，分次服食，病愈为度。适于急性肾炎尿少水肿者。舌光红、无明显水肿者不宜多用。

10）瓜皮赤豆汤：干西瓜皮、干冬瓜皮、赤小豆各30g。共煎汤饮服。每日1剂，10天为1个疗程。适于急性肾炎及心功能不全水肿者。无明显水肿、舌红少苔者不宜多食。

11）车前叶粥：新鲜车前叶45g，粳米60g，葱白1支。将干净切碎的车前叶及葱白同放入锅内，加水800mL，先用大火煮沸，再改用小火煎30分钟，过滤，去渣，取药液400mL。将粳米加入药液中，添加少量水，煮粥后供食用。有清热利尿、消水肿、降血压之效。

12）小白菜薏苡仁粥：小白菜500g，薏苡仁60g。薏苡仁加水浸泡24小时后，放入锅内，加水1000mL，大火煮沸后再改用小火煮30分钟，然后将小白菜加入薏苡仁粥中，煮沸后即可食用。有清热解毒、凉血益肾之效。

13）鲜荠菜100g（干品30g），洗净，加水3碗，煎至1碗时加鸡蛋1个（去壳搅匀），煮熟，喝汤吃蛋，每日1~2次。适用于小儿急性肾小球肾炎水肿、血尿症状者。

14）新鲜荠菜100g（干品50g），洗净，切碎，同粳米50g，煮粥，每日分次吃完。适用于小儿急性肾小球肾炎出现水肿、血尿者。

15）银耳、赤小豆各30g，冰糖适量。将银耳用凉水浸泡，待泡发后择去根和变色部分，用凉水洗2~3遍，然后与赤小豆同煮至豆熟汤稠，加冰糖，每次1碗，每日服2次。有滋肾养胃、利水降压之功效。患急性肾小球肾炎的患者可作为点心食用。

16）赤小豆、粳米各100g。将红小豆、粳米洗净，放入锅中，加清水适量，熬粥即可。有清热、利水、消肿之功效。适用于湿热性急性肾小球肾炎水肿。

17）黄芪60g，粳米100g，红糖少许。黄芪切薄片放锅中，加清水，用中火煮沸，取药汁，粳米加药汁，清水适量，武火煮沸后，转文火煮至米烂成粥。每日2次，代餐或佐餐用。适用于急性肾小球肾炎有蛋白尿患者。

18）淡菜30g，松花蛋1个，粳米80g。将淡菜、松花蛋、粳米共同煮粥即可。有清热去火之功效。适用于急性肾小球肾炎眩晕、耳鸣而有水肿者。

19）蒲公英40~60g（鲜品60~100g），粳米100g。先煎蒲公英取药液200mL，加入粳米后煮粥，随量服用，每日 1 次，15 日为 1 个疗程。适用于急性肾小球肾炎证属有热者。

20）冬瓜（含青皮）200g，白糖少许。将冬瓜洗净，切成块，放入锅中，加适量清水，加入白糖，用小火焖熟即成。每日 1 次食用。有利水消肿、清热解毒之功效。适用于急性肾小球肾炎水肿而偏热者。

21）冬瓜 500g，鲜荷叶 1 张，味精少许。将冬瓜洗净，去皮，切片；鲜荷叶洗净，剪碎。将冬瓜片、鲜荷叶同放入砂锅中，加清水煮熟即成，不要放盐，加味精即可。有利水消肿、清热解毒之功效。适用于急性肾小球肾炎，症见水肿、口渴、咳嗽、心烦、小便短赤等。

22）扁豆 30g，香糯米、金银花各 15g，白糖适量。将扁豆、香糯米、金银花同放入锅中，加清水适量，煮熟，去渣取汁，调入白糖即成，每日 2 次。有清热解毒、健脾祛湿之功效。适用于急性肾小球肾炎初期眼睑水肿、咽喉疼痛、小便黄少等。

23）冬瓜 500g，味精、香油适量。将冬瓜洗净，去皮切块，放入锅中，加清水煮汤，用味精、香油调味即成，分次食用。有利水、消肿之功效。适用于急性肾小球肾炎水肿者。

24）荆芥、紫苏叶、生姜各 10g，茶叶 6g，红糖 30g。将荆芥、紫苏叶洗净，与生姜、茶叶一起放入大盅内。将红糖放入另一盅内，加清水适量，烧沸使红糖溶解。将盛装中药的大盅置文火上煎沸，加红糖溶化即成。具有发汗解表、祛风止咳之功效。适用于急性肾小球肾炎，水湿犯肺而出现眼睑水肿、畏寒、身痛、无汗等症者。

25）带骨鸡肉 500g，火腿 50g，鲜笋 50g，大西瓜 1 个，生姜、食盐、酱油、熟猪油、鲜汤各适量。用刀拍打带骨鸡肉，将鸡骨打碎，切块；将鲜笋、火腿切成片。锅置火上，注油烧热，下入鸡肉块、笋片、火腿片，加入生姜、食盐、酱油等调料，再倒入鲜汤（以浸没鸡肉块为度），用文火煨炖。将西瓜洗净，用刀在上端片下一个盖，挖去瓜瓤，放开水中泡一下，取出沥干水分。鸡肉煨至熟烂时，立即舀入西瓜内盖好，上笼蒸 30 分钟，待瓜皮呈黄色即可。具有解暑利尿之功效。适用于急性肾小球肾炎恢复期。

26）兔肉 250g，枸杞子 25g，姜片、食盐、味精、料酒、植物油各适量。将新鲜兔肉洗净，切丁，与枸杞子同放入锅中，加清水适量，用文火焖熟，加入姜片、食盐、味精、料酒、植物油调味即成。每日 1 剂，随量食用，连服数日。具有滋肝肾、益精和血之功效。适用于急性肾衰竭恢复期肾阴虚患者。

27）鲫鱼 2 条，桑白皮 60g，赤小豆 90g，陈皮 6g，生姜 2 片。将鲫鱼去鳞及内脏，洗净。将桑白皮、赤小豆、陈皮、生姜洗净，与鲫鱼同放入砂锅内，加清水适量，用旺火煮沸后，改用文火煲 2 小时，调味食用。具有清热利湿、疏风消肿之功效。适用于急性肾小球肾炎，症见眼睑水肿，继则四肢及全身皆肿，四肢沉重，伴恶风发热、咳嗽气喘，小便短少，舌质红、苔薄白者。

28）鲜藿香 50g，生姜、红糖各 15g。将藿香洗净，切成短节；生姜洗净，切成薄片。将生姜、藿香、红糖同放入沸水中，熬 3～5 分钟，滤渣去汁。每日 1 剂，随量饮用，连服数日。具有益脾、和胃、止呕之功效。适用于急性肾小球肾炎初期面部水肿、发热恶寒、呕吐、周身不适者。

29）冬瓜 500g，绿豆 60g，砂糖少许。将冬瓜洗净，切块，与绿豆同放入沙煲里，加清水适量，用文火煲 2 小时，加入砂糖调味服用。具有清热利水、解毒消肿之功效。适用于急性肾小球肾炎早期，症见血尿、眼睑水肿较明显、蛋白尿和高血压者。

30）红茶、蚕豆壳各 20g，冬瓜皮 50g。将红茶、蚕豆、冬瓜皮同放入砂锅中，加水 1500mL，煎至 500mL，去渣分 2 次饮服，每日 1 剂。具有健脾除湿、利尿消肿之功效。适用于肾小球肾炎水肿及心脏性水肿患者。

31）西瓜青皮 10g，绿茶适量。开水适量沏茶饮用。具有清热解毒、利水消肿之功效。适用于急性肾小球肾炎或慢性肾小球肾炎水肿，伴有上呼吸道感染，且表现为咽喉红肿疼痛、发热者。

32）绿茶 1g，鲜白茅根 50～100g（干品 30～50g），鲜车前草 150g。车前草、白茅根洗净，加水 300mL，煮沸 10 分钟，加绿茶，代茶饮用。具有清热利尿、凉血解毒之功效。适用于急性肾小球肾炎水肿患者。

2. 饮食禁忌

（1）限制水的摄入：急性肾炎有尿少，眼睑水肿，全身水肿及高血压，这是水代谢紊乱的表现，故限制液体量的摄入对消除水肿、减轻心脏压力有重要意义。急性期一般以 500mL 为限，以后视尿量而增加水量。水肿者控制饮水量能保证日需量即可，一般总入量为 800～1500mL。

（2）限制食盐：根据急性肾小球肾炎患者病情需要，应慎重选食含钠盐高的食物，如食盐、咸面包、挂面、火腿、虾米、咸肉、香肠、香肚、松花蛋、腌雪菜、咸菜、腌萝卜干、榨菜、豆腐乳、面酱、酱油等。对于水肿不明显，无高血压的急性肾炎患者，每天进食盐的量可以控制在 3～5g；对于有轻度水肿和高血压的患者每日进食的盐量控制在 1～3g；对于有高度水肿和严重高血压的患者应忌盐饮食。

（3）限制含嘌呤高的食物：为了减轻肾脏负担，应限制刺激肾脏细胞的食物。常用食物中嘌呤含量如下。

1）含嘌呤最多的食物（每 100g 食物含嘌呤 150～1000mg）：动物的肝、脑、肾及胰腺、牛肚、羊肚、浓肉汤、肉精。

2）含嘌呤较多的食物（每 100g 食物含嘌呤 75～150mg）：扁豆、干豆类（包括干豌豆）、鲤鱼、大比目鱼、鲈鱼、贝壳类水产、熏火腿、猪肉、牛肉、牛舌、小牛肉、野鸡、鸽子、鸭、野鸭、鹌鹑、鹅、绵羊肉、兔肉、鹿肉、火鸡肉、鳗鱼、鳝鱼、浓鸡汤、浓肝汤。

3）含嘌呤较少的食物（每 100g 食物含嘌呤小于 75mg）：芦笋、龙须菜、四季豆、青豆、鲜豌豆、菜豆、麦片、花生、麦麸面包。

4）含嘌呤很少的食物（每 100g 食物含嘌呤小于 30mg）：奶类、奶酪、蛋类、水果、可可、咖啡、茶、海参、果汁饮料、豆浆、糖果、蜂蜜、精制谷类（如富强粉、精磨稻米）、玉米、紫菜、卷心菜、胡萝卜、芹菜、黄瓜、茄子、冬瓜、土豆、山芋、莴笋、番茄、葱头、白菜、番瓜、果酱。

（4）限制高钾食物：急性肾小球肾炎患者应低钾、低磷饮食，避免食用含钾太多的食物，多吃深绿色蔬菜等。

（5）限制高脂肪食物：脂肪应该选用含不饱和脂肪酸的植物油脂为好，尽量不吃动物脂肪。

（6）忌用刺激性大的调味品和辛腥发物：如葱、辣椒、大蒜、肉桂、茴香、花椒、胡椒、桂皮、生姜、咖喱、芥末、韭菜、芥菜、萝卜、芋头、马兰头、薄荷、兔肉、驴肉、骡肉、鱼、虾、佛手、橘饼等。

（7）忌食含氮浸出物：氮质作为机体代谢废物之一，在肾功能减弱的情况下，对氮质排泄不能及时完成，应减少氮浸出物的摄入，这类物质就是人们常认为是补品的鸡汤、鱼汤、肉汤、鸭汤等。

（8）限制蛋白质：蛋白质摄入量应视肾功能情况而定；若患者出现少尿水肿、高血压和氮质潴留时，每日蛋白质量减至 20 ~ 40g（相当内生性代谢氮），以减轻肾脏的负担，避免非蛋白氮在体内积存。但这种低蛋白的饮食不能长期食用，最多只能用 7 ~ 10 日，因长期应用营养价值低的饮食不仅对大脑皮质的兴奋及抑制过程不利，而且还会影响内分泌的代谢及机体内固有蛋白质的消耗。若血中尿素正常、肌酐清除率接近正常，蛋白质供应量每日应达每千克体重 1g。

（9）豆腐：豆腐属高蛋白食品，急性肾小球肾炎患者不宜食用过多。

【药物宜忌】

1. 西医治疗

急性肾小球肾炎尚缺乏特效的药物治疗，主要是对症治疗，纠正病理生理改变，防止合并症，保护肾功能，以利其恢复。

（1）卧床休息：急性期应卧床休息 2 ~ 3 周，至肉眼血尿消失、水肿减退、血压恢复，方可逐渐起床活动，然后再观察 2 个月，直至病情稳定，尿常规检查和 12 小时尿细胞计数（艾迪计数）基本正常，可恢复上学或试行复工。但仍应密切随访，每 1 ~ 2 周复查尿常规 1 次，若半年复查均正常时，即可认为痊愈。

（2）限盐及蛋白质：有水肿、血压高者应限盐（每日 <3g），有氮质血症者限制蛋白质（< 0.5g/kg），有少尿、循环充血者则应限水，每日不超过 1500mL，小儿酌减。到水肿消退、血压正常时，可逐渐恢复正常饮食。处于生长发育期的儿童，可适当增加优质蛋白质的摄入量。

（3）清除感染灶：常用青霉素，每次 400U，每 12 小时 1 次，静脉注射，疗程 7 ~ 10 日。对青霉素过敏者，可改用红霉素（每次 0.5g，每日 1 次，静脉注射），克林霉素（每日 0.6 ~ 1.2g，分 2 ~ 4 次，静脉注射）或头孢类抗菌药（如头孢唑啉，每次 3.0g，每 8 ~ 12 小时 1 次，静脉注射）。抗生素的应用是为了彻底清除原发病灶内残存的溶血性链球菌，而对急性肾小球肾炎本身作用不大。

（4）利尿：经控制水盐入量仍有水肿、血压高、尿少者应给予利尿剂。可选用：

①氢氯噻嗪 2 ~ 4mg/（kg·d），分 2 ~ 3 次，口服；②袢利尿剂如呋塞米每次 1 ~ 2mg/kg，每日 1 ~ 2 次，口服、肌内注射或缓慢静脉注射。禁用保钾利尿剂。

（5）降压：经休息、限盐、利尿治疗，血压仍高者应予降压治疗。可选用：①血管扩张剂，如肼屈嗪 10 ~ 20mg，每日 3 次，口服。②α_1 受体阻滞剂，如哌唑嗪 0.5 ~ 2.0mg，每日 3 次，口服。③钙通道阻滞剂，如氨氯地平 5 ~ 10mg，每日 1 次；或硝苯地平缓释片 20 ~ 40mg，每日 2 次。

（6）特殊治疗

1）充血性心力衰竭的治疗：除限制水、钠的摄入外，重点是给予利尿、降压及减轻心脏前后负荷。临床上常用袢利尿剂，再配合硝普钠静脉滴注，开始按 0.5μg/（kg·min），根据治疗反应以 0.5μg/（kg·min）递增，根据血压逐渐调整剂量（通常血压控制在 110/70mmHg 左右，不宜太低），常用剂量为 3μg/（kg·min），极量为 8μg/（kg·min），总量为按 3.5mg/kg（配制方法：50mg 溶解于 5mL 5% 葡萄糖溶液中，再稀释于 250mL、500mL 或 1000mL 5% 葡萄糖溶液中，在避光输液瓶中静脉滴注）。因急性肾炎主要不是心肌收缩力下降所致，故一般不用洋地黄类强心剂。如药物治疗无效，可应用血液透析或血液滤过治疗。

2）高血压脑病的治疗：关键在于迅速降压止惊。①硝普钠，用法：50mg 溶于 5% 葡萄糖注射液 500mL 中，以 1 ~ 2μg/（kg·min）速度静脉滴注，静脉滴注过程中需每 5 分钟测血压 1 次，并依降压效果调整滴数，但最高不得超过 8g/（kg·min）。一旦血压降至正常，即可逐渐减直至停药。②乌拉地尔，重症先静脉注射，12.5mg 用生理盐水稀释后缓注，其后可静脉滴注维持。③止惊治疗：轻者可予地西泮 10mg，静脉注射，重症可予生理盐水 100 ~ 200mL 加地西泮 40mg，维持静脉滴注。

3）急性肾功能不全：一般治疗同急性肾衰竭。出现下列情况之一应给予透析治疗：①少尿或无尿 2 天。②血肌酐 > 442μmol/L、BUN > 21mmol/L。③血钾高于 6.5mmol/L。④高血容量、左心衰竭、肺水肿。⑤严重的代谢性酸中毒，难以纠正。⑥尿毒症严重。可选用腹膜透析或血液透析。

（7）抗凝治疗：根据发病机制，肾小球内凝血是个重要病理改变，主要为纤维素沉积及血小板聚集。治疗时可采用抗凝疗法，如低分子肝素、双嘧达莫、尿激酶等，可酌情选用。

（8）应用抗氧化剂：可应用超氧化物歧化酶（SOD）、含硒谷胱甘肽过氧化物酶及维生素 E。超氧化物歧化酶可使 O^- 转变成 H_2O_2，含硒谷肽甘肽过氧化物酶，使 H_2O_2 还原为 H_2O。维生素 E 是体内血浆及红细胞膜上脂溶性清除剂，辅酶 Q_{10} 可清除自由基，阻断由自由基触发的脂质过氧化的连锁反应，保护肾细胞，减轻肾内炎症过程。

2. 中医治疗

（1）辨证治疗

1）风热证

主症：恶风发热，鼻塞流涕，咽痛，或咳嗽，面浮肢肿，或全身水肿，小便短赤，关节酸楚，舌红，苔薄腻或薄黄，脉浮数或弦数。

治法：疏风清热，利水消肿。

方药：银翘散加减。连翘、荆芥、浮萍、板蓝根各 10g，金银花、白茅根、小蓟、半枝莲、车前子各 30g。

用法：水煎服，每日 1 剂。

2）风寒证

主症：恶寒无汗，发热不高，咳嗽，面浮肢肿，或全身水肿，小便短少，舌苔薄白，脉浮紧或弦。

治法：祛风散寒、宣肺利水。

方药：麻黄汤加减。麻黄、桂枝各 6g，生姜 3g，紫菀 10g，紫苏、猪苓、茯苓各 15g，泽泻、车前子（包）各 30g。

用法：水煎服，每日 1 剂。

3）湿热证

主症：面浮肢肿，小便短赤或为茶水样，口干苦，皮肤上有脓疱疮，舌苔薄或黄白腻，脉弦或数。

治法：清化湿热，利水止血。

方药：二妙丸合小蓟饮子加减。苍术 15g，半枝莲、蒲公英、小蓟、白茅根各 30g，黄柏、栀子各 10g。

用法：水煎服，每日 1 剂。

4）寒湿证

主症：面浮肢肿，或全身水肿，小便短少，纳呆，腹胀，或大便溏薄，倦怠乏力，或畏寒肢冷，舌苔白腻，脉沉弦或细。

治法：散寒燥湿。

方药：胃苓汤加减。桂枝、厚朴各 6g，苍术、茯苓、猪苓各 15g，车前子 30g（包），半夏、大腹皮、陈皮各 10g，砂仁、生姜各 3g。

用法：水煎服，每日 1 剂。

5）湿热未清证

主症：外感表证已解，水肿已退，无明显虚证，或口干不欲饮，纳呆或胸闷，小便黄，大便干，苔薄黄或黄腻，脉滑或濡数。

治法：清化湿热。

方药：甘露消毒丹加减。黄芩、连翘、藿香、射干各 10g，白茅根、荠菜花各 30g，苎麻根、茯苓各 15g。

用法：水煎服，每日 1 剂。

6）阴虚证

主症：水肿已退，口干或有低热盗汗，腰酸，小便黄，大便干，舌红少苔，脉细数。

治法：滋阴清化。

方药：六味地黄丸加减。牡丹皮 10g，生地黄、泽泻、茯苓、地骨皮、旱莲草各 15g，白茅根 30g。

用法：水煎服，每日 1 剂。

7）气虚证

主症：水肿已退，或晨起面部稍肿，神疲乏力，腰酸，舌淡红，脉濡细。

治法：益气健脾。

方药：补中益气汤加减。党参、地骨皮、白术各 10g，黄芪、茯苓各 15g，甘草 4g，仙鹤草 30g。

用法：水煎服，每日 1 剂。

（2）中成药

1）百令胶囊：每次 1g，每日 3 次，口服。

2）保肾康片：每日 150mg，每日 3 次，口服。

3）黄葵胶囊：每日 2g，每日 3 次，口服。适用于湿热型，可用于本病迁延者。

（3）验方

1）鲜白茅根、玉米须各 50g，洗净后用水煎汁；或单味白茅根 60g 煎水。代茶饮，每日 3~5 次。适用于颜面水肿、恶寒发热，小便不利者。

2）鹿衔草 20g，益母草 30g，鱼腥草、白花蛇舌草、车前子、车前草各 15g，苍术 12g，麻黄 4g。水煎服，每日 1 剂，分早晚 2 次服。适用于湿热内蕴，水湿不化型急性肾小球肾炎。

3）生地黄、茯苓、连翘各 15g，山药、泽泻各 12g，益母草 30g。水煎服，每日 1 剂，分早晚 2 次服。适用于肾阴不足，热蕴水停型急性肾小球肾炎。

4）白茅根、土茯苓、蝉蜕各 100g，夏枯草 25g，桑白皮 15g，大腹皮、小蓟各 12g。水煎服，每日 1 剂，分早晚 2 次服。适用于外感风邪，肺气失宣，水道不利型急性肾小球肾炎。

5）鱼腥草、半枝莲、益母草、车前草各 15g，倒扣草、白茅根各 30g，灯心草 1g。水煎服，每日 1 剂，分 3 次服。适用于湿热瘀阻，毒热壅盛型小儿急性肾小球肾炎。

6）茯苓、白术、大腹皮各 12g，猪苓、泽泻、陈皮、益母草各 10g，车前子（包）12g。水煎服，每日 1 剂，分 3 次服。适用于风热侵袭，肺肾气化失职，水液潴留型急性肾小球肾炎。

7）雪莲花、生黄芪、赤芍、川芎各 6~12g。水煎服，每日 1 剂。适用于小儿急性肾小球肾炎康复期。

8）麻黄 6~9g，蝉蜕 9~15g，白茅根、鱼腥草各 30g。水煎服，每日 1 剂。适用于小儿急性肾小球肾炎。

9）玉米须、白茅根各 20g，紫珠草 25g，金银花、车前草、蝉蜕、小蓟各 12g。水煎服，每日 1 剂。适用于小儿急性肾小球肾炎。

10）麻黄 3~10g，连翘、桑白皮、白扁豆、薏苡仁、车前子、蚕沙各 10~30g，杏仁、生姜皮各 5~10g，赤小豆、白茅根、益母草、土茯苓各 30~60g。水煎服，每日 1 剂。适用于急性肾小球肾炎。

11）金银花、连翘、紫花地丁、蒲公英、白茅根、茜草各 30g，赤芍 15g，生地黄

12g，牡丹皮10g。水煎服，每日1剂。适用于急性肾小球肾炎。

12）黄芪、党参、茯苓、白术、山药、白茅根各50g，杏仁、半夏各15g。水煎服，每日1剂。适用于急性肾小球肾炎。

13）女贞子、墨旱莲、生地黄、丹参、益母草、小蓟、白茅根、连翘、茯苓、黄芪各15g，当归6g，甘草3g。制成合剂，每日2次，每次50mL。适用于小儿急性肾小球肾炎。

14）苍术、黄柏各6g，薏苡仁、牛膝、茯苓各9g，泽泻、车前子各12g。水煎服，每日1剂。适用于小儿急性肾小球肾炎。

15）麻黄、杏仁、黄柏各3～6g，桂皮1～3g，蜜桑皮12g，蜜紫菀6～12g，白茅根120～300g，麦冬12g。水煎，温服，4～6小时1次。适用于小儿急性肾小球肾炎。

16）茯苓、猪苓、泽泻、白术各9g，白茅根30g，车前子（包）15g，生甘草6g。水煎服，每日1剂。适用于小儿急性肾小球肾炎。

17）地胆草、爵床、蝉蜕各6g，麻黄、甘草各3g，石膏、茯苓各12g。水煎服，每日1剂。适用于小儿急性肾小球肾炎。

18）生麻黄3～5g，炙杏仁9～12g，桑白皮12～15g，金银花、连翘各15～30g，冬葵子、河白草各30～50g，石韦50～100g。水煎服，每日1剂。适用于急性肾小球肾炎。

19）藿香、苍术各15g，半夏、陈皮、厚朴各10g，桔梗、甘草各5g，茯苓、仙鹤草各30g，生姜3片。水煎服，每日1剂。适用于急性肾小球肾炎。

20）鲜大蓟、鲜蒲公英、鲜白茅根、鲜车前草各30～100g，六神丸备用。六神丸每次10粒，每日3次；同时用四鲜汤，水煎服，每日1剂。适用于急性肾小球肾炎。

3. 药物禁忌

（1）汞利尿药一般禁用。

（2）利血平应避免反复大量注射或与氯丙嗪合用，因偶可发生类帕金森症状，表现为发声不清、不自主震颤、肌张力增高等。

（3）磺胺类、氨基糖苷类抗生素在碱性尿中抗菌作用增强，可加服碳酸氢钠（小苏打）碱化尿液、增强抗菌作用；而四环素族、呋喃妥因等药物在酸性尿中抗菌作用增强，故不可同时使用碱性药物，但可口服大量维生素C，使尿液酸化。

（4）造成急性肾炎转慢性的原因，多数是急性期治疗不彻底，因此疗程是急性肾炎治疗成败的关键。不能足疗程用药，即使原治疗有效，往往不能彻底清除咽部、皮肤感染灶者，应给予青霉素或其他敏感药物治疗7～10日，以减少复发、病情迁延。同时，慢性肾小球肾炎急性发作时，应按急性肾小球肾炎的治疗原则用药，总疗程不少于4周。但不宜长期用抗生素预防，更忌滥用对肾脏有损害的药物，如庆大霉素、卡那霉素、链霉素等。这类药物主要经肾脏排泄，肾脏发生病变时排泄率降低，药物易在体内积蓄，引起中毒症状，加重肾脏负担。

（5）急性肾小球肾炎水肿而血压高者，麻黄应慎用，因麻黄有升高血压的副作用，而且临床表明，服麻黄后血压升高的病例，极难使其恢复正常。高度水肿时，禁用甘草，因甘草有抗利尿、促使水钠潴留的作用，可使尿量减少，水肿加重。

（6）某些药物应用后可引起免疫反应而累及肾小球，这类药物有蛇毒、花粉、三甲双酮等，急性肾炎患者应忌用此类药物。

（7）清除感染灶用药参见尿道感染。

（8）硝普钠

1）酸性药物：硝普钠遇光或在酸性介质中，可分解成亚铁离子呈现黑棕色或蓝色，不可应用。

2）其他抗高血压药：硝普钠控制血压后，可逐渐过渡到应用其他口服降压药，但不可骤然停药。与可乐定或甲基多巴联用尤易发生急剧血压下降。

3）维生素 B_{12}：可预防硝普钠所致氰化物中毒样反应及维生素 B_{12} 缺乏症。

4）硝普钠溶液中不得以任何方式与任何药物混合。

（9）呋塞米（速尿、呋喃苯胺酸、利尿磺胺）

1）先锋霉素类（头孢菌素类）：与呋塞米联用加重肾毒性，可引起肾小管坏死。呋塞米可加重头孢噻啶、头孢噻吩和头孢乙腈的肾毒性，必需联用时可选用头孢西丁。

2）氨基糖苷类抗生素（链霉素、庆大霉素、卡那霉素、新霉素）：与呋塞米均属于耳内淋巴 ATP 酶抑制剂，两药联用可引起耳聋。

3）非甾体抗炎药：可抑制利尿药的利尿和降压作用。呋塞米可使吲哚美辛（消炎痛）血药浓度降低。

4）卡托普利（巯甲丙脯酸）：与利尿剂联用偶可致肾功能恶化。

5）苯妥英钠、苯巴比妥：长期应用此类药物者，呋塞米的利尿效应降低可达 50%。

6）筒箭毒：呋塞米可增加其肌肉松弛和麻痹作用。呋塞米降低升压胺的升压作用。手术前 1 周应停用呋塞米。

7）水合氯醛：与呋塞米（静脉注射）联用可出现潮热多汗、血压不稳、全身不适及心动过速等不良反应。

8）氯贝丁酯（安妥明）：与呋塞米联用可加重肾病综合征患者肾损害，使氯贝丁酯半衰期延长 2 倍，并加重肌僵硬、腰背酸痛等不良反应。

9）茶碱：呋塞米可使茶碱血药浓度升高。

10）肼屈嗪：可减弱呋塞米的利尿作用，使尿量减少 50% 左右。

11）考来烯胺，考来替泊：可降低口服利尿药吸收，联用时应间隔 2～3 小时服药。

12）口服抗凝药：依他尼酸可使华法林抗凝作用延长，螺内酯则可使其抗凝时间缩短。

13）环孢素：与呋塞米或噻嗪类利尿药联用可抑制尿酸排泄，引起痛风发作或产生痛风石。

14）丙磺舒：可延长呋塞米半衰期，使利尿总效应增强，但血中尿酸浓度增高，可引起痛风发作。

15）泼尼松：与呋塞米联用可增强排钾，加剧电解质紊乱。

16）酚妥拉明：与呋塞米直接混合可出现沉淀，如预先稀释则无配伍禁忌。

17）酸性溶液：可使呋塞米注射液析出沉淀（呋喃苯胺酸）。长期放置的 5% ～ 10% 葡萄糖溶液呈酸性，与呋塞米注射液配伍可发生混浊或沉淀。

18）中药方剂（木防己汤、真武汤、越婢加术汤、分消汤等）：可增强利尿药效果，并可减轻利尿药所致口渴；但排钾性利尿药不宜与甘草方剂联用，因可加剧假性醛固酮增多症。

19）依他尼酸：与呋塞米作用相似，联用后两药的副作用相加，一般不予联用。

20）去甲肾上腺素：呋塞米可降低血管对去甲肾上腺素等升压胺的反应，使升压效应减弱。

21）降糖药：与呋塞米联用可致血糖升高。

22）两性霉素 B：与呋塞米联用可增加肾毒性和耳毒性。

23）洋地黄类：呋塞米易引起电解质紊乱、低钾血症，与洋地黄类强心苷联用易致心律失常。

24）锂盐：与呋塞米联用肾毒性明显增加。呋塞米可升高碳酸锂的血浆浓度，诱发锂中毒。

25）抗组胺药：与呋塞米联用增加耳毒性，易出现耳鸣、头晕、眩晕等。

26）碳酸氢钠：与呋塞米联用增加发生低氯性碱中毒危险。

27）皮质激素，促肾上腺皮质激素，肾上腺素，雌激素：可降低呋塞米的利尿作用，并增加电解质紊乱和低钾血症发生机会。

28）食物：可降低口服呋塞米的生物利用度及利尿效果。

29）味精：与依他尼酸联用可协同排钾，造成低钾、低钠反应。

30）乙醇、药酒：与依他尼酸联用扩张血管，加重体位性低血压反应。

31）不可配伍液体：10% 转化糖，10% 果糖。

32）不可配伍药物：任何酸性较强的药物，如维生素 C、肾上腺素、去甲肾上腺素、四环素等。

二、急进性肾小球肾炎

急进性肾小球肾炎（rapidly progressive glomerulonephritis，RPGN）是以急性肾炎综合征、肾功能急剧恶化、多在早期出现少尿性急性肾衰竭为临床表现，病理类型为新月体性肾小球肾炎的一组疾病。本病病情危重、预后差，一般要求及时乃至急诊肾活检，以力争早期诊断。如能早期明确诊断，并根据各种不同的病因，及时采取正确的治疗，可改善患者的预后。

【概述】

1. 病因

本病可以是原发性，也可以继发于其他肾小球疾病。除抗中性粒细胞胞浆抗体

（ANCA）相关小血管炎和肺出血肾炎综合征（Goodpasture 综合征）以外，在其他疾病如 IgA 肾病、系统性红斑狼疮（SLE）过敏性紫癜等基础上均可发生新月体肾炎。原因不明者为原发性急进性肾小球肾炎，本文着重讨论原发性急进性肾炎。

根据肾脏免疫病理检查，RPGN 分为三种类型：抗肾小球基底膜（GBM）抗体型（Ⅰ型）、免疫复合物型（Ⅱ型）和少免疫沉积型（Ⅲ型）。

原发性急进性肾小球肾炎患者约有半数以上有上呼吸道感染的前驱病史，其中仅少数为典型的链球菌感染，其他多为病毒性感染。某些有机化学溶剂、强氧化剂和碳氢化学物，可能与急进性肾小球肾炎的发生有密切的关系。某些药物，如肼屈嗪、丙硫氧嘧啶与部分急进性肾小球肾炎Ⅲ型相关。遗传易感性及某些诱发因素可能与该病有关。急进性肾小球肾炎Ⅰ型 HLA – DR2 的阳性率较正常人显著为高，且与 HLA – DRB1 基因密切相关。诱发因素包括吸烟、接触碳氢化合物、吸毒、病毒性肺炎等。

2. 临床表现

临床上，在急性肾炎综合征的基础上表现为急性肾衰竭，出现少尿、肾功能迅速恶化者，应考虑本病。怀疑本病时应尽早进行肾活检以早期明确诊断。若病理证实为新月体肾炎，又能除外是由感染及系统性疾病引起时，诊断即成立。值得注意的是，急诊检测血清中抗 CBM 抗体和 NACA 往往可在肾活检之前明确诊断，对早期、及时明确诊断具有重要意义。

（1）患者可有前驱呼吸道感染。

（2）急性发病，血尿、蛋白尿、水肿和高血压。部分患者可发生肉眼血尿、尿沉渣可见红细胞管型，部分患者蛋白尿可达到肾病综合征范围。

（3）急性肾损伤：部分患者短期内出现少尿、无尿，肾功能多急剧恶化，部分患者可进展至尿毒症而依赖透析。

（4）多脏器受累：ANCA 相关小血管炎和系统性红斑狼疮（SLE）患者可表现为多脏器受累，Goodpasture 综合征可发生肺出血。

（5）其他疾病：如 IgA 肾病可有感染相关血尿和血清 IgA 水平升高，过敏性紫癜可有皮肤紫癜、关节痛和腹痛。

3. 辅助检查

（1）尿常规检查可见大量红细胞，呈肉眼血尿，异形红细胞和红细胞管型常见；蛋白尿常常出现，可以出现大量蛋白尿。

（2）血肌酐进行性升高，肾小球滤过率进行性下降。可有与肾损害程度不平行的贫血。

（3）血清自身抗体：血清抗 GBM 抗体阳性提示为抗 GBM 病；ANCA 阳性支持系统性小血管炎；ANA 阳性应考虑 SLE 等自身免疫性疾病。

（4）肾脏 B 超：可见肾脏正常或增大。

（5）肾脏病理：应尽快施行肾活检以明确诊断。肾穿刺标本中 50% 以上的肾小球有大新月体形成，即可诊断。

【饮食宜忌】

1. 饮食宜进

（1）饮食原则：急进性肾炎患者，宜进食含维生素，特别是富含维生素 C、胡萝卜素、核黄素之类的新鲜蔬菜和瓜果。如西瓜及西瓜皮均有利小便、消水肿、降血压作用，治急进性肾炎水肿或高血压，可用西瓜汁或西瓜皮多量水煎服，或西瓜连皮切碎，水煮浓缩成西瓜膏，开水化服．每次 1~2 匙，每日 2 次。冬瓜有利水消肿作用，又含有多种维生素，故急性肾炎宜食，民间常用冬瓜 1 个，同赤小豆 120g，加水煨烂，饮服。葡萄含多量的糖，有滋补强壮之效，所以，葡萄对急进性肾炎患者是有益的果品。

（2）食疗药膳方

1）人参三七炖鸡：母鸡肉 100g，人参 5g（冬天宜用吉林参，夏天宜用西洋参），参三七粉 4g，加葱、盐适量，共炖熟，佐餐食用。适用于急性肾炎脾肾气虚证兼有瘀血的患者。

2）生地黄芝麻粥：生地黄 20g，黑芝麻 15g，大枣 10 枚，粳米 60g，共煮粥，早晚服用，可常服。适用于急进性肾炎肾阴亏损证的患者。

3）鲫鱼蒸砂仁：鲫鱼 1 尾重 100~200g，砂仁 6g，甘草末 3g。将鲫鱼去鳃、除脏，洗净。先用豆油将砂仁、甘草末炒熟拌匀，纳入鱼腹用线缚扎，隔水蒸烂后，食肉喝汤。鲫鱼富含优质蛋白质、各种氨基酸及多种维生素，既有营养价值又有健脾利水之功；砂仁性温，行气利水，鲫鱼蒸砂仁，可治急进性肾炎脾胃虚弱、水肿腹胀者。

4）赤小豆煲乌鱼：乌鱼 1 尾重 250~500g，赤小豆 60g，葱头 5 根。将新鲜乌鱼 1 尾去鳃和内脏，赤小豆 60g，加葱头 5 根，煲汤服食，不加盐佐餐食。另一种做法：将乌鱼剖腹，去内脏留鳞，取赤小豆填入鱼腹，用厚粗纸包裹数层，以铜或铁丝缚牢，放清水中浸至内外湿透，置炭火中煨熟，取出淡食，分数次 1 日内服完。每日 1 条，连吃数日。乌鱼味甘、性寒，功能为健脾利水；赤小豆味甘、酸、性平，功能为利水除湿、消肿解毒；赤小豆煲乌鱼，有健脾、清热、和胃、利尿、消肿解毒之功。

5）木耳黄花菜汤：木耳 30g，黄花菜 150g。将上两味，用水 5 碗，煎成 2 碗，每次 1 碗，每日 2 次，疗程 7 日。木耳味甘、性平，含脂肪、蛋白质、碳水化合物、纤维素、硫、磷、铁、钙等，功能为滋肾益胃和血，并有降压和减少血尿之功。黄花菜味甘、性凉，有安五脏、补心志和明目养血之功，适用于急性肾炎恢复期肝肾不足、血压偏高、头晕乏力者。

6）冬瓜羊肺汤：羊肺 250g，冬瓜 250g。羊肺洗净，切块。锅中油加热，入羊肺炒熟。冬瓜洗净，切片，加水和已熟羊肺、少许葱、姜，共煮汤。每日 1 剂，随意食用，连食 1 周。适用于急进性肾炎水肿者。

7）鲜葫芦汤：鲜葫芦 1~2 个（以开花小葫芦为优）。葫芦去籽，水煎，频频当茶饮服。适于急进性肾炎少尿水肿者。无明显水肿、少尿者不宜饮服。

8）玉米汤：玉米须 30g，玉米 20 粒，蝉蜕 10g。水煎服。每日 1 剂，连服 3~4

周。适于各种急慢性肾炎和肾盂肾炎等。纳呆、便溏者不宜多食。

9）瓜皮赤豆汤：干西瓜皮、干冬瓜皮、赤小豆各30g。共煎汤饮服。每日1剂，10日为1个疗程。适于急慢性肾炎及心功能不全水肿者。无明显水肿、舌红少苔者不宜多食。

2. 饮食禁忌

（1）忌肥甘油腻之品。肥甘油腻之品可助湿碍胃，影响脾胃的消化功能。脾虚痰湿内停泛滥肌肤，则形成水肿。因此，肾炎患者宜食易消化、含纤维素较多的食品。

（2）忌辛辣刺激性食物。辛辣食物如辣椒、大蒜、烈性酒等可助热生火，使扁桃体及咽喉发炎，形成感染灶，使病情反复发作，加重病情。

（3）忌含钠高的食物。如酱菜、咸菜、咸蛋等，同时要严格限制食盐。肾炎如食入过量食盐，使排尿功能受损，常会使水肿加重，血容量增加，甚则造成心力衰竭；香蕉中含有较多的钠盐，如食大量香蕉，也会使水肿加重，肾脏负荷加大，因此不宜食用。

（4）忌高钾食物。少尿、血钾增高的肾炎患者，忌食榨菜、蘑菇、紫菜、香椿、鲜橘汁等含钾高的食物。蔬菜、肉类煮后弃去汤汁可减少钾的含量。浓茶与咖啡也含大量钾，亦忌饮用。

（5）忌含氮浸出物。肾炎患者由于肾脏功能受损，对氮质排泄不能及时完成。在肾功能减弱的情况下，应减少氮浸出物的摄入，这类物质主要有鸡汤、鱼汤、肉汤、鸭汤等。

【药物宜忌】

1. 西医治疗

急进性肾炎治疗的关键在于尽早明确诊断，及时选择合理的治疗方案，最大限度地挽救患者的肾功能，包括针对急性免疫介导炎症病变的强化治疗，以及针对肾脏病变后果（如钠水潴留、高血压、尿毒症及感染等）的对症治疗两方面。尤其强调在早期作出病因诊断和免疫病理分型的基础上尽快进行强化治疗。

（1）强化疗法

1）强化血浆置换疗法：血浆置换疗法可清除血液中的免疫复合物、抗体及补体等，而稳定病情，改善肾功能。每次置换2～4L新鲜血浆，每日或隔日1次，直到血清抗体（如抗GBM抗体、ANCA）或免疫复合物转阴、病情好转，一般需置换6～10次。应用此疗法时常并用肾上腺皮质激素（口服泼尼松1mg/kg，口服，服2～3个月后渐减）及细胞毒药物（环磷酰胺2～3mg/kg，口服，直至累计达到8g）。本法适用于各型急进性肾炎，主要用于I型的治疗；对于Goodpasture综合征和原发性小血管炎所致急进性肾炎（Ⅲ型）伴有威胁生命的肺出血作用较为肯定、迅速，应首选。

2）甲泼尼龙冲击伴环磷酰胺治疗：大剂量糖皮质激素治疗可抑制免疫，且有强大的抗炎效应，能降低肾小球基膜的通透性。具体为甲泼尼龙0.5～1.0g，静脉滴注，每日或隔日1次，3次为1个疗程，必要时间歇3～5日后可以再用1～2个疗程，一般不超过 3 个疗程，甲泼尼龙冲击疗法需辅以泼尼松及环磷酰胺常规口服治疗，方法同前。近年有人用环磷酰胺冲击疗法（0.8~1g 溶于 5% 葡萄糖静脉滴注，每个月 1 次），替代常规口服，可减少环磷酰胺的毒副作用。该疗法主要对 II 型、III 型急进性肾炎效果较好，对 I 型效果不明显，

（2）替代疗法：凡急性肾衰竭已达到透析指征者应及时透析，对强化治疗无效的晚期病例或肾功能已无法逆转者，则有赖于长期维持透析。肾移植应在病情静止半年（I 型、III 型患者血中抗 CBM 抗体、ANCA 需转阴）后进行。

2. 中医治疗

（1）辨证治疗

1）外邪侵袭，热毒壅盛

主症：发热，头痛，咳嗽，咽干咽痛，颜面或全身浮肿，大便秘结，小便短少或色赤，舌质红，苔黄，脉浮数。

治法：宣肺解表，清热解毒。

方药：银翘散加减。金银花、连翘、蒲公英、板蓝根、车前子各 30g，桔梗、薄荷、淡竹叶、荆芥各 10g，牵牛子、赤芍各 15g，生甘草 6g。

加减：若便秘者，加生大黄、芒硝；尿血者，加牡丹皮、大小蓟、白茅根；水毒内闭证见全身浮肿、尿少或尿闭、头晕、头痛、恶心、呕吐者，可用温胆汤合附子泻心汤化裁，以辛开苦降、辟秽解毒。

2）湿热蕴结，气阴两伤

主症：面目浮肿或全身浮肿，身困乏力，腹胀纳呆，或恶心欲呕，口干咽燥或咽痛，头晕耳鸣，心烦失眠，尿少色赤或白尿，大便干，舌质暗红，苔薄黄或黄腻，脉濡数或弦细数。

治法：清热化湿，补益脾肾气阴。

方药：知柏地黄汤合二至丸加减。生地黄、牡丹皮、女贞子各 15g，知母 12g，黄柏 10g，生山药、泽泻各 20g，旱莲草、车前子各 30g，甘草 6g。

加减：若咽红干痛者，加山豆根、连翘；纳呆腹胀甚者，加川朴、陈皮或砂仁；血尿重者，重用旱莲草，加茜草、三七粉、白茅根、蒲黄炭、琥珀粉等以化瘀止血；恶心欲呕、大便干者，加枳实、竹茹、生大黄。

3）脾肾阳虚，浊毒上犯

主症：精神萎靡，面色㿠白，面目虚浮，头晕，纳呆，泛恶呕吐，腹胀，腰酸，尿少尿闭，大便不调，或见皮肤瘙痒，齿衄，紫斑，尿血便血，甚则神昏抽搐，舌淡苔薄白，脉细无力。

治法：温肾健脾，解毒降浊。

方药：温肾解毒汤或温脾汤加减。紫苏、六月雪、绿豆、丹参各 30g，党参 20g，白术、半夏各 15g，黄连 3g，熟附子（先煎）、砂仁（后下）各 9g，生大黄 10~30g，生姜 6g。

加减：若呕恶甚、苔腻者，加竹茹、旋覆花；肤痒者，加地肤子、白鲜皮、苦参；

面色苍白、口唇色淡者，加黄芪、当归、鸡血藤；神昏者，加菖蒲、胆南星、天竺黄；抽搐者，加龙牡、白芍、怀牛膝、夏枯草等。

4）肝肾阴虚，肝阳上亢

主症：头晕目眩，口干欲饮，腰酸乏力，手足麻木，甚则神昏、抽搐，舌质红，苔薄，脉细弦。

治法：平补肝肾，育阴潜阳。

方药：天麻钩藤饮加减。天麻、黄芩、杜仲、益母草各12g，钩藤（后下）、茯神、寄生各15g，石决明、牛膝各30g，夜交藤20g，栀子、水蛭各10g。

加减：神昏者，加菖蒲、郁金、胆南星、天竺黄；抽搐者，加龙骨、牡蛎、白芍、夏枯草。

以上方药均水煎服，每日1剂。

（2）验方

1）温肾解毒活血汤：黄芪、蒲公英、益母草各20g，制附子、菟丝子、枸杞子、桃仁、红花各10g，金银花、丹参各15g，仙灵脾12g，甘草6g。水煎服，每日1剂。适用于急进性肾小球肾炎脾肾阳虚兼热毒血瘀者。

2）蜜百合饮：新鲜百合500g，蜂蜜300g，二者加开水适量拌匀，于锅内微火烧之，至不粘手，取出放凉即可，每日200g，分数次食之。适用于急进性肾小球肾炎肺肾阴虚者。

3）三仙饮：生萝卜、鲜藕、蜂蜜各250g，梨2个。将生萝卜、鲜藕、梨切碎绞汁再加蜂蜜。可生服，亦可将汁蒸熟，冷服。3~4日分次服完。适用于急进性肾小球肾炎肺热阴虚者。

4）肾炎清热片（中成药）：每次5片，每日3次，口服，10天为1个疗程，连用2~3个疗程。适用于急进性肾小球肾炎属外感风热，肺失宣降者。

5）肾炎阳虚片（中成药）：每次4~6片，每日3次口服。适用于急进性肾小球肾炎属脾肾阳虚、阴寒内盛之水肿证。

6）九制大黄丸（中成药）：每次3g，每日2次，口服。适用于急进性肾小球肾炎表现为大便不畅，少尿或无尿，发热，汗出，脉弦有力，辨证为阳明腑实、热盛于里者。

7）四消丸（中成药）：每次9g，每日3次，空腹温开水送下。适用于急进性肾小球肾炎急性肾衰竭少尿期，辨证为里热炽盛、气滞血瘀者。

8）归芍地黄丸（中成药）：每次1丸，每日3次，口服。适用于急进性肾小球肾炎恢复期，属肝肾阴虚者。

9）五子衍宗丸（中成药）：每次1丸，每日3次，口服。适用于急进性肾小球肾炎恢复期属脾肾气虚者。

10）小柴胡丸（中成药）：为浓缩丸，每服24丸，每日2~3次。适用于急进性肾小球肾炎兼感冒者。本药对预防感冒而致的病情发展有重要意义，临床使用证明效果较佳。

3. 药物禁忌

（1）肾上腺皮质激素类

1）抗凝剂：皮质激素可降低抗凝效应。

2）降血糖药：小剂量皮质激素可诱发高血糖反应，大量激素则可使糖尿病恶化，需加大降糖药用量。但是，少数抗胰岛素患者，加用激素后可减少胰岛素用量，可能是由于激素改变免疫状态。

3）强心苷：皮质激素可提高强心效应，但激素的水钠潴留和排钾作用易诱发强心苷中毒反应，故两药联用时应适当补钾。

4）咖啡因：大量摄入后，"地塞米松抑制试验"结果将出现错误。

5）葡萄糖酸钙：与地塞米松联用可诱发 Kitamura 综合征。

6）琥珀胆碱：米库氯铵前处理能基本消除琥珀胆碱引起的肌震颤，但使琥珀胆碱（1mg/ kg）的起效时间延长，阻滞程度降低，肌松时间明显缩短。

7）吡喹酮：连续应用地塞米松可使吡喹酮的血药浓度降低 50%。

8）甲硝唑：泼尼松能加速甲硝唑从体内排出，联用时需加大甲硝唑剂量。

9）利福平：可降低皮质激素生物效应，两药联用时泼尼松龙用量甚至需加倍（药酶诱导作用）。

10）氯霉素：可使皮质激素效力增强（抑制药酶）。

11）青霉素：近期大量使用皮质激素，可影响青霉素皮试结果（假阴性）。

12）苯妥英钠，苯巴比妥：可加速皮质激素的代谢灭活（酶诱导作用），降低药效。

13）奎宁：与皮质激素有拮抗作用，联用时可降低奎宁抗疟效力。

14）抗癫痫药：与皮质激素联用需加大抗癫痫药物用量，方能控制发作。

15）含多价金属离子抗酸药：可降低泼尼松龙生物利用度，两药不宜同时联用。

16）疫苗：皮质激素使灭活疫苗抗体形成减少，降低免疫效价，故接种疫苗前后 2 周内禁用皮质激素类药物。

17）异丙肾上腺素：与皮质激素联用，可增强异丙肾上腺素的心脏毒副作用。

18）单胺氧化酶抑制剂：用药期间加用皮质激素可能促发高血压危象。

19）非甾体抗炎药：与皮质激素联用可增强抗炎效应，并可减少各药用量，但可能加剧某些副作用，如水钠潴留、出血性并发症等。个例报道，地塞米松与吲哚美辛联用致上消化道出血死亡。

20）卡马西平：可增加地塞米松、甲泼尼龙和泼尼松的体内消除，联用时需加大皮质激素剂量。"地塞米松抑制试验"结果可能无效。

21）卡比马唑（甲亢平），甲巯咪唑：可增加泼尼松龙体内清除，联用时需增加皮质激素用量。

22）口服避孕药：可显著增加皮质激素血药浓度，使其治疗作用和毒副作用均可增加。

23）麻黄碱：可增加地塞米松体内清除速度。

24）硫唑嘌呤：与泼尼松联用可改善毛细血管功能及减轻免疫抑制剂副作用，使慢性血小板减少性紫癜症改善，但易致消化道出血。

25）大环内酯类抗生素：可降低甲泼尼龙体内代谢，联用时治疗作用和毒副作用均可增加，其他皮质激素不受影响。

26）甲泼尼松：不可配伍的药物有氯丙嗪、洋地黄毒苷、苯海拉明、间羟胺、异丙嗪、四环素、异戊巴比妥、硫喷妥钠、妥拉唑林、维生素类。

27）泼尼松龙：禁忌与其他任何药物混合注射。

（2）环磷酰胺

1）氯霉素：可促进环磷酰胺活性，降低抗肿瘤作用，并加重骨髓抑制。

2）神经肌肉阻断药：应用环磷酰胺患者，琥珀胆碱的作用增加并延长，可发生呼吸功能不全及呼吸暂停时间延长。

3）顺铂：可导致异环磷酰胺代谢物清除减少，加重神经毒性、骨髓抑制和肾毒性。

4）别嘌醇：与环磷酰胺联用可引起严重骨髓抑制。先使用别嘌醇可显著延长环磷酰胺半衰期。

5）苯二氮䓬类：可能增加环磷酰胺毒性。

6）氨苯砜：可能降低环磷酰胺活性。

7）多柔比星：与环磷酰胺联用可能增强对膀胱的损害作用。

8）华法林：与异环磷酰胺联用，可发生严重的抗凝功能障碍。

9）吗啡，哌替啶：可使环磷酰胺毒性增加。

10）琥珀胆碱：环磷酰胺抑制代谢酶，可使琥珀酰胆碱肌肉阻滞作用延长。

11）地高辛：环磷酰胺、长春新碱、丙卡巴肼等均可损害小肠黏膜，使地高辛吸收速度减慢和减少吸收量。两药联用时应监测地高辛血药浓度。

12）丹参：与小剂量环磷酰胺联用有一定增效作用，但可能促进恶性肿瘤转移。

（3）麻黄、甘草：急进性肾小球肾炎水肿而高血压者，麻黄应慎用，因麻黄有升高血压的副作用，而且临床表明，服麻黄后血压升高的病例，极难使其恢复正常。高度水肿时，禁用甘草，因甘草有抗利尿、促使水钠潴留的作用，可使尿量减少、水肿加重。

（4）某些药物应用后可引起免疫反应而累及肾小球，这类药物有蛇毒、花粉、三甲双酮等，急进性肾炎患者应忌用此类药物。

（5）对因链球菌感染所致的急进性肾炎，需选用青霉素（或红霉素）进行治疗，以清除感染灶，但不宜长期用抗生素预防。更忌滥用对肾脏有损害的药物，如庆大霉素、卡那霉素、链霉素等。这类药物主要经肾脏排泄，肾脏发生病变时排泄率降低，药物易在体内积蓄，引起中毒症状，加重肾脏负担。

三、慢性肾小球肾炎

慢性肾小球肾炎（CGN）简称慢性肾炎，是由不同发病机制，多种病理类型所组成的一组原发性肾小球疾病。本病可以发生于不同年龄，以中、青年居多。虽然急性肾炎可以发展成慢性肾炎，但大多数慢性肾炎由病理类型决定其病情必定迁延发展，故早期的病理检查可协助诊断。

【概述】

1. 病因

大多数慢性肾炎的病因不清楚。急性链球菌感染后肾炎迁延不愈，病程超过 1 年可转入慢性肾炎。其他如细菌、病毒感染，尤其是乙型肝炎病毒感染等均可引起慢性肾炎。慢性肾炎患者中不足 15% ~20% 有明确的急性肾炎病史，而大部分慢性肾炎并非由急性肾炎迁延而来。慢性肾炎大部分是免疫复合物疾病，可由血液循环内可溶性免疫复合物沉积于肾小球，或由抗原（外源性种植抗原或肾小球固有抗原）与相应抗体在肾小球局部形成，激活补体等炎症介质，从而引起组织损伤。后期，免疫的起始因素可能已经终止，但由于肾小球病变引起的肾内动脉硬化、肾血流动力学等代偿性改变，引起的肾小球损害及高血压对肾小球结构和功能的影响等非免疫介导的肾脏损害，在本病的发生发展中亦可能起着很重要的作用。

2. 临床表现

慢性肾炎的起病方式不一，有的初期并无症状，只是在体格检查时才发现蛋白尿或血压升高，然后进一步检查而发现有慢性肾炎。不少人则出现无力、水肿、头痛、血尿等，检查发现蛋白尿、血压高、贫血。少数患者起病较急，水肿日益严重，尿中出现大量蛋白。极少数患者一直无症状，最后出现恶心、无力、出血等症状，检查证实已有尿毒症。因此，在门诊工作中应随时想到本病的可能。

（1）症状：慢性肾炎由于起病方式不一，故临床表现也不一样。常见的症状有水肿、血尿、蛋白尿、高血压及全身乏力、食欲缺乏、头晕头痛、腰酸腰痛、面色苍白等症状，严重时可出现恶心、呕吐、腹泻，甚至消化道出血等。

（2）体征

1）水肿：慢性肾炎的水肿程度不一，多数患者只有轻度水肿、眼睑水肿及踝部凹性水肿。但如高血压时间已久引起心力衰竭时，则水肿可以更明显。水肿可历时数周、数月，甚至数年不等，然后水肿消退，蛋白尿减少。

2）高血压：是本病常见的体征之一，多为中等度的血压升高 150 ~ 180/90 ~ 120mmHg 持续存在，伴头痛头晕。有时血压可很高，舒张压在 120mmHg 以上，甚至可出现高血压性脑病及脑出血，这可见于疾病的晚期，但并不是常遇到的并发症。长时间的高血压可引起左心室肥大，最终出现左心衰竭。另外，高血压可引起肾小动脉硬化症，进一步加重肾小球肾炎的病情。一般来说，血压很高意味着肾脏损害比较重，损害范围比较大，不过这并不是绝对成比例的关系，有时病变重，但血压并不高。

3）眼底改变：与病程长短及肾脏病理变化等因素有关。较轻时可见到动脉交叉，继而小动脉变细，动静脉交叉压迫明显。眼底出血及絮状渗出说明病情较重，但更严重的是视盘水肿。

3. 辅助检查

（1）蛋白尿：中等或中等以上程度的蛋白尿（通常每日大于 2g），是诊断慢性肾炎的主要依据。患者常表现为非选择性蛋白尿（即尿中出现除白蛋白以外的其他大、中、小分子的蛋白质），且常因大量蛋白尿引起水肿，出现肾病综合征的表现。一般患者尿中蛋白量的多少对预后并无意义。

（2）血尿：血尿是诊断慢性肾炎的另一主要依据。目前用相差（位相）显微镜检查，对血尿的鉴别诊断有很大帮助。相差显微镜检查，90% 以上的肾小球源性血尿表现为变（畸）形红细胞尿；而 90% 以上的非肾小球源性血尿表现为均一（正常）红细胞尿。肾小球源性血尿常伴有中等或中等量以上的蛋白尿。一般来说，尿中红细胞增多反映疾病在活动期。

慢性肾炎患者的尿改变除蛋白尿和血尿外，尚可有管型尿，且根据患者蛋白尿的严重程度与肾功能损害程度，可有少尿或多尿的变化，尿比重和尿渗透压随病情出现变化。

（3）血红蛋白：轻度贫血是很常见的，血红蛋白与红细胞成比例下降，较严重的贫血只有在肾衰竭时才出现。

（4）肾功能：最重要的发现是肾小球滤过率减少。这在疾病的早期并不明显，但在后期则下降明显，可达每分钟 30 ~ 40mL。病变愈严重，滤过率愈低，但有时不一定成准确的比例，有一些病理类型（如分叶性肾小球肾炎），其肾小球滤过率并不降低。在疾病的晚期除肾小球滤过率降低外，肾小管功能也受到损害，酚红排泄试验、尿浓缩及稀释功能都减退，与此同时出现电解质紊乱，经常有酸中毒，血钙降低，但很少有低钾血症。

【饮食宜忌】

1. 饮食宜进

（1）饮食要点：现代医学研究证实，合理的饮食调理对于慢性肾炎的发展及预后都具有重要的影响。因此，可从以下几方面着手。

1）一般轻症慢性肾炎患者尿蛋白流失量每日为 1 ~ 3g，且无明显水肿及高血压，肾功能正常者，一般可普通饮食。蛋白质补充量计算方法：每日尿蛋白定量 ×1.45 + 1g/kg。例如，患者每日尿蛋白定量为 3g，体重为 60kg，则每日所需的蛋白质补充量为：3 × 1.45 + 60 × 1 = 64.35g。

其中，优质蛋白占 50%，以水产品为好（如鲤鱼、鲫鱼、青蛙、海蛤、白螺等），其他如牛奶、鸡蛋等人体吸收利用率较高的食物亦佳。如有贫血现象者，可选用含铁质较丰富的食物，如猪肝、蛋黄、番茄、大枣等，可补充体内多种蛋白质和其他物质。此外，饮食宜清淡，忌食辛辣、肥甘及发物，以防加重病情。

2）有水肿及高血压者，应限制水、盐的摄入，要低盐饮食；高度水肿者应无盐饮食。随着水肿的逐渐消退，可渐渐过渡到普通饮食；中药方面应忌食滋腻碍胃和甘温助湿之药。另外，可多用西瓜汁、冬瓜、赤小豆等具有利尿作用的食物，还可选用具有降压的蔬菜（如芹菜）等。

3）兼有肾病表现者，低蛋白血症是慢性肾炎肾病型的特征之一，也是患者水肿顽固难消的主要原因，因此提高血浆蛋白含量十分必要。但过量的补充却会增加尿蛋白的排出，增加肾小球超滤过负担，对病情恢复不利。一般应给予动物蛋白为主的高蛋白饮食（每日 1.0～1.5g/kg），加上每日蛋白质丢失的补偿（24 小时尿蛋白定量×1.45）。对部分食欲缺乏者，可短时间内静脉补充血清蛋白或血浆，以提高胶体渗透压，才能消除顽固性水肿。若出现肾功能损害而血浆蛋白又接近正常时，蛋白质摄入可按每日尿蛋白定量×1.45＋（0.5～0.8g）/kg 公式计算，优质蛋白占 60% 以上。慢性肾炎肾病型往往伴有高脂血症，因此限制动物脂肪是有益的，特别对富含胆固醇的食物（如鱿鱼、虾、蟹、肥肉、蹄筋、动物内脏等）应予控制。但因在治疗过程中，患者对药物的反应敏感，估计短时间内可获缓解，则不必限制过严，以照顾患者食欲，利于保证其他物质的摄入。有水肿时应限制，消肿后可放宽。

（2）饮食原则

1）慢性肾炎以蛋白尿为主者

①益气固肾，补而不滞。长期尿蛋白，精微流失，日久出现少气无力、面色萎黄、腰背酸痛，治则为益气固肾。所用食物亦须从这个角度选择，用益气固肾，补而不滞的食谱，如乌骨鸡烩蛇羹、虫草炖鸭、黄芪蒸鸡等配生拌黄瓜、番茄豆腐、炒黄瓜片等。

②增加蛋白质，注意摄入量。蛋白的丢失，需适量补充，使之充分吸收，又不增加肾脏负担，如牛奶、豆浆、豆制品，肉类、禽蛋类在用量上要少而多次，并选择容易消化吸收的精细蛋白，如豆腐脑、纯牛奶等。

③随时增减解毒性寒之物。解毒性寒食物，能调节排除体内有害毒素，由于肾功能下降，排泄尿毒作用减弱，因此要根据病情随时增减解毒性寒之物，如荠菜、马兰头、冬瓜、芦笋、茭白、莴苣、萝卜、荸荠等。

④多用血肉有情之品。蛋白质为人体的基本物质，许多动物性食物为血肉有情之品，含有大量蛋白质，因此在选择时需多用之，如鲍鱼、鲫鱼、田螺、羊肉、牛肉、鸡肉等。

⑤时时加用健脾利水之品。脾主运化水湿，肾病水湿内停，健脾则能利水，在食物选择上多用具有健脾利湿的食物，如薏苡仁、芡实、山药、莲子、茭白、肚片、南瓜、苦瓜等。

2）慢性肾炎以血尿为主者

①滋阴降火，多用寒凉食物。血尿可由尿检所知，多因阴虚火旺、迫血妄行所致，因此滋阴降火为治血尿的重要方法。选择食用寒性凉血之食物，多有凉血止血之功效，如黑木耳、黄花菜、马兰头、荠菜、藕、芦笋等。

②补阴止血，随时固摄血络。肾脏损害，血络受损，尿血不止，故须补阴止血。在食物配伍上需时时顾及，用固摄血络之品，如补阴止血的藕制食品，滋阴润燥的木耳食品，其他如菱角、黄花菜、荠菜、马兰头及含有大量维生素 C 的食物，如番茄、

胡萝卜等。

③注意益气健脾以归脾统血。尿血属于气虚不能摄血而尿血不止者，当以补益脾气之药以统血归脾，在饮食上同样可选用益气健脾之菜肴，如黄芪虫草制作的菜肴、鲤鱼类食谱及河鳗、甲鱼类菜肴等。

3）慢性肾炎以高血压为主者

①补肝肾，清肝火，重用补肾之品。高血压多因肝、肾两亏而肝阳上亢所致，肾性高血压患者常见面色潮红、头晕耳鸣、五心烦热等症。应选用滋补肝肾之品，如甲鱼、虾、鳗鱼、螃蟹、猪肉、蛇肉、鸭肉等，这些动物类食物常须配滋阴清凉的蔬果类食物（如苦瓜、马兰头、青瓜、冬瓜、芹菜、笋、豆制品）。

②利水湿，消水肿，多用淡渗之物。水潴留体内亦是引起肾性高血压的主要原因，因此利尿可以降血压，在饮食上也需要选食淡渗利水、消肿的食物，如西瓜皮、丝瓜、冬瓜、茭白、鲤鱼、鲫鱼、田螺、河蚌、海带等。

③多用清蒸、水煮，少用煎炸爆炒。清蒸、水煮食物不但原汁原味，味道鲜美，而且无黏腻碍胃之弊，高血压患者一般以清淡食物为主，故常须以清蒸、水煮为基本烹调方法；煎炸爆炒多肥腻厚味，容易生痰生湿，而致水湿停滞、血压升高，因此必须掌握这个基本原则。

（3）常用保健食物

1）核桃仁：性温，味酸，无毒。具有补肾、温肺、润肠等功效，适用于肾虚腰膝冷痛、尿频、遗精或腰间重坠、起坐困难等症。食用或入药量为 10～30g。现代研究表明，核桃仁所含的锌、铬、锰等微量元素在降血压、降血糖和保护脑、心血管等方面具有重要作用，尤其适用于肾炎尿毒症兼有高血压者。

2）荠菜：性凉，味甘、淡。具有凉血止血、清利湿热等功效，适用于血热妄行所致的多种出血、湿热水肿、尿浊、痢疾等症。用量 10～30g。现代研究表明，能改善肾脏病理变化，降低血压。对肾炎尿毒症患者的湿热证，常吃荠菜能使尿蛋白减少、血压降低。

3）香菇：性平，味甘，无毒。具有益气补虚、健脾胃、托痘疹等功效。适用于年老体弱、久病体虚、食欲缺乏、气短乏力、痘疹不出、高血压、动脉硬化、糖尿病、佝偻病、高脂血症、便秘、贫血、肿瘤等。可佐餐用。现代研究表明，香菇中含有干扰素诱生剂，可以诱导体内干扰素的产生，具有防治流感的作用。香菇中还含有一种核酸类物质，可抑制血清和肝脏中的胆固醇增加，有阻止血管硬化和降低血压的作用。对于胆固醇过高引起的动脉硬化、高血压及急、慢性肾炎尿蛋白增多，糖尿病患者，香菇无疑是食疗的佳品。香菇多糖还能增加机体的细胞免疫和体液免疫功能，对于调整肾炎尿毒症患者的免疫功能紊乱具有良好的作用。

4）冬瓜：性微寒、凉，味甘淡。有清热解毒，利小便、止渴除烦、祛湿解暑、解鱼毒等功效，适用于水肿、胀满、脚气、暑热、消渴、痈肿等症。冬瓜皮善于利水消肿，善治水肿症。冬瓜以食用为主，冬瓜皮入药用量 15～60g。现代研究表明，冬瓜中不含脂肪，而含有丙醇二酸，能阻止体内脂肪堆积，故而有利于减肥。冬瓜皮和肉中都含有较多的维生素 B$_1$，能改变食物中的淀粉，使其不转化为脂肪，有良好的轻身作用。此外。吃冬瓜能利尿，故此对肾炎尿毒症伴有水肿的患者具有良好的消肿作用。

5）西瓜皮：性凉，味甘，无毒。具有清暑解热、止渴、利小便功效，适用于肾炎尿毒症水肿、糖尿病口渴、尿浊、高血压等症。用法以做菜食用为主。中满寒湿盛者忌用。

6）葫芦：甜者供食用，苦者仅供药用。葫芦性平，味甘、淡。具有利水通淋、润肺止咳等功效，适用于肾炎尿毒症伴有水肿、腹胀、淋证者。入药用量为 10 ~ 60g。

7）韭菜：性温，味甘、平，无毒。具有温中行气、散血解毒等功效，适用于盗汗、遗尿、尿频、阳痿、尿血、呕血、鼻出血、反胃、腹泻、腹痛等症。用法以佐餐为主。现代医学研究表明，韭菜中的挥发油有降低血脂、扩张血管的作用。韭菜中还含有性兴奋物质，可辅助治疗遗精、阳痿、早泄等。适用于肾炎尿毒症肾阳虚证患者长期食用。

8）莴苣：性凉，味苦。具有利五脏、通经脉、开胸膈、利气、坚筋骨、白牙齿、明耳目、通乳汁、利小便等功效，适用于肾炎尿毒症出现胸膈烦热、咳嗽、小便不利、尿血等。用法以佐餐食用为主。现代研究表明，莴苣的乳状浆液味道清新，稍带苦味，可刺激消化，有助于增强食欲。食用莴苣可增强胃液和消化酶的分泌，增加胆汁分泌量，刺激消化道各器官的蠕动。莴苣对于肾炎尿毒症患者的消化无力、酸度低及便秘等特别有用。值得注意的是，莴苣含钾量比较高，当患者出现尿少、高钾血症时应慎用。

9）萝卜：性凉，味辛、甘，无毒。具有消食、顺气、醒酒、化痰、治喘、止渴、利尿、散瘀和补虚的功效，适用于肾炎尿毒症出现食积胀满、胸闷气喘、尿血、呕血、鼻出血等症。用法以佐餐食用为主。

10）莲藕：性寒，味甘，无毒。具有消瘀清热、生津解渴、止血健胃、益气醒酒的功效，适用于肾炎尿毒症患者因热邪而引起的咯血、呕血、鼻出血等症。熟用则性温，具有开胃消食、健脾止泻、养血生肌的功效，适用于肾炎尿毒症患者出现久痢、久泻、身疮溃烂久不收敛等症。用法以食疗佐餐为主。现代研究表明，藕中所含的氧化酶和过氧化酶等物质，可以减少体内脂褐素的存在，从而具有扶正抗衰作用。藕中的儿茶酚类等物质有止咳平喘及收缩血管的作用。

11）茄子：性寒、凉，味甘，无毒。具有清热活血、止痛消肿、祛风通络、利尿解毒等功效，适用于肾炎尿毒症患者的腹痛、腹泻、小便不利、肠风便血、口疮等症。用法以食疗佐餐为主，用量大小以自己能食为原则。现代研究表明，茄子中的维生素 E 和维生素 B 含量较高，可以提高毛细血管抵抗力，改善毛细血管脆性，可防止出血，有利于肾炎各种出血性症状的恢复。

12）黑木耳：性平，味甘。具有补气益智、滋养强壮、补血活血、滋阴润燥、养胃润肠等功效，黑木耳适用于肾炎尿毒症患者伴有高血压、尿血、贫血、失眠、胃炎、多尿、白细胞减少、便秘、扁桃体炎等症。用法以食疗佐餐为主。现代研究表明，黑木耳中的一种核酸物质可显著降低血中胆固醇的含量；胶质可将残留在人体消化系统内的灰尘、杂质等吸附出来，排出体外，从而可以清胃涤肠，有利于肾炎尿毒症患者体内毒素的加速排出。

13）黄豆芽：性寒、凉，味甘。具有补益气血、清热解毒、善解脾胃郁热等功效。适用于肾炎尿毒症患者具有脾胃郁热证者。用法以食疗佐餐为主。现代研究表明，黄豆芽中的维生素 C 能预防维生素 C 缺乏症、牙龈出血等，而且还能防止心血管的硬化，阻止肾炎尿毒症患者的肾动脉硬化与病情的加重。

14）绿豆芽：性寒、凉，味甘。具有清热解毒的功效，尤其能消暑清热。用法以食疗佐餐为主。现代研究表明，绿豆芽中维生素 C 能预防维生素 C 缺乏症、牙龈出血，而且能防止心血管硬化。绿豆芽对降低血胆固醇水平有利，不饱和脂肪酸还可保护皮肤和毛细血管，营养毛发。同时，绿豆芽中还含有干扰素诱导剂，可增强免疫功能，有利于肾炎尿毒症患者免疫功的恢复与调整。

15）赤小豆：性平，味甘，无毒。具有健脾利水、清热除湿、和血排脓、消肿解毒的功效，适用于肾炎患者伴发水肿、泄泻、丹毒、痈肿疮毒、便血、小便不利等症。用法以食疗佐餐为主。现代研究表明，赤小豆含热能低，且富含维生素 E 及钾、镁、磷、硒等活性成分，是典型的高钾食物，具有降血糖、降血压、降血脂作用。赤小豆煎剂对金黄色葡萄球菌、痢疾杆菌、伤寒杆菌等有较强的抑制作用，因此对于治疗慢性肾炎合并肠炎、痢疾、腹泻及疮痈疖肿都有良好的效果。

16）绿豆：性寒，味甘。具有祛热解毒、利尿消肿、润喉止渴、明目降压、清胆、养胃止泻的功效，适用于中暑、口渴烦热、湿热泄泻、痈疖、腮腺炎、丹毒、痘疹、中毒、视物不清等症。用法以食疗佐餐为主。现代研究表明，绿豆属高钾低钠食物，常食绿豆及绿豆制品可降血压。绿豆中还含有降血脂的有效成分，能防止动脉硬化、高血压等病症，并有保肝解毒的功效。

17）黑大豆：性温，味甘，无毒。具有滋阴补肾、补血明目、除湿利水的功效，适用于肾虚腰痛、血虚目暗、腹胀水肿、脚气等病症。黑大豆用法以入药为主，用量15～30g。现代研究表明，黑大豆所含营养成分较为齐全，在食用谷类食物的同时食用黑豆，可起到蛋白质的互补作用。

18）蚕豆：性平，味甘。具有益气健脾、利湿消肿、止血等功效，适用于慢性肾炎水肿、高血压及并发疮毒等症。用法以食疗佐餐为主。现代医学研究表明，蚕豆中所含的植物蛋白可以延缓动脉硬化，同时蚕豆所含粗纤维，可以降低血胆固醇水平，并可促进肠蠕动，有通便作用。

19）黑米：性平，味甘。具有滋阴补肾、益气强身、养精之功效，适用于水肿患者。

20）玉米：味甘。具有清利湿热、利尿利胆之功效，适用于治疗水肿、尿道感染、慢性肾炎患者。

21）银鱼：性平，味甘。具有滋阴补肾、益肺、利水之功效。

22）鲢鱼：性温，味甘。具有温中、益气、利水之功效。

23）南瓜子：性平，味甘。具有利尿消肿、止咳之功效。

24）丝瓜子：性温，味苦、辛、甘。具有利水、除湿、消肿之功效。

25）牛奶：性平，味甘。具有补虚损、益肺胃、养血脉、润五脏的功效。

26）羊奶：性温，味甘。具有养血补虚、益气润燥功效。

27）鲤鱼：性平，味甘。具有营养、健胃、利尿的功效，适用于慢性肾炎、肝硬化、全身衰弱等患者。

28）鲶鱼：性温，味甘。具有补中、益阴、利小便功效，适用于慢性肾炎水肿的患者。

29）泥鳅：性平，味甘。具有利尿、消肿的功效。

（4）食疗药膳方

1）麻黄6g，葡萄20g，松萝茶、透骨草各20g，大枣7枚。水煎，代茶饮，每日1剂，连服4日。

2）黄芪15g，赤小豆20g，白茅根30g，薏苡仁、绿茶各10g。水煎后，置保温杯中随量饮用。

3）乌龙茶3~5g，鲜荷叶100g。水煎，代茶饮。

4）生黄芪30~60g，粳米60g，红糖适量，陈皮末1g。生黄芪煎汤去渣，入淘洗好的粳米及红糖，成粥后加入陈皮末，稍沸即可食用。

5）黑豆50g，猪瘦肉250g。加水煮炖，入调料适量，分次服用。

6）鲫鱼250g，大蒜末10g。鲫鱼去除内脏，洗净，装入大蒜末，外包干净白纸，用水湿透，放入谷糠火内烧熟。鱼蒜全食，每日1条。

7）青头雄鸭1只，粳米适量，葱白3条。青头雄鸭洗净，将鸭肉切细，煮至极烂，加入淘洗干净的粳米及葱白条煮粥；或用鸭汤煮粥，温热食。5~7日为1个疗程。

8）葫芦皮、冬瓜皮、西瓜皮各30g，大枣10g。同放锅内，加水约400mL，煎煮去渣即成。饮汤，每日1剂，至水肿消退为止。

9）活鲫鱼1~2条，粳米50g，灯心草5~8根。鲫鱼去除内脏，洗净，与粳米、灯心草同放锅中，加水适量，煮成稀粥食用，每日1剂。

10）鲜白茅根200g，粳米200g。鲜白茅根洗净，加水适量，煎煮半小时，捞去药渣，再加入淘洗干净的粳米，继续煮成粥，分次1日内食完。

11）花生仁120g，蚕豆250g，红糖适量。花生仁、蚕豆洗净，同入砂锅内，加水3碗，微火煮，待水呈棕红色时，加糖，每日分2次服。

12）枸杞子30g，大枣10枚，粳米50g。加水同煮成粥，早晚食用。

13）新鲜黑鱼100~150g，冬瓜（连皮）500g，赤小豆60g，葱头5个。将黑鱼宰杀，去除内脏，清洗干净，切成块，与冬瓜、赤小豆、葱头一起放入砂锅内，加水适量，置于火上，先用武火煮沸后，改用文火煎成浓汤。食鱼肉，饮汤。适用于慢性肾炎引起的水肿。

14）甲鱼肉500g，大蒜头60g，白糖、白酒各适量。将甲鱼肉清洗干净，切成块，置入蒸锅内，加入大蒜头、白糖、白酒，加水适量，置于火上蒸煮食用甲鱼肉。

15）鲜鲫鱼500g，醋50g，茶叶100g。鲫鱼去鳞及内脏，洗净，与醋、茶叶共放入锅内加水炖煮，空腹1~2次吃完。

16）花生仁、大枣各 60g。将花生、大枣分别清洗干净，放入砂锅内加水适量，置于火上，先用武火煮沸后，改用文火煎成浓汁。食用花生，喝汤。每日 2 次，7 日为 1 个疗程。

17）鲫鱼 1 条，砂仁 10g，北黄芪 20g。鲫鱼去鳞及内脏，与砂仁、北沙参同入锅内清炖煮烂，吃鱼肉喝汤。

18）芋头 500g，黑砂糖 250g。将芋头除去皮，清洗干净，切成片，放入锅内，置于火上，煅灰，研为细末，与黑砂糖和匀，用温开水送服。每次 50g，每日 3 次。

19）鲤鱼 1 条，黑豆 50g，冬瓜 200g，葱白、食盐各适量。将鲤鱼洗净，同黑豆、冬瓜一起煮汤，加葱白、食盐。每日 1 剂，分 2 次服，15～20 日为 1 个疗程。

20）白玉米 100g。玉米加水煎汤，早晚饮服，久而有效。适用于慢性肾炎水肿。

21）生大蒜 7～9 头，鲜黑鱼 1 条。将大蒜、鲜黑鱼用砂锅煮熟。随量食用。忌食盐等作料。适用于慢性肾炎水肿。

22）陈蚕豆 120g，红糖 90g。陈蚕豆、红糖同放砂锅内加水 5 茶杯，文火熬至 1 茶杯，顿服。适用于肾炎水肿。

23）冬瓜 200g，葱白 3 茎，黄豆 50g，鲤鱼 1 条，食盐少许。将鲤鱼洗净，同黄豆、冬瓜一起煮汤，葱白后入，煮熟后加食盐调味。每日中午 1 剂，15～20 日为 1 个疗程。适用于慢性肾炎水肿。

24）墨鱼 1 条，冬瓜适量。墨鱼去内脏，洗净，加冬瓜，共煮为汤服，勿加盐，可加其他调料。每日 1 条，分 2 次服，连服 1 周。

25）甲鱼 1 只，冰糖少许。甲鱼洗净，加入冰糖少许，不加盐，入蒸笼清蒸。空腹吃或佐餐均可，隔日 1 次。

26）乌龟 200g，猪肚 200g，食盐少许。将乌龟、猪肚洗净，切为小块，入砂锅内加水适量，共炖成糊，加入食盐调味。早晚分服。

27）鲩鱼头 2 个，豆腐 3 块，植物油、姜片各适量。鱼头洗净，放植物油和姜片在锅内，把鱼头爆香，再放 4 碗水，然后放豆腐，煮 1 小时左右即成。佐餐服用，隔日 1 次。

28）鲜芦笋（切片）100g，鸡蛋 1 个，花生油、黄酒、食盐各适量。锅热后，放入花生油，先炒芦笋及调料，后放入鸡蛋炒熟即可食用。

29）鲫鱼 1 尾（250～500g），松萝茶 30g，砂仁、陈皮各 6g，椒目 12g，红皮大蒜 6 瓣。先将鱼洗净，将诸药用纱布包后入鱼肚内炖熟，吃鱼喝汤，勿用盐。每周 2～3 次。

30）野鸭 1 只，芡实 100g，大蒜 50g。将野鸭开膛洗净，芡实、大蒜填于鸭腹内，煮熟。食肉饮汤，每 2 日 1 只，连服数次。

31）黄芪 50g，乌骨鸡（约 500g）1 只，葱、生姜各适量。乌骨鸡、黄芪洗净，将黄芪放入鸡腹内，酌加葱、生姜放入盆中，在盆中加水适量，隔水炖 1 小时左右，直至鸡肉熟烂为止。吃鸡肉，喝汤。

32）党参 30g，芡实 20g，猪肾 1 个。党参、芡实洗净，将洗净的猪肾与两味中药同入锅内，加适量水，文火煮熟。无盐或少量盐调味服食，每日 1 剂，连服 2 ~ 10 日。

33）鲤鱼 500g，冬瓜 200g，葱白、食盐各适量。将鲤鱼洗净，同冬瓜放入锅内加水煮至鱼熟烂，汤稠，服用前放入葱白、食盐，每日早晚各 1 次，吃鱼喝汤，每 1 ~ 2 日服 1 剂。

34）青头鸭 1 只（约 1000g），草果 1 只，赤小豆 250g。将青头鸭洗净，赤小豆洗净连同草果塞入鸭腹内，放入锅内，加水煮至鸭熟烂，汤稠如羹状即可。空腹食，每日 2 次，2 日内服完。

35）香蕉皮或柄 30 ~ 60g。将香蕉皮或柄煎汤代茶，随时饮用。

36）芹菜头 250g 或芹菜根 60g，白糖适量。芹菜头或根捣取汁，加白糖适量，水煎服，每日 2 次，每次 1 剂。

37）白木耳 40g，黄花菜 150g。白木耳、黄花菜洗净，加水煎至 700mL，每日 2 次，每次 1 剂。

38）蚕豆 300g，大蒜 150g，白糖 100g。将蚕豆放入锅内煮熟，放入大蒜（去皮）继续煎煮，待大蒜熟后，掺入白糖拌匀，每日 1 剂服食，5 ~ 7 日为 1 个疗程。

39）鲜木瓜 1 只，生姜丝 3g，砂仁 3g。木瓜上挖洞 1 个，纳入生姜丝、砂仁，蒸熟食之。

40）黄芪 60g，粳米 100g，红糖少许。黄芪切薄片，放锅内加清水，用中火煮沸取药汁，加入粳米及清水适量，武火煮沸后，转用文火煮至米烂成粥。每日 1 剂，分 2 次代餐食用。

41）楮叶 50g，粳米适量。楮叶切碎，加水 1000mL，煮取 500mL，去渣，加粳米适量煮粥。当饭食，常食勿间断。

42）陈葫芦 15g，粳米 50g，冰糖适量。将粳米与葫芦共煮成粥，后放入冰糖，温热后顿服，每日 2 次，5 ~ 7 日为 1 个疗程。

43）鲜生姜 10g，桂枝 6g，大枣 6 枚，粳米 80g。先煎桂枝、生姜取汁 300mL，加入大枣、粳米煮成粥，早晚餐服用，可常服用。

44）山药片 60g（或鲜山药 120g），补骨脂 9g，吴茱萸 3g，粳米 60g。将补骨脂、吴茱萸水煎取汁 200mL，放入粳米共煮粥，粥成时加山药粉调匀。早晚服用，可常服。

45）茯苓 30g，栗子 10 枚，糯米 20g，小米 30g。糯米、小米煮成粥，后将茯苓粉、栗子粉加入粥中，煮沸 10 ~ 20 分钟，使成稠粥。早晚各服 1 次，每日服 1 剂。

46）芡实 30g，糯米 30g，白果（去壳）10 枚。共煮粥，每日 1 剂，每日 1 次，10 日为 1 个疗程。

47）党参 10g，大枣 20 个，糯米 60g，白糖 50g。党参、大枣煎汤取汁，加入糯米煮粥，粥成后加入白糖。每日 1 剂，分早晚服用。

48）生黄芪、薏苡仁、赤小豆、糯米各 30g，鸡内金粉 9g，金橘饼 2 枚。先用 600mL 水煮黄芪 20 分钟去渣，依次加薏苡仁、赤小豆、糯米、鸡内金，煮成粥。分 2 次服用，食后嚼金橘饼 1 枚，每日 1 剂。

49）金樱子 30g，粳米 50g，食盐少许。将金樱子洗净与粳米一同加水煮粥，煮成粥后加食盐。每日 1 次，晚上睡前食用。

50）鲜荠菜 250g，粳米 100g。将荠菜洗净，切碎，加粳米共煮成粥。佐餐食用。

51）去籽西瓜瓤 1000g，橘饼 30g，粳米 100g。橘饼切丁，与西瓜瓤同放锅内加水 500mL，煮粥。每日 2～3 次食用。

52）桑椹、葡萄干、粳米各 30g。上 3 味洗净煮粥，每日 2 次服用。

53）核桃肉 60g，黑豆 30g，粳米 100g。上 3 味共煮成粥，每日 1 剂，分 2～3 次服用。

54）黑豆 300g，猪肉 100g，食盐、味精、鲜汤、湿淀粉、植物油各适量。将黑豆先用清水泡软后除去皮，沥干水分，待用。把猪肉清洗干净，切成黄豆大小的细粒，待用。将砂锅置于火上，放入植物油烧至五成热，先下猪肉粒煸炒，至水分煸干，再下黑豆煸炒，加入鲜汤、淀粉、味精，盛入碗中，即可食用。具有滋阴补肾、活血利尿的作用，对治疗慢性肾炎效果较好。

55）黑鱼（约 250g）1 条，当归 15g，益母草 30g，红糖适量。将黑鱼除去内脏，清洗干净，加当归、益母草和水，一起炖至肉脱骨，除去骨和药渣，加红糖即可食用。具有祛湿利尿、益气消肿的功效。

56）熟扁豆粒 25g，玉米粉 50g，大枣 10 枚。将玉米用石磨碾成粉末，或直接购买市售玉米粉。将熟扁豆粒、玉米粉、大枣一起放入锅中，放入适量清水，用文火熬煮至熟透即可食用。每日早晚分食。具有健脾利尿的功效。

57）芥菜 300g，鲜香菇 50g，肉末 100g，水豆腐 1 碗，植物油、食盐各适量。将芥菜洗干净，拧干水，待用；锅中入植物油烧热，加入肉末、香菇丁煸炒至五成熟时，下芥菜，煸炒 2～3 分钟后，倒入水豆腐，烧沸后，酌加食盐，煮 3～4 分钟后，盛入汤碗中即可食用。具有开胃健脾、利尿消肿的功效。

58）竹叶菜 60g，淡竹叶 30g。将竹叶菜、淡竹叶分别清洗干净，放入砂锅内，加水同煎 2 次，每次用水 500mL，煎半小时，将 2 次混合，取汁当茶饮用。具有清热祛湿、利尿通淋功效。

59）海带 500g。将海带泡软，切丝，再上炒锅炒干，装入瓷碗内，备用。每次 3g，用开水冲泡，代茶饮用。具有利尿消肿的功效。

2. 饮食禁忌

（1）忌动物性脂肪食物：动物性脂肪对高血压和贫血都是不利因素，因为脂肪能加重动脉硬化和抑制造血功能，故慢性肾炎患者不宜食用。在日常生活中可用植物油代替，每日需要量以 60～70g 为宜。

（2）忌植物蛋白质：慢性肾炎患者每日丢失大量蛋白质必须给予补充，但植物蛋白质中含有大量嘌呤碱，能加重肾脏中间代谢的负担，故不宜用豆制品作为主要营养来补充，如黄豆、蚕豆、绿豆、豆浆、豆芽等。

（3）限制液体量：慢性肾炎有高血压及水肿者必须限制液体量，每日摄入量为 1200～1500mL，其中包括饮料及菜肴中的含水量 800mL。如水肿严重，则进水量还要减少。在排尿正常情况下，对液体可不加限制。

（4）忌强烈调味品：各种香料、胡椒、辣椒、咖喱、大葱、小葱、芥末等都对肾脏有刺激，应禁用。

（5）限制食盐：有高血压及水肿的患者，应用无盐或少盐饮食，每日不应超过2～4g。

（6）忌食含有高嘌呤的食物：芹菜、菠菜、菜花、花生、鸡汤、牛肉汤、鹅汤、猪头肉、沙丁鱼及动物内脏，这些食物中的嘌呤含量高，在代谢过程中会加重肾脏负担，不宜食用。

（7）忌食鸡蛋：鸡蛋的蛋白易形成尿酸，在肾功能不全时易使氮的最终产物积聚于体内，加重肾脏负担。

（8）忌食豆腐丝：因豆腐丝、豆腐皮等含盐量较高，多食可加重肾脏负担，甚至造成水、钠潴留导致重度水肿。

（9）忌食菠菜：菠菜中草酸与钙盐可结合成草酸钙质的结晶体，大量积聚于肾脏，影响肾脏的功能，加重肾脏疾病。

（10）忌食酱：酱性寒，味咸，含盐量甚高，多食可加重机体的水、钠潴留，增加肾脏负担而加重病情，故肾炎患者不宜多食。

（11）忌食白糖：白糖有促使血液内脂代谢紊乱的作用，肾炎患者吃白糖可使本已受损的血管系统更受损害，将影响疾病的痊愈。

【药物宜忌】

1. 西医治疗

（1）治疗高血压药

1）利尿药：有容量依赖性高血压及水肿患者可选用利尿药。

①氢氯噻嗪：每次25～50mg，每日2次，酌情间日服用或每周1～2次服用，维持剂量可减至每日12.5～25mg。

②氨苯蝶啶：每次50～100mg，每日3次，饭后服，高血钾患者和严重肾功能不全、肝功能不全者禁用。

③螺内酯：每次10～30mg，口服，每日3～4次；小儿每日2mg/kg，分3～4次口服。用药5日后如效果不满意，可加用其他利尿药。大剂量或长期使用可引起低血钠、高血钾，严重肾功能障碍者应经常检查血钾、血钠。

利尿药为基本的一线降压药物，疗效肯定，一般配合其他降压药物联合使用，也可单独使用。长时间使用利尿药易导致电解质紊乱，故本类药物应间歇或与其他药物配合使用，并且定期检查血电解质水平。

2）钙离子拮抗药

①硝苯地平：每次10mg，口服，每日3次。

②尼群地平：每次10mg，口服，每日2～3次。

③氨氯地平（络活喜）：每次5mg，口服，每日1次。

④非洛平控释片（波依定）：每次5mg，口服，每日1次。

⑤硝苯地平控释片（拜新同）：每次 30mg，口服，每日 1 次。

钙离子拮抗药具有抑制钙离子内流作用，能直接松弛血管平滑肌，扩张周围小动脉，降低外周血管阻力，从而使全身血压下降。无论是肾实质性高血压或肾血管性高血压，使用该类药都是安全而有效的，对于已有氮质血症的肾实质性高血压患者，该类药也同样适用。

3）β 受体阻滞剂

①美托洛尔（倍他乐克）：每次 12.5～25mg，口服，每日 2～3 次。

②阿替洛尔（氨酰心安）：每次 50mg，口服，每日 2 次。

③比索洛尔：每次 2.5mg，口服，每日 1 次。

β 受体阻滞剂，如美托洛尔、阿替洛尔有肯定的降压效果，此类药物虽降低心排血量，但不影响肾血流量和肾小球滤过率，有减少肾素的作用，可治疗肾实质性高血压，但应注意肾功能不全时，要调整剂量和用药时间。上述药物在有房室传导阻滞、失代偿性心功能不全及显著心动过缓者禁用。

4）血管紧张素转化酶抑制药：对肾素依赖性高血压患者首选。

①卡托普利：每次 25mg，每日 3 次，饭前服用。

②贝那普利（洛汀新）：每次 10mg，口服，每日 1 次。

③福辛普利（蒙诺）：每次 10～40mg，口服，每日 1 次。

④培哚普利（雅施达）：每次 4mg，口服，每日 1 次。

以上 4 种药物除降压作用外，尚有减轻蛋白尿、降低肾小球高滤过、减轻肾动脉硬化作用。应用血管紧张素转化酶抑制药时应注意其可引起高血钾（特别是肾功能不全者）；其他的不良反应有皮疹、发热、流感样症状，味觉减退和粒细胞减少较少见。此外，严重肾功能不全患者（血肌酐 >300μmol/L）应慎用或减量使用本类药，以免加重肾功能的损害。

5）血管紧张素 Ⅱ 受体拮抗药（ARB）

①氯沙坦（科素亚）：每次 50mg，口服，每日 1 次。

②缬沙坦（代文）：每次 80mg，口服，每日 1 次。

以上 2 种为新型的降压药物，具体的降压作用机制类似于血管紧张素转化酶抑制药，但是没有后者常见的不良反应，如咽痒、干咳等。在双侧肾动脉狭窄或单侧肾动脉狭窄的患者，由于作用于肾素 - 血管紧张素系统的药物可能使血尿素和血清肌酐升高，建议应对患者监测使用该类药。

（2）抗凝和抗血小板聚集药

1）抗血小板聚集药物

①肠溶阿司匹林：每次 40～80mg，口服，每日 1 次。

②双嘧达莫（潘生丁）：每次 75～100mg，口服，每日 3 次，餐前 1 小时服。

③西洛他唑（培达）：每次 50mg，口服，每日 3 次；或每次 100mg，口服，每日 2 次。

④盐酸噻氯匹定（抵克立得）：每次 250mg，口服，每日 2 次。

2）抗凝药物

①肝素：1000～2000U，深部肌内注射，每 8 小时 1 次；或 5000～6000U，加生理盐水 100mL 中，静脉滴注，每分钟 20～30 滴。

②华法林：开始剂量为 5mg，口服，每日 2 次；3 日后改为维持剂量 2.5mg，口服，每日 2 次。测凝血酶原时间应在 25～30 秒，药物使用期间应定期（至少每 3～4 周 1次）检测凝血酶原时间，以防出血。

③达肝素钠（法安明）：5000U，每日 1 次，腹壁皮下注射。

④依诺肝素钠（速避凝）：4000U，每日 1 次，腹壁皮下注射。

研究证实，抗凝和血小板聚集抑制药物可减轻肾脏病理损伤，延缓肾炎进展，保护肾功能，特别是对增生型肾炎尤为重要。上述药物除具有抗血小板解聚作用外，还有扩张血管及抗凝作用，有出血倾向者慎用或禁用。

（3）激素和细胞毒类药物：国内外对慢性肾小球肾炎是否应用激素和（或）细胞毒类药物尚无统一看法，一般不主张应用。如需应用，应在严格掌握适应证情况下应用。

（4）联合用药

1）水肿明显的患者，在给予降压治疗的同时应联合应用利尿药（如呋塞米、氢氯噻嗪等）利尿消肿。

2）对于高血压患者，用药应采用最小的有效剂量，以获得可能有的疗效而使不良反应减至最小。为使降压效果增大而不增加不良反应，用单药治疗疗效不佳时可采用 2种或 2 种以上药物联合治疗（如利尿药加血管紧张素转化酶抑制药，β 受体阻滞剂加钙离子拮抗药，血管紧张素转化酶抑制药加钙离子拮抗药）。

3）下列情况可考虑联合抗凝及血小板解聚药

①有明确高凝状态和某些易引起高凝状态病理类型（如膜性肾病、系膜毛细血管性肾炎）。

②经糖皮质激素长期治疗疗效不佳，肾穿刺活检病理显示为局灶、节段性肾小球硬化症等对糖皮质激素不敏感的病理类型。

③虽然肾脏病理显示为轻度系膜增生性肾炎或微小病变肾病，但糖皮质激素治疗不敏感，且血浆纤维蛋白原降解产物明显增高，D－D 二聚体阳性者。

4）对于顽固性蛋白尿的患者，可以配合中医中药治疗，往往可以达到事半功倍的疗效。

2. 中医治疗

（1）辨证治疗

1）肺肾气虚，水湿内蕴

主症：面色萎黄且见水肿，少气无力，易感冒，腰脊酸痛；舌淡，有齿痕，脉细沉。

方药：蝉蜕、防风各 9g，茯苓 18g，白术、泽泻各 15g，黄芪、车前子、益母草各 30g，泽兰 12g，僵蚕 6g。

用法：水煎服，每日 1 剂。

2）脾肾阳虚，水湿泛溢

主症：面色㿠白，畏寒肢冷，神疲倦怠，遗精阳痿或月经不调，腰脊酸痛或肢酸腿软，纳呆或便溏；舌淡胖，有齿印，脉沉细或沉细无力。

方药：黄芪、茯苓、车前子（包）、益母草、太子参各 30g，桂枝、锁阳、泽泻、蝉蜕、巴戟天各 12g，山药 15g，泽兰 18g，僵蚕 6g。

加减：如外感风寒者，用麻黄连翘赤小豆汤加减；属风热者，用银翘散合五苓散加减；全身中度以上水肿或胸腔积液、腹水者，选加黑白丑、椒目、大腹皮、陈葫芦。

用法：水煎服，每日 1 剂。

3）肝肾阴虚，湿热留恋

主症：眩晕耳鸣，目睛干涩或视物模糊，口干咽燥。五心烦热，腰脊酸痛或梦遗或月经失调，小便短涩，大便不畅；舌红少苔，脉弦细或细数。

方药：生地黄、野菊花、牛膝各 15g，知母、女贞子、枸杞子各 12g，地龙、丹参各 18g，益母草 30g，僵蚕 6g，蝉蜕 9g。

加减：湿热致咽痛者，加黄芩、山豆根、虎杖各 12g，牛蒡子 9g，或六神丸含化；皮肤疔肿疮疡者，加七叶一枝花 18g，半枝莲、金银花、蒲公英各 3g，或牛黄解毒片；脘闷纳呆，苔黄厚腻者，加藿香 12g，生薏苡仁 30g，佩兰 18g，厚朴 15g，黄连 9g。小便涩痛不利者，加车前草、土茯苓、白茅根各 30g，萹蓄 18g。

用法：水煎服，每日 1 剂。

4）气阴两虚，瘀血内阻

主症：面色无华或面色晦暗，少气乏力或易感冒，午后低热或手足心热，口干咽燥或长期咽痛，咽部暗红；舌偏红、少苔，脉弦或细数或细涩。

方药：生黄芪、丹参、益母草、太子参各 30g，生地黄、山茱萸、茯苓各 15g，山药 18g，女贞子、牡丹皮、泽泻、蝉蜕各 12g，僵蚕 9g。

加减：瘀血明显者，加莪术、水蛭各 12g。

用法：水煎服，每日 1 剂。

（2）中成药

1）兼湿热证，以胸脘痞闷、口苦咽干为主症者，可选用火把花根片。

2）兼血瘀证，以面色晦滞、眼圈发黑为主症者，可选用大黄胶囊、水蛭素胶囊等。

3）肾阴不足，以五心烦热、腰酸遗精、头晕耳鸣为主症者，可选用六味地黄丸、知柏地黄丸、杞菊地黄丸等。

4）百令胶囊、金水宝胶囊、虫草胶囊适用于各种证型慢性肾小球肾炎。

（3）验方

1）山药 20g，附片、黄芪、车前子、泽泻、党参、补骨脂、白术、陈皮各 10g，丹参 30g，益母草、猪苓、茯苓各 15g。水煎服，每日 1 剂。

2）白术、山药各 9g，薏苡仁根、大蓟根各 30g，石韦、扦扦活各 15g，芡实 12g，炒陈皮 6g，莲须 3g。水煎服，每日 1 剂。

3）楮实子、牛膝各15g，黄柏10g，鹿衔草、半枝莲、金雀根、益母草、萆薢、徐长卿、白茅根各30g。水煎服，每日1剂。另服肿节风片5片。

4）党参、薏苡仁各15g，茯苓皮25g，黄芪20g，甘草6g，白术、山药、牛膝、猪苓、桂枝各12g。水煎服，每日1剂。

5）冬瓜子、冬瓜皮、黄芪各150g，猪苓、厚朴各30g，茯苓75g，炒苍术、炒白术、汉防己、炒泽泻、桂枝、白芍、大腹皮、萹蓄、党参各50g，炙甘草6g。上药研极细末，炼蜜为丸，每丸重10g，每次服1丸，每日3次。

6）生晒参（药汤炖）10g，杜仲、车前子（包）各20g，黄芪、茯苓皮各30g，地骨皮、泽泻各15g。水煎服，每日1剂。

7）莲子、芡实、山药、茯苓、党参、黄芪各20g，冬虫夏草、杜仲各10g。水煎服，每日1剂。猪脬1~2个共炖服（视患者食欲，可适当加猪瘦肉或猪排骨共炖服）。

8）荆芥、紫苏叶、连翘各10g，防风、甘草、麻黄各6g，忍冬藤20g，乌梅15g，大枣5枚。水煎服，每日1剂。

9）白术12g，防风、金银花、连翘、僵蚕各9g，蝉蜕6g，黄芪、党参、六月雪、玉米须、紫花地丁各15g，白茅根30g。水煎服，每日1剂。

10）黄芪、薏苡仁各30g，益母草20g，车前子、海螵蛸、芡实、茯苓、丹参、知母、杜仲各15g，泽泻、郁金各12g。水煎服，每日1剂。

11）连翘10g，益母草、金银花、萹蓄、瞿麦各15g，白花蛇舌草、半枝莲、蒲公英、紫花地丁各30g。水煎服，每日1剂。

12）黄芪、丹参、益母草、白茅根各18g，党参、白术、杜仲、桑寄生、萆薢、大蓟、小蓟、茯苓各12g，金樱子9g，生牡蛎、山茱萸各15g，生甘草6g。水煎服，每日1剂。

13）黄芪、茯苓各15g，山茱萸9g，黄柏6g，牡蛎20g，杜仲、白茅根、金樱子12g。水煎服，每日1剂。

14）炒白术10g，生甘草3g，金银花、制僵蚕各12g，玄参15g，桔梗、炒黄芩各6g，车前子、白花蛇舌草、太子参、茯苓、白茅根各30g。水煎服，每日1剂。

15）乌梅、桑螵蛸、五味子各4g，防风3g，甘草2g，雷公藤、白花蛇舌草各7g，生黄芪10g，柴胡、红花、桃仁各5g，熟地黄6g。水煎服，每日1剂。

16）猪苓20g，生地榆、泽泻、滑石、白芍、女贞子、墨旱莲各15g，茯苓、半枝莲、白茅根各30g，茜草、阿胶（烊化）、泽兰各10g。水煎服，每日1剂。

17）芡实30g，白术、茯苓各12g，山药15g，菟丝子、金樱子、黄精各24g，百合18g，枇杷叶、党参各9g。水煎服，每日1剂。

18）黄芪、丹参各15~30g，仙茅、金樱子、白果、蝉蜕各10g，山茱萸、猫爪草各15g。水煎服，每日1剂。

19）熟地黄24g，当归、麦冬、知母各10g，牛膝12g，白芍、丹参各20g，生黄芪、白茅根、刘寄奴各30g，艾叶炭6g。水煎服，每日1剂。

20）豆豉15g，生栀子10g，荠菜30g。水煎服，每日1剂。

21）丹参、当归各 20g，川芎、益母草各 15g，全蝎、水蛭各 6g。每日 1 剂，水煎取汁，浓缩至 100mL，早晚 2 次分服。

22）丹参 20 ~ 30g，益母草 30 ~ 60g，赤芍、当归、川芎各 15 ~ 20g。水煎服，每日 1 剂。

23）黄芪、益母草、白茅根各 30g，党参 20g，茯苓、泽泻、生地黄各 15g，牡丹皮 10g，山茱萸 5g。水煎服，每日或 2 日 1 剂。

24）太子参、黄精、玄参各 30g，麦冬、茯苓各 12g，生地黄、牡丹皮各 10g，山药、泽泻各 15g，百合 20g，甘草 6g。水煎服，每日 1 剂。

25）黄芪 15g，锁阳 12g，蝉蜕 10g，木香 10g，泽兰、山药各 18g，全蝎 2.5g。水煎服，每日 1 剂。

26）肾炎散：穿山甲（代）、海藻、乌梢蛇、僵蚕、龟甲各 3g，琥珀、血竭、海马各 1g。为成年人 1 日剂量，共为细末，装空心胶囊，分 3 次服，儿童酌减。肾炎合剂：白术 15 ~ 60g，黄芪 20 ~ 60g，太子参、山药各 20g，毛冬青、益母草各 30 ~ 60g，皂角刺、石韦、连翘各 15g，干蟾蜍皮 3 ~ 5g。水煎，酌情服用。

27）黄芪、党参、枸杞子、五加皮各 30g，茯苓 50g，白术、车前子、芡实各 20g，金樱子、白芍、生地黄各 15g，附子、肉桂、木香各 10g，葶苈子 7g。上药共研为细末，炼蜜为丸，每丸重 10g，每次 2 丸，每日 3 次，温开水送服，30 日为 1 个疗程。

28）黄芪、川芎各 30g，败酱草、益母草各 15g。水煎服，每日 1 剂。

29）党参、黄芪各 30 ~ 60g，当归、胡芦巴、锁阳、益母草、牛膝、鹿衔草、徐长卿各 10 ~ 15g。水煎服，每日 1 剂。

30）生黄芪 30g，地龙、桃仁、当归、泽兰各 10g，赤芍、益母草、马鞭草各 15g，红花 6g。水煎服，每日 1 剂。

31）黄芪、党参、白术、熟地黄、白芍、车前子、芡实、金樱子各 15g，山药、菟丝子各 30g，山茱萸 12g，甘草 6g。水煎服，每日 1 剂。

32）生地黄（或生地黄炭）30g，玄参、麦冬各 15g，知母、黄芩（或黄芩炭）各 12g。水煎服，每日 1 剂。

33）生黄芪 30 ~ 60g，白术、淫羊藿、菟丝子各 10 ~ 15g，丹参、益母草、石韦、白茅根、山药各 15 ~ 30g。水煎服，每日 1 剂。

34）丹参 25g，益母草 60g，赤芍、防己、大腹皮各 15g，红花、巴戟天各 10g，黄芪、川芎、淫羊藿、椒目各 12g。水煎服，每日 1 剂。

35）白扁豆、赤小豆、黑大豆、忍冬藤各 30g，紫花地丁、凤尾草、芡实各 12g，玉米须 10g。水煎服，每日 1 剂。

36）当归、赤芍、川芎、红花各 10 ~ 15g，丹参 15g，桃仁 10g，益母草、金银花、板蓝根、紫花地丁（或蒲公英）各 20g。水煎服，每日 1 剂。

37）生地黄 20g，山药、墨旱莲各 25g，牡丹皮、山茱萸、知母、黄柏、泽泻各 10g，茯苓 15g，生龙骨（先煎）、生牡蛎（先煎）、车前子各 30g。水煎服，每日 1 剂。

38）当归、川芎、猪苓、泽泻各 12g，丹参、益母草、车前子、白茅根各 30g，桃仁 10g，金银花、连翘各 18g。水煎服，每日 1 剂。

39）黄芪、薏苡仁各 30g，益母草、车前子、海螵蛸、芡实、茯苓、丹参、知母、杜仲各 15g，泽泻、郁金各 12g。水煎服，每日 1 剂。

40）鲜小蓟、蒲公英各 50g，石韦、白茅根、芡实、白术、黄芪、薏苡仁、生地黄、益母草各 30g，茯苓、猪苓各 15g，大黄、三七粉（冲）各 5g。水煎服，每日 1 剂。

41）蜈蚣 4 条，僵蚕、茯苓各 12g，露蜂房、泽泻各 10g，益母草 15g，半枝莲、黄芪各 20g。水煎服，每日 1 剂。

42）清水全蝎、斑蝥、红娘子、橘皮、马钱子。上药按中等内服量匹配。炮制后共研为细末，装入胶囊，每粒 0.3g，每次 4～6 粒（小儿及体弱者减量），每日 1～2 次，温开水送下，连服 10 日为 1 个疗程。

43）巴戟天、萆薢各 30g，黄芪 60g，茯苓 20g，桑白皮、大腹皮各 15g，陈皮、生姜皮各 10g，甘草 6g。水煎服，每日 1 剂。

44）黄芪 60g，牡蛎（先煎）、泽泻、补骨脂、土茯苓、黄柏各 12g。水煎服，每日 1 剂。

45）金银花、蒲公英、焦山楂、牡丹皮各 15g，连翘、黄柏各 12g，菟丝子、白茅根各 18g，生地黄 90g，茜草、益母草各 20g，红花 5g。水煎服，每日 1 剂。

46）川芎、红花各 12～18g，丹参、鸡血藤各 18～30g。水煎服，每日 1 剂。

47）菟丝子、肉苁蓉、淫羊藿、熟地黄、女贞子、泽泻、白术各 12g，生黄芪 30g，茯苓、生甘草各 9g。水煎服，每日 1 剂。

48）川乌 6g，熟附子、肉桂各 3g，商陆、麝香各 1g，鸡血藤、灵芝、枳实各 10g，当归 15g。水煎服，每日 1 剂。

49）熟地黄、丹参、泽泻、黄芪、杜仲各 15g，山药、茯苓、车前子、牡丹皮、山茱萸各 10g，党参 12g，肉桂 6g。水煎服，每日 1 剂。

50）黄芪、冬葵子各 30～50g，白术、当归、苦参各 10～15g，茯苓 15～25g，丹参各 15～30g。水煎服，每日 1 剂。

51）地龙、马尾松针、石兰、山茶根、一枝花、连翘、龙葵草、红根、大黄各 10g。上药加水 1000mL，文火煎煮留取 500mL，高压灭菌，加蔗糖、防腐剂装瓶备用。成年人每服 100mL，每日 2 次。儿童视年龄每服 10～15mL，每日 2 次。30 日为 1 个疗程。

52）生地黄、玄参、石斛、白茅根、金银花各 30g，牛膝、泽泻各 10g，牡丹皮、知母、赤芍各 12g。水煎服，每日 1 剂。

53）党参、山药、茯苓、白扁豆、芡实各 15g，白术 12g，薏苡仁 25g，黄芪 30g，砂仁、陈皮各 6g，甘草 5g。水煎服，每日 1 剂。

54）党参、白扁豆、薏苡仁各 30g，白术 20g，山药、茯苓各 15g，鸡内金 10g，陈皮 8g，炙甘草 5g。水煎服，每日 1 剂。

55）黄芪、茯苓、益母草各 30g，党参 20g，附子（先煎）、桂枝各 10g，泽泻、车前子、防己、淫羊藿、补骨脂、女贞子、菟丝子、丹参各15g。水煎服，每日1剂。

56）枸杞子、野菊花、制何首乌各10g，生地黄、刺蒺藜、续断、豨莶草各12g，磁石（先煎）15g，生牡蛎（先煎）20g。水煎服，每日1剂。

57）黄芪、山药、薏苡仁、白茅根、益母草各30g，党参、泽泻各15g，茯苓25g，苍术10g，砂仁（后下）3g。水煎服，每日1剂。

58）山药、白术、苍术、党参、白芍、车前子各15g，茜草、炙甘草、陈皮、柴胡、荆芥炭各10g。水煎服，每日1剂。

59）鹿角片、巴戟天、杜仲、猪苓、商陆、黑白丑各9g，肉桂3g，附子（先煎）4.5g，黄芪、椒目各20g，泽泻、茯苓各15g。水煎服，每日1剂。

60）生黄芪、益母草各15~30g，汉防己、赤芍、白术、泽泻、芡实各15g，川芎10g，车前草30g。水煎服，每日1剂。

61）龙骨（先煎）、牡蛎（先煎）、金樱子、沙苑蒺藜各15g，炙黄芪30g，金毛狗脊、薏苡仁、芡实、地龙、萆薢各10g。水煎服，每日1剂。

62）芡实、山药各30g，菟丝子20g，黄芪、黄精、金樱子、百合各15g，白术、茯苓各12g，山楂、枇杷叶各10g，水蛭粉（冲）3g。水煎服，每日1剂。

63）党参25g，黄芪、山药、煅龙骨（先煎）、煅牡蛎（先煎）、益母草各30g，覆盆子、金樱子、芡实、白术、茯苓、丹参各15g。水煎服，每日1剂。

64）蝉蜕5g，制僵蚕、地龙、乌梢蛇各9g，土鳖虫3g，生黄芪、益母草、白茅根、芡实各15g，鹿衔草30g。水煎服，每日1剂。

65）知母、黄柏各10g，山茱萸、泽泻各15g，车前草、猪苓各12g，白茅根30g，茯苓、白花蛇舌草20g，桂枝6g。水煎服，每日1剂。

66）白术、山药各30g，党参6g，车前子（包）12g，黑芥穗、苍术各10g，甘草、陈皮、柴胡各3g。水煎服，每日1剂。

67）丹参30g，车前子20g，山药、生地黄、茯苓、牛膝各15g，山茱萸、泽泻、牡丹皮、桑白皮各10g，大黄2~6g。水煎服，每日1剂。

68）知母、益母草各15g，黄柏12g，生地黄20g，水蛭6g，车前子30g，红藤、桂枝各10g。水煎服，每日1剂。

69）黄芪15~30g，党参、白术、茯苓各12g，当归、桃仁、红花、川芎各10g，丹参30g，益母草12~30g，马鞭草30g，蜈蚣1~3条。水煎服，每日1剂。

70）党参、白术、黄芪、益母草各20g，茯苓、山药、芡实、白扁豆、车前子、丹参各15g，甘草10g。水煎服，每日1剂。

71）熟地黄、枸杞子、金樱子、黄芪、茯苓、党参、白术各15g，菟丝子、淫羊藿各20g，五味子10g。水煎服，每日1剂。

72）黄芪、白花蛇舌草各30g，党参、石莲子各20g，地骨皮、银柴胡、白术、茯苓、麦冬、女贞子各15g，甘草10g。水煎服，每日1剂。

73）生地黄、枸杞子、山茱萸、女贞子、墨旱莲、白花蛇舌草各20g，牡丹皮、桑寄生、白茅根、当归各15g。水煎服，每日1剂。

74）生地黄、茯苓、萹蓄、败酱草、小蓟各20g，白花蛇舌草各30g，牡丹皮、茜草、车前子（包）各15g。水煎服，每日1剂。

75）黄芪25g，党参、白术、山药各20g，茯苓、茜草各15g，柴胡、甘草梢各10g，当归12～15g，藕节30g。水煎服，每日1剂。

76）党参、黄芪各20g，生地黄、苍术、白术各15g，山茱萸、泽泻、墨旱莲各10g，茯苓、白茅根、益母草各30g，牡丹皮2g，薄荷（后下）3g，三七粉（冲服）1.5g。水煎服，每日1剂。

77）女贞子、墨旱莲、侧柏叶各18g，白茅根、石韦、益母草、马鞭草、白花蛇舌草各30g。水煎服，每日1剂。

78）炙龟甲（先煎）、血余炭各15～30g，鹿角胶（烊化）、阿胶（烊化）各6～10g，生地黄、山药、白茅根各30g，山茱萸、枸杞子、当归、女贞子、墨旱莲、柏子仁各10g。水煎服，每日1剂。

79）太子参20g，生地黄、墨旱莲各15g，麦冬、牡丹皮、知母、女贞子、白芍、侧柏叶各10g，五味子、生甘草各5g。水煎服，每日1剂。

80）黄芪50g，地龙、菟丝子各15g，川芎、砂仁、人参各10g，益母草、枸杞子各20g。水煎服，每日1剂。

3. 用药禁忌

（1）不同人群的用药宜忌

1）老年期疾病特点之一即多病共存，且呈慢性重症，使老年人用药机会和种类明显增多，疗程亦长。合并用药的机会多，必然出现药物的相互作用增多，不良反应发生率随着增多。另外，老年人各脏器功能减退，自身稳定机制降低，亦是药物不良反应发生率增多的原因。老年人用药一定要掌握少而精的原则，选择药物时要考虑到既往疾病及各器官的功能情况，对有些病症可不用药物治疗的就不要滥用药物。老年人对药物耐受能力差，个体差异增大，半衰期延长，原则上用药剂量宜小，间隔宜长。一般情况下，65～80岁用成年人剂量的3/4～4/5；80岁以上者，则只需1/2即可。对于老年慢性肾小球肾炎患者的治疗以防止或延缓肾功能进行性减退为目标，一般不主张给予激素及细胞毒药物，多采用综合措施。

①限制食物中蛋白质及磷的摄入量，以此减轻肾小球内高压、高灌注及高滤过状态，延缓肾小球硬化。每克蛋白质中约含磷15mg，限制蛋白摄入量后亦达到了低磷饮食（少于每日600mg）的目的。

②积极控制高血压，可选择钙离子拮抗药、β受体阻滞剂、血管紧张素转化酶抑制药、血管扩张药，降压不宜过猛、过低，以免减低肾血流量。

③长期应用血小板解聚药，能延缓肾功能减退。双嘧达莫用量要大（每日300～400mg），阿司匹林用量宜小（每日40～80mg），才能起到抗血小板聚集作用。

2）婴儿及儿童抵抗力低，须采取积极的预防措施以防止感染的发生。一旦发生感染，应立即予以强有力的抗感染药物。用药上，由于肝、肾没有发育健全，婴儿及儿童对药物的代谢不及成人，故用药应严格采用婴幼儿及儿童用量，以免损害肝、肾功能。

①对肝、肾功能异常的患者，应尽量避免应用有损肝、肾功能的药物。如确需使用，应减量使用或选用肝、肾双通道排泄的药物，以减少药物对肝、肾功能的损伤，并定期复查肝、肾功能。

②对于有血小板减少史或过敏史，发生出血或有严重出血倾向的连续性凝血障碍者，应慎用抗凝和抗血小板聚集药，以免引起出血。

③伴有氮质血症的患者使用血管紧张素转化酶抑制药时剂量不宜过大，且应密切观察肾功能，更不宜使用保钾利尿药，以免发生高钾血症。

④血管紧张素转化酶抑制药（ACEI）不宜与钾盐、含钾药物及保钾利尿药（如螺内酯、氨苯蝶啶）合用。螺内酯与氨苯蝶啶均为保钾利尿药，两者亦不宜合用，否则均会导致高钾血症。

（2）用药过程中可能出现的问题

1）对于长期使用噻嗪类利尿药（如氢氯噻嗪）降压或消肿的患者，易出现低血钾症，症状表现乏力、腹胀，严重者可有心律失常。因此，常联合保钾利尿药或血管紧张素转化酶抑制药使用，并应定期检查血电解质，必要时予以补钾。

2）应用钙离子拮抗药（如氨氯地平、非洛地平）时可引起面部潮红、头痛、心悸、头晕及疲劳。上述反应通常在治疗开始或增加剂量后出现，在治疗数日后可自行消失。

3）少数人服用血管紧张素转化酶抑制药后血尿素氮和肌酐增高，停用后即可恢复。对于这类并发有肾功能异常的患者，在应用本药的头几周要密切监测肾功能，以后应定期检查肾功能。

4）对于肝素过量应用引发的严重出血患者，可静脉注射鱼精蛋白急救，1mg 可中和 100～120U 肝素。

（3）给药方法

1）煎药：若在慢性肾小球肾炎的急性发作期或中途感冒期，用药一般以祛风药为主，一般用较大火急煎 10～15 分钟即可。其平时，一般多用滋补之品，宜先用砂锅将药放入，加水以浸没全部药材为宜，浸泡半小时后，置于火上，武火煎沸，改用文火慢煎，滤后放温，备用。注意，一般有阳虚者用附片，该药应先煎，以消减其毒性，方法可先将附片先煎，沸后半小时，再放入其他药，一起煎煮，30～40 分钟可下火。石类药应先煎，方法同附片。胶类，如阿胶、鹿角胶等，宜烊化，即将药渣滤出后，放入胶类药，置火上煮沸，边煮边搅，直到完全溶化。若有贵重药如人参，应单味先煎，煮好后另服或兑入其他药液。若有其他药如车前子等，宜用纱布包煎，以免混入药液。同时，若水肿明显、小便不利时，原则上要限制饮水量，故所煎药液应浓煎。

2）服法：一般情况下，中药每日服 2 次。解表药宜热服，服后加盖衣被，以助水邪从汗而出，但注意不可以大汗以防虚脱。若病重可采用每日 1.5 剂，即服 3 次，但应在医生的指导下进行。同时，应注意服药后的变化，记录患者的小便次数，以收集全面的资料，供医生参考。

3）灌肠药的煎煮方法：慢性肾炎若出现肾功能不全需要灌肠治疗时，其药液的煎法同上，但一般需要浓煎，以保证药液的总液体量，浓缩后的药液多为 100～300mL。

（4）服药饮食禁忌

1）服排钾利尿药期间不宜多吃味精。味精的主要成分为谷氨酸钠，在服用利尿药期间若过食味精，即可加重水、钠潴留，又可协同排钾，增加低血钾的发生率，故应少用味精。

2）服氢氯噻嗪不宜高盐饮食。因服用氢氯噻嗪期间若食盐过多（如过食咸菜、腌鱼、腌肉等），不利于本药利尿作用的发挥。

3）服排钾利尿药忌同时饮酒及含醇饮料。排钾利尿药可导致体内钾减少，而酒及含醇饮料（啤酒等）亦可使钾减低，若两者同服则可加重体内低血钾症状。

4）服保钾利尿药忌食含钾高的食物。因保钾利尿药（如螺内酯、氨苯蝶啶等）可引起血钾增高，若与含钾高的食品（如蘑菇、大豆、菠菜、榨菜、冬菜等）同用，易致高钾血症。

5）服螺内酯忌高盐食品。在服螺内酯期间若过食高盐食品（如咸菜、腌肉等），会降低本药疗效。

6）服糖皮质激素药物忌过食含钙食物。因为服用糖皮质激素期间过食含钙食物（如牛奶、奶制品、精白面粉、巧克力、坚果等），会降低疗效。

7）服糖皮质激素忌高盐饮食。因为糖皮质激素具有保钠排钾作用，故高盐饮食易引起水肿。

8）服糖皮质激素忌大量食糖。由于糖皮质激素（如氢化可的松、泼尼松、地塞米松等）可促进糖原异生，并能减慢葡萄糖的分解，有利于中间代谢产物（如丙酮酸和乳酸等）在肝脏和肾脏再合成葡萄糖，增加血糖的来源，亦减少机体组织对葡萄糖的利用，故致血糖升高。因此，服用糖皮质激素要限制糖的摄取。

（5）本病用药禁忌

1）忌易引起免疫反应的药物。某些药物应用后可引起免疫反应而累及肾小球，如蛇毒、天花粉、三甲双酮等。

2）忌用有肾毒性的中药。药理研究发现，防己、厚朴、马兜铃可引起肾间质炎症和纤维化；甘草可导致水、钠潴留，加重水肿；大剂量木通可致肾衰竭；斑蝥可在体内蓄积中毒，有肾毒性作用。故以上药物本病患者均当禁用或慎用。

3）忌滥用对肾脏有损害的药物。抗生素中的庆大霉素、卡那霉素、链霉素及磺胺类药、四环素类等，主要经肾脏排泄，肾脏发生病变时排泄率降低，药物易在体内积蓄，引起中毒症状，加重肾脏负担，不利于病情的康复。故无明显感染体征者，一般不用抗生素，需要应用时亦应选择对肾脏无毒或毒性小的抗生素（如青霉素等）。此外，甲苯磺丁脲、丙磺舒、苯乙双胍等对肾脏也有损害，亦当慎用。

4）慎用钙离子阻滞药及硫酸镁降压。高血压为本病常见的并发症，钙离子阻滞药（如地尔硫䓬、硝苯地平等）能降低全身血压，但对肾小球无保护作用，其中硝苯地平对压力传导和肾小球损伤的有害作用已经证实。另外，硫酸镁降压其效果并不可靠，如肾功能不佳者，还可引起高镁血症，故应慎用。目前多主张选用血管紧张素转化酶抑制药降低血压。

（6）直接引起肾毒性的药物

1）损害肾的药物：氨基糖苷类、多黏菌素类、青霉胺、万古霉素、保泰松、抑菌肽、吲哚美辛、紫霉素、布洛芬、两性霉素 B、非那西丁、二甲金霉素、对乙酰氨基酚、水杨酸钠、甲氨蝶呤、环孢素、甲氧氟烷，以及汞、锂、金剂等。

2）引起变态反应的药物：青霉素类、先锋霉素类、磺胺类及利福平、呋塞米、硫唑嘌呤、三甲双酮、苯妥英钠，以及血管紧张素转化酶抑制药，噻嗪类利尿药易致变态反应。

（7）药物间禁忌

1）β 受体阻滞剂

①强心苷、利尿药：β 受体阻滞剂抑制心肌收缩力，可诱发心力衰竭，应先用强心苷与利尿剂。β 受体阻滞剂与洋地黄类联用，可发生房室传导阻滞而致心率过缓，应予严密观察。

②维拉帕米：普萘洛尔（心得安）不宜与维拉帕米联用。在治疗血药浓度下，维拉帕米和甲苯磺丁脲均可显著抑制美托洛尔的总代谢。

③地尔硫草：与美托洛尔联用，在药效学和药动学上均有相互作用。两药联用，美托洛尔的血药峰浓度升高很多，并可出现心动过缓等不良反应。两药联用时应适当调整用药剂量。

④多巴酚丁胺类：与 β 受体阻阻滞剂有拮抗作用，两药不宜联合应用。

2）普萘洛尔

①地高辛：与普萘洛尔药物联用具有协同性抗心力衰竭效应，但易引起心动过缓和传导阻滞。

②奎尼丁：普萘洛尔药物联用治疗快速型心律失常，疗效迅速可靠；但可加剧心肌抑制。

③维拉帕米（异搏定）：与普萘洛尔联用治疗心绞痛有效；但加剧心肌抑制，剂量越大心功能越差。普萘洛尔与维拉帕米联用有引起严重心衰或休克的病例报道。

④胺碘酮：与普萘洛尔药物联用可加重房室传导阻滞心动过缓，甚至可发生晕厥和心脏停搏。

⑤丙吡胺：与普萘洛尔联用负性肌力作用增强，加重心动过缓和传导阻滞。

⑥利多卡因：普萘洛尔可使其血药浓度升高，必需联用时利多卡因应减量。

⑦美西律（慢心律）：与普萘洛尔抑制室性早搏及室性过速有协同作用，联用时可减少用量和毒性反应。

⑧硝苯地平：与普萘洛尔联用可提高抗高血压疗效，并对劳力型和不稳定型心绞痛有较好疗效；但易致心力衰竭和低血压。

⑨可乐定：普萘洛尔可拮抗其降压作用，联用易发生停药反应；如已联用者，停药时应先停 β 受体阻滞剂，以防血压反跳。

⑩哌唑嗪：普萘洛尔可加重哌唑嗪"首剂晕厥反应"，发生低血压、心动过速等，联用应减少首剂用量。

⑪氟西汀：与普萘洛尔联用可引起心脏传导阻滞，心动过缓和晕厥。服用美托洛尔者，加服氟西汀可产生严重嗜睡和心动过缓。

⑫利血平，胍乙啶，甲基多巴：与普萘洛尔联用可增强降压效果，但可诱发心力衰竭、心动过缓、昏厥，及加重嗜睡等。普萘洛尔与胍乙啶和甲基多巴呈相加性降压作用。

⑬单胺氧化酶抑制剂（如优降宁）：与普萘洛尔联用可导致高血压。

⑭酚苄明：可提高普萘洛尔降压效果，减少副作用；但普萘洛尔可降低酚苄明对肢端血管痉挛疾病的疗效。

⑮麦角胺：与普萘洛尔联用治疗偏头痛有效，但普萘洛尔可加强麦角胺血管收缩作用，易引起肢体血管痉挛。

⑯肾上腺素：与普萘洛尔联用可发生异常高血压和心动过缓（包括含有肾上腺素的局麻药）。

⑰沙丁胺醇：普萘洛尔可对抗沙丁胺醇的支气管舒张作用。

⑱多巴胺：其心脏活性作用可被普萘洛尔拮抗，降低疗效。

⑲制酸剂：其所含钙、铝、镁离子的吸附作用，可降低普萘洛尔生物利用度；必须同服时应加大普萘洛尔剂量。

⑳西咪替丁：与普萘洛尔联用易引起心动过缓和低血压，应减少普萘洛尔剂量30%。美托洛尔可增加西咪替丁代谢。

㉑非甾体抗炎药：与普萘洛尔呈药理性拮抗作用，联用可降低抗高血压疗效。

㉒氯丙嗪：抑制普萘洛尔代谢，联用时两药作用均增强，易发生严重低血压和晕厥，联用 3~4 日后不良反应更加显著。

㉓巴比妥类：可增加普萘洛尔类代谢和排出，降低疗效。

㉔全身麻醉：可增加普萘洛尔类诱发低血压和心动过缓危险。应用普萘洛尔患者需要紧急全麻手术时，可选用胰高血糖素、阿托品或多巴胺等对抗其低血压、心动过缓及负性肌力作用。

㉕氨苄西林：可降低阿替洛尔血浓度，必需联用时后者剂量应加倍。

㉖异丙肾上腺素：禁忌与普萘洛尔联用于哮喘患者；但美托洛尔与异丙肾上腺素等支气管扩张药之间无不良相互作用。

㉗胰高血糖素：可拮抗普萘洛尔负性心肌力作用；普萘洛尔可减弱胰高血糖素升血糖作用。

㉘降血糖药：普萘洛尔可增强降血糖作用，并可遮盖低血糖症状。

㉙阿托品：可消除普萘洛尔所致心动过缓；普萘洛尔可消除阿托品所致心动过速。

㉚龟龄集：普萘洛尔可部分降低龟龄集的强心作用，但联用仍可增强心肌收缩作用。

㉛海风藤：普萘洛尔可阻断其降低冠状动脉阻力作用。

㉜肉桂，桂枝：普萘洛尔可抑制其增强心肌收缩力和增加心率作用。

㉝细辛：普萘洛尔可阻断细辛兴奋β受体效应。

㉞川芎：普萘洛尔可阻断川芎嗪强心、扩张冠状动脉等β受体激动剂样作用。

㉟丹参：可拮抗普萘洛尔收缩冠状动脉作用，而普萘洛尔可阻断丹参松弛支气管平滑肌作用。

㊱附子：普萘洛尔可减弱或完全拮抗附子（去甲乌药碱）的β受体激动剂作用。

㊲黄连：普萘洛尔预先给予可明显降低黄连解毒汤的降压作用，但可增强小檗碱抗心律失常作用。

㊳佛手：佛手甾醇是β受体阻滞剂，与普萘洛尔属于同效药物，故两药不宜联用。

㊴蒙麻藤：其总碱及有效成分去甲乌药碱属于β受体激动剂，普萘洛尔可消除其部分作用。

㊵银杏叶：其支气管扩张作用可被普萘洛尔拮抗。

㊶萝芙木：可增强普萘洛尔的β受体阻断作用造成心肌过度抑制，两药如需联用应监测心脏功能和血压。

㊷碱性中药：可延迟胃排空速率，减弱普萘洛尔吸收。氢氧化铝凝胶可吸附普萘洛尔使其血药浓度降低57%。

㊸骨化三醇：可抑制普萘洛尔所致表皮异常角化和增殖以及真皮内炎性细胞浸润。机制：骨化三醇可与角朊细胞膜上相应受体结合，抑制DNA合成，使角朊细胞分化为鳞状无核细胞。

㊹吗啡：与普萘洛尔联用，中枢神经系统抑制作用加强，甚至引起死亡。

㊺利福平：可降低普萘洛尔作用（加速代谢）。

3）钙拮抗药

①钙通道阻滞药避免与下列药物联用，以避免发生非典型室性心动过速：部分β受体阻滞剂、奎尼丁、普鲁卡因胺、胺碘酮、利多卡因。

②钙拮抗剂应避免与下列药物联用，以避免诱发药源性帕金森综合征：利血平、甲基多巴等抗高血压药、吩噻嗪类及丁酰苯类抗精神病药、甲氧氯普胺等胃肠动力药，均可诱发药源性帕金森综合征。

③钙拮抗剂间的联合应用：a. 不同的钙拮抗剂（CsA）对心血管有不同的选择性，对心脏和血管的选择性维拉帕米是1:1，地尔硫草是5:1，硝苯地平是1:2，前二者可抑制心脏，与硝苯地平联用可克服心率过快、增加心肌耗氧量的不良反应；但必须小心观察，以免引起不良后果。b. 维拉帕米与地尔硫草不能联用，以免发生对传导系统和心肌抑制作用叠加。与作用基本相同的二氢吡啶类联用也可使不良反应叠加。c. 老年中度高血压患者合并脑血管疾病时，硝苯地平可与尼莫地平联用。清晨服用硝苯地平后2～3小时，降压作用最强，联用尼莫地平不增强此作用，说明尼莫地平首先是作用于脑血管；与硝苯地平无论短期或长期联用，在药效学和药动学方面的相互影响很少，相互的剂量不必调整。

④钙通道阻滞药可使强心苷血药浓度轻度升高，有时需减少强心苷的剂量。

⑤地尔硫草可提高硝苯地平的血药浓度。

4）β受体阻滞剂

①在高血压的治疗中，二氢吡啶类钙拮抗剂与β受体阻滞剂是最有效的联用。CsA能抑制β受体阻滞剂的收缩血管作用，而β受体阻滞剂可防止二氢吡啶类CsA引起的心动过速和交感神经活化。两药联用可降低血清胆固醇等心血管疾病危险因素，提高患者的耐受性。

②非二氢吡啶类钙拮抗剂与β受体阻滞剂联用可产生明显的负性肌力作用、心动过缓和低血压，不宜提倡两药联用。

③不稳定型心绞痛、无症状的心肌缺血，单用钙拮抗剂效果不大时，联用β受体阻滞剂可增强疗效。

5）碳酸锂：维拉帕米可使锂盐作用和毒性增强，并可发生心搏徐缓。

6）抗癫痫、抗惊厥药物：维拉帕米、地尔硫草可引起卡马西平血清浓度显著升高，发生中毒。苯巴比妥和苯妥英钠可显著降低维拉帕米的浓度。

7）钙盐：可拮抗维拉帕米的疗效。

8）西咪替丁：可使地尔硫草血药浓度升高，联用时需要减量。

9）丁哌卡因：可使服用维拉帕米患者出现严重低血压。

10）利福平：可降低维拉帕米血药浓度，联用时应增加维拉帕米剂量。利福平亦可使硝苯地平血药浓度降低。

11）磺吡酮：可使维拉帕米清除率明显提高。

12）奎尼丁：硝苯地平使奎尼丁的清除率降低。

13）哌唑嗪：与钙通道阻滞药联用可发生血压急剧下降，应严密监护。

14）降血糖药：硝苯地平、地尔硫草可使血糖升高，需要增加胰岛素用量。

15）乙醇：维拉帕米能使血中乙醇浓度升高，并维持较长时间。

16）丹曲林：与维拉帕米或地尔硫草联用，可引起急性高钾血症和心血管系统性虚脱；与硝苯地平联用不出现此结果。

17）局麻药：应用丁哌卡因硬膜外腔麻醉后，服用维拉帕米的患者出现严重的低血压和心动过缓；利多卡因麻醉剂不出现这种情况。

18）X射线对比介质：钙通道阻滞剂可增加冲击剂量静脉注射离子型X射线对比介质引起的降血压作用。

4）硝苯地平（硝苯吡啶、心痛定）

①镁盐：与硝苯地平联用，个别患者发生肌无力和瘫痪。

②万古霉素：已用硝苯地平扩张血管者，快速输注万古霉素可发生低血压。

③胺碘酮：硝苯地平可反射地引起心动过速和心肌收缩加强，可对抗胺碘酮的交感神经阻滞作用，抑制胺碘酮所致心动过缓，防止心率减慢，故对缓慢性心律失常疗效较好。但是，两药联用可引起心律失常。

④哌唑嗪：与硝苯地平可能作用于不同的血管平滑肌受体，两药联用时可引起血压急剧下降；但有人认为两药联用可降低硝苯地平的副作用。一般主张两药尽量不联

用。但哌唑嗪与小剂量硝苯地平联用，对顽固变异型心绞痛可有效。

⑤硫氮䓬酮：与硝苯地平联用可产生协同作用，发挥不同的抗心绞痛特点，减少单独大剂量应用时的不良反应。在治疗冠状动脉痉挛所致心绞痛时，联用最佳平均剂量为硝苯地平 61（30～90）mg/d、硫氮䓬酮 206（90～360）mg/d；但不良反应极为多见且较严重。两药联用均应尽可能使用小剂量，以减少不良反应的发生。

⑥奎尼丁：与硝苯地平联用后，若停用硝苯地平，则奎尼丁血药浓度明显升高，第 4 日可以达高峰，10 日后可恢复正常水平。两药联用时应谨慎观察。硝苯地平使奎尼丁血药浓度降低，而后者则提高硝苯地平血药浓度，联用时需要调整用量。

⑦普萘洛尔：与硝苯地平联用时降压作用增强，但应防止心脏过度抑制及低血压发生。普萘洛尔阻滞心衰时神经体液因素，常表现为两药的负性肌力作用相加，使心力衰竭加重，因此，心力衰竭或心衰合并高血压患者不宜两药联用。β 受体阻滞剂与硝苯地平联用可引致严重副作用（心力衰竭，严重低血压）。

⑧阿替洛尔：与硝苯地平联用可增强降压作用。但有报道，两药联用可引起严重的低血压和心力衰竭，停用阿替洛尔后患者发生不稳定型心绞痛。

⑨西咪替丁：可减少肝血流量，抑制肝药酶，使硝苯地平清除率降低、代谢减慢、血药浓度增加，导致窦性心动过缓、低血压。两药联用时，硝苯地平用量应减少 40%。

⑩雷尼替丁：可抑制肝酶，降低硝苯地平代谢，两药联用可致硝苯地平中毒。

⑪氨茶碱：与硝苯地平联用可提高平喘疗效。硝苯地平能缓解支气管平滑肌痉挛，抑制过敏物质的合成及释放，减少黏液腺分泌。但是，硝苯地平能明显升高氨茶碱的血药浓度，两药联用时应注意监测氨茶碱的血药水平。硝苯地平可使氨茶碱血药浓度升高，可引起茶碱中毒。降低肺动脉高压作用的强度是：硝苯地平 > 桂利嗪 > 氨茶碱。

⑫硝酸酯：硝苯地平与硝酸甘油舌下含片或长效硝酸酯类药物联用，可产生相加的抗心绞痛作用。另有报道，硝酸甘油与硝苯地平联用可引起头痛、面赤、血压下降和心率增加等副作用。

⑬抗癫痫药：硝苯地平可使苯妥英钠、苯巴比妥的血药浓度升高；而后者增加硝苯地平代谢（清除率增加 3 倍）。联用时苯巴比妥和苯妥英钠毒性增加，而硝苯地平作用锐减（卡马西平不引起毒性增加）。

⑭降血糖药：与硝苯地平联用，需根据血糖反应调整用量。

⑮麻醉药：硝苯地平在氟烷或芬太尼、泮库溴铵麻醉中对心脏有负性肌力作用，可发生严重心动过缓（可用阿托品治疗）。异氟烷能降低硝苯地平清除率，从而加强或延长其作用。

⑯环孢素：可增加硝苯地平致潮红、药疹等副作用。硝苯地平可对抗环孢素肾毒性。

⑰利福平：可加快硝苯地平代谢，降低或缩短其作用。

5）尼莫地平

①其他钙拮抗剂（维拉帕米等），β 受体阻滞剂：尽可能避免与尼莫地平同时应用。

②抗凝血药：二氢吡啶类钙拮抗剂均可诱发出血，与活血化瘀药或抗凝血药联用可加重出血倾向，发生出血性不良反应。

6）卡托普利（甲巯丙脯酸、巯甲丙脯酸、开搏通）

①噻嗪类及袢利尿剂：与卡托普利联用降低血管阻力，增加尿钠排泄，降压作用增强；但有可能引起危险性血压降低。

②保钾利尿剂：理论上认为，与卡托普利联用可加重钾潴留，实际在肾功能正常者极少引起高钾血症。联用对需要补钾或接受地高辛治疗者有益。但是，卡托普利合用螺内酯或氨苯蝶啶可致严重高血钾，甚至引起高血钾猝死。

③β 受体阻滞剂：与卡托普利联用可起到相加的降压作用，并可降低心率。

④钙通道阻滞剂：与卡托普利联用降压效果较好，一般不用调整剂量。

⑤地高辛：与卡托普利联用纠正心力衰竭效果优于单一用药；但卡托普利可增加地高辛清除率35%，使其血药浓度降低19%。也有相反结果的报道。两药联用时应监测地高辛血药浓度。

⑥阿司匹林：可减弱卡托普利降压作用。

⑦依那普利：为强效的血管紧张素转换酶抑制剂，比卡托普利强 10 倍，作用持久。依那普利与卡托普利联用，减少醛固酮的生成量，可能出现血清钾明显升高，肾衰竭者更易发生，需慎重。

⑧别嘌醇：与卡托普利联用治疗痛风，从药理上分析较合理，但可出现阿－斯综合征或 Stevens－Johnson 综合征。

⑨吲哚美辛：可能减低甚至消除卡托普利的抗高血压疗效；布洛芬和阿司匹林等非甾体抗炎药也有类似的相互作用。机制：抑制前列腺素的生物合成，拮抗卡托普利的血管扩张作用。

⑩硫唑嘌呤：与卡托普利联用可引起白细胞减少。机制：两药均可抑制骨髓，引起白细胞减少，联用时这种作用可能相加。

⑪抗酸药：含氢氧化铝、碳酸镁或氢氧化镁的抗酸药可降低卡托普利的生物利用度约1/3。

⑫西咪替丁：与卡托普利联用可出现末梢神经系统病变。

⑬丙磺舒：与卡托普利联用，可提高对心力衰竭患者的血流动力学效应。

⑭吗啡：卡托普利可加强吗啡的镇痛作用和延长作用时间，并可避免吗啡类药物引起的心血管系统和呼吸系统抑制作用。

⑮多巴胺：与卡托普利联用可消除心动过速，并可减少多巴胺用量。

⑯抗高血压药：可乐定换成卡托普利时，后者的降压效应延迟。卡托普利与硝普钠、米诺地尔的降压作用可相加，联用时应减量，以防血压过低。

⑰氯化钾：与卡托普利联用可致急性肾衰竭、高钾血症及心脏骤停。处理：停药、静脉推注呋塞米、葡萄糖酸钙、碳酸氢钠。两药不宜同时使用。

7）肝素钠

①理化性质的配伍禁忌：a. 阿米卡星、庆大霉素、卡那霉素、妥布霉素、头孢噻

啶、头孢孟多、头孢哌酮、头孢噻吩钠、乳糖红霉素、万古霉素、多黏菌素 B、青霉素、链霉素等抗生素禁忌与肝素配伍；b. 柔红霉素、多柔比星等抗肿瘤药禁忌与肝素配伍；c. 麻醉性镇痛药、氢化可的松、异丙嗪、氯丙嗪、氯喹等禁忌与肝素配伍。

②药理学相互作用，增加出血危险性：a. 肝素与阿司匹林等非甾体抗炎药（NSAIDs）均可延长出血时间，两药联用可引起显著出血；b. 低分子右旋糖酐可降低血黏度、防止红细胞聚集，影响血小板功能，与肝素有独立的协同作用；两药联用可增加出血危险性；c. 肝素可使口服抗凝药治疗复杂化，两药联用可引起出血前状态，终致严重出血；d. 双嘧达莫（潘生丁）：具有抑制血小板功能，与肝素联用增加出血危险性；e. 链激酶、组织型纤维蛋白溶酶原激活剂（t－PA）：与肝素联用易增加出血危险；f. 肾上腺皮质激素、促肾上腺皮质激素、依他尼酸（利尿酸）、甲巯咪唑（他巴唑）、丙硫氧嘧啶：与肝素有协同作用，联用时增加出血危险性。

③其他药理学相互作用：a. 血管紧张素转换酶抑制剂（ACEI）：肝素能抑制 18 -羟基化酶，从而影响肾上腺皮质合成醛固酮，即使应用小剂量肝素几天后也会产生低醛固酮症。肾衰竭患者应用 ACEIs 治疗时，加用肝素可引起急性高钾血症。应用肝素时，如补充钾盐或应用保钾利尿药须注意监测血钾；b. 硝酸甘油：可以干扰肝素的抗凝血作用。停用硝酸甘油后，肝素剂量也必须减少，以防过量发生出血症。这种作用在硝酸甘油低浓度时亦可存在，但在应用硝酸甘油后再给予肝素，两药则无相互作用；c. 降血糖药：肝素可间接使降糖药蛋白结合率减少，以及可能抑制其代谢和清除，使降糖药血药浓度增高引起低血糖反应。肝素与胰岛受体相互作用，可以改变胰岛素的亲和力和作用；d. 抑肽酶：此药用于心脏搭桥手术减少出血，但可引起凝血时间延长，在大剂量应用此药后，肝素用量增加；但有人主张，在无血栓危险时肝素仍用原剂量；e. 羟苄西林、氨苄西林、甲氧西林、青霉素、替卡西林等：可影响血小板功能，在大剂量用药时联用肝素有可能增加出血。

④强心苷，抗组胺药，烟碱类药物：均可降低肝素的临床效应。

⑤新鲜全血：可降低肝素抗凝作用。

⑥维生素 K：可拮抗肝素抗凝作用。

⑦水杨酸钠、阿司匹林、对氨基水杨酸钠、保泰松、布洛芬、吲哚美辛：与肝素联用可增加出血倾向。

⑧双嘧达莫：与肝素联用可增加抗凝效应和出血倾向。

⑨头孢菌素：可增加肝素致出血危险（相加作用），应避免头孢菌素与 20 000U/d 以上的肝素联用。

⑩胺碘酮：在水溶液中与肝素可形成复合物，增强抗凝作用。

⑪三七：可对抗肝素的抗凝作用。

⑫右旋糖酐：可增强抗凝作用，两药联用时可减少肝素用量 1/2 ~ 1/3，提高对弥散性血管内凝血的疗效。

⑬碳酸氢钠，乳酸钠：纠正酸血症，可促进肝素抗凝作用。

⑭硝酸甘油：可能降低肝素作用。

⑮丙磺舒：可加强肝素作用，易发生出血。

⑯不可配伍液体：最好不与含糖液体配伍。

⑰不可配伍药物：巴比妥，头孢菌素Ⅰ，苯海拉明，红霉素，庆大霉素，麻醉药，普鲁卡因胺，氯丙嗪。

四、隐匿型肾小球肾炎

隐匿型肾小球肾炎也称为无症状性血尿或（和）蛋白尿，是一类起病隐匿，病程迁延，临床症状少而轻，仅有持续或间断性少量蛋白尿和（或）血尿，不伴有水肿、高血压和肾小球滤过率减少，预后良好的一类肾小球疾病。

【概述】

1. 病因

本病起病隐匿，病因尚不清楚，部分患者于上呼吸道感染后很快出现血尿，这部分患者可能与链球菌感染有关，病变多为免疫介导的炎症反应。

（1）反复或持续性血尿伴或不伴有蛋白尿

1）继发性肾小球疾病：①Alpod 综合征。②Fabry 综合征。③薄基底膜肾病。④过敏性紫癜性肾炎。⑤系统性红斑狼疮性肾炎。⑥全身性坏死性血管炎。⑦镰状细胞病。⑧感染性心内膜炎的肾损害等。

2）原发性肾小球疾病：①IgA 肾病。②膜增生性肾炎。③系膜增生性肾炎。④局灶阶段性肾小球硬化。⑤恢复中的急性肾炎。⑥其他感染后肾小球肾炎。

（2）单纯的轻、中度蛋白尿

1）继发性肾小球疾病：①肾淀粉样变。②糖尿病肾病。③系统性红斑狼疮肾损害。④指甲 - 髌骨综合征。

2）原发性肾小球疾病：①非特异性肾小球病变。②局灶阶段性肾小球硬化症。③膜性肾小球肾病。④IgA 肾病。

2. 临床表现

患者临床症状较轻，常由于查体或因其他原因查尿常规而偶然发现本病。可有轻至中度的肾小球性蛋白尿和（或）肾小球性血尿，偶有患者可见间断肉眼血尿，无水肿、高血压及肾功能损害的表现，24 小时尿蛋白定量常不超过 2.0g，并以白蛋白为主。常根据临床表现不同而分为无症状性血尿、无症状性血尿和蛋白尿及无症状性蛋白尿 3 种类型。本病可持续或反复发生。

3. 辅助检查

（1）尿液检查：尿常规可见红细胞、蛋白；24 小时尿蛋白定量常小于 2.0g；尿细菌培养阴性；尿肾小球性红细胞形态的改变主要有两个特点：①相差显微镜下呈多样变形红细胞，且变形的多样性与肾小球病变的严重性呈正相关。②近年来更注意到以自动血细胞计数器测定尿中红细胞容积及分布曲线来鉴别血尿的来源，肾小球源性血尿时红细胞平均体积为（55±6.0）fL。如伴有红细胞管型则更能明确为肾小球性血尿。

（2）血液检查：血常规、血沉、血小板、出凝血时间无异常；类风湿因子、抗核抗体、冷球蛋白阴性；补体正常；部分 IgA 肾病患者血 IgA 水平增高，其他免疫球蛋白正常。

（3）其他检查：放射性核素肾图、肾脏 B 超检查、膀胱镜、静脉肾盂造影等检查正常。

【饮食宜忌】

1. 饮食宜进

（1）饮食原则

1）应食含充足维生素及无机盐饮食。适当多食凉性新鲜蔬菜和水果。如荠菜、鲜藕、荸荠、木耳、生梨、杨桃等。

2）慢性出血或血止后需进高蛋白食物，如乳类、鱼类、豆类、肝类等。

3）当按辨证选食具有不同止血功能之食品。如身热、口渴、心烦、溲赤等血热妄行者选食鲜藕汁，神疲乏力、气短怕冷等气不摄血者选食炮姜等。同时亦宜以止血、祛瘀、宁血、补虚等法进行选食辨治。

4）饮食宜柔软、易消化。需酌情给予流质、半流质和软食。

（2）食疗药膳方

1）蕹菜汁：蕹菜数根。洗净，切碎，加糖捣烂，沸水冲服。每日 1 剂，血止为度。适于衄血、尿血、便血等，而见口渴、便艰、溲赤或身热等症状属于热证者。畏寒、怕冷、大便清稀、小便清长属于寒证者不宜多食。

2）菜油调泡菜水：菜油 50g，泡菜酸水 50g。调匀，顿服。每日 1 剂，连饮数日，血止为度。适于各种出血。大便稀溏及时时泛酸者不宜用此。

3）芡实白果煨猪肾：芡实 30g，白果（去壳）12 个，猪肾 300g，将猪肾洗净，加适量盐，与上述药物共煮汤，饮汤吃渣。

2. 饮食禁忌

1）忌食麻辣、辛热、肥腻之品。

2）戒烟酒，忌饮咖啡等刺激性饮料。

3）不可暴饮暴食、过饥过饱。

4）无明显瘀血证者不可食具有活血功能之食品，如桃子、蚯蚓等。

【药物宜忌】

1. 西医治疗

目前尚无特殊药物治疗，对本病的治疗主要采用如下治法：

（1）有反复感染病灶应予以去除，如扁桃体反复急性炎症者，可考虑扁桃体摘除术，在有急性感染时应及时控制炎症，避免血尿或尿蛋白加重，同时应尽量避免不必要的治疗和肾毒性药物的应用。

（2）在少数重度急性少尿性肾衰竭伴肉眼血尿发生，肾活检提示大部分肾小球有新月体形成者，可考虑使用甲泼尼龙冲击疗法、激素和环磷酰胺、血浆置换术，也可并用抗凝疗法。

（3）临床可试用 ACEI 类药物，如依那普利、非那普利（洛汀新）等治疗。

（4）本病需要定期追踪观察。如发现尿蛋白持续增多、尿沉渣细胞增多、血压升高或出现肾功能损害者，按慢性肾炎或肾病综合征治疗。

2. 中医治疗

（1）辨证治疗

1）对于单纯性血尿，可按下述 3 型进行治疗。

①阴虚内热

主症：尿血鲜红，或显微镜下血尿，五心烦热，口干咽燥，腰酸腿软，舌红苔少，脉细数。

治法：滋阴清热，凉血止血。

方药：二至丸合小蓟饮子加减。女贞子 15g，旱莲草 15g，生地黄 12g，大小蓟（各）30g，蒲黄炭 12g，藕节 12g，粉丹皮 10g，山栀子 10g，淡竹叶 12g，白茅根 30g，地骨皮 12g，苏木 12g。

加减：若风热外感，鼻塞咽痛者加菊花 12g，金银花 12g，荆芥 6g，连翘 12g，以辛凉解表；湿热留恋，小便时有灼热者加石韦 12g，木通 6g，黄柏 10g，以清利湿热；热毒壅盛，有咽喉、扁桃体和皮肤感染者加金银花 15g，紫花地丁 30g，蒲公英 15g，大青叶 15g，以清热解毒；邪入肾络，血尿腰痛为主且较重者加忍冬藤 30g，鸡血藤 30g，牛膝 12g，全蝎 3g，以祛风通络止血；阴虚夹瘀，久治不愈者加牡丹皮 15g，川芎 6g，当归 12g，红花 5g，赤芍 12g，以化瘀止血。

②气阴两虚

主症：血尿时轻时重，平时以少量镜下血尿为主，稍有劳累即见肉眼血尿，气短乏力，手足心热，口干咽燥，纳差，舌质红，苔薄白，脉沉细或细数。

治法：益气养阴，佐以止血。

方药：大补元煎加减。太子参 15g，生地黄 12g，地骨皮 12g，山药 15g，枸杞子 15g，当归 12g，牡丹皮 12g，地榆 12g，苏木 12g。

加减：以气虚为主，乏力、纳差、面色萎黄者加党参 12g，白术 15g，茯苓 15g，以健脾益气；以阴虚为主，有慢性咽炎、口干喜饮、舌红少苔者加沙参 15g，玄参 12g，麦冬 12g，五味子 15g，以滋阴生津。

③脾肾气虚

主症：血尿颜色淡红，常以镜下血尿为主，腰膝酸软，肢倦乏力，少气懒言，口淡纳呆，舌淡有齿痕，苔白，脉沉缓。

治法：健脾补肾，益气摄血。

方药：补中益气汤加减。怀山药 15g，党参 12g，枸杞子 15g，当归 12g，白术 12g，菟丝子 15g，桑寄生 15g，茜草 12g，三七粉 3～6g（冲服），金樱子 18g，芡实 12g，北芪 30g。

加减：若气虚卫外不固，反复感冒者加玉屏风散，以益气固表；气血两亏，脉虚舌淡有贫血者加阿胶烊服，以补益气血；阴虚失血，伴恶寒肢冷、脉迟者加艾叶 12g，血余炭 12g，以温经止血；气虚夹瘀者加活血化瘀药 2～3 味。

2）对于蛋白尿、血尿并见，而以蛋白尿为主者，则当按下述 3 型论治。

①脾肾气虚

主症：腰酸腿软，耳鸣头晕，食欲不振，面色萎黄，腹胀便溏，神疲肢倦，少气懒言，舌淡胖有齿印，苔白，脉沉缓。

治法：健脾固肾。

方药：大补元煎加减。党参 12g，北芪 30g，熟地黄 15g，杜仲 10g，枸杞子 10g，当归 10g，白术 10g，茯苓 15g，炙甘草 6g。

②气阴两虚

主症：神疲体倦，少气懒言，口干咽燥，手足心热，舌质偏红，少苔，脉细弦。

治法：益气养阴。

方药：四君子汤合六味地黄汤加减。山萸肉 12g，山药 15g，生地黄 12g，茯苓 12g，泽泻 10g，黄芪 30g，党参 12g，旱莲草 12g，女贞子 10g。

③肝肾阴虚

主症：腰酸腿软，头晕耳鸣，视物昏花，口干咽燥，手足心热，舌红少苔，脉细数。

治法：滋养肝肾。

方药：杞菊地黄汤合二至丸加减。生地黄 15g，山萸肉 15g，山药 15g，牡丹皮 10g，茯苓 10g，泽泻 10g，旱莲草 20g，女贞子 10g，菊花 10g，枸杞子 12g。

以上方药均水煎服，每日 1 剂。

（2）中成药

1）红景天片：每次 2 片，每日 3 次，口服，2 个月为 1 个疗程。

2）黄葵胶囊：每次 2g，每日 3 次，口服，用于湿热壅阻型。

3）百令胶囊：每次 1g，每日 3 次，口服，用于气虚为主者。

4）血尿安胶囊：每次 2 粒，每日 3 次，口服。用于血尿者。

5）火把花根片：每次 3～5 片，口服，治疗血尿有一定疗效。

6）六味地黄丸：每次 6g，每日 2 次，口服，用于阴虚者。

（3）验方

1）滋肾解毒汤：生地黄、白花蛇舌草、小蓟、仙鹤草、女贞子、旱莲草、虎杖各 15g，牡丹皮、山茱萸、连翘各 10g，益母草、白茅根各 30g。水煎服。每日 1 剂，1 个月为 1 个疗程，连服 3 个月。适用于隐匿型肾炎血尿肾虚热毒者。

2）滋肾化瘀清利汤：女贞子、旱莲草、白茅根各 15g，马鞭草、石韦、益母草各 12g，生侧柏 9g，白花蛇舌草 18g。水煎，分 2 次服，每日 1 剂。适用于隐匿型肾炎肾虚热毒血瘀者。

3）血尿灵汤：马鞭草、白茅根、小蓟各 15g，生大黄 9g，碧玉散 18g。水煎服，每日 1 剂。适用于隐匿型肾炎血尿湿热血瘀者。

4）止血胶囊：三七粉 50g，琥珀粉、血余炭各 30g，混匀后装胶囊，每次 4 粒，每日 3 次口服。适用于隐匿型肾炎血尿夹瘀者。

5）茅根车前饮：白茅根、车前子各 50g，白糖 25g。水煎服，每日 1 剂。适用于隐匿型肾炎湿热蕴结者。

6）夏氏尿血方：生地黄、玄参、忍冬藤、板蓝根各 15g，棕榈炭、阿胶珠、炒蒲黄、炒地榆各 10g。水煎 20 分钟，每日 1 剂，分 2 次煎服。适用于隐匿型肾炎血尿属肾虚热毒血瘀者。

3. 用药禁忌

（1）致肾损害及血尿的药物

1）抗凝药物：长期应用抗凝药物可致肉眼血尿、血块，可引起肾绞痛，少数患者可发生急性肾衰竭。腹膜后出血可引起输尿管阻塞。正常情况下泌尿系统存在的糖蛋白抑制草酸钙结晶形成，华法林破坏该糖蛋白结构，导致微小结石形成，并刺激引流系统引起血尿。

2）环磷酰胺：可引起出血性膀胱炎，发生率 10% ~ 14%，女性较男性多见。严重者可致膀胱平滑肌肉瘤。环磷酰胺所致出血性膀胱炎，发生膀胱肿瘤的危险性最大，此时应给予美司钠或乙酰半胱氨酸（痰易净）。这些药物从尿液排泄，并与丙烯醛及其他对泌尿系统有毒性的环磷酰胺代谢产物起作用，以保护膀胱壁。

3）其他药物：据文献报道，可引起肉眼血尿的药物还有氨基糖苷类抗生素、头孢菌素类、多肽类抗生素、吡哌酸、诺氟沙星（超量服用所致药物结晶）、麦迪霉素、甲硝唑（代谢产物大部分经肾排泄、直接刺激膀胱黏膜所致出血性膀胱炎）、乙双吗啉、雷尼替丁、卡托普利、阿普唑仑及复方甲苯达唑等。

（2）其他：参见急慢性肾炎，肾衰竭。

五、IgA 肾病

IgA 肾病是指肾组织免疫荧光检查有大量 IgA 或以 IgA 为主的循环免疫复合物在肾小球系膜区沉积的一种原发性肾小球疾病，其特征是反复发作的肉眼和（或）持续性的镜下血尿，诊断的确立有赖于在系膜区有明显的 IgA 沉积。本病首先由法国学者 Berger 在 1968 年报道，又称 Berger 病、IgA – IgC 系膜沉积性肾炎和 IgA 系膜性肾炎等。有 30% ~ 40% 的患者可发展至终末期肾脏病。

【概述】

1. 病因

IgA 肾病的发病机制目前还不甚清楚，由于有颗粒状 IgA 和 C3 沉积于肾小球系膜和毛细血管，提示 IgA 肾病是由循环免疫复合物介导，通过补体旁路激活的疾病。

（1）黏膜异常免疫：由于含 J 链的 IgA 沉积提示 IgA 可能来源于黏膜细胞分泌，在一些 IgA 肾病患者伴有含 IgA 分泌上皮的肠道或呼吸道症状。此外，在部分 IgA 肾病患者中发现有抗饮食抗原（如麦角抗原、牛血清蛋白）和抗呼吸道感染因素（如巨细胞病毒、腺病毒、肝炎病毒）的 IgA 抗体。这进一步说明了 IgA 肾病与黏膜免疫之间的内在联系。

（2）免疫失调：在近 1/3 的 IgA 肾病患者中发现有 IgA 类风湿因子，说明免疫球蛋白的非黏膜来源。在患者的外周血淋巴细胞检查发现，IgA 肾病患者的 IgA 特异性辅助 T 细胞增加，而 IgA 特异性抑制性 T 细胞减少。

（3）IgA 免疫复合物清除受损：在一些 IgA 肾病患者中发现，不是由于 IgA 或 IgA 免疫复合物合成异常而是单核 – 吞噬细胞系统受损所致。此外，含 IgAFc 受体的吞噬细胞数量减少及 C3b 溶解免疫复合物受损也可能导致 IgA 免疫复合物的清除减少。

2. 临床表现

可包括原发性肾小球病的各种临床表现，但几乎所有患者均有血尿。

好发于青少年，男性多见。起病前多有感染，常见的为上呼吸道感染（咽炎、扁桃体炎），其次为消化道、肺部和泌尿道感染。典型患者常在上呼吸道感染后（24 ~ 72 小时，偶可更短）出现突发性肉眼血尿，持续数小时至数日。肉眼血尿发作后，尿红细胞可消失，也可转为镜下血尿。肉眼血尿有反复发作特点。肉眼血尿发作时可有全身轻微症状，如低热、腰痛、全身不适等，尿痛有时很显著。另一类患者起病隐匿，主要表现为无症状性尿异常，常在体检时偶然发生，呈持续性或间发性镜下血尿，可伴或不伴轻度蛋白尿；其中少数患者病程中可有间发性肉眼血尿。IgA 肾病是原发性肾小球病中呈现单纯性血尿的最常见病理类型，占 60% ~ 70%。

10% ~ 15% 的患者呈现血尿、蛋白尿、高血压、尿量减少、轻度水肿等急性肾炎综合征的表现。

国内报道 IgA 肾病呈现肾病综合征者较国外明显高，为 10% ~ 20%。治疗反应及预后与病理改变程度有关。

少数 IgA 肾病患者（<10%）可合并急性肾衰竭（ARF），其中多数患者伴肉眼血尿发作，常有严重腰痛，肾活检可显示急性肾小管坏死、广泛的红细胞管型和部分的小新月体形成（<50% 肾小球），上述患者 ARF 多为可逆；少数呈弥漫性新月体形成者肾功能进行性恶化，则常需透析治疗，肾功能多难恢复。

IgA 肾病早期高血压并不常见（<5% ~ 10%），随着病程延长高血压发生率增高，年龄超过 40 岁 IgA 肾病患者高血压发生率为 30% ~ 40%。少数患者可呈恶性高血压，持续高血压者预后差。

10 年内有 10% ~ 20% 的 IgA 肾病患者发展为慢性肾衰竭（CRF），也可粗略估计从 IgA 肾病诊断确立后每年有 1% ~ 2% 的患者发展为 CRF。

3. 辅助检查

IgA 肾病患者在肉眼血尿发作之间可发现镜下血尿，一般以畸形红细胞为主。约 60% 的患者有蛋白尿，但多为微量蛋白尿。血清 IgA 增高见于 50% 的患者，以多聚体 Ig 为主。如果患者没有肝脏疾病，而血清 IgA 持续增高，该肾病患者应高度怀疑为 IgA 肾病，本类患者的血清补体成分浓度多正常，但 C3 碎片增高可见于 50% ~ 75% 的患者，IgA 循环免疫复合物升高可见于 10% ~ 15% 的患者。部分患者 HLA – DRW$_4$、BW$_{35}$

可有增高。1/3 的患者可检出 IgA、类风湿因子。许多学者在 IgA 肾病患者血清中发现抗牛血浆蛋白抗体，抗呼吸道致病原，胶原蛋白 I、II、IV，麦胶蛋白，肝炎病毒和肠内菌丛抗体。此外，在其他免疫学检查中发现 IgA 特异性抑制 T 淋巴细胞（Ts）减少，IgA 特异性辅助淋巴细胞（Th）细胞增多。在 IgA 肾病患者中还发现 IgG 包被的自身红细胞清除减缓。在前臂掌侧皮肤活检中约 50% 的患者毛细血管内有 IgA、C3、裂解素和纤维蛋白原沉积。

【饮食宜忌】

1. 饮食宜进

（1）饮食原则：IgA 肾炎患者，宜吃糖类食品和淀粉类食物，如米面杂粮、藕粉、甘蔗、蜂蜜、新鲜水果等，因为这些食品在体内代谢后，产生水和二氧化碳，不会增加肾脏负担。IgA 肾炎肾功能正常者，可适当服用蚕豆、豇豆、赤小豆等豆类食品，因其多具健脾补肾、渗湿利水之功用，对 IgA 肾炎水肿之人颇宜。肾炎日久，多表现为脾肾气虚，山药补脾益肾，故宜常吃多食。荠菜含较多的蛋白质、糖类和维生素，且有一定的止血作用，故 IgA 肾炎血尿和蛋白尿较多者，可取其煎水代茶饮。

（2）食疗药膳方

1）芡实白果煨猪肾：芡实 30g，白果（去壳）10 个，猪肾 1 个，猪肾剖开，去除筋膜，洗净，与上述药共煮汤，饮汤吃渣，可加适量精盐调味至可口。

2）田七炖鸡：母鸡肉 500g，田七 4g，葱、盐、味精各适量。将田七磨成粉末，鸡肉洗净。先将水用猛火煮沸，加入鸡肉，再煮片刻，然后将鸡肉取出，加葱，移入瓦炖盅中，在小火上炖至鸡肉熟软，再加田七粉，然后用精盐调味至可口，佐餐食用。

2. 饮食禁忌

（1）忌强烈调味品。各种香料、胡椒、辣椒、大葱、芥末等都对肾脏有刺激性，不利于疾病的康复，应禁用。

（2）忌摄盐及饮水过多。肾炎患者大多数有水肿和高血压，原则上应给予低盐饮食并限制水入量，一般食盐每日限制在 2～3g，如水肿严重，食盐每日应限制在 2g 以下或无盐饮食。同时，要禁食含盐量高的腌制食物，并限制摄入其他含钠量高的食物，如油饼、豆腐、虾米等。尿量每日在 100mL 以下者，应限制摄入含钾量高的食物，如肉类、鱼、虾、花生、豆类、土豆等。

（3）忌含有高嘌呤食物。芹菜、菠菜、菜花、花生、鸡汤、猪头肉、沙丁鱼及动物内脏，这些食物中的嘌呤含量高，在代谢过程中会加重肾脏负担，不宜食用。

（4）忌高蛋白饮食。IgA 肾炎患者常因蛋白尿致大量蛋白质丢失，必须给予补充。但由于肾脏病损，若大量进食蛋白质，则会加重肾脏负担，使病情加重，甚至诱发肾衰竭。肾功能尚可者，宜补充生物效价高的动物蛋白，如鸡蛋、牛奶、鱼类和瘦肉等。肾功能减退者，应根据其减退程度决定蛋白质的摄入量。

【药物宜忌】

1. 西医治疗

临床上 IgA 肾病可有不同的表现类型，如单纯血尿型、单纯蛋白尿型、肾病综合征型等。笔者认为，对于肾病综合征型可采用激素和（或）环磷酰胺等治疗，而对于单纯血尿或单纯蛋白尿型则原则上不用激素及环磷酰等治疗，而应采取较为保守的疗法。如抗凝，使用血管紧张素转换酶抑制剂（ACEI）或血管紧张素Ⅱ受体阻滞剂（ARB），如依那普利、贝那普利、氯沙坦、缬沙坦等。通常治疗应采用以下措施：

（1）预防和减少抗原刺激

1）抗感染：IgA 是一种主要免疫球蛋白，存在于血清和各种体液中。形成 IgA 免疫复合物的抗原首先来自呼吸道、胃肠道与泌尿道等黏膜感染的细菌或病毒。以青霉素、多西环素、四环素等预防和及时治疗各种感染，对一些以反复发作性肉眼血尿为主要表现的和可逆性急性肾衰竭患者可能有帮助。

2）扁桃体摘除术：虽然以肉眼血尿为主要表现的 IgA 肾病的发病机制目前尚不十分清楚，但它与上呼吸道感染、扁桃体炎关系非常密切，已得到充分证明。扁桃体炎发作能诱发血尿，扁桃体切除可明显减少或消除肉眼血尿的发作，减少蛋白尿，降低血清总 IgA 水平。

3）减少抗原性食物的摄入：除细菌和病毒外，某些食物成分也能作为抗原而与IgA 结合。

（2）糖皮质激素和细胞毒药物的应用

1）糖皮质激素

①泼尼松：仅用于 IgA 肾病伴肾病综合征，病理改变较轻者（微小病变、轻度系膜增生性肾小球肾炎）或处于进展性 IgA 肾病早期阶段者（尿蛋白 1~2g/24h、Ccr≥70mL/min）。治疗要遵循"首始量足、减药要慢、维持要长"的原则，成人泼尼松剂量为 1mg/（kg·d），小儿泼尼松剂量为 2~2.5mg/（kg·d），治疗 8~12 周后逐渐减量，每 2~4 周减 10%，至维持量治疗 12 个月以上。

②甲泼尼龙：主要用于病理改变为细胞性新月体肾炎或坏死性毛细血管炎伴细胞性新月体形成，临床上表现为急进性肾功能不全的 IgA 肾病患者。具体用法为甲泼尼龙 500~1000mg 溶于 250mL 葡萄糖注射液中，静脉滴注，每日 1 次或隔日 1 次，3~4 次为 1 个疗程，间歇 3~4 日后可再用 1~2 个疗程，后改为口服泼尼松 1mg/（kg·d）。同时可加用环磷酰胺和血浆置换疗法，必要时配合透析治疗，以缓解病情，达到维持生命、保存肾功能的目的。

2）细胞毒药物

①环磷酰胺（CTX）：有下列情况者可考虑使用 CTX：①临床表现为肾病综合征，病理改变为微小病变型，对糖皮质激素依赖或对糖皮质激素抵抗的 IgA 肾病患者。②病理改变为膜增生性肾小球肾炎，临床上有进行性加重倾向的 IgA 肾病患者。③病理改变为细胞新月体肾炎，临床上表现为急进性肾炎综合征者。给药方法为口服 CTX 1~3mg/（kg·d），共 6 个月，或用 CTX 冲击疗法每次 0.2g，隔日静脉滴注，累积剂量应小于 150mg/kg。一般很少单独使用，常联合糖皮质激素，以及抗凝剂、抗血小板聚集药物应用。

②环孢素：环孢素是一种选择性免疫抑制剂，作用于 T 淋巴细胞，从而影响免疫

调控。常用的给药方法：初始剂量 5mg/（kg·d），治疗 3~6 个月，病情好转且稳定后可开始减量，一般以间隔 1~2 个月减少 0.5~1mg/（kg·d）为宜，以求以最小维持量达到最佳效果。在用药过程中若血清肌酐持续增高超过原有水平的 30% 时减少环孢素至 0.5~1mg/（kg·d），或停药。

③雷公藤多苷：有类似糖皮质激素的作用，又无糖皮质激素的副作用。对 T 细胞的增殖有抑制作用，能抑制 IL-2 的产生，诱导 T 细胞凋亡。给药方法：起始剂量 2mg/（kg·d），分 3 次，餐后口服，持续 4 周后改为 1.5mg/（kg·d），4 周后减至 1mg/（kg·d）维持。

（3）清除循环免疫复合物　血浆置换能迅速清除 IgA 免疫复合物，主要用于急进性 IgA 肾病患者。用血浆置换疗法时，应同时使用免疫抑制剂。

（4）减轻肾小球病理，延缓其进展

1）抗凝、抗血小板聚集及促纤溶药物：IgA 肾病患者系膜区除有 IgA 沉积外，常并发 C3、IgM、IgG 沉积，故多数学者主张用抗凝、抗血小板聚集及促纤溶药物治疗。

①肝素：可与血浆中抗凝血酶Ⅲ结合成复合物，从而大大加强后者抑制凝血酶，以及Ⅻa、Ⅺa 和Ⅹa 活性的作用。以肝素 2250~2500U 加入低分子右旋糖酐或 10% 葡萄糖液 500mL，静脉滴注，每分钟 20~30 滴，每日 1 次或隔日 1 次，4~6 周改为口服华法林。用药期间应严密监测凝血酶原时间，使其保持在正常的 2 倍左右。若有出血倾向应立即停药，并可用鱼精蛋白拮抗。

②华法林：是常用的双香豆素类口服抗凝血药，半衰期 45 小时，起始剂量 5~20mg/d，维持量 2.5~7.5mg/d。因此类药物奏效缓慢，故治疗开始时常与肝素合用。一般在第一天给予较大剂量，第二天将剂量减半，第三天起用维持量。

③藻酸双酯钠（PSS）：是类肝素海洋药物，有抗血栓、降血黏稠度、微动静脉解痉、红细胞及血小板解聚等作用，还有明显的降血脂作用。用法：每次 100mg，每日 3 次。

④双嘧达莫：是目前最常用的抗血小板药物之一，可能减少 IgA 免疫复合物，减少系膜 IgA 沉积，可以改善肾小球血凝，减轻蛋白尿，保护肾功能。用法：每次 75~100mg，每日 3 次。

⑤尿激酶：可激活纤溶酶原，使之成为纤溶酶而溶解纤维蛋白原和纤维蛋白。纤维蛋白被降解，既可起防止血栓形成的作用，又可起到抗凝的作用，亦可用蝮蛇抗栓酶治疗。

2）血管紧张素转换酶抑制剂（ACEI）：近年的研究表明，ACEI 类药物主要扩张肾小球小动脉，降低肾小球内高灌注及基底膜的通透性，抑制系膜增殖，对于减少 IgA 肾病患者的尿蛋白，降低血压，保护肾功能，具有较肯定的疗效。目前最常用的 ACEI 为贝那普利（洛汀新），用法：每次 10mg，每日 1 次，也可选用依那普利、蒙诺等治疗。尝试性使用 ARB 类药物，如氯沙坦、缬沙坦等，亦可能有一定效果，国外有相关报道。

2. 中医治疗

（1）辨证治疗

1）心火内盛

主症：小便热赤，血尿，色鲜红，心烦，夜寐不安，或口渴面赤，口舌生疮，舌尖红，脉数。

治法：清心泻火，凉血止血。

方药：导赤散合小蓟饮子加减。生地黄15g，生甘草梢10g，萹蓄15g，瞿麦15g，小蓟15g，滑石15g，淡竹叶9g，当归6g，山栀子9g，白茅根30g。

加减：热毒壅盛者加金银花15g，紫花地丁30g，蒲公英15g，大青叶15g；血尿重者加茜草12g，地榆15g，藕节炭12g，蒲黄10g。

2）阴虚火旺

主症：小便色赤带血，头晕目眩，口干咽燥，耳鸣腰酸，五心烦热，舌质红少苔，脉细数。

治法：滋阴清热，凉血止血。

方药：二至丸合小蓟饮子加减。女贞子15g，旱莲草15g，生地黄12g，小蓟15g，蒲黄12g，藕节12g，牡丹皮10g，竹叶12g，白茅根30g，地骨皮12g。

加减：以腰痛为主者加忍冬藤20g，鸡血藤30g，牛膝12g；风热外感，鼻塞咽痛者加菊花12g，金银花12g，连翘12g；小便时灼热感者加石韦12g，黄柏10g，滑石15g。

3）湿热郁阻

主症：小便浑浊，口苦而黏，胸闷口渴，舌苔黄腻，脉濡数。

治法：清热利湿。

方药：程氏萆薢分清饮加减。川萆薢15g，黄柏9g，茯苓12g，白茅根30g，莲子心6g，丹参10g，石菖蒲6g，车前子（包）10g。

加减：血尿明显者加小蓟20g，仙鹤草15g；尿浑浊明显者加薏苡仁20g，通草10g，滑石25g。

4）脾肾气虚

主症：小便或白或赤，日久不愈，神疲，纳差，少气懒言，面色无华，腰膝酸软，舌淡，边有齿痕，脉沉缓。

治法：健脾补肾，益气摄血。

方药：归脾汤加减。酸枣仁12g，茯苓15g，黄芪15g，党参12g，枸杞子15g，当归12g，龙眼肉12g，菟丝子12g，桑寄生15g，茜草12g，金樱子12g，芡实12g。

加减：若气虚卫外不固，反复感冒者加玉屏风散；阳虚甚者加艾叶12g，血余炭12g，杜仲15g。

5）气滞血瘀

主症：病程较长，病情反复不愈，腰部钝痛或刺痛，面色黧黑，血尿不断，舌紫或有瘀斑瘀点，脉沉细而涩。

治法：活血化瘀，通络止血。

方药：桃红四物汤加减。桃仁10g，红花6g，当归12g，川芎9g，白芍12g，党参15g，黄芪30g，旱莲草12g。

加减：血尿不断者加大、小蓟各12g，蒲黄10g，藕节炭10g；气滞瘀血明显者加丹参10g，降香12g，赤芍10g。

以上方药均水煎服，每日1剂。

（2）验方

1）滋肾解毒汤：生地黄、白花蛇舌草、小蓟、仙鹤草、女贞子、旱莲草、虎杖各15g，牡丹皮、山萸肉、连翘各10g，益母草、白茅根各30g。气虚加太子参、黄芪；血尿加参三七（冲）、藕节；尿呈豆油色、起泡沫、尿蛋白阳性，加山药、黄精、芡实；血尿素氮，肌酐升高者加制大黄、土茯苓。每日1剂，水煎服，1个月为1个疗程。适用于IgA肾病肾阴亏虚兼热毒者。

2）固本清瘀汤：首乌、生地黄、丹参、地榆、猫爪草各20g，黄芪、益母草、白茅根各30g，黄柏、知母各10g。每日1剂，水煎服，15日为1个疗程。适用于IgA肾病阴虚火旺者。

3）小蓟汤：小蓟20～30g，取鲜品，每日1剂，水煎服，不宜久煎。适用于IgA肾病下焦热盛者。

4）苎麻生地饮：苎麻根15g，生地黄、茯苓各10g，海螵蛸9g。每日1剂，水煎服。适用于IgA肾病血热脾虚者。

5）乌梅蜜丸：乌梅烧存性，研末，蜜丸，每次6～9g，每日1～2次。适用于IgA肾病血尿长期不愈者。

6）红龙止血汤：红龙须40g，地榆炭、槐花炭、大蓟、白茅根、山药各30g，每日1剂，水煎服。适用于IgA肾病血尿久治不愈者。

7）地龙大蓟白糖饮：生地龙40条，生大蓟、白糖各150g。制法：把活地龙洗去泥土，置清水内，加入3～5滴食用植物油，使其呕出腹中泥土，如此反复2次，至腹中黑线消失呈透明状为止，然后放置于干净钵子内，撒上白糖，不久地龙即化成糖汁。另取大蓟150g煎水，煮沸约15分钟，趁滚沸时冲入活地龙化成糖汁即成。空腹趁热尽其量饮服。适用于IgA肾病下焦热盛之尿血者。

3. 药物禁忌

（1）中医认为，本病主要是由于肺、脾、肾三脏功能失调，气化失司所致，治疗应以补气温阳、化气行水为原则。滥用苦寒或甘寒中药如黄柏、大黄、黄芩等，可克伐中阳，损伤脾肾，脾不制水，肾不主水，则水液泛滥，病情日趋加重。另外，在水肿时，忌甘温助湿中满之药。

（2）药理研究发现，马兜铃、防己、厚朴等中药可引起肾间质炎症和纤维化；甘草可导致水钠潴留，加重水肿；木通大剂量应用可致肾衰竭；斑蝥可在体内蓄积中毒，有肾毒性作用。故以上药物本病患者均应忌用或慎用。

（3）肾脏是机体中毒的易感器官，抗生素中的庆大霉素、卡那霉素、阿米卡星、链霉素、四环素、磺胺类等药物，主要经肾脏排泄，肾脏发生病变时排泄率降低，药物易在体内积蓄，引发中毒症状，加重肾脏负担，不利于疾病的康复，因此无明显感染体征者，一般不用抗生素，需要应用时尽可能选用无肾毒性或肾毒性小的抗生素。其他如布洛芬、别嘌醇、苯乙双胍、西咪替丁等药物对肾脏也有损害，应当慎用。

其他参见急慢性肾炎，肾衰竭。

六、肾病综合征

肾病综合征是一组多种原因引起的临床症候群。它不是一种独立的疾病，而是许多疾病过程中，损伤了肾小球毛细血管滤过膜的通透性而发生的以大量蛋白尿为特征的综合征。肾病综合征的典型表现为大量蛋白尿（24 小时超过 3.5g）、低蛋白血症（血浆白蛋白 <30g/L）、高脂血症和水肿。现代医学研究从流行病学中发现：许多疾病可引起肾小球毛细血管滤过膜的损伤，均可导致肾病综合征。

【概述】

1. 病因

根据病因可分为原发性和继发性两大类。原发性肾小球疾病引起的肾病综合征原因尚待探讨，目前所知的大部分与免疫有关。2/3 的成年人和大部分儿童的肾病综合征均为原发性，在 45 岁以上发病的，须注意除外可能伴有的恶性肿瘤，如膜性肾炎伴以肺、乳房、胃肠道实体瘤等。继发性肾病综合征的原因很多，常见的糖尿病肾病、系统性红斑狼疮肾炎、过敏性紫癜性肾炎、类淀粉样变、感染、药物、肿瘤、毒素及过敏等。成年人肾病综合征的 1/3 和儿童的 10% 可由上述病因继发。临床上在做肾病综合征的病因诊断时，须认真除外继发性肾病综合征的可能性，方可作出原发性肾病综合征的诊断。在临床上要除外继发性肾病综合征常比较困难。对于不明原因的肾病综合征，肾穿刺活检有助于确诊。根据临床报道，在我国继发性肾病综合征中，以系统性红斑狼疮、糖尿病和过敏性紫癜最为常见。

2. 临床表现

以往有上呼吸道感染、病毒、毒物过敏或患过系统性红斑狼疮、过敏性紫癜、糖尿病等病症，呈现大量蛋白尿和低蛋白血症。

（1）蛋白尿：正常成年人每日蛋白排泄量不超过 150mg。大量蛋白尿的产生是由于肾小球滤过膜异常所致。24 小时尿蛋白定量 ≥3.5g，此为本病的主要诊断依据。主要成分为白蛋白，亦可包括其他血浆蛋白成分，与尿蛋白的选择性有关。

（2）低蛋白血症：见于大部分患者，血浆白蛋白 ≤30g/L。其主要原因是尿中丢失白蛋白，但两者并不完全平行，因为血浆白蛋白值是白蛋白合成与分解代谢平衡的结果。

（3）水肿：患者表现轻重不同程度的水肿，严重时可出现胸腔积液、腹水、心包积液、颈部以下水肿及纵隔积液，以致呼吸困难。发生机制主要与血浆白蛋白下降所致胶体渗透压下降及继发性水、钠潴留有关。

（4）高脂血症：血浆胆固醇、三酰甘油均明显增高。目前认为，低蛋白血症的胶体渗透压低或尿中丢失一种调节因子而引起肝脏脂蛋白的合成增加，同时外周利用和（或）分解脂蛋白减少，从而引起高脂血症。

3. 辅助检查

（1）尿液检查：大量蛋白尿伴管型，24 小时尿蛋白定量 ≥3.5g，呈选择性或非选择性蛋白尿，纤维蛋白降解产物（FDP）阴性，尿 C3 阳性，尿 γ 巨球蛋白及 IgM 测定阳性。

（2）生化检查：血浆总蛋白（主要是白蛋白）明显下降，血浆白蛋白低于 30g/L，是诊断的必备条件。α_1 球蛋白正常或降低，α_2 球蛋白、β 球蛋白相对增高；总胆固醇、三酰甘油、极低密度脂蛋白和低密度脂蛋白水平常升高，有些患者表现尿素氮、肌酐升高。血容量明显减少时，则可有肾小球滤过率明显下降，偶会发生可逆性少尿性肾衰竭。

（3）病理检查：肾活检病理分型有助于本病的诊断及预后。

（4）其他检查：肾图、B 超、CT、磁共振等均有助于本病的诊断。

4. 病理分型

肾病综合征常见的病理类型依靠肾脏穿刺活检，常见的引起原发性肾病综合征几种病理类型的特点有以下几种：

（1）微小病变性肾病：好发于青少年儿童。光镜下肾小球无明显改变，偶见上皮细胞肿胀，部分肾小管上皮细胞颗粒样变性及空泡样变性，老年患者可见不超过 10% 的肾小球硬化；免疫荧光一般阴性；电镜下可见肾小球上皮细胞广泛足突融合。临床表现为典型的肾病综合征，血尿及高血压少见，绝大多数对激素治疗敏感，但经常复发，在发病后约有 1/2 的患者自发缓解。

（2）IgA 肾病：好发于青少年男性，多在前驱感染后发病。主要病理特征是免疫球蛋白 IgA 在肾小球系膜区沉积，在毛细血管壁沉积者病理表现较重，多数伴有 C3 沉积；光镜下从无明显病变、轻度系膜增生、局灶增生、FSCS 样病变、中度及中度系膜增生、毛细血管内增生性肾小球肾炎直至增生硬化和硬化性肾炎均可见。临床上除了有肾病综合征的表现外，多有血尿、高血压及肾功能不全，治疗反应与病理改变的轻重密切相关。

（3）系膜毛细血管性肾小球肾炎：好发于青壮年男性，常有前驱感染病史；光镜下按系膜细胞、系膜基质单独或系膜细胞伴有系膜基质不同程度增生。除有肾病综合征的表现外，常伴有肾炎综合征，几乎所有患者均有血尿及低补体血症，高血压、贫血、肾功能损害等出现早且严重，治疗较困难。

（4）膜性肾病：好发于中老年男性，除出现肾病综合征外，部分患者出现镜下血尿，极易出现血栓栓塞并发症，尤其是深静脉血栓常见。40% ~50% 的病变呈良性进展，25% 的 MN 患者有自愈倾向，25% 进展至终末期肾病。文献报道，IMN 伴肾病综合征（IMN - NS）的患者，预后较差，10 年的肾存活率仅为 52% ~63%，低于不伴肾病综合征的患者。虽然 IMN 患者病情有自动缓解的可能，但研究显示，免疫抑制剂治疗后可以改善患者的肾存活率。尿蛋白水平，尿中 IgG、β_2M、α_1M、血清肌酐水平可作为判断 IMN 预后的指标。

（5）局灶性节段性肾小球硬化：好发于青少年男性，隐匿性起病，病理分为 5 型：非特殊型、脐部型、细胞型、顶部型和塌陷型。临床上呈肾病综合征的表现，常有血尿、高血压、肾功能减退，多数患者出现近曲肾小管功能障碍，对药物治疗反应较差。

【饮食宜忌】

1. 饮食原则

给予优质蛋白质饮食，水肿和大量蛋白尿期间每日蛋白摄入量应为 1 ~ 1.5g/kg，非水肿期蛋白摄入量适当减少。饮食原则以高热能、富含维生素、糖类、低脂肪为主，食物应清洁、新鲜、易消化。根据水肿的程度，给予低盐或无盐饮食，水肿消退后无须限盐，水肿严重时尚须限制进水量。饮食上合理采用补益精血的食物，对水肿期及恢复期尤为需要，诸如鱼、蛋、奶、鲜果、鲜菜等，其中鲫鱼健脾，墨鱼祛风，鲤鱼行水，都对水肿患者有益，但须补充得法，防止油腻厚味损伤脾胃，碍湿助满。

（1）宜进饮食

1）赤小豆：具有除热毒、消肿满、利尿的功效。

2）皇姑鱼：具有补肾、利尿、消水肿的功效。

3）竹笋：具有解毒透湿、利尿消肿、美容的功效。

4）金针菜：具有养血平肝、健脑益智、利尿消肿、清热利湿的功效。

5）杨桃：具有清热解毒、利尿通淋的功效。

6）芒果：具有益胃生津、通经利尿的功效。

7）菠萝：具有祛湿消肿、消食止泻、利尿抗炎的功效。

8）西瓜：具有清热解暑、利小便、消水肿的功效。

9）李子：具有清泻肝热、生津利水的功效。

10）羊肾：具有补肾气、益精髓、助阳的功效。

11）牛肉：具有补气养血、强筋健骨、利尿消肿的功效。

（2）食疗药膳方

1）大蒜 60 ~ 90g，西瓜 1 个（1500 ~ 2000g）。先用尖刀在西瓜皮上挖一个三角形的洞，大蒜去皮纳入西瓜内，再用挖出的瓜皮塞住洞口，将瓦片向上用瓦碟盖好隔水蒸熟，趁热服下蒜和瓜瓤。

2）鲤鱼 1 条，去肠脏，不去鳞，蒜瓣填入鱼腹，用纸包好，再用线缠住，外以黄泥封裹，于灰火中煨熟，去掉纸、泥，食鱼。

3）鲤鱼 1 条（约 250g），冬瓜 1000g，不加盐煮食。

4）母鸡 1 只，黄瓜 120g，炖熟烂，喝汤吃肉。

5）3 年以上绿头老鸭 1 只，去毛，剖腹，去肠脏，填入大蒜 4 ~ 5 头，煮至熟烂（不加盐或略加糖），吃鸭、蒜并喝汤，可隔若干日吃 1 只。

6）鳖肉 200g，不加盐，清炖，分 2 次服。

7）新鲜羊奶每日饮 300～600mL。

8）大鲫鱼 1 条，去内脏及鳞，加茶叶 6g，醋 3mL，炖熟后空腹吃即可。调治水肿不退。

9）黑鱼 1 尾，将茶叶放入水中煮沸，加鱼煮食。祛湿利尿，消水肿。

10）黑鱼 1 尾，去肠脏杂物，留鳞，将赤小豆和大蒜瓣填入鱼腹内，以满为度，不加盐，蒸熟后可加糖醋分数次吃完。

11）黑鱼 200g，冬瓜 50g，葱白适量煮汤即可。祛湿利尿。

12）黄豆荚壳 60g，红糖 15g。将黄豆荚壳清洗干净，放入锅内，加水适量，置于火上，先用武火煮沸后，改为用文火熬成浓汁，去渣，取汁，加红糖内服，每日服用 3次。调治水肿。

13）黄皮果叶 4～5 片。将黄皮果叶清洗干净，放入砂锅内，加水适量，置于火上先用武火煮沸后改为文火煎成浓汤，去渣，取汁，凉服。调治小便不利。

14）麦麸 80g，青嫩南瓜 250g，粟米 50g。将青嫩南瓜洗净，切成小方块，入锅，加水煮至六成熟时，放入洗净的粟米，煮沸后，加麦麸，充分拌和均匀，煮至粟米熟烂即可。每日早晚 2 次食用。调治水肿、高血压、高脂血症。

15）燕麦片 100g，南瓜 200g。先将南瓜洗净，剖开去子，切成 1cm 见方的小丁块，入锅，加水煮至半熟，撒入燕麦片，搅拌均匀，以文火再煮至沸，继续煨煮 10 分钟即可。每日早晚食用。调治高脂血症、高血压。

16）玉米须 50g。将玉米须洗净，切成几段，装入纱布袋中，放入砂锅，加清水 600mL，用小火煎成 300mL 即可。调治高血压、水肿。

17）绿豆 50g，豌豆 50g，蜂蜜 30g，湿淀粉适量。将绿豆、豌豆分别去杂后洗净，放入砂锅，加水适量，大火煮沸后，改用中火煮至熟烂，成开花状，以湿淀粉勾成糊，停火，放入蜂蜜，拌和均匀即可。每日早晚 2 次食用。调治高血压、高脂血症、水肿。

18）冬瓜子 20g，粳米 30～60g。将冬瓜子捣碎，放入砂锅内，加水适量，置于火上，煎成浓汤，去渣，取汁，入粳米煮粥。空腹每日食用 1～2 次。调治水肿、尿少。

19）虫笋、葫芦干各 100g，冬瓜皮 50g。虫笋、葫芦干和冬瓜皮加水煎汤，每日 1剂，连用 5～7 日。调治水肿。

20）白果 10 枚，糯米 30g。白果去皮与糯米同入锅内，用文火煮成粥。可常食。

21）皇姑鱼 100g。皇姑鱼肉不加盐，清蒸鱼肉即可。食用，每日 1 次。

22）泥鳅 100g，大蒜 20g。泥鳅洗净，与大蒜共炖熟，不加盐。食肉喝汤。隔日 1次，连食 1 个月。调治水肿。

23）冬瓜 250g，猪瘦肉 50g，食盐、植物油、酱油、葱、姜各适量，放入锅内煸炒，每日 1 次，连食 15～20 日。调治肾病综合征水肿。

24）栗子 1000g，白糖 500g。将栗子下锅水煮 1 小时，待冷后去皮，同白糖捣烂如泥，用酒瓶盖为模制成糕点。酌量食用。

25）山药 50g，白糖 90g，糯米 500g。将山药捣碎成粉，放入蒸锅内蒸熟，加白糖调成馅备用；糯米泡后，磨成汤圆米粉，分成若干小团；将山药馅与糯米小团包成捆，下沸水锅中煮熟即成。每日 1 次，佐餐食用。

26）栗子、粳米各 100g，冰糖 30g。将栗子用刀切开，去壳取肉，切成碎米粒大小，与粳米共入锅中，加水适量，待熟后下冰糖稍炖片刻即成。供早晚餐服食，连服数日。

27）栗子 40g，大枣 8 枚，生姜 3 片，山药、粳米各 60g。将栗子去皮切粒，山药洗净切片，同大枣、粳米、生姜入锅中，加水煮烂成粥，调入红糖即成。供早餐用，每日 1 次。

28）桑椹 1000g，糯米 500g。将鲜桑椹洗净，捣汁，再用药汁与糯米供烧煮，做成干饭，待冷。将酒曲打碎，加入冷却的糯米饭内，拌匀，装入瓷盆内，加盖盖好，放置发酵数日，即成酒酿。每日取 2～3 匙，加适量水，煮沸后即可食用，每日 1 次。

29）杜仲 15g，丹参 30g，川芎 20g，粳米 100g。先煎杜仲、丹参、川芎，去渣取汁，加入洗净后的粳米煮粥，粥将熟时入白糖适量，稍煮即可。每日 2 次，温热服，7～10 日为 1 个疗程。

30）茯苓 25g，赤小豆 30g，大枣 10 枚，粳米 100g。先将赤小豆冷水浸泡半日后，与茯苓、大枣、粳米煮为粥。早晚餐温热服食。

31）扁豆 15g，山药 25g，芡实 20g，莲子 20g，冰糖 30g。将上 4 味洗净，共入锅中，加水适量，炖熟后，调入冰糖使溶化即成。每日 1 剂，连用 5 剂为 1 个疗程。

32）鲜白茅根、粳米、赤小豆各 200g。鲜白茅根加水适量，煎汁去渣，加入粳米、赤小豆煮成粥，每日分 3～4 次食用。

33）玉米 50g，白扁豆 25g，大枣 50g。将上 3 味共煮成粥，每日食用 1 次。

34）枸杞子、白糖、松子仁各 30g，鲜虾 100g，植物油、葱、绍酒各适量。将鲜虾仁洗净，枸杞子、松子仁去杂质，将炒锅加植物油，烧六成热时，加入葱、虾仁、松子、枸杞子、绍酒、白糖，炒熟即成。每日 1 次，佐餐食用。

35）鲍鱼 50g，胎盘粉、冰糖各 30g。将鲍鱼切片、冰糖打成屑，放入蒸碗内，加入胎盘粉，加清水适量，上笼蒸 40 分即成。每日 1 次，单食用。

36）巴戟天 20g，龙虾 200g，食盐、绍酒、姜、葱各适量。将巴戟天、龙虾洗净，放入蒸盆内，抹上食盐、绍酒，加入葱、姜，上锅蒸 15 分钟即成。佐餐用，每日 1 次。

37）黑豆 50g，田鸡 500g，食盐适量。将田鸡清洗净后放入锅中，加水适量，并放入洗净黑豆及食盐，炖至豆烂肉熟为止。分次吃肉、豆，喝汤。

38）枸杞子 10g，植物油 30g，虾仁 20g，粳米饭 100g，葱、姜各适量。将洗净的虾仁、枸杞子与切好的葱、姜待用，将锅里的油加热至六成时，放入葱、姜，入虾仁炒 1 分钟，加入米饭，翻炒，再加入枸杞子炒 3 分钟即成，每日 2 次。

39）带皮花生仁 1000g，陈皮 50g，米醋 150g，茴香少许。花生洗净，将花生、陈皮放入大砂锅内，加水煮沸 15 分钟后，加米醋、食盐、茴香，改小火煮约 1 小时，至花生仁熟烂；后弃陈皮渣，将花生经过几次烘、晒后，至花生干透后备用。每日 2～3 次，每次 20～30 粒，作零食用。

40）荸荠、荠菜各 100g，水发香菇 50g，植物油适量。荠菜洗净并切末，荸荠去皮，香菇切丁，锅内放植物油烧热，倒入荸荠丁和香菇丁，翻炒后加水煮沸，再入荠菜末，调味，勾薄芡即可。每日1次，单食或佐餐用。

41）冬瓜250g，蚕豆、绿豆各60g，扁豆15g。冬瓜洗净，去皮切块，同蚕豆、绿豆、扁豆共入砂锅中，加水适量煮汤。每日1剂，连用7～10日。

42）蚕豆250g，冬瓜皮100g。将蚕豆、冬瓜皮洗净后。共入砂锅内，加水煮熟即成。吃豆饮汤，每日分2次食完，连用7日为1个疗程。

43）核桃仁10枚，蜂蜜30g。核桃仁加水适量，煮沸15分钟后调入蜂蜜即可，每日1剂，长期服用。

44）燕麦片100g，赤小豆50g。将赤小豆除去杂质，清洗干净，放入锅内加水适量，置于火上，煮至赤豆熟而开花，下入燕麦片搅匀，离火出锅，即可食用。具有利水除湿、消肿解毒的作用，对治疗肾病综合征有奇效。

45）墨鱼200g，冬菇片10g，笋片75g，葱段10g，辣椒干、胡椒粉、食盐、米醋、酱油、味精、黄油、湿淀粉、食油各适量。将上述原料下锅炒熟，即可食用。具有益胃、滋阴、利尿的作用。

46）海带500g。将海带泡软切丝，再上炒锅炒干，装入瓷碗内，备用。每日服用1次，每次3g，用开水冲泡，代茶饮用。具有利尿、泻热的作用。

47）鲜竹叶菜50g，加水250mL，煎至150mL，取汁。每日分1～2次服用。具有清热透表、利水通淋的作用。

48）绿茶9g，绿豆30g，红糖适量。将绿茶放入纱布袋内，绿豆打碎，一起放入锅内，加水300mL，去茶叶包，加红糖调溶饮服，每日服用1剂，分1～2次饮用。具有清热解毒、利尿消肿的作用。

49）糯米200g，红小豆100g，白糖、桂花各适量。将红小豆淘洗干净。把糯米淘洗干净，放入锅内，加入红小豆和清水，用武火烧开后，转文火熬至黏稠，盛入碗内，加入白糖、桂花，搅匀即成。具有健脾养血、利尿消肿的作用。

50）大枣15枚，红小豆100g，花生100g。将大枣、红小豆、花生仁分别清洗干净，放入锅内，加水适量，置于火上，先用武火煮沸后，改为用文火熬煮至熟烂，即可食用。每日早晚各食用1次。具有补益心脾、利尿消肿的作用。

51）番茄500g，蜂蜜30g。将番茄清洗干净，用沸水冲烫片刻，连皮切成小块，放入果汁机中，快速绞打成浆汁，收取汁液，倒入杯中，调入蜂蜜搅匀即可。每日早晚分饮。具有养血补血、利尿降压的作用。

2. 饮食禁忌

（1）忌有刺激性、含嘌呤高的食物：刺激肾脏细胞的食物有菠菜、芹菜、小萝卜、豆类及其制品、鸡、鱼、鸭、肝脏、猪头肉等。因这些食物含嘌呤量高或含氮量高，在肾功能不全时，其代谢产物不能及时排出，对肾脏不利。

（2）忌长期禁盐：正常人每日摄入的食盐为10g，限盐对本病水肿者有重要意义。但如果长期忌盐，或用利尿剂过多，或因感染吐泻使盐摄入不足，排出过多，就可引起低钠综合征。此外，患者因禁盐饮食无味而食欲不振，还会影响蛋白质和热量的摄入。因此，限盐饮食应以患者耐受且不影响食欲为度，低盐饮食的食盐量以每天 3～5g 为宜。如水肿严重，食盐每日应限制在 2g 以下或无盐饮食。

（3）忌低蛋白饮食：由于大量的蛋白从尿中排出，易导致低蛋白血症、水肿、抵抗力下降及血栓形成，因此，肾病综合征患者应给予高蛋白饮食。但高蛋白饮食又可引起肾小球损害，而血浆蛋白水平并不增加，为此，必须供给优质蛋白，如牛奶、鱼、瘦肉、鸡蛋等，每日蛋白质的摄入量为 1～1.2g/kg。

（4）忌过食辛辣肥甘之品：辛辣之品（如辣椒、花椒等）可助火伤津，肥甘之品（如肥肉、油炸食品等）可助湿，湿热内蕴，损伤脾胃，阻滞气化，使水湿内停，水肿加重，不利于病情的恢复。

（5）忌高动物脂肪饮食：肾病综合征多有高脂血症，患者往往有不同程度的贫血，动物脂肪对贫血是不利因素，可加重动脉硬化，抑制造血功能。如没有脂肪摄入，机体会变得更加虚弱，故可用植物油代替，每日摄入量以 60～70g 为宜。

【药物宜忌】

1. 西医治疗

肾病综合征的治疗不仅以减少或消除尿蛋白为目的，而且应当重视保护肾功能，减缓肾功能恶化的程度，预防合并症的发生。

（1）休息：当肾病综合征发生时应以卧床为主，可在床边或床旁做适当活动。当肾病综合征缓解后可逐步增加活动，但应注意观察尿蛋白的情况，如果尿蛋白在活动后增加时，则应酌情减少活动。

（2）对症治疗

1）利尿治疗：常用的利尿剂有噻嗪类利尿剂、保钾利尿剂及祥利尿剂，在应用时常以前两种利尿剂作为基础治疗，常用氢氯噻嗪 25mg，每日 3 次；螺内酯 20mg，每日 3 次，两者并用可提高利尿效果，减少电解质的紊乱，尤其是钾的代谢紊乱，在上述利尿剂效果不佳时，可在提高血浆胶体渗透压、补充血容量的基础上，应用祥利尿剂。

肾病综合征的患者血浆渗透压低，临床常用渗透性利尿的方法来利尿消肿。常用不含钠的右旋糖酐 40 或 706 代血浆静脉滴注，隔日 500mL，静脉滴注，在血浆内可提高胶体渗透压，又可经肾小球全部滤过，在肾小管内不能被重吸收而形成高渗，起到渗透性利尿作用。

静脉输注血浆白蛋白，可以提高血浆胶体渗透压，防止血管内水分外渗，并促进组织中水分回吸收，也可起到利尿作用。但是，近年来的研究表明，过多过频的应用血浆白蛋白，可引起肾小球脏层上皮及肾小管上皮细胞损伤，而影响药物的疗效，使疾病延迟缓解，严重时可损坏肾功能。

2）减少尿蛋白：肾病综合征时持续性大量蛋白尿可加重肾脏病变，促进肾小球硬化，因此对症性减少尿蛋白，有时很有必要。以往常用非类固醇类消炎药通过抑制前列腺素的合成来减少肾小球血流量及滤过率，使尿蛋白减少。但这类药物本身对肾脏不利，现已经少用。

近年来，血管紧张素转换酶抑制剂应用于临床肾脏病的治疗，该类药物通过降低肾小球内高压，可对症性减少尿蛋白。常用卡托普利每次 12.5～25mg，每日 3 次，用药期间需注意血钾的变化，尤其是在肾功能不全时。

3）降脂治疗：针对肾病综合征时的高脂血症，建议积极应用降脂药物治疗。羟甲戊二酸单酰辅酶 A 还原酶抑制剂是比较有效的药物，可口服洛伐他汀 40mg，每日 2 次，或辛伐他汀 20mg，每日 2 次，均无明显的不良反应。目前，国外有报道用双滤过血浆置换可将过多血质除去。

4）抗凝治疗：肾病综合征患者易发生血栓、栓塞并发症，一般认为，血白蛋白低于 20g/L 时，提示高凝状态，应开始预防性抗凝治疗。常用肝素 25～50mg，每 12 小时 1 次，深部肌内注射，维持凝血时间高于正常 1 倍；亦可服用华法林或其他双香豆素类药物，注意监测凝血酶原时间，一般凝血酶原国际标准化比率（INR）维持在 2.0～3.0。同时可辅助应用血小板聚集药双嘧达莫 300～400mg/d，或阿司匹林 50～100mg/次。

（3）主要治疗——抑制免疫与炎症

1）糖皮质激素：该类药物通过以下几个方面发挥抗炎作用：抑制 IL-2 等的合成，从而阻止 T 细胞的活化；降低毛细血管通透性，促使水肿消退及组织中各种活性物质释放减少；减少巨噬细胞和粒细胞与受损的毛细血管内皮的粘连，抑制趋化因子的产生；干扰巨噬细胞吞噬抗原及其在细胞内的转化；抑制磷脂酶 2 的作用，使前列腺素和白三烯的合成减少；阻断受伤和炎症组织所释放的缓激肽的活化；抑制中性蛋白酶、胶原酶和弹性蛋白酶的作用。临床常用泼尼松口眼，如患者有肝功能损害时，常用泼尼松龙口服。临床用药方案原则如下：①起始用量要足，一般泼尼松首次剂量为 1mg/（kg·d）（最大量一般不超过 80mg），用药 8～12 周。②减撤药要慢，一般有效患者每 2～3 周减原用量的 5%～10%，当减至每日 20mg 左右时，应当谨慎减药；此时也可改为隔日顿服。③维持用药要久，一般以最小有效量（每日 5～10mg）作为维持量，至少维持 3 个月以上。长期大量应用激素最常见的不良反应为并发和（或）加重感染、类肾上腺皮质功能亢进症、水电解质平衡失调、神经精神症状等。

2）细胞毒药物：常用于激素依赖性或激素无效型肾病综合征，常配合激素治疗可提高缓解率，一般不作为首选用药及单独应用。临床常用的细胞毒药物有以下几种：①环磷酰胺：是目前国内外临床最常用的细胞毒药物，有较强的免疫抑制作用。剂量为 100mg/d，或每日 2mg/kg，分 1～2 次，口服；也可用 200mg 隔日静脉注射，累计用药量达到 6～8g 后停药。不良反应有骨髓抑制、脱发、出血性膀胱炎及肝功能、性腺损害。②其他细胞毒药物：如氮芥、苯丁酸氮芥、硫唑嘌呤、长春新碱等亦有用于治疗肾病综合征的报道，它们不是因为不良反应大，就是因为疗效较弱，故临床上现已少用。

3）近年来，一些新的免疫抑制剂应用于难治性肾病综合征的治疗，比较常用的是环孢素和霉酚酸酯。环孢素一般开始用量为每日 3～5mg/kg，而后根据血药浓度调整剂量，一般维持血药物谷值浓度在 100～200ng/mL，用药时间至少 6 个月。该药物由于其有明显的肾脏毒性及停药后易复发，限制了其临床应用。另一种药物霉酚酸酯，用药剂量为 0.75～1.0g，口服，每日 2 次，在用药 3～6 个月后减量维持。到目前为止，除有报道应用霉酚酸酯偶可出现肝功能损坏外，未见其他毒副反应的报道。

4）要提高肾病综合征的疗效，减少不良反应，除按上述要求合理用药外，还必须做到有区别地进行个体化治疗。参考患者年龄、体重及体质调整剂量固然重要，但更重要的是依据肾小球疾病病理类型制订相应的治疗方案。

①微小病变性肾病：此类型肾病综合征对激素治疗较为敏感，但病情缓解后常常复发，且复发率与首次激素治疗有关。因此强调首次治疗必须激素剂量要足够：每日泼尼松 1mg/kg（≤80mg）、甲泼尼龙 0.8mg/kg（≤64mg）。用药时间要充分：一般足量激素治疗 6～8 周、如足量激素治疗 8 周末获得完全缓解时，可适当延长足量激素治疗至 12～16 周，但需注意防治副作用，合用细胞毒素药物，可减少激素用量，减少复发。有效者减药速度要慢：蛋白尿转阴后 2 周逐渐减量，每 2 周减去原剂量的 5%～10%。减药至小剂量时需维持治疗：减量到 5～10mg/d（甲泼尼龙 4～8mg/d）时，至少维持 3 个月以上。

②系膜增生性肾炎：如系轻度系膜增生，治疗按照微小病变肾病的治疗方案的基础上，适当延长疗程；对激素无效或部分缓解的患者，宜加用细胞毒性药物。如中、重度系膜增生，首先用标准剂量激素治疗，无效时减量至最小剂量（泼尼松隔日 1mg/kg）持续治疗 1 年，也可以加上一个疗程细胞毒性药物。此方案仍无效，进行对症治疗。

③局灶节段性肾小球硬化（FSGS）：治疗有一定的争议。过去认为对激素的反应差，目前发现延长激素治疗的时间可以使 FSGS 的缓解率增加 30%，总缓解率可达 40% 以上。糖皮质激素是 FSGS 治疗的基础药物，但对 FSGS 的患者应有足够的疗程，延长治疗时间至 4～6 个月才能评估其是否为激素抵抗；同时缓慢减量，在泼尼松减至 10～15mg/d 时酌情维持 2～3 个月，再缓慢减量，总疗程约 9 个月至 1 年，减少 FSGS 的复发率。对于激素抵抗的患者，激素联合环孢素治疗，可使 FSGS 的缓解率（完全缓解和部分缓解）达 70%。环孢素是激素抵抗/依赖 FSGS 的首选药物，疗效明显，尽管其停药后高复发率和潜在的肾毒性，但环孢素能明显改善患者预后。在获得完全缓解后，环孢素逐步减量至最小有效维持剂量 0.5mg/（kg·d）治疗 1～2 年；部分缓解患者需最低剂量环孢素维持。同时仔细监测环孢素的血药浓度和肾功能。激素联合静脉使用环磷酰胺和口服环磷酰胺治疗 FSGS 的效果较差。霉酚酸酯治疗激素抵抗 FSGS 能增加缓解率、降低复发率，减少不良反应。目前尚无有关霉酚酸酯治疗激素抵抗的原发性 FSGS 的 A 级循证医学依据。在其他药物治疗效果差或出现严重不良反应不能耐受时，可考虑用 MMF 治疗。他克莫司在原发性 FSGS 中的应用报道不多。对于环孢素治疗无效的 FSGS 患者，使用他克莫司可以提高缓解率，但停药后复发率高。目前有关他克莫司治疗激素抵抗的原发性 FSGS 的循证医学依据比较少，仅作为对于环孢素治疗无效的 FSGS 的二线药物选择。

④膜性肾病：首先应对症治疗：应用 ACEI/ARB 类药物不仅可以提高肾小球基底膜蛋白的选择性，减少尿蛋白，也可控制高血压，延缓肾功能不全的进展；应用抗凝

剂预防血栓栓塞并发症，应用他汀类及贝尔类降脂药调节脂代谢紊乱。对于原发性MN，其自发缓解率约为30%，缓解时间在18~23个月。目前应用糖皮质激素治疗仍存在争议。一般认为单用糖皮质激素在诱导膜性肾病患者肾病综合征缓解或保护肾功能方面常常无效或疗效非常有限，不主张单独使用，应联合使用免疫抑制剂。2012年KDIGO指南建议表现为肾病综合征的膜性肾病患者经过6个月降尿蛋白治疗，但尿蛋白仍持续大于4g/d或维持在高于基线水平50%以上，且无下降趋势；或存在肾病综合征相关的严重并发症；或6~12个月血清肌酐升高≥30%者应启动免疫抑制治疗。指南推荐首选糖皮质激素联合烷化剂，初始方案：第1、3、5月初给予甲泼尼龙（1.0g/d），静脉滴注3天，之后改为[0.5mg/（kg·d）]，口服27天；第2、4、6个月停用激素，给予苯丁酸氮芥[0.15~0.2mg/（kg·d）]或环磷酰胺[2.0mg/（kg·d）]，口服30天。研究表明，该方案无论在降低尿蛋白还是肾功能保护方面均有统计学差异。

⑤IgA肾病：原发性IgA肾病的临床和病理表现多样，应根据肾脏病理和临床表现选择适当治疗方法，强调激素联合其他药物（免疫及非免疫药物）的综合治疗。对于尿蛋白≥3.5g/24h，临床表现为肾病综合征的IgA肾病患者，若肾功能正常，可应用糖皮质激素[起始剂量：泼尼松0.5~1.0mg/（kg·d）或甲泼尼龙0.4~0.8mg/（kg·d）；减量：持续给药6~8周后逐渐减量；维持用量：每日或隔日5~10mg，总疗程：6个月或更长时间]；若肾功能减退，肾活检病理为活动性的、增殖性病变为主，可以考虑糖皮质激素治疗或联合应用免疫抑制剂。临床表现为急进性肾炎，病理提示为Ig AN-新月体肾炎类型治疗同急进性肾炎甲泼尼龙冲击治疗。甲泼尼龙0.5~1g/d冲击3天，根据病情可重复1~2个疗程，然后予泼尼松（龙）0.6~1.0mg/kg或甲泼尼龙0.5~0.8mg/kg，口服治疗，疗程同上。若病理提示严重的肾小球硬化及间质纤维化，则激素疗效常较差，如用药后尿蛋白无明显减少，则根据病情及时减量并停药。

⑥膜增生性肾小球肾炎：糖皮质激素和免疫抑制剂的疗效不肯定，目前没有较为统一的治疗方案，糖皮质激素治疗可能对改善Ⅰ型MPCN患者的肾功能有效，尤其对儿童。尽管此型肾病较多出现大量蛋白尿、肾小管间质病变及肾功能恶化，但对其治疗仍然缺乏有效的方法，且其合理治疗仍然有争议。儿童患者出现大量蛋白尿或肾功能不全时，对大剂量激素的治疗可能有反应，但必须维持在6~12个月以上。对于成年人，建议应用对症处理，加用双嘧达莫50~100mg，每日3次口服；阿司匹林75~100mg，每日3次，口服，以延缓肾功能恶化。如有广泛的新月体形成，则应使用强有力的免疫抑制剂。

2. 中医治疗

（1）水肿阶段

1）脾虚湿困

主症：肌肤或全身水肿，持续较久或轻度水肿，气短乏力，尿有大量蛋白，纳呆，腹胀满，面色萎黄少华，血清蛋白明显降低，苔薄白，脉濡软。

方药：泽泻、抽葫芦、厚朴各10g，陈皮、炒白术、甘草各6g，紫苏梗、知母、茯苓、炒枳壳、麦冬、猪苓各9g。

加减：感受风热，出现发热、咳嗽、咽痛时，可去紫苏梗、白术，加薄荷、荆芥穗、连翘、金银花；感受风寒而见畏寒、身热、肢冷者，可加羌活；防风、紫苏叶；兼受时邪者，可加太子参、葛根、柴胡，仿人参败毒散之意，以扶正祛邪；病久气阴两虚，或久服激素，出现面赤火升、阴虚阳亢时，可去白术、猪苓，重用知母、麦冬，配生地黄以甘润滋阴。

用法：水煎服，每日1剂。

2）脾肾阳虚

主症：水肿较甚，以下肢腰背为主或伴有腹水、胸腔积液、小便不利，纳差，便溏，面色㿠白，形寒肢冷，舌质淡，体胖大，苔薄白，脉沉细；并具备典型的"三高一低"症。

方药：熟附片（先煎）6～30g，干姜9～15g，茯苓30g，白术15g，白芍9～12g，桑白皮12～30g，陈皮9～18g，生姜皮12g，大腹皮18～30g。

加减：为增加利尿消肿之速度，加牛膝、车前子、防己；若水肿重而用上方不佳者，可合用己椒苈黄汤（防己、椒目、葶苈子、大黄），辛宣苦泄，导水从小便而去，攻坚决壅，逐水从大便而去，前后分消，以除水湿；效果仍欠佳者，可合用十枣汤（大戟、芫花、甘遂各等份，另以大枣10枚煎汤，药末每服3～6g，每日服2次）峻下逐水，两方应用均应适可而止，或攻补交替。

用法：水煎服，每日1剂。

（2）与激素联合应用阶段

1）肝肾阴虚

主症：大剂量应用激素之后，出现面部烘热，兴奋易动，烦躁易怒，口干苦而燥，舌质红，脉细数或弦数。

方药：炙龟甲、炙鳖甲各15g，女贞子60g，生地黄、墨旱莲各30g，黄柏、知母、山药、茯苓、牡丹皮、泽泻各10g。

加减：应用本方后，医源性库欣综合征症状逐渐减轻，糖皮质激素用量逐步减少，尿蛋白消失，可先减去炙鳖甲，然后再减去炙龟甲，加入枸杞子、黄精等；若医源性库欣综合征消失，糖皮质激素减少到维持量时，加用紫河车10g，分2次吞服；若激素没有停用，尿蛋白消失，一切化验正常，去炙鳖甲、炙龟甲，加用仙茅、淫羊藿、巴戟天。

用法：水煎服，每日1剂。

2）阴阳两虚

主症：撤减激素时出现依赖或者反跳，阳气虚弱、肾精亏损较为显著，下肢及腰部明显水肿，食欲缺乏，大便溏、小便不利，面色㿠白，形寒肢冷。

方药：何首乌、山药、黄芪、太子参、甘草、紫河车各等份。

加减：肾病未愈而继发医源性皮质醇过多症或继发感染，是由于水去浊留，蕴积化热，临床表现为面红体胖、五心烦热、夜寐少安、心悸头晕、咽干溲赤、大便秘结、舌红苔腻、脉滑而数，服上方时可加清热解毒之品，如白花蛇舌草、紫花地丁、带心连翘；出现库欣综合征，可配生地黄、甘草、知母使用；病久瘀浊交阻，肌肤甲错，舌紫苔白，脉弦而数，可加活血化瘀药（如丹参、益母草、泽兰、水蛭等）；若肾阳虚衰显著时，加用巴戟天、仙茅、淫羊藿、制附片、肉桂等，以加强温阳补肾之效果；在撤减激素时，若阴阳出现偏颇，可用生地黄 30~60g，淫羊藿 10~30g 为对药，增补阴阳，偏阴虚重用生地黄，偏阳虚时，随激素逐渐减少而逐渐增加淫羊藿的用量。

用法：共为散剂，每次 1.5g，每日 3 次，温开水送下。

（3）水肿消退阶段

1）补益脾肾，固涩精微法

主症：尿蛋白长期不消，出现虚证与实证夹杂的证候。症见全身水肿，形寒肢冷，口干而燥，兴奋易动。

方药：黄芪 40g，莱菔子 25g，芡实、菟丝子、草薢、泽兰、益母草、丹参、地龙各 20g，山药 15g。

加减：脾肾气虚者，加五味子以补脾肾；肾阳虚甚者，加益智仁以温肾阳；肾阴虚甚者，加生地黄以滋肾阴。

用法：水煎服，每日 1 剂。

2）益肾健脾法

主症：蛋白尿长期不消，伴脾胃虚弱。症见全身皆肿，腰膝酸软，神疲肢冷，胸闷难卧。

方药：黄芪 12g，党参、白术、茯苓、泽泻、石韦、野山楂、丹参、山茱萸各 9g。

加减：肾阳虚明显者，加淫羊藿、巴戟天、淡附片以温补肾阳；伴有肾阴虚者，加女贞子、墨旱莲、枸杞子、生地黄、熟地黄以滋补肾阴；若蛋白尿高者，加薏苡仁、玉米须甘淡健脾利湿。

用法：水煎服，每日 1 剂。

3）益气活血法

主症：尿蛋白长期不消，伴易于感冒及瘀血症状，以及唇、舌、肌肤瘀点，面部烘热等。

方药：黄芪 60g，党参、白术、茯苓、车前子（包）、丹参、益母草各 30g，当归 15g，赤芍、川芎各 10g。

加减：脾虚湿泛者，加薏苡仁、猪苓以健脾利湿；脾阳虚者，可加制附子、淫羊藿、巴戟天、菟丝子以温补脾肾；湿热偏盛者，可加知母、黄芩、栀子以清热祛湿。

用法：水煎服，每日 1 剂。

4）温肾助阳，化气行水法

主症：尿蛋白长期不消，属于难治性肾病者。症见全身乏力，面部及全身水肿，胸闷心悸，形体难卧。

方药：熟地黄、黄芪各 30g，肉桂 3g，麻黄、白芥子、干姜各 6g，鹿角胶（另烊）12g，益母草 15g。

加减：若心悸、唇绀、脉结代者，则甘草改为炙甘草30g，加丹参以活血通脉定悸；若喘促、汗出、脉虚面浮者，宜重用人参（另炖）10g，加五味子、煅牡蛎以益气固脱，宁心定悸。

用法：水煎服，每日1剂。

（4）中医辨证治疗

1）风热犯肺

主症：眼睑颜面水肿，迅速遍及全身，而以面目尤甚，小便短少，恶寒发热，咽喉肿痛，头身疼痛，肢节酸楚，舌红苔薄白，脉浮而数。

方药；麻黄6~9g，连翘12g，桑白皮15~30g，石膏、赤小豆各30g；白术10g，甘草3g，生姜9g。

加减：风热表证明显者，加荆芥、金银花、羌活；咳喘较甚者，加杏仁、前胡；小便热涩短少者，加猪苓、玉米须、白花蛇舌草；汗出恶风、一身悉肿、卫阳已虚者，可选用防己黄芪汤加减。

用法：水煎服，每日1剂。

2）水湿浸渍

主症：肢体水肿，按之没指，下肢尤甚，小便短少，身重困倦，胸闷腹胀，纳呆泛恶，舌苔白腻，脉沉缓。

方药：桑白皮15~30g，橘皮12g，大腹皮30g，茯苓皮20~30g，生姜皮6~12g，苍术6g，厚朴6~15g，泽泻20g，桂枝5~10g，白术10g。

加减：上半身肿甚、咳喘气逆者，加麻黄、杏仁、葶苈子；腹胀脘痞者，加干姜、椒目；纳呆泛恶者，加制半夏、神曲、竹茹；脾气素虚者，加黄芪、党参。

用法：水煎服，每日1剂。

3）湿热壅盛

主症：遍体水肿，肿势多剧，皮肤绷紧光亮；面红气促，口苦口黏，口干不欲饮，胸脘痞闷，腹大胀满，或痤疮感染，或继发性痈疖、疮痍溃烂；小便短赤，大便不畅；舌边尖红，苔黄腻或薄黄，脉沉数或滑数。

方药：金银花30g，野菊花、紫花地丁各12g，紫背天葵9g，黄柏10~15g，防己、苍术各10g，蒲公英、萆薢各15g。

加减：若风毒过盛者，加荆芥、防风；皮肤痒疹、红赤灼热、血热盛者，加赤芍、牡丹皮、紫草、地肤子；大便干结，加生大黄；若湿盛口苦黏腻，加藿香、佩兰、薏苡仁；小便短涩不利，加白茅根、泽泻、玉米须。

用法：水煎服，每日1剂。

4）脾肾阳虚

主症：全身皆肿，腰背以下尤甚，按之凹陷不易恢复，或伴胸水、腹水、小便不利，腰膝酸软；神疲肢冷，纳减便溏，脘腹胀闷，甚则心悸气促，胸闷难卧；面色萎黄或㿠白，颜面虚浮；舌质淡胖，舌苔白润或薄腻，脉沉细无力。

方药：肉桂5g，附子（先煎）、山药、牛膝、泽泻、白术各15g，茯苓15~30g，白芍、生地黄、山茱萸各 12g，车前子 30g（包），牡丹皮 10g，生姜 6g。

加减：阳虚明显者，加淫羊藿、巴戟天；气虚明显者，加黄芪、党参；尿蛋白长期不消者，加金樱子、芡实、薏苡仁；心悸、唇绀、脉虚数或结代者，宜重用附子，再加桂枝、炙甘草、丹参；若见喘促、汗出、脉虚而数者，宜重用人参、蛤蚧、五味子、山茱萸、牡蛎。

用法：水煎服，每日 1 剂。

5）阴虚湿热

主症：多见于久服激素之后，面呈满月状，面红肢肿或不肿，怕热汗出，手足心热，疖肿满布，口苦口黏，小便短涩，大便干结；舌质偏红，舌苔薄黄而腻或少苔，脉弦滑数或沉细数。

方药：生地黄、山药、茯苓各 20g，知母 12g，黄柏、牡丹皮各 10g，山茱萸、泽泻各 15g。

加减：若兼疮疖感染、热毒较盛者，加板蓝根、金银花、蒲公英；大便秘结者，加芒硝、大黄；面烘热、手足心热、易汗出者，加地骨皮、女贞子、墨旱莲；口干咽燥者，加麦冬、玉竹、石斛。

用法：水煎服，每日 1 剂。

6）瘀水互结

主症：尿少水肿，肿势轻重不一，水肿日久不消，面色黧黑，口唇色暗，肌肤紫暗或呈瘀斑、瘀点，妇女月经不调或闭经，皮肤粗糙；舌质暗红或紫暗，舌边有瘀斑、瘀点，苔薄白，脉细涩或弦涩。

方药：桃仁、生地黄、白术各 12g，红花、当归、赤芍、川芎各 10g，茯苓 20g，泽泻 15g。

加减：若伴气虚者，加人参、黄芪；伴阳虚者，加淫羊藿、巴戟天；伴阴虚者，加生地黄、鳖甲、地骨皮；伴血尿者，加白茅根、藕节炭、蒲黄、大蓟、小蓟；水肿甚者，加猪苓、车前草。

用法：水煎服，每日 1 剂。

（5）激素治疗过程中的中医药治疗

1）激素治疗早期：在激素治疗的早期，由于激素疗效尚未显示，水、钠潴留的不良反应常不明显，故原有水肿、尿少的患者，此期水肿可加重，尿量更少，若用健脾利水或温阳利水之剂，常可减轻激素引起的水、钠潴留。药用制附子 9g，猪苓、茯苓各 15g，白术、泽泻各 12g，白芍 10g，干姜 6g。水肿明显者，加车前子；腹胀者，加大腹皮；畏寒肢冷者，加巴戟天、肉桂。

用法：水煎服，每日 1 剂。

2）激素治疗中晚期

①阴虚内热：五心烦热，失眠多梦，潮热盗汗，口干舌燥，腰酸膝软，尿赤，咽痛，舌质红嫩，脉细数。药用知母、黄柏各 9g，熟地黄、龟甲、山药、茯苓各 15g，山茱萸、牡丹皮各 12g，泽泻 20g，甘草 6g。若口干喜饮者，可加沙参、麦冬以生津

止渴。

②阳盛热炽：面色红或潮红，兴奋失眠，多汗，食欲亢进，五心烦热，或有头晕头痛，舌红，苔薄黄，脉数有力。药用金银花、连翘、蒲公英、紫花地丁各15g，桔梗9g，芦根、白茅根各30g，白花蛇舌草、板蓝根各20g，甘草6g。如全身水肿，可加清热利水之通草、滑石、车前子。

③湿热郁积：咽痛，皮肤痤疮，疖肿，口干口苦，怕热多汗，小便短赤，大便秘结不畅，舌边尖红，苔薄白腻或黄腻，脉滑数。药用知母、黄柏各10g，金银花、紫花地丁各15g，苦参、野菊花、蒲公英各20g，牡丹皮12g，生地黄24g，薏苡仁、茵陈各18g。若热郁日久不解，可加浮萍、蝉蜕以发散风热；小便黄赤重者，加通草、白茅根利尿清热，使邪有出路。

上方均水煎服，每日1剂。

（6）免疫抑制药不良反应的中医药治疗

1）早期（或胃肠道反应期）：恶心，呕吐，纳差或吞酸，口淡无味，舌淡，苔白，脉细数。药用木香6g，砂仁9g，陈皮、半夏各10g，党参30g，白术12g，茯苓15g，黄芪20g，甘草5g。若呕恶明显，可加代赭石、竹茹。

2）中期（免疫力低下期）：四肢乏力，少气懒言，面色㿠白，食欲缺乏，腰膝酸软，舌淡，苔薄白，脉细弱。药用黄芪30g，党参、何首乌各20g，白术、当归、川芎各12g，茯苓、白芍、熟地黄各15g，砂仁9g。若肾虚明显者，加淫羊藿、肉苁蓉等。

3）晚期：脱发、头晕耳鸣，潮热颧红，舌红少津，脉沉细。药用熟地黄18g，肉苁蓉、山药、菟丝子、龟甲胶（烊化）各15g，枸杞子、山茱萸、牛膝、鹿角胶、阿胶（烊化）各12g，生牡蛎10g。伴阴虚内热之象者，加知母、地骨皮；口干者，加沙参、麦冬。

上方均水煎服，每日1剂。

（7）激素减量过程中的中医药治疗：在激素减量过程中，机体阳虚证逐渐明显。药用肉桂3g，制附子、熟地黄、山茱萸、山药、巴戟天、补骨脂各9g，淫羊藿、仙茅各15g。若阴虚明显者，加紫河车、鹿角胶、阿胶、龟甲等。水煎服，每日1剂。

（8）激素、免疫抑制药撤减后的中医药巩固治疗

1）阳虚：形寒肢冷，面色㿠白，肢肿或周身水肿，腰酸膝软，尿少，夜尿多，小便清长，舌质淡胖或淡红，苔薄白，脉沉细。药用熟附子6g，仙茅、淫羊藿、白术各10g，猪苓12g，泽泻20g，茯苓、车前子各15g。如虚寒较甚，加胡芦巴、巴戟天、肉桂；如水邪凌肺，肾不纳气者，可加党参、炙甘草、五味子；如出现泛恶欲吐、困倦，甚至口有尿味者，宜加大黄、半夏以解毒降浊。

2）气虚：面色萎黄，少气乏力，下肢困倦，腰膝酸软，纳呆，食后腹胀，便溏，轻度水肿，舌质淡红，苔薄白，脉细弱。药用黄芪30g，党参20g，白术12g，茯苓、陈皮、薏苡仁、猪苓、胡芦巴各15g。如水湿过重，可加桂枝、泽泻；食欲欠佳者，可加砂仁、神曲；呕恶者，加半夏、生姜。

3）湿热：面色潮红，体肿，怕热多汗，心烦心悸，失眠，头胀痛，鼻流脓涕，咽

部干痛，口干苦，痤疮，小便短赤，大便秘结，舌尖边红，苔黄腻或薄黄，脉滑数或弦数。药用：金银花、连翘、猪苓、茯苓各15g，牡丹皮10g，泽泻、薏苡仁各12g，滑石、金钱草各20g，白茅根30g。腹部胀满，大便秘结者，加大黄；若反复外感风热者，可加白术、防风、荆芥。

4）血瘀水滞：面色黧黑或萎黄，唇舌肌肤瘀点或色素沉着，尿少，水肿，食欲缺乏，舌质紫暗，脉沉细或涩。药用：泽兰、益母草各30g，防己10g，丹参、猪苓各15g，泽泻20g，牛膝12g，甘草5g。若呕恶明显者，多为浊邪不降，加熟大黄、半夏以降浊通便。

5）肝肾阴虚：五心烦热，头晕耳鸣，潮热盗汗，口干咽燥，少寐多梦，腰膝酸软，便干尿赤，胁肋隐痛，舌尖红，少苔或苔薄黄，脉弦数或细数。药用熟地黄、牡丹皮、山药、茯苓、泽泻各15g，山茱萸、龟甲各12g，知母、黄柏、牡蛎各10g。如有内热口干，舌绛少津，加玄参、石斛；或有潮热烦躁者，加银柴胡、地骨皮、竹叶；瘀血明显者，加川芎、丹参、益母草。

6）湿郁络阻：全身困重乏力，胃纳减退，呈满月脸，水牛背，围裙腹，腹部及大腿内侧常有紫纹，或溺黄而不畅，舌质暗淡，苔白滑，脉细涩。药用制苍术、神曲、陈皮、茯苓各15g，生薏苡仁18g，制香附、郁金、红花、川芎、桃仁各10g，芦根20g。或肿势不消者，加泽兰、车前子、赤小豆、玉米须；若湿浊壅盛者，加半夏、瓜蒌；兼有热象者，加栀子、黄芩。

以上方药均水煎服，每日1剂。

（9）验方

1）厚朴、抽葫芦各10g，知母、茯苓、枳壳、麦冬、猪苓、泽泻、苏梗各9g，陈皮、白术、甘草各6g。水煎服，每日1剂。

2）鲤鱼250g（1尾），黄芪、赤小豆各30g，砂仁、生姜各10g。以适量水煮药30分钟，之后将已去内脏并洗净的鲤鱼入药同煎，不得入盐，沸后以文火炖40分钟。吃鱼喝汤，每日或隔日1剂。慢性肾衰竭末期的水肿勿用。

3）生黄芪、石韦各15～30g，玉米须、白茅根各30g，川芎9g。水煎服，每日1剂。

4）甘草6g，当归、泽泻、天花粉、白术、桂枝各15g，白芍12g，川芎10g，茯苓30g，龙骨、牡蛎、黄芪各20g。水煎2次，合取汁450mL，每次150mL，每日3次，空腹服下。

5）川芎、神曲、制苍术各5g，合欢皮24g，半夏、橘皮、橘络各6g，薏苡仁、制香附、郁金、白芍、茯苓各9g，糯稻根须12g，鲜芦根（去节）60g。水煎服，每日1剂。

6）紫苏叶6g，蝉蜕3g，熟地黄、山药各18g，黄芪15g，山茱萸、牡丹皮各9g，桃仁5粒，玉米须12g，泽泻、益母草各10g。水煎服，每日1剂。

7）鲜乌韭60g，鲜茅根、蒲公英各30g，大黄10g，枳壳、木通各9g，赤小豆、车前草、连翘、益母草各15g，甘草3g。水煎服，每日1剂。

8）党参、丹参、当归各 9g，黄芪、益母草、薏苡仁各 12g。水煎服，每日 1 剂。

9）太子参、茯苓、麦冬、白芍、莲须、芡实、山药、大蓟根各 12g，黄芪、石韦、薏苡仁根各 18g，白术、当归、生地黄、柴胡各 9g，甘草、生姜各 3g，陈皮、泽泻各 6g，大枣 5 枚。水煎服，每日 1 剂。

10）生地黄 30g，知母 15g，甘草 9g；或黄芪、菟丝子各 15g，锁阳、仙茅、淫羊藿各 9g，补骨脂 12g，五味子 5g。水煎服，每日 1 剂。

11）党参、桑寄生、生地黄、牛膝、泽泻各 12g，黄芪 30g，茯苓、猪苓、石韦各 15g，山茱萸、牡丹皮各 9g，益母草 30g，炙甘草 4g。水煎服，每日 1 剂。

12）黄芪、益母草各 30g，茯苓、猪苓各 15g，芡实 10g，石韦、党参、白术、泽泻、生地黄、当归、牛膝各 12g，丹参 18g，红花 9g。水煎服，每日 1 剂。

13）石韦、猪苓、生地黄各 15g，知母、山茱萸、牡丹皮、红花各 9g，女贞子、泽泻各 12g，丹参 18g，益母草、黄芪各 30g，萹蓄 20g。水煎服，每日 1 剂。

14）红花、制附片（先煎）、知母各 9g，黄芪 40g，白术、芡实各 12g，党参、猪苓、石韦各 15g，鱼腥草、鹿衔草、萹蓄各 20g。水煎服，每日 1 剂。

15）海龙、生姜各 2g，黄芪 15g，桂枝 15g，生龙骨、生牡蛎各 24g，白术 6g，白芍 10g，大枣 10 枚，防风、生甘草各 3g。上述诸药由制剂室采用先进工艺提取精制而成，每安瓿 10mL。3 岁以下每日 3 次，每次 5mL；3～6 岁每日 2 次，每次 10mL；6 岁以上每日 3 次，每次 10mL。饭前服。3 个月为 1 个疗程，可连服 2～3 个疗程。

16）菟丝子、山药各 20g，茯苓、生地黄各 15g，赤小豆、白茅根各 30g，柴胡、五味子各 9g。水煎服，每日 1 剂。

17）黄精 15g，山茱萸、茯苓、泽泻、牡丹皮各 10g，山药、黄芪各 12g，附子（先煎）、肉桂各 4g，陈皮 8g，砂仁 5g，益母草 18g。文火煮 20 分钟，水煎 2 次，取汁 300mL，分次服用，每日 1 剂。

18）生地黄、泽泻各 15g，山药、山茱萸各 12g，牡丹皮、茯苓、车前子（包）、附子各 10g，益母草、白茅根、白花舌蛇草各 30g，桂枝 6g。水煎服，每日 1 剂，头煎须煎 40 分钟以上，以除附子之毒性。

19）山茱萸、淫羊藿各 15g，黄芪、党参、山药、枸杞子、白花舌蛇草、半枝莲、泽泻、薏苡仁、益母草各 30g，黄柏、炙甘草各 9g，红花、干蟾各 6g。水煎服，每日 1 剂。以上为成年人量，依据病情可增减剂量及其药味，其中黄芪、山茱萸、白花蛇舌草、薏苡仁、益母草等药必不可少，否则影响疗效，如用鲜薏苡仁疗效更好。

20）党参 30g，人参 20g，肉桂 1g，黄芪、白术、茯苓各 15g，木香、丹参、葶苈子各 12g，大黄（后下）5g，制附子、甘草、地龙各 6g。水煎服，每日 1 剂。

21）肉桂 2g，荠菜花 30g，生大黄 5g，泽泻 20g，党参 12g，附子（先煎）、茯苓、猪苓、炒白术、淫羊藿、生地黄、牡丹皮各 9g。水煎服，每日 1 剂。

22）熟地黄、赤小豆各 9～30g，巴戟天、炙黄芪、墨旱莲、山楂各 9～15g，太子参、丹参各 6～15g，山茱萸、车前子、鸡内金各 3～9g。水煎服，每日 1 剂。

23）生附子（先煎）24g，细辛 6g，麻黄、葱白各 10g，白术 12g，茯苓 14g，甘草

3g。水煎服，每日1剂。方中生附子切片，米水洗，先下久煎，麻黄以红糖炙（小儿量酌减）。

24）金银花10g，连翘9g，芦根、白茅根各15g，蝉蜕、竹叶、桔梗、泽泻各6g，甘草3g。水煎服，每日1剂。

25）生黄芪30g，生地黄、沙参、麦冬、地龙、土鳖虫各10g，党参、金樱子、覆盆子、诃子肉各15g。水煎服，每日1剂。病情较重者，治疗初期每日2剂，等病情减轻后每日1剂。

26）熟地黄24g，山茱萸、山药各12g，牡丹皮、泽泻、茯苓各9g，莲子、芡实各30g。水煎服，每日1剂。

27）桃仁、红花、当归、生地黄、川芎、赤芍、柴胡、枳壳、桔梗各6g，牛膝12g，黄芪18g。水煎服，每日1剂。

28）黄芪30g，桂枝、熟附子（先煎）、生姜、白术各10g，茯苓15g，白芍12g。水煎服，每日1剂。

29）黄芪、太子参、生地黄、蒲公英各30g，知母、黄柏、丹参、当归各15g，防风、红花、甘草各10g。水煎服，每日1剂。

30）生地黄、熟地黄各24g，山药、山茱萸、丹参各12g，白茅根、牡蛎、泽泻、郁金、地龙、附子（先煎）、桂枝各10g，茯苓15g。水煎服，每日1剂。

31）炙甘草、茯苓各20g，金钱草、虎杖各30g，麦冬、党参各15g，桂枝6g，生地黄60g，阿胶（烊化）12g，火麻仁、生姜各10g，大枣30枚。水煎服，每日1剂。

32）甲鱼1只，紫河车、人参、鹿茸各30g，蛤蚧（1对），黄芪、党参、茯苓、白术、山药、甘草、生地黄、熟地黄、山茱萸、墨旱莲、女贞子、金毛狗脊、淫羊藿、杜仲、当归、川芎、丹参、红花、菟丝子、桑螵蛸、黄柏、防风各60g。先将甲鱼去内脏，洗净，烘干，研细末；与其他研为细末的中药一起炼蜜为丸，每丸9g，每次1丸，每日2次，配合泼尼松每日每千克体重口服1.5mg。

33）淫羊藿、黄芪各15g，牛膝、半枝莲、泽泻各12g，丹参、生地黄各20g，山药、茯苓各30g，山茱萸、附子（先煎）、巴戟天各10g，肉桂5g（后下），车前子18g（包）。水煎服，每日1剂。

34）鱼腥草、金银花、白茅根各15g，益母草、夏枯草、败酱草、茯苓皮、大腹皮、桑白皮、蒲公英、土茯苓各10g，汉防己、大黄各5g。水煎服，每日1剂。

35）生地黄、泽泻各15g，山药、山茱萸各12g，牡丹皮、茯苓、牛膝、车前子（包）、附子（先煎）各10g，益母草、白茅根、白花蛇舌草各30g，桂枝6g。水煎服，每日1剂。

36）黄芪60g，白术30g，茯苓、山药、山茱萸各24g，菟丝子、泽兰、芡实、水蛭各12g，车前子18g，黄柏9g。水煎服，每日1剂。

37）黄芪60g，党参、益智仁、石韦、泽泻、益母草、芡实、金樱子、红花、桃仁、土茯苓、丹参各15~30g，白术、土鳖虫各12g。水煎服，每日1剂。

38）防己、茯苓各18g，炙甘草5g，生黄芪、白术、山药、丹参、巴戟天、淫羊藿、泽泻各 15g，炒川芎、红花各 10g。水煎服，每日 1 剂。

39）生黄芪、太子参、山药、白花蛇舌草各 30g，炒白术、牛膝、陈皮、泽泻、知母、黄柏、枸杞子、川芎各 15g，土茯苓 20g，益母草 50g，大黄 12g。水煎服，每日 1 剂。

40）菟丝子、枸杞子、覆盆子、车前子、桃仁、白术、白芍各 20g，五味子、红花、附子（先煎）各 15g，茯苓 50g，生姜 3 片。水煎服，每日 1 剂。

41）黄精 25g，厚朴 12g，七叶一枝花 15g，蜈蚣 2 条，生地黄、石韦、白花蛇舌草、鱼腥草、益母草各 30g。水煎服，每日 1 剂。

42）生黄芪、丹参、益母草、车前子（包）各 30g，炒白术、太子参各 15g，肉桂、干姜各 5g，仙茅、牛膝、当归、川芎、泽兰各 10g，猪苓、茯苓各 20g。水煎服，每日 1 剂。

43）覆盆子、菟丝子、莲子、白术、党参、茯苓各 15g，山药、芡实各 30g，枸杞子、金樱子、五味子、车前子（包）、赤芍各 12g，蜈蚣 2 条（焙黄研末冲服）。水煎服，每日 1 剂。

44）黄芪 30g，丹参 15g，当归、牡丹皮、牛膝、菟丝子、枸杞子、女贞子、金银花、连翘各 12g，甘草 3g。水煎服，每日 1 剂。

45）白芍 45g，黄芩、黄连、生大黄（后下）、当归各 10g，木香 12g，槟榔 15g，生甘草 6g。水煎服，每日 1 剂。

46）蝉蜕 9g，泽泻、茯苓各 15g，地肤子、石韦各 18g，益母草 24g，丹参、玉米须各 30g。水煎服，每日 1 剂。

47）黄芪、益母草各 30g，党参、生地黄各 20g，丹参、蛇莓、半枝莲各 15g，当归、川芎、红花、甘草各 10g。水煎服，每日 1 剂。

48）黄芪、党参各 50g，山药、茯苓各 20g，杜仲、山茱萸、莲子、薏苡仁、蒲公英、白茅根各 15g，白术、连翘、牛膝、益母草各 12g，甘草 3g。水煎服，每日 1 剂。

49）麻黄、杏仁各 10g，茯苓 50g，泽泻、大腹皮、桔梗各 20g，桑白皮 25g，陈皮、猪苓、防己、葶苈子各 15g，黄芪 30g。水煎服，每日 1 剂。

50）白丑 10g，芦荟、五味子各 5g。水煎服，每日 1 剂。

51）黄芪 60g，丹参、车前子、茯苓各 30g，制附子（先煎）、苍术、槟榔、木瓜、厚朴、赤芍、红花各 10g，干姜 6g，炙甘草 3g。水煎服，每日 1 剂。

52）附子（先煎）10g，北黄芪 30g，生地黄、丹参、益母草、泽泻各 20g，茯苓、车前子各 15g。水煎服，每日 1 剂。

53）雷公藤 15g，生黄芪 20g，生甘草 6g。雷公藤去皮，切片，打粉，以 95% 乙醇浸泡提取后加入余药制成合剂。每日总量 45mL，分 3 次服，疗程为 2～3 个月。

54）麻黄、熟附片（先煎）各 5g，细辛 1.5g，莲子、芡实、山药、马鞭草、车前子（包）各 10g。水煎服，每日 1 剂。

55）党参、黄芪、丹参各 15g，女贞子、墨旱莲、山茱萸、川芎、仙茅、淫羊藿各 10g，水蛭（冲服）6g。水煎服，每日 1 剂。

56）紫苏梗、叶各6g，厚朴、神曲、白术、枳壳、陈皮、茯苓、泽泻各9g，抽葫芦、太子参各12g，知母、麦冬、黄精各6g。水煎服，每日1剂。

57）白花蛇舌草、蒲公英、白茅根、金银花各15g，杏仁6g，桔梗、蝉蜕、猪苓各9g，泽泻、滑石各10g。适用于小儿原发性肾病综合征。水煎服，每日1剂。上方剂量多用于7岁以上患儿，7岁以下患儿酌减。

58）太子参、茯苓各9~12g，白术、陈皮各6~9g，鸡内金6g。水煎服，每日1剂。适用于小儿肾病综合征。

59）雷公藤总苷片（另服）1~4片，生黄芪、益母草、茯苓各15g，生地黄、乌药各9g，小蓟、丹参各12g。水煎服，每日1剂。适用于小儿肾病综合征。

60）党参、茯苓、白术、牡丹皮、赤芍、泽泻各9g，知母、黄柏各6g，山药12g，甘草3g。水煎服，每日1剂。适用于小儿肾病综合征。

61）紫苏、知母、陈皮、麦冬、黄精各6g，茯苓、泽泻、白术、猪苓各12g，厚朴、太子参各9g。水煎服，每日1剂。适用于小儿肾病综合征。

62）黄芪18g，太子参12g，生地黄、刺五加、淫羊藿各9g，丹参、白花蛇舌草各15g，五味子、水蛭各3g。水煎服，每日1剂。适用于小儿肾病综合征，证属难治性肾病者。

63）红参、当归、杜仲各6g，茯苓15g，地锦草、白花蛇舌草、蒲公英各12g。水煎服，每日1剂。适用于小儿肾病综合征。

64）黄芪、党参、丹参、川芎、当归各12~15g，黄芩12g，蒲公英、金银花各15g，白术9~12g，红花3~6g。水煎服，每日1剂。适用于小儿肾病综合征。

65）水牛角、牡丹皮、蝉蜕、益母草、白茅根、女贞子各10g，生地黄20g。水煎服，每日1剂。适用于小儿肾病综合征。

66）党参、阿胶（烊化）、熟地黄、枸杞子各10~15g，黄芪15~30g，肉桂、水蛭、紫河车（冲服）各3~6g，白芍、赤芍各6~12g，茯苓10~20g，川芎、附子（先煎）、干姜各5~10g。水煎服，每日1剂。适用于小儿原发性肾病综合征。

67）白茅根、带皮茯苓各10g，生地黄、麦冬、栀子、黄芩各4.5g，桔梗、牛蒡子各6g，陈皮、生姜皮各3g，荠菜花、赤小豆各9g。水煎服，每日1剂。适用于小儿肾病综合征。

68）红参（另煎）5g，当归、杜仲各10g，茯苓、地锦草、白花蛇舌草各15g，蒲公英20g。水煎服，每日1剂。适用于小儿肾病综合征。

69）刺五加片，每片含黄芪1g，刺五加0.1g。每次服2~4片，每日3次，疗程1~1.5年。适用于小儿原发性肾病综合征复发。

70）砂仁、白术、覆盆子、茺蔚子、牛膝各15g，茯苓、太子参、淫羊藿、仙茅各20g，法半夏10g，老头草30g。上药浓煎为合剂200mL。5岁以下每次30mL，6岁以上每次60mL，10岁以上每次100mL，每日2次。适用于小儿复发性肾病综合征。

71）黄芪、白术、丹参、墨旱莲、白花蛇舌草各10g，防风5g。水煎服，每日1剂。适用于频繁复发型小儿肾病综合征。

72）党参、陈皮、白术各 10g，黄芪、山药各 15g，防己、桂枝各 8g。水煎服，每日 1 剂。适用于小儿肾病综合征属肺脾两虚者。

73）黄芪、茯苓各 15g，红花、赤芍、当归各 12g，山茱萸、牡丹皮、泽泻各 10g，桂枝、制附子各 6g。水煎服，每日 1 剂。适用于肾虚血瘀型小儿肾病综合征患者。

74）制附子、桂枝各 6g，白术、补骨脂各 12g，茯苓 15g，泽泻 10g。水煎服，每日 1 剂。适用于脾肾阳虚型小儿肾病综合征。

75）茯苓 15g，猪苓、苍术、白术、槟榔各 9g，泽泻 10g，桂枝 4g，木香 6g，陈皮 4.5g，甘草 3g，滑石、鱼腥草各 12g。水煎服，每日 1 剂。适用于脾虚湿困型小儿肾病综合征。

76）黄芪、丹参、茯苓、山药各 15g，党参、白术、猪苓、泽泻、桑白皮各 10g，陈皮、大腹皮、赤芍各 6g，生姜皮 1.5g，桂枝 3g。水煎服，每日 1 剂。适用于脾虚湿困型小儿肾病综合征。

77）生地黄 20g，黄柏、知母、山药、女贞子、墨旱莲、丹参、泽泻各 15g，山茱萸、焦山楂各 9g。水煎服，每日 1 剂。适用于肝肾阴虚型小儿肾病综合征。

78）党参 12g，黄芪 18g，山药、山茱萸、当归各 9g，泽泻、丹参各 15g；黄芪、益母草各 18g，当归、附子各 6g。水煎服，每日 1 剂。适用于儿童肾病综合征。

79）生地黄、枸杞子、制何首乌、山药、黄芪、泽兰各 15g，薏苡仁、丹参、徐长卿各 30g，水蛭、甘草各 3g。水煎服，每日 1 剂。适用于难治性肾病综合征。

80）蝉蜕、紫苏叶各 6g，泽泻、茯苓、地肤子、石韦各 12g，益母草、玉米须、丹参各 18g，泽兰 9g。水煎服，每日 1 剂。适用于难治性肾病综合征。

81）茯苓、益母草、芡实、泽泻各 15g，桂枝、甘草各 6g，白茅根 20g，白术 12g。水煎服，每日 1 剂。适用于难治性肾病综合征。

82）桂枝、茯苓、赤芍、桃仁、牡丹皮、生地黄、黄柏、柴胡、雷公藤各 15g，黄芪 50g，丹参、薏苡仁各 30g。水煎服，每日 1 剂。适用于难治性肾病综合征。

83）黄芪、鸡血藤、土茯苓各 15~30g，防风 6g，白术、牛膝、杜仲、续断、防己各 10g，石韦、桑寄生各 15g。水煎服，每日 1 剂。适用于难治性肾病综合征。

84）柴胡、黄芩、党参、猪苓、茯苓、丹参、川芎、车前子、泽泻、生地黄各 15g，白术、甘草各 10g。水煎服，每日 1 剂。适用于难治性肾病综合征。

85）党参、黄芪、丹参各 15g，女贞子、墨旱莲、山茱萸、川芎、仙茅、淫羊藿各 10g，水蛭（冲）6g。水煎服，每日 1 剂。适用于难治性肾病综合征。

86）玉米须 50g，黄芪、益母草、石韦、茯苓、薏苡仁、蒲公英各 30g，车前子、鸡内金各 15g，泽漆、大黄各 10g，三七、水蛭、冬虫夏草（冲服）各 5g。水煎服，每日 1 剂。适用于难治性肾病综合征。

3. 用药禁忌

（1）不同人群的用药宜忌

1）老年患者：老年人应用糖皮质激素及细胞毒类药物治疗时，要特别注意这些药物的不良反应。应用激素可引起白内障、溃疡穿孔、类固醇性糖尿病等，骨病也时有发生，出现精神症状的危险性也有所增加。因此，应用该类药物要慎重，尽量使治疗个体化，避免剂量过大，忌盲目延长疗程。老年人泼尼松的推荐剂量应为常规剂量的75%。

2）儿童患者：长期每日分剂量服用糖皮质激素会抑制儿童生长，故通常采用隔日疗法以避免或减少这一不良反应。另外，环磷酰胺有抑制性功能的不良反应，可致闭经、月经失调及少精、无精，对儿童患者的作用尤为明显，儿童患者应慎用该药。

3）并发肝功能不全的患者：对活动性肝病或转氨酶持续性明显增高的患者应禁用羟甲基戊二酸单酰辅酶A还原酶抑制剂降脂药（如氟伐他汀、辛伐他汀等）。因为该类药物主要经肝脏代谢，易加重肝脏损害。

4）并发消化道溃疡、胰腺炎的患者：糖皮质激素可增加胃酸、胰液的分泌和黏稠度，从而诱发溃疡穿孔或出血和胰腺炎的发生，并且糖皮质激素会掩盖溃疡的症状，使穿孔或出血在未感到明显疼痛时就出现。该类患者在激素治疗同时可适当配合使用抑酸药或黏膜保护药。

（2）用药过程中可能出现的问题

1）长时间使用利尿药会导致体液和电解质失衡，如低钠血症、低钾血症、低镁血症和血容量过低，如需长期用药者，最好采用间歇或联合用药。

2）长期大剂量应用糖皮质激素极易导致代谢紊乱，表现为激素性糖尿病、骨质疏松及高脂血症、满月脸和向心性肥胖等库欣综合征表现；消化系统多表现为激素性溃疡和胰腺炎；由于抑制了免疫系统，更易引起细菌和真菌感染。

3）长期使用细胞毒类药物（如环磷酰胺、盐酸氮芥等），常会出现消化道反应、脱发、骨髓抑制及性功能抑制等不良反应。

（3）服药的有关问题

1）煎药时注意事项：肾病综合征患者需要长期服用中药，所以中药的煎熬对于能否起效具有很重要的作用。医生在辨证用药、确定药量时都是经过认真思考的，如果对煎药掌握不好，就不能真正发挥药物的作用。因此，在煎药时要注意下面一些问题。

①药入锅煎熬以前，先用清水冲一下，去掉尘土和非药物的杂物，达到清洁的目的。

②把药放在锅内，煎药以前用凉水浸泡1~2小时，将药物浸透（特别是块状药物如茯苓等），这样在煎熬时才能把药内成分全部溶解出来。

③一定要用砂锅熬药，不能用铁锅，也不能用铝锅。锅的大小以药量来确定，要使加入的水浸没所有的药物。水不要加太多，以免煎熬后药量太多；水也不能太少，以免有的药物因尚未浸泡充分，而妨碍有效成分的溶解与发挥。

④治疗肾病综合征的一般常用药，煎的时间以30分钟为宜，要用小火，不要用急火，要防止糊锅底，药方中有山药时更应注意。车前子、滑石一定要用布包起来煎。

⑤煎完所剩药液至少在100~200mL，依药量多少而定。

⑥每剂药要煎2次，第二次时间可以短些，一般20分钟即可。把2次煎液混在一起备用。

⑦有些药要先下煎熬（如附子等），然后再放其他药物；有些药物要后下（如大黄、芒硝等），待其他药煎得时间差不多了再把它放进去煎；有的药则是用煎好的药冲服（如三七粉等）；还有的是溶化后与煎药一起服（如阿胶等）。药物的煎煮方法和时间与能否起效有密切的关系，这一点应给予充分的重视。

2）中药的毒性作用：大多数人都普遍认为中药比较安全，一般没有什么毒性作用，长期服用也不会有危害。但是，最近的研究表明，一部分中药如果长期服用不合理，也会产生不良的影响和危害。临床研究发现，长期或大量服用木通、雷公藤、木防己等，都有可能诱发或加重肾病综合征的病情和症状。但不能"因噎废食"，而要科学合理地应用好中药。因为中药治病，正是利用中药之偏性，来纠正机体的阴阳之偏颇。按照医生的医嘱应用好中药，就能避免中药的毒性作用产生。

3）服药时注意事项：中药的服用，一般都是将2次所煎好的药汁兑在一起，分早晚2次服用。但是，一些特殊的服用方法也要引起注意，如益气温阳的药物，一般放在早上和中午服用，而滋肾养阴的药物一定要放在下午或晚上服用。解表药服用后，一般要避风寒，微汗以使表邪外解；而发热时，则应在发热之前服用，以便使药物起效后退热。有的患者若食欲不佳，服药一定注意量和次数，可少量顿服，或在饭间服用，以免影响食欲。小儿服药时，一定要避免大量按次服用，可采取小量频服的方法，使患儿能够接受，不然，一旦形成恶性循环，则可能会影响整个治疗过程。此外，在服药期间还应注意饮食禁忌，如生冷油腻之物，不仅会影响食欲，甚则还可能会诱发肾病综合征的病情加重或恶化，一定要按照医嘱行事。

4）"偏方"不可信："有病乱求医"是久治不愈患者中常出现的一种状况。"偏方治大病"也是患者求治心切的一种心理寄托。

偏方不可信的理由，主要有以下几方面。

①不一定对症。有些偏方别人吃了确实有效，但对你不一定有效。因为肾病综合征有多种类型，各种类型的病变不同，病情轻重也不一样。而中医讲的是辨证论治，根据不同的证型采用不同治疗方法，所用的药物侧重点也可能不同，如阴虚患者就不能用大剂量补阳药。因此，如果偏方不对症，不仅无效，甚至会起相反的不良作用。

②某些药物有毒性。如治疗肾炎水肿的秘方，有的成分经过分析含有芫花、甘遂、大戟等峻泻药，而此类药多有一定的毒性作用，不宜长期服用。还有一些消蛋白尿的药物，多夹杂有西药（环磷酰胺类）的成分，以此来长期服用，有时蛋白尿可能会减少，但患者还可能会出现贫血、肾功能恶化等一系列恶性并发症。

③在肾病综合征类型还未确定之前，盲目用偏方，即使药物无害，也容易贻误病情，失去了早期诊断和治疗的时机。如红斑狼疮引起的肾病综合征早期治疗可以彻底缓解，而误诊、误治则有可能失去治疗时机而导致病情恶化，甚至死亡。

总之，在肾病综合征的治疗中，千万不要自己随便用药，特别是正在医院治疗期间，更不要自行加服其他药物，应在医生指导下合理用药。

（4）服药的饮食禁忌

1）服糖皮质激素药物忌过食含钙食物。因服用糖皮质激素期间过食含钙食物（如牛奶、奶制品、精白面粉、巧克力、坚果等）会降低疗效。

2）服糖皮质激素忌高盐饮食。因为糖皮质激素具有保钠排钾作用，故高盐饮食易引起水肿。

3）服糖皮质激素忌大量食糖。由于糖皮质激素，如氢化可的松、泼尼松、地塞米松等能促进糖原异生，并能减慢葡萄糖的分解，有利于中间代谢产物如丙酮酸和乳酸等在肝脏和肾脏再合成葡萄糖，增加血糖的来源，亦减少机体组织对葡萄糖的利用，故致血糖升高。因此，服用糖皮质激素要限制糖的摄取。

4）服环孢素忌过食含钙高的食品。因钙离子与血清蛋白结合，可导致蛋白质的构象改变，故应用本药时也应避免过食含钙量高的食物（如牛奶、豆制品、巧克力、骨头汤等）。

（5）忌使用对肾脏有损害的药物

1）抗菌药物：氨基糖苷类抗生素，如庆大霉素、卡那霉素、妥布霉素、新霉素及链霉素等；多肽类抗生素，如多黏菌素、万古霉素；头孢类抗生素，如头孢噻吩钠、两性霉素 B；磺胺类药，如磺胺嘧啶。

2）造影剂：过量或短期内重复使用。

3）肿瘤化疗药及免疫抑制药：如顺铂、丝裂霉毒、环孢素、D－青霉胺。

4）农药：如有机磷农药、杀虫剂及灭鼠剂。

5）重金属中毒：如锑、铋、钡、镉、铜、金、铅、银等。

6）生物毒素中毒：如蛇毒、蝎毒、蜂毒、生鱼胆等。

7）其他药物：如氨氟醚、甲乙醚等，右旋糖酐、大量甘露醇、甘油（注射剂）、汞利尿剂及海洛因等。

此外，血清、疫苗引起的过敏性休克可导致急性肾衰竭。

（6）禁用致急性肾炎综合征或肾病综合征药物：有布洛芬、利福平、青霉素、青霉胺、海洛因、丙磺舒、卡托普利、α－干扰素、三甲双酮和对三甲双酮、依地酸二钠、抗肿瘤药（柔红霉素）、汞利尿剂、含金抗风湿药（金诺芬）、造影剂、花粉或疫苗过敏等。此外，在肾病治疗过程中，综合使用氢氯噻嗪、呋塞米、环戊噻嗪，青霉素、磺胺、硝西泮、复方阿司匹林及中药黑豆、肾炎四味片等药物后出现少量蛋白尿（尿蛋白 $6.0 \sim 12.8 g/24h$）症状的亦有报道。

（7）药物相互禁忌

1）环孢素忌与钙制剂同服。因钙离子与血清蛋白结合，可导致蛋白质构象改变，故应用本药时应禁用钙制剂（如葡萄糖酸钙、氯化钙等）。

2）环孢素忌与疫苗同用。接种疫苗（如伤寒菌苗、狂犬菌苗、天花菌苗、脊髓灰质炎菌苗等）可减弱本药的免疫抑制活性，故应避免同时应用。

3）环孢素不宜与呋塞米、氢氯噻嗪合用。因为环孢素虽可抑制肾排泄尿酸，但一般并不引起痛风。若与利尿药呋塞米、氢氯噻嗪合用，则可竞争性抑制尿酸的分泌排出，使血清尿酸浓度进一步提高，从而诱发痛风。

4）环孢素忌与其他免疫抑制剂合用。本药除肾上腺皮质激素外，一般不得与其他免疫抑制剂（如硫唑嘌呤、甲氨蝶呤等）同用，以免增强不良反应。

5）环孢素慎与影响肝脏酶活性的药物合用。本药与红霉素、多西环素、酮康唑、西咪替丁、硝苯地平等均能影响肝细胞内细胞色素 P450 酶的活性，使本药的代谢速率降低，血药浓度增加，有增加毒性的危险；而卡马西平、苯妥英钠、苯巴比妥、异烟肼、利福平等均能加速本药代谢，使其血药浓度降低，免疫抑制作用减弱。

（8）本病用药禁忌

1）忌用苦寒或甘寒类中药。中医学认为，本病主要由于肺、脾、肾三脏功能失调，气化失司所致。治疗应以补气温阳、化气利水为原则。滥用苦寒或甘寒中药（如黄柏、大黄、黄芩等），可克伐中阳，损伤脾肾，脾不制水，肾不主水，则水液泛溢，病情日趋加重。

2）忌不合理使用利尿药。肾病综合征的水肿与低蛋白血症相关，乃由于血浆蛋白低，血浆胶体渗透压下降，体液外渗而引起。所以，单纯利尿消肿作用不大。且当本病合并肾衰竭时，大剂量使用利尿药，会加重低蛋白血症和低血容量，使肾衰竭更趋恶化。因此，应在补充血浆蛋白后再用利尿药。

3）忌滥用白蛋白。大量应用白蛋白有免疫抑制、诱发心力衰竭、延迟缓解和增加复发率等不良反应，且白蛋白进入人体后迅速丢失，故应用静脉滴注白蛋白时应严格掌握适应证，谨防滥用。严重的全身水肿而静脉注射呋塞米达不到利尿效果者，使用利尿药后出现血容量不足的临床表现者，因肾间质水肿引起急性肾衰竭者，为使用白蛋白的适应证。

4）忌利尿不补钾。用利尿药和糖皮质激素治疗期间，随着尿液的大量排出，钾也大量流失，此时若不能及时补充氯化钾或配用保钾利尿药（如螺内酯），易产生低钾血症，出现腹胀、乏力、精神不振、心音低钝等症状。

其他参见急慢性肾炎，肾衰竭。

七、肾小管性酸中毒

肾小管性酸中毒（RTA）是由于近端肾小管再吸收碳酸氢盐（HCO_3^-）和（或）远端肾小管排泌氢离子（H^+）功能障碍所致的代谢性酸中毒。部分患者虽已有肾小管酸化功能障碍，但临床尚无酸中毒表现，此时则称为不完全性 RTA。

【概述】

1. 病因

能引起远端 RTA 的病因很多，可分为原发性及继发性两大类，前者多为先天性肾小管功能缺陷，常与遗传相关，后者由各种肾小管 – 间质疾病继发，尤常见于：①有肾小管性酸中毒或有 Fanconi 综合征家族史者；②有长期或大量接触铅、汞、镉、锂等重金属中毒史者；③有使用过期四环素、庆大霉素、两性霉素 B、镇痛剂、氨苯蝶啶、螺内酯、环孢素、碳酸酐酶抑制剂等药物史者；④有慢性肾盂肾炎、肾病综合征、肾小管间质性肾炎、梗阻性肾病、肾移植等病史者；⑤有干燥综合征、系统性红斑狼疮、慢性活动性肝炎、原发性胆汁性肝硬化、甲状腺炎、巨球蛋白血症、高丙种球蛋白血症等免疫性疾病史者；⑥有多发性骨髓瘤、镰状细胞性贫血、糖原贮积症、肾淀粉样变、肾髓质囊性病等病史者；⑦有原发或继发性甲状旁腺功能亢进、维生素 D 缺乏症、佝偻病、糖尿病性肾病、肾动脉硬化、Addison 病、家族性醛固酮减少症等病史者。

2. 临床表现

依据病变部位及发病机制的不同，RTA 常被分为 4 型，现简述如下。

（1）远端肾小管性酸中毒（Ⅰ型）

1）高血氯性代谢性酸中毒：由于肾小管泌 H^+ 或 H^+ 梯度形成障碍，故患者尿中可滴定酸及铵离子（NH_4^+）减少，尿 pH 上升（>6.0），血 pH 下降，血清氯离子（Cl^-）增高。但是，阴离子间隙（AG）正常，此与其他代谢性酸中毒不同。

2）低钾血症：管腔内 H^+ 减少，从而钾离子（K^+）替代 H^+ 与钠离子（Na^+）交换，使 K^+ 从尿中大量排出，致低钾血症。重者可引起低钾性麻痹、心律失常及低钾血症肾病（呈现多尿及尿浓缩功能损害）。

3）钙磷代谢障碍：酸中毒能控制肾小管对钙的重吸收，并使 1，25（OH）$_2$D$_3$ 生成减少，因此患者呈现高尿钙、低血钙，进而继发甲状旁腺功能亢进，导致高尿磷、低血磷。严重的钙磷代谢紊乱常引起骨病（骨痛、骨质疏松及骨畸形）、肾结石及肾钙化。

（2）近端肾小管性酸中毒（Ⅱ型）：常发病于幼年期，可致儿童生长发育迟缓。与远端 RTA 比较有如下特点：①均表现为 AG 正常的高血氯性代谢性酸中毒，但患者尿中 HCO_3^- 增多，可滴定酸及 NH_4^+ 正常，由于尿液仍能在远端肾小管酸化，故尿 pH 常在 5.5 以下。②低血钾常较明显，但低血钙及低血磷远比远端 RTA 轻，极少出现肾石及肾钙化。近端 RTA 并发肾性糖尿、氨基酸尿及磷酸盐尿时，提示已并发范科尼（Fanconi）综合征。

（3）混合型肾小管性酸中毒（Ⅲ型）：混合型 RTA 患者远端及近端 RTA 表现均存在，临床症状常较重。

（4）高血钾型肾小管性酸中毒（Ⅳ型）：本型 RTA 多见于老人，大多数患者具有肾脏病（以糖尿病肾病及慢性间质性肾炎最常见），并已发生轻、中度功能不全（GFR>20mL/min）。临床上本病以高血氯性代谢性酸中毒（AG 正常）及高钾血症为主要特征，其酸中毒及高血钾严重，与肾功能不全程度不成比例。

3. 辅助检查

（1）尿 pH 测定：尿 pH 一般在 6.0~7.0（正常人晨尿 pH 在 5.4~6.4）。若晨尿 pH 偏碱或碱性，则提示酸化功能不良，应考虑远端肾小管性酸中毒（Ⅰ型）；若晨尿 pH 在 5.5 以下，则可初步排除肾脏酸化功能障碍；当血中的 HCO_3^- 降低，而尿 pH 在 6 以下时，应考虑 H^+ 排泌功能障碍，提示近端肾小管性酸中毒（Ⅱ型），尤其在血 pH 偏酸或呈酸性时，若尿 pH 不能相应地变酸，则证明肾小管酸化功能障碍。

（2）二氧化碳结合力测定：正常人二氧化碳结合力为 22~31mmol/L。当二氧化碳结合力降低至 20 ~ 18mmol/L 时，为轻度酸中毒；当二氧化碳结合力降低至 18 ~ 13.5mmol/L 时，为中度酸中毒；当二氧化碳结合力降低至 13.5mmol/L 以下时，表示病情极为严重。

（3）尿可滴定酸度（TA）测定：用 0.1mol/L NaOH 溶液滴定 24 小时尿液，使尿液的 pH 稳定在 7.4 时所耗用的碱量（mL 数）。在普通饮食下，正常人尿 TA 排量为 20 ~ 40mmol/24h，代谢性或呼吸性酸中毒时，TA 增高，而远端肾小管性酸中毒（Ⅰ型）时 TA 减低，因为此时远端肾小管泌 H^+ 排酸能力差。

（4）尿 HCO_3^- 测定：正常成人肾小管要吸收 HCO_3^- 的肾阈值约为 24 ~ 26mmol/L，当血浆 HCO_3^- 在肾阈值以下时，滤过的 HCO_3^- 量增多，则提示近端肾小管重吸收障碍。

（5）血生化检查：可有低血钾或高血钾、低钠、低磷血症，或慢性高氯性酸中毒，若伴肾实质损害，可有肾功能进行性减退。

【饮食宜忌】

1. 饮食原则

患者宜进食富含钙、维生素和蛋白质的食物。富含钙的食物如小米、玉米、毛豆、扁豆、黄豆，各种豆制品及苋菜、海带、紫菜、虾皮等。在此特别要指出的是，钙是骨组织矿物质最重要的成分，人体每天的钙摄入量应不低于 800mg，但国内平均水平在 400mg/d 以下，远远低于标准，故可根据个人情况，适当补充钙剂。而维生素则以维生素 D 的摄入为主，在鱼肝油、牛奶和鸡蛋中含量较多。蛋白质则以各种肉类、豆类制品中含量较多。

2. 食疗药膳方

（1）黄豆猪骨汤：黄豆 250g，猪骨 1000g，加水 5000mL 慢火炖熟，加入姜、盐等调味品，以菜汤食之。本汤中，猪骨强筋健胃，黄豆去其黏腻之味。

（2）羊骨大枣汤：羊骨 500g，大枣 150g。先将骨砸烂，加入水，慢火点约 1 小时，加入大枣煮约 20 分钟，后取出，饮汤，可佐餐。本汤强筋健胃，培补脾胃。

（3）楂枣莲苡粥：山楂 50g，大枣 50g，莲子 30g，薏苡仁 100g。上四味加水煎取浓汁，去渣，后加入粳米、冰糖，文火煮粥，可频服或顿服。

（4）何首乌粥：何首乌 30g，加入 1500mL 水，煎取浓汁，加入龙眼肉 10g，粳米 100g，大枣 7 枚，冰糖适量，温火煲咸粥。本方滋肝补肾，益气养血。方中何首乌、龙眼肉补肝肾，益精血；粳米大枣养胃益气。

（5）海带饮：海带 9g。将海带洗净，开水冲泡，代茶饮。

（6）黄芪茯苓猪骨汤：黄芪 30g，土茯苓 6g，猪骨 500g。将猪骨洗净，砸碎，与黄芪、土茯苓一起放入砂锅内，加清水适量，先用武火煮沸，再收用文火煲 2 小时，加入调料。本汤具有补肾强腰、健脾益气之功。

3. 饮食禁忌

（1）忌食用谷类食物：谷类食物中含有大量植酸，可与小肠中钙结合形成不溶性植酸钙，不易被人体吸收，而导致机体缺钙。

（2）忌食辛辣刺激食品：辛辣刺激食品如辣椒油、胡椒、辛辣调味等，可刺激神经兴奋，诱发抽搐。

（3）忌油腻食品：如肥肉、奶油、糕点及油炸食品，患儿不易消化，使营养缺乏，而加重病情。

（4）忌生冷食品：如冷饮、棒冰、生冷瓜果食品，食后会影响消化功能，加重病情。

（5）忌偏食：偏食吸收营养不全面，不利于病情的康复。

（6）忌饮果子露：果子露中的香精、香料等成分可与体内钙离子结合，形成钙盐，导致血钙下降。

（7）高血钾者，应禁食含钾高的食物如橘子等。

【药物宜忌】

1. 西医治疗

肾小管性酸中毒的治疗主要是积极治疗原发病，祛除诱因，其次是改善症状，减轻痛苦。"早期治疗""对症治疗""综合治疗"是治疗该病的三大原则。具体治疗方法有：

（1）纠正酸中毒：补碱是纠正酸中毒的最主要方法。常用药物有碳酸氢钠或复方枸橼酸溶液。具体用法是：①碳酸氢钠：远端型肾小管酸中毒每日口服 $0.5 \sim 1.5$ mmol/kg；而近端肾小管性酸中毒由于酸中毒程度严重，补碱剂量需加大，每日需口服 15mmol/kg 以上；生长发育期的小儿因需碱量较大，每日可口服 $2.5 \sim 7$ mmol/kg，病情严重者需静脉滴注。②复方枸橼酸溶液：每日应补 $50 \sim 100$ mL，分 3 次，口服。

（2）纠正电解质紊乱

1）低钾血症：Ⅰ、Ⅱ、Ⅲ型肾小管性酸中毒可出现低钾血症，应及时补充钾盐，常用药物是 10% 枸橼酸钾溶液，每次 10mL，每日 3 次，口服，对严重低血钾症则应静脉滴注。

2）高钾血症：Ⅳ型肾小管性酸中毒均伴有高钾血症，危害极大。治疗方法：①限制钾盐的摄入：钾盐的摄入量应限制在每日 30mmol 以下。②阳离子交换树脂：如羧化胺类阳离子交换树脂，聚苯乙烯磺酸钠离子交换树脂（简称环钠树脂），此外，还可用钙型、铝型交换树脂等。其交换钾离子的能力；钠型为 0.85mmol/g，钙型为 0.94mmol/g，铝型为 1.02mmol/g。一般可通过口服或灌肠达到胃肠道内与钾离子进行交换而排出钾离子。每天剂量为 $40 \sim 50$ g。可分为 $2 \sim 3$ 次，口服。灌肠每次用阳离子交换树脂 $25 \sim 50$ g，加入温水或 25% 山梨醇 $100 \sim 200$ mL，保留灌肠 $0.5 \sim 1$ 小时，每天 $2 \sim 3$ 次。③碳酸氢钠：用碳酸氢钠纠正酸中毒，高钾血症可获缓解。④呋塞米或氯噻嗪类利尿剂：排钾利尿剂有刺激肾小管分泌 H^+，K^+、Na^+、Cl^- 及水的作用，增加氨生成可改善钾的酸化功能，同时利尿使血容量减少，可继发醛固酮增多，对Ⅳ型肾小管性酸中毒有一定疗效。⑤透析疗法：对严重的高钾血症患者应及时采取血液透析疗法，可及时缓解高钾中毒的威胁。

（3）肾性骨病的治疗：及时补充钙剂，可使肾性骨病得以缓解。①维生素 D₂：口服，成人每次 1 万 U，每日 3 次；小儿每日 0.5 万 ~ 1 万 U。肌内注射：成人每次 40 万 U，重症隔 3 ~ 7 日可重复使用 1 次，用前需先服钙剂数日；小儿隔日 40 万 U，连用 2 次为 1 个疗程。②维生素 D₃：肌内注射：小儿每次 30 万 ~ 60 万 U，必要时可于 2 ~ 4 周后重复注射。③葡萄糖酸钙：口服：每次 1 ~ 2g，每日 3 次；小儿每次 0.5 ~ 1g，每日 3 次。静脉注射：成人每次 10% 注射液 10 ~ 20mL 缓慢静脉注射，小儿每次 5 ~ 10mL 加等量 5% ~ 10% 葡萄糖缓慢静脉注射。④活性钙冲剂：成人每次 5g，每日 3 次，口服。

（4）治疗原发病：对继发性肾小管性酸中毒，除纠正酸中毒、纠正电解质紊乱等对症治疗外，还应针对原发病做病因治疗。

2. 中医治疗

（1）辨证治疗

1）禀赋不足

主症：发育迟缓，形体矮小，鸡胸，口干，多尿，手足搐搦，或四肢疼痛，舌质淡暗或红，苔薄少津，脉细无力。

治法：培补脾肾。

方药：大补元煎加减。党参、黄芪、熟地黄、山药、茯苓各 15g，炒白术、当归、白芍各 10g，炙甘草 6g，恶心欲呕者加竹茹、半夏；腹胀者加陈皮、砂仁；手足搐搦者加钩藤、龙骨；口干多饮者加生地黄、麦冬。

2）脾虚湿困

主症：脘闷腹胀，恶心欲呕，面色无华，纳差，便溏，神疲乏力，倦怠嗜睡，舌质淡胖，苔白厚腻，脉沉滑。

治法：健脾化湿，理气和中。

方药：香砂六君子汤加减。党参 15g，茯苓 20g，白术、陈皮、法半夏、木香各 10g，砂仁 6g，生姜 3 片。若呕吐甚者加旋覆花、代赭石；不思饮食加白蔻仁、炒麦芽；舌苔黄腻者加炒苍术、黄柏、薏苡仁。

3）肾虚湿热

主症：头昏眼花，腰膝酸痛，乏力，尿频热涩，口干尿黄，大便干结，舌质偏红，苔黄腻，脉细数。

治法：清热利湿，滋阴补肾。

方药：猪苓汤合知柏地黄汤加减。猪苓、茯苓、滑石、生地黄各 15g，泽泻、知母、黄柏、阿胶（烊化）各 10g。湿热甚者加瞿麦、萹蓄、蒲公英、车前草，肾阴虚较甚者可加女贞子、旱莲草。

4）阴虚风动

主症：头昏头痛，视物模糊，口干不欲饮，四肢麻木，肢体软瘫，或惊厥抽搐，肌肉疼痛，形体消瘦，舌红苔薄，脉细弦。

治法：养阴柔肝，息风定惊。

方药：三甲复脉汤或镇肝熄风汤加减。生地黄、麦冬各 15g，白芍 18g，阿胶（烊化）、火麻仁、当归、川芎各 10g，鳖甲、龟甲、龙骨、牡蛎各 30g。心悸者加人参、五味子；抽搐甚者加钩藤、僵蚕、珍珠母；便秘者加草决明、大黄。

5）脾肾阳衰

主症：倦怠嗜睡，表情淡漠，腰膝疲软，畏寒肢冷，面色晦暗，形体瘦弱，小便清长，大便溏软，舌质淡，苔薄白，脉沉濡细。

治法：健脾温肾。

方药：金匮肾气丸加减。附片、牡丹皮、泽泻、山萸肉、党参、炒白术各 10g，熟地黄、山药、茯苓各 15g，炒杜仲 20g，黄芪 30g。若形寒肢冷、四肢不温者加肉桂；腰膝困重者加仙灵脾、巴戟天、炒杜仲；若兼气血亏虚者加当归、白芍。

以上方药均水煎服，每日 1 剂。

（2）验方

1）河东八味汤：紫河车、山茱萸、麦冬各 12g，熟地黄、山药、牡丹皮、茯苓、泽泻、五味子、熟附子、鹿茸（研末，冲服）各 10g，桂枝 9g。每日 1 剂，水煎服。适用于肾小管性酸中毒属肾精不足、气血亏虚者。

2）菟丝子汤：菟丝子、肉苁蓉、煅牡蛎各 15g，附片、山药、益智仁、乌药、桑螵蛸各 10g，五味子、鸡内金各 6g，鹿茸（研末，冲服）3g，每日 1 剂，水煎服，适用于肾小管性酸中毒属肾虚固摄无权者。

3）还少丹：山茱萸、山药、杜仲、牛膝、巴戟天、枸杞子、茯苓、枳实各 10g，熟地黄 18g，肉苁蓉 15g，小茴香、石菖蒲、五味子各 6g，远志 3g，生姜 3 片，大枣 6 枚。每日 1 剂，水煎服。适用于肾小管性酸中毒属肾阳虚损、精失固涩之证。

4）金水宝胶囊（中成药）：每次 3 粒，每日 3 次，口服。适用于肾小管性酸中毒属肾虚或肺肾两虚者。

5）脾肾双补丸（中成药）：蜜丸，每丸 9g，每日 3 次，每次 1 丸。适用于肾小管性酸中毒脾肾两亏、气血阴阳俱虚者。

6）滋阴补肾丸（中成药）：水丸剂，每 13 丸重 1g，每包重 5g。每次 1g，每日 2 次，口服。

7）金贞麦味地黄丸（中成药）：蜜丸剂，每丸 6g，每次 1 丸，每日 2 次，口服。适用于肾小管性酸中毒属肺肾阴虚者。

8）金匮肾气丸（中成药）：蜜丸剂，每丸 9g，口服，成人每次 1 丸，每日 2 次，小儿酌减。适用于肾小管性酸中毒属肾阳不足者。

9）归芍地黄丸（中成药）：蜜丸剂，每丸 9g，口服，每次 1 丸，每日 3 次。适用于肾小管性酸中毒属肝肾阴亏血虚者。

10）白蔻调中丸（中成药）：蜜丸剂，每丸 9g，口服，每次 1 丸，每日 3 次。适用于肾小管性酸中毒属脾胃虚弱、湿浊中阻者。

11）鳖甲龟甲鹿胶汤：药用鳖甲、龟甲、鹿角胶、肉苁蓉、菟丝子、西洋参、熟地黄、山萸肉、女贞子、枸杞、桑寄生、白芍、怀牛膝。每日 1 剂，水煎服。庞春景等用该方治疗肾小管性酸中毒 1 例，结果症状完全缓解。

3. 药物禁忌

（1）影响肾小管功能的药物

1）汞制剂、过期变质四环素（脱水四环素）、巯嘌呤等。

2）锂制剂、甲氧氟烷等。

3）其他药物：包括两性霉素 B、秋水仙碱、格列本脲（优降糖）、利福平、长春碱等。

（2）氯化钾

1）不可配伍液体：甘露醇注射液。

2）不可配伍药物：地西泮、万古霉素、磺胺嘧啶钠、硫喷妥钠、促肾上腺素皮质激素。

（3）葡萄糖酸钙、氯化钙

1）强心苷：与钙剂联用增加不良反应；在血钙较低时缓慢口服补钙，有利于提高强心苷作用，但应慎用。

2）罗通定：氯化钙可拮抗罗通定的全身和外周镇痛作用。

3）普萘洛尔（心得安）：可抑制钙离子增加心肌收缩力作用。

4）溴苄胺：可抑制钙离子，增加心肌收缩力作用。

5）维拉帕米（异搏定）：可拮抗钙离子的心肌作用。

6）枸橼酸钠：可与钙离子结合为钙盐，降低或完全消除抗凝作用。

7）汉防己：钙剂可消除汉防己对抗强心苷毒性作用。

8）铃兰毒苷、北五加皮：均含强心苷，用药期间一般禁忌胃肠道外给予钙剂。

9）不可配伍药物：两性霉素 B、头孢菌素类、氯苯那敏、肾上腺素、碳酸氢钠、链霉素、四环素、妥布霉素。

（4）其他：参见急慢性肾炎，肾衰竭。

八、急性间质性肾炎

急性间质性肾炎（AIN）又称为急性肾小管 – 间质性肾炎（ATIN），是一组以肾间质（炎细胞浸润）及小管（退行性变）急性病变为主要表现的综合征。该病占全部急性肾衰竭病例的 10% ~20%。

【概述】

1. 病因

（1）药物：引起急性过敏性间质性肾炎的药物种类甚多，由抗生素引起的占 2/3，其中以 β – 内酰胺类抗生素及非甾体类抗炎药最为常见。最常引起急性间质性肾炎的药物为：青霉素类（特别是新青霉素Ⅰ、氨苄西林等半合成青霉素）/头孢菌素类、磺胺类、利福平等抗生素，呋塞米及噻嗪类利尿剂，别嘌呤醇，保泰松等非甾体抗炎药。在国外，除抗生素外，非甾体抗炎药引起的药物间质性肾炎占较大比例。近年来，国内外均有报道，中草药过敏也可引起急性间质性肾炎。老年人、有效循环量不足、原有肾脏疾病、联合用药，以及高敏体质的患者容易发生药物过敏性急性间质性肾炎。药物引起急性间质性肾炎，除了药物对肾脏的直接毒害外，机体对药物过敏是其主要原因，免疫介导可能是其主要发病机制。

（2）感染：葡萄球菌，链球菌、肺炎球菌、大肠杆菌等所致败血症；钩端螺旋体病；肾综合征出血热；猩红热、白喉、伤寒、传染性单核细胞增多症、麻疹、风疹病毒感染、梅毒、艾滋病等可伴发急性间质性肾炎。

（3）系统性疾病：系统性红斑狼疮、结节病、干燥综合征、混合型冷球蛋白血症等。

（4）肿瘤细胞浸润：多发性骨髓瘤、淋巴瘤、急性白血病等。

（5）特发性：无特殊原因，可伴眼球前房葡萄膜炎，主要见于女性。

2. 临床表现

ATIN 的临床表现多种多样，因病因而异。往往突然起病，最常见的临床表现是肾功能不全。患者可出现腰痛、消化道症状及尿量异常。腰痛多呈持续性酸痛或胀痛，为肾包膜张力增大所致，症状典型者有明显的双肾叩击痛及肋脊点压痛。消化道症状如食欲不振、恶心、呕吐等，腹部可有压痛。药物同时损伤肝脏者可见黄疸。排尿异常可见少尿、无尿，进入多尿期则见多尿。药物引起者可见血尿。

药物引起的 ATIN 多发生在服药后第二周，可见发热、皮疹及外周血嗜酸性粒细胞增多的"三联症"。皮疹主要见于面部、躯干与近端肢体，多形性，伴有瘙痒。15% ～ 20% 的患者发生关节痛。可见浅表淋巴结肿大。非类固醇类消炎药引起的可有水肿。尿检除无菌性脓尿和（或）蛋白尿外，可见镜下血尿及肉眼血尿。非类固醇类消炎药所致者常有大量蛋白尿。非少尿型肾衰竭多见。

急性细菌感染所致的 ATIN 起病急骤，出现突然寒战、高热、恶心、乏力、头痛等毒血症症状。

特发性 ATIN 多见于年轻女性，常有低热、乏力、体重减轻、皮疹、肌炎。血压多正常，1/3 的患者有眼色素膜炎，可在肾脏病同时存在或于肾脏病后出现，发生的时间间隔一般在 1 年内。常伴有轻度贫血和血沉增快、C 反应蛋白阳性、纤维蛋白升高、γ 球蛋白升高等炎症综合征表现。

3. 辅助检查

（1）血中白细胞升高。

（2）尿化验异常：常出现无菌性白细胞尿、血尿及蛋白尿。蛋白多呈轻度，但当非甾体抗炎药引起肾小球微小病变型肾病时却常见大量蛋白尿（> 3.5g/d），并由此可引起肾病综合征。无菌性脓尿及尿中嗜酸性粒细胞增多。24 小时尿蛋白定量一般 < 1g。

（3）肾小球滤过率下降，血肌酐和尿素氮升高。有显著的肾小管损害，可出现糖尿、氨基酸尿、尿酸尿、磷酸盐尿等，远端肾小管功能障碍者，尿 pH 值升高，出现等渗尿，尿钠排泄量增加。

（4）血液中偶可检获肾小管基膜抗体或循环免疫复合物。

【饮食宜忌】

1. 饮食原则

ATIN 患者消化功能一般较差，食物以清淡可口、易消化、营养丰富之品为主，可食生大蒜，生大蒜又有杀菌功能。因为清淡的饮食容易消化，如大米粥、小米粥、烂面条等。可服鲜藕白米粥、豆腐豆豉葱白汤等。应多饮水以助邪气从汗而出。

2. 食疗药膳方

（1）甘蔗莲藕汁：新鲜甘蔗 250g，削去蔗皮，取鲜嫩莲藕 250g，切除藕节后榨汁。将此两种混合，分次作饮料，于 1 日内饮完。

（2）黄芪茅根糖水：黄芪、茅根各 30g，肉苁蓉 10g，水煎，加适量白糖。每日 1 剂，分次作饮料饮用。

（3）葱豉豆腐煲：淡豆豉 10g，葱白 5 根，豆腐 150g。豆腐切片微煎，然后放入淡豆豉，加水 2 碗，煎取大半碗，再入葱白，煎沸约 10 分钟。趁热服用（淡豆豉可不服），服后盖被微出汗，每日 1 剂。

（4）桑菊茶：桑叶、菊花各 6g，竹叶 15g，白茅根 30g，绿茶适量。将以上四味药洗净，同绿茶一起放入茶壶内，用沸水浸泡 10 分钟，代茶频饮，每日 1 剂。

3. 饮食禁忌

忌食油腻、黏滞、辛辣食物，如油条、鸡肉、牛肉、羊肉、猪肉、粽子、蒜苗等。

【药物宜忌】

1. 西医治疗

（1）去除病因：首先停用有关药物，去除病因。轻症病例停用致敏药物后，AIN 即能自发缓解。若患者服用多种可致 AIN 的药物，且有某种药物无法替代，则先停用最可能引起 AIN 的药物，观察数天，看肾功能有无改善。确定过敏的药物后必须告诉患者，避免悲剧重演。

（2）对症支持治疗：在去除病因的同时应该给予对症支持治疗，如维持水、电解质平衡，纠正代谢性酸中毒，对急性肾功能不全的患者应注意调节血容量以保证足够的尿量，同时避免水负荷过多。并发急性肾衰竭，无论是少尿型或非少尿型，都应考虑尽早予以透析治疗，以利肾功能的恢复，预防或减轻肾间质纤维化，减少慢性肾衰竭的发生率。血液透析、腹膜透析、连续动静脉血液滤过、连续静脉血液滤过等均可根据病情进行选择。

（3）肾上腺糖皮质激素：肾上腺皮质激素是最常用的治疗 AIN 的药物，一般口服泼尼松治疗；有用大剂量甲泼尼龙冲击治疗后急性肾衰竭缓解者。但用前最好先进行肾活检，确诊 AIN 并观察纤维化的程度。由于发生间质炎症后的 10～14 日即可看到间质纤维化，且氮质血症持续 1～2 周后肾功能恢复的可能性即降低，因此如决定用激素治疗，最好在发生氮质血症后的 7～14 日，起始量不必过大，每日 30～40mg 即可，用药不必过久，用后常能获得利尿、肾功能改善及血肌酐下降至正常之疗效。疾病好转即逐渐减量，疗程为 4 周，如未见疗效，予以停用。需服 2～3 个月。

甲泼尼龙冲击疗法的剂量为 0.5~1.0g/d，静脉滴注，使用 3~5 日。

（4）细胞毒类药物：大多数病例无需用细胞毒药物，只有治疗欠及时、单用激素疗效欠佳的病例，才考虑并用细胞毒药物。鉴于 CTX 对细胞介导的免疫反应其疗效优于激素，有人建议 CTX 作为首选药物。常口服环磷酰胺，每日 100mg，累积量达 6g 时停药。

2. 中医治疗

（1）辨证治疗

1）外感热病

主症：卫营同病者见发热，恶寒，头痛，皮疹，心烦不寐，腰痛，尿少，血尿，舌红苔薄，脉浮数；气营同病者见发热，汗出，口干，头痛，皮肤散在斑疹，腰痛，尿少，尿血，舌红或红绛，苔黄，脉滑数。

治法：清热凉血，泻火解毒。

方药：清营汤加味或清瘟败毒饮加减。金银花 20g，连翘 10g，竹叶 10g，生地黄 15g，麦冬 15g，玄参 10g，牛大黄 6g，牡丹皮 10g，桃仁 10g，赤芍 15g，益母草 15g，白茅根 20g，牛膝 10g，通草 5g，清甘草 3g。

加减：热毒盛者重用大黄 10g（后下）；尿血较重者加小蓟 15g，以利尿凉血止血，兼清膀胱血热；口渴甚者加石斛 12g，天花粉 15g；神昏者加石菖蒲 30g，郁金 15g，以清心开窍；病情重者可加服安宫牛黄丸。

用法：水煎服，每日 1 剂。

2）湿热内蕴

主症：高热寒战，腰痛，头痛，恶心、呕吐，小便刺痛灼热，淋沥不畅，舌红，苔黄腻，脉滑数。

治法：清热化湿，清胃降逆。

方药：三仁汤加减。杏仁 10g，白蔻仁 15g，薏苡仁 20g，通草 10g，竹叶 10g，滑石 20g，厚朴 10g，半夏 10g，萹蓄 10g，瞿麦 10g，车前子（包）30g，石韦 15g，大黄 6g，山栀子 10g。

加减：若大便秘结、腹胀则可重用生大黄 10g，并加用枳实 10g，以通腑泄热；若伴见寒热、口苦呕恶者可合小柴胡汤，以和解少阳；若有感染性疾患者可加金银花 10g，黄芩 12g，黄柏 10g，蒲公英 30g；若血尿明显者可加大小蓟各 15g，茜草 15g，地榆 15g，白茅根 30g；若腰痛甚者加杜仲 15g，续断 15g；有瘀血者加桃仁 10g，红花 6g，五灵脂 15g，以活血、化瘀、止痛。

用法：水煎服，每日 1 剂。

3）毒物伤肾

主症：发热，肌肤斑疹，瘙痒，腰痛，关节痛，尿痛，尿血，心烦口干，舌偏红，苔薄白或薄黄，脉弦滑兼数。

治法：清热解毒，凉血养阴。

方药：麻黄连翘赤小豆油或当归饮子加减。当归 10g，赤芍 15g，川芎 10g，生地黄 15g，生首乌 15g，白蒺藜 10g，苦参 15g，赤小豆 15g，土茯苓 15g，益母草 15g，白茅根 20g。

加减：尿血明显者用小蓟饮子；脾肾阳虚、水湿不化，症见尿少水肿、畏寒怕冷、舌淡红、苔薄白、脉沉者，用真武汤加减；呕吐者加藿香 10g，竹茹 10g，以清热、利湿、止呕。

用法：水煎服，每日 1 剂。

4）肾络痹阻

主症：四肢困重无力，尿少，水肿，恶心呕吐，口中有尿味，厌食腹胀，舌淡，苔厚腻，脉濡数。

治法：通腑泻浊，除湿利水。

方药：血府逐瘀汤合三妙散加减。赤芍 15g，当归 10g，川芎 10g，桃仁 10g，红花 6g，牛膝 10g，枳实 10g，苍术 10g，黄柏 10g，生地黄 15g，柴胡 10g，生大黄 10g（后下）。

加减：偏寒者用桂枝茯苓丸合防己黄芪汤；湿热中阻者用黄连温胆汤加生大黄；血尿者加仙鹤草 20g，白茅根 20g，以凉血止血；尿少者加甘草 3g，车前子（包）15g，以利尿通淋。

用法：水煎服，每日 1 剂。

（2）其他疗法

1）肾复康胶囊：主要成分为土茯苓、生槐花、白茅根、藿香等，功用为益肾化浊、清热利湿，可用于急性间质性肾炎的血尿表现者。

2）冬虫夏草：动物实验表明，冬虫夏草能有效地促进体外肾小管上皮细胞的生长，促进受损的细胞恢复，提高细胞膜的稳定性，增加肾小管上皮细胞耐受缺氧的能力，明显减轻庆大霉素所致的大鼠的急性肾衰竭，预防卡那霉素所致的肾毒性。临床上冬虫夏草对氨基苷类抗生素肾毒性有良好的保护作用，提示冬虫夏草对间质性肾炎有一定的治疗作用。临床上常用的冬虫夏草制剂有金水宝、百令胶囊等，可以选用。

3. 药物禁忌

禁用或慎用药物参见本病病因。

其他参见急性肾炎，肾衰竭。

九、慢性间质性肾炎

慢性间质性肾炎又称为慢性肾小管 - 间质性肾炎或慢性间质性肾病（CIN），是一组以肾间质纤维化、炎症病变及小管萎缩为主要表现的疾病。

【概述】

1. 病因

慢性间质性肾炎病因主要有：

（1）药物或毒物：引起急性间质性肾炎的药物亦能引起慢性间质性肾炎，如止痛药、氨基苷类抗生素、环孢素、铂、锂等药物，铅、汞、镉等重金属、造影剂，以及一些中草药关木通、广防己、马兜铃、天仙藤、青木香、寻骨风、朱砂莲等。

（2）感染：包括细菌、病毒、真菌所致的非特异性感染和结核、麻风、梅毒等特异性感染。

（3）尿道梗阻或反流：包括结石、肿瘤等所致的各种机械性尿道梗阻和膀胱输尿管反流。

（4）免疫性疾病：系统性红斑狼疮、同种异体肾移植排斥、干燥综合征、冷球蛋白血症、Goodpasture 综合征、IgA 肾病等。

（5）血液系统疾病：多发性骨髓瘤及轻链病等浆细胞病、镰状细胞血红蛋白病、白血病、淋巴增生性疾病等。

（6）代谢障碍：高尿酸血症、草酸盐增多症、胱氨酸病、高钙血症、低钾血症。

（7）结节病：Wegner 肉芽肿。

（8）血管疾病：肾血管的炎症、硬化、栓塞等。

（9）遗传因素：如遗传性肾炎、髓质海绵肾、髓质囊性变、多囊肾等。

（10）理化或环境因素：如放射性肾炎、巴尔干肾病等。

2. 临床表现

本病多缓慢隐袭进展。有原发病的表现。早期出现肾小管功能损害，主要表现为：①尿液浓缩功能障碍，如多饮、多尿、夜尿多、尿比重和尿渗透压降低，甚至出现尿崩症。②尿酸化功能障碍：肾排 H^+、泌氨减少，出现肾小管性酸中毒，易引起低钾、低钠、低钙，故而出现无力，甚至瘫痪，亦可因远端肾小管排泌钾缺陷而致高钾血症。③近曲小管选择性重吸收功能障碍，而引起氨基酸尿、葡萄糖尿、磷酸盐尿、尿酸尿、碳酸氢盐尿，或上述几种物质重吸收障碍同时存在而引起 Fanconi 综合征。晚期肾小球功能受损，出现肾功能不全，可有恶心、呕吐、腹泻、乏力、皮肤瘙痒等尿毒症症状，血清肌酐、尿素氮升高。与肾功能损害同时常伴随出现高血压及贫血。

常见的几种类型的慢性间质性肾病：

（1）镇痛药肾病（AN）：是一种由于大量服用非甾体抗炎药含有非那西丁和（或）阿司匹林（乙酰水杨酸）成分的混合镇痛剂引起慢性肾小管间质疾病，本病多见于神经质的女性，女性为男性的 5 ~ 7 倍，而在非滥用镇痛药引起的间质性肾炎组，则男女发病率相似。起病隐袭，在血清肌酐升高前常无症状，或仅在实验室常规检查时才被发现。患者常表现为重复尿道感染，肾小管功能检查显示尿浓缩功能及酸化功能减退和失钠，临床上出现夜尿多或多尿现象，并有痉挛、乏力和肾结石。50% ~ 70% 的患者出现高血压，如伴有水钠丢失，可发展为恶性高血压，因高血压引起心脏扩大及心力衰竭者占 38%。由于坏死肾乳头组织脱落或结石排出，发生肾绞痛伴镜下或肉眼血尿，又是 AN 的特点。重症早期出现急性肾衰竭；重症晚期可出现慢性肾衰竭，并发痛风、尿毒症性骨病；服用大量镇痛药者 8% ~ 10% 可发生泌尿道移行上皮癌。

（2）马兜铃酸肾病：服用含马兜铃酸（AA）的中草药引起的肾损害。主要致病者为关木通、广防己及青木香等。

本病目前主要分为三型：

1）急性马兜铃酸肾病：常在短期（甚至1次）大量服用含马兜铃酸中药后发生。临床迅速出现少尿或非少尿性急性肾衰竭，伴肾小管功能障碍。常伴肾外表现，如上消化道症状（恶心、呕吐等）、贫血、血小板减少、肝功能损害及神经系统异常（视听力障碍、震颤）等。非少尿型者，服用马兜铃酸药后每日平均尿量常大于1000mL，肌酐、尿素氮迅速升高，肌酐清除率下降，尿比重及尿渗透压下降，可伴有代谢性酸中毒及电解质紊乱。急性AAN经积极治疗后，部分患者可恢复正常，但是恢复速度远较一般ATN慢，而重症患者常不可恢复，而逐渐演变遗留下慢性肾衰竭，需依靠透析维持生命。病理表现为急性肾小管坏死。

2）慢性马兜铃酸肾病：多在持续或间断小剂量服用含马兜铃酸药物后出现。临床表现为慢性肾小管－间质肾病。病变隐袭进展，逐渐出现肾小管和肾小球功能损害，终止马兜铃酸的摄入后，肾功能仍然迅速减退，数年内渐由氮质血症进入终末期肾衰竭。尿化验呈肾性糖尿及轻度蛋白尿，低比重及低渗透压尿，常伴贫血（贫血发生早且临床症状重，与肾功能损害程度不相符）及轻、中度高血压。B超常发现肾脏缩小，且双肾大小可不对称，长径相差1cm以上。临床症状可出现头痛、恶心呕吐、食欲减退、嗜睡、体重下降等。主要病理表现为灶状或多灶状寡细胞性肾间质纤维化。亦有报道指出，慢性马兜铃酸肾病患者易伴发泌尿系癌症。

3）肾小管功能障碍型马兜铃酸肾病：常于间断小剂量服含马兜铃酸药物后数日出现症状，主要表现为肾小管酸中毒和（或）Fanconi综合征，同时伴肾小管浓缩功能障碍，而血清肌酐及尿素氮基本正常。临床见乏力倦怠、口渴、多饮、多尿、夜尿增多、食欲不振、体重下降、贫血、肾性糖尿、肾小管性蛋白尿、低钙血症、高磷酸盐尿、氨基酸尿、低钾、低磷、低尿酸血症等。尿常规显示轻度蛋白尿，镜检有形成分较少。本型部分病例经积极治疗疾病可望好转，但有的却可迅速进展至慢性肾衰竭。此型病理改变轻，主要为肾小管变性及萎缩。

以上三型AAN的表现可有一定重叠。

3. 辅助检查

（1）血尿：占95%，常为均一型血尿，由新青霉素Ⅰ所致者，血尿发生率较高，约占97%，可有1/3的患者发生肉眼血尿，利福平、别嘌呤醇过敏者血尿亦较常见。

（2）白细胞尿：几乎所有D－AIN患者均有无菌性白细胞尿。尿沉渣嗜酸性粒细胞计数超过白细胞总数5%即有意义，甚至可达30%。若用Hensol化学染色法，对嗜酸性粒细胞及嗜碱性粒细胞管型的辨认，明显优于瑞氏染色。此外，还可出现白细胞或红细胞管型。

（3）蛋白尿：一般多为轻、中度蛋白尿，尿蛋白多不超过1～2g/d，可分为大分子或小分子蛋白尿，与致肾损害的药物有关，亦可呈肾病综合征表现。

（4）尿酶增多：主要见于发病早期氨基苷类抗生素（AG）肾损害患者，如N－乙酰－β氨基葡萄糖苷酶（NAG）、丙氨酸氨基肽酶（AAP）、亮氨酸氨基肽酶（LAP）、γ－谷氨酰转肽酶（γ－GT）等。

（5）免疫球蛋白检查：药物过敏者可有血 IgE 增高。

（6）X 线检查：尿道 X 线平片与 B 超检查可见双侧肾增大，这可对诊断有一定帮助。

（7）肾活组织检查：肾活检是确诊 D－AIN 的主要手段。应强调临床与病理结合，尽早肾活检，尤其对于病因不明的急性肾衰竭患者，肾活检可确定病因，以防漏诊或误诊。

（8）药物特异性血清淋巴细胞转化试验（LST）：LST 有助于明确致敏药物，可使治疗具有针对性。LST 系采血体外试验，安全可靠，对患者无危害。其原理是在体外培养液中应用药物的特异性抗原，以刺激患者致敏的淋巴细胞导致转化。依据淋巴细胞对药物抗原应答水平的高低，以鉴别是否对此种药物过敏。LST 具有很高的特异性，假阳性罕见，但阴性结果尚不能排除对某种药物过敏的可能性。

【饮食宜忌】

1. 饮食原则

（1）患者饮食要清淡，要食用含水分丰富的食物，如蔬菜、水果、汤类，多饮水，并且可以就近取材，用一些当地野菜或食品来调治此病。

（2）多食菊花、芥菜、马兰头等，有清血解毒、利尿通淋作用的蔬菜。

2. 食疗药膳方

1）玉米须 30g，车前草 30g，水煎服，每日 1 次。

2）鲜荠菜 250g，加水煎汁，每日 2 次，连服 1 个月。

3）鲜马齿苋 200g，鲜车前草 100g，水煎，代茶饮。

4）白果 10g，炖熟，连汤服下，每日早晚各 1 次，连服 3 日。

5）芹菜 2.5kg，切碎捣烂，榨出汁，炖熟，每日服 3 次，每次 60g。

6）竹叶菜 30g，车前草 30g，水煎去渣，每日 2 次，分次服。

7）红花菜根 30～60g，水煎服，每日 1 次。

8）生山楂 60g，水煎服，代茶饮。

9）赤小豆山药粥：赤小豆 50g，山药 50g，白糖 20g。先将赤小豆煮半熟，再放入山药，熟后加白糖服食。治疗湿邪蕴蒸化热之小便频、尿痛等症。

10）赤小豆鸡内金粥，赤小豆 50g，鸡内金 15g。先加水煮赤小豆，将豆煮熟时，放入鸡内金末调匀。能清热利湿、消积化瘀，改善尿频、尿急、尿痛，效果显著。

11）香椿叶 120g，水煎服，每日 1 次。

12）车前草（鲜）30～60g，水煎服，每日 1 剂。

13）鲜马齿苋，一把，捣汁服，每日 3 次。

14）白茅根，30～60g，水煎服，每日 1 次。

15）萹蓄：30～60g，水煎服，每日 1 剂。

16）葵花根：15g，水煎服，分 3 次服，每日 1 剂。

17）冬葵子研末，每次 5g，每日 3 次。

18）金钱草 30g，水煎服，每日 1 次。

19）醋炙鳖甲，研末，每次 3～5g，每日 3 次。

20）菟丝子 10g，水煎服，每日 3 次。

21）槲叶研末，每服 10g，葱白汤送下，每日 3 次。

22）玉米须 30～60g，水煎服，每日 3 次。

23）荠菜花 30～60g，水煎服，每日 3 次。

24）糯稻根 30～60g，水煎服，每日 3 次。

25）猪腰子或猪大肠与粳米各适量煮稀饭吃，本方法能补肾壮腰。

26）玉米粉粥：粳米 100g，水 500～800mL，玉米粉 30g，先以米加水煮粥，煮至米开花后，调入玉米粉，使粥成稀糊状，再煮片刻即可，每日三餐均可食用。或玉米 1 份，水 3 份，煎汤代茶。早晚饮服，亦可有效。注意玉米粉应新鲜，不宜久放。对肾盂肾炎及水肿效果好。

27）雄鸡肠适量，洗净，切碎，炒菜食用。

28）核桃煮熟，每日早晚各吃 2 枚。

3. 饮食禁忌

（1）忌摄盐及饮水过多：肾炎患者大多数有水肿和高血压。盐的化学成分是 NaCl，盐进入人体后，可引起水钠潴留，血容量增加，使血压升高，水肿加重，故肾炎患者原则上给予低盐饮食并限制入水量。水肿显著、血压很高者，应予无盐饮食，每日进入人体的液体量限制在 1000mL 以内。

（2）忌大量进食蛋白质：在肾功能正常时，非蛋白氮经肾小球滤过，从尿中排出体外，使血中保持恒定的浓度。当肾脏严重病变时，血循环量明显不足，肾小球滤过率降低，血中非蛋白氮增高。此时，若大量进食蛋白质，必然导致代谢产物堆积潴留，促使病情发展，甚至诱发肾衰竭。肾功能尚可者，宜补充生物效价高的动物蛋白，如鸡蛋、牛奶、鱼类和瘦肉等。肾功能减退者，应适量限制蛋白质在 30g 左右，或按蛋白质每日 0.5g/kg 计算，以免加重肾脏负担。

（3）限制含嘌呤高及含氮量高的食物：为减轻肾脏负担，应限制刺激肾脏细胞的食物如菠菜、芹菜、小萝卜、豆类，以及其制品、鸡汤、鱼汤、鸭汤等，因这类食物含嘌呤量高，在肾功能不良时，其代谢产物不能及时排出，可加重肾脏负担。

（4）忌辛辣刺激性食物：辛辣食物如辣椒、大蒜、烈性酒等可生热助火，使扁桃体及咽峡发炎，成为留存于体内的潜在感染病灶，可导致链球菌感染后急性肾小球肾炎。当人体患肾炎之后过食辛辣食物，又可使病情反复发作，治疗不当，有转成慢性之虞。

（5）忌肥甘厚腻之品：肥甘厚腻之品可助湿碍胃，影响脾胃的消化功能。脾虚痰湿内停泛溢肌肤，则形成水肿。因此，肾炎患者宜食易消化、含纤维素较多的清淡之品。

（6）忌食香蕉：香蕉中含有较多的钠盐，如食大量香蕉，和摄入钠盐一样，使患者血中出现钠水潴留，使水肿加重，肾脏负荷加大。

【药物宜忌】

1. 西医治疗

（1）一般治疗：一般是根据不同的病因、发病机制和不同的原发病进行相应的治疗，但其总的治疗原则如下。

1）控制和去除病因，使病变停止发展，及时解除尿道梗阻，纠正代谢紊乱，有尿道感染时应积极抗感染。肿瘤细胞直接浸润间质者应及时采取肾区放射治疗和全身化疗。

2）以肾小管功能障碍为主者应及时纠正水、电解质和酸碱平衡紊乱，防止因脱水、低血压等使肾功能进一步减退。

3）已发展成慢性肾衰竭者，按尿毒症处理，进行必要的透析疗法和肾移植术。

（2）镇痛剂肾病的主要治疗

1）立即停用所有镇痛剂和非甾体抗炎药物。

2）维持高的尿量，每日尿量维持在 $1.5 \sim 2.0L$ 以上，以减少药物在髓质的浓度。

3）预防泌尿系感染，并发感染者用抗生素治疗。

4）有失钠表现、代谢性酸中毒者，须给予纠正。

5）控制高血压。避免用利尿剂，可用血管紧张素转换酶抑制剂（ACEI）治疗，同时注意心血管并发症。

6）对终末期肾衰竭及急性肾衰竭可行透析治疗或肾移植术，血液透析及腹膜透析可降低血中药物浓度。

7）对一些老年患者，抗高血压治疗和前列腺素 E 的使用可以改善患者的肾功能，笔者的经验：前列腺素 $E_2 100 \sim 200mg$ 加入 5% 或 0.9 氯化钠溶液 $300 \sim 500mL$ 中，静脉滴注，每日 1 次，$10 \sim 20$ 日为 1 个疗程，对治疗高血压及改善肾功能有帮助，注意滴速宜慢。

8）当发生脱落的坏死组织堵塞尿道时，应解痉、镇痛、补液及利尿，必要时手术取出坏死组织。

（3）马兜铃酸肾病的治疗：目前尚无成熟方案。在立即停用含马兜铃酸（AA）药物，对症治疗基础上，采用中西医结合的方法治疗。

1）口服雷公藤根茎煎剂或嚼食药叶嫩尖及吞服生鱼胆者应彻底洗胃并导泻。如在 2 小时内未彻底洗胃及导泻者，都可以产生肾损害。

2）糖皮质激素的应用。文献报道对雷公藤及生鱼胆急性中毒，可早期应用糖皮质激素。地塞米松 $5 \sim 10mg$ 加入 50% 葡萄糖注射液 40mL，静脉注射，继之地塞米松 1.5mg，每日 3 次，口服，鱼胆中毒者用 $2 \sim 3$ 日，雷公藤中毒者可用药 $2 \sim 3$ 周，以减轻中毒引起的机体病理反应。适当使用 654－2 以解除中毒后血管痉挛改善休克。用法为 654－2 20mg，肌内注射，每 6 小时 1 次，脉压甚小时可静脉注射 20mg，30 分钟 1 次，保持面色红润，心率以 <120 次/分为宜。

3）当发生急慢性肾衰竭时，应行血液透析或腹膜透析治疗，同时加强支持疗法，促进患者康复。

2. 中医治疗

（1）辨证治疗

1）湿热内蕴

主症：尿频、尿急、尿痛，排尿不畅，腰痛，少腹拘急疼痛，舌质红苔黄腻，脉滑数，或呕恶纳差，或身重乏力等。

治法：清利湿热，利尿通淋。

方药：八正散加减。通草 6g，车前子 30g，滑石 20g，萹蓄 20g，大黄 10g，瞿麦 15g，栀子 10g，薏苡仁 30g，生地黄 15g。呕恶纳差者加白豆蔻 6g，砂仁 6g；口苦小腹拘急者，可合四逆散疏调气机。

用法：水煎服，每日 1 剂。

2）脾肾阳虚

主症：形寒肢冷，头晕乏力，腰膝酸软，纳差，便溏，小便清长，舌质淡苔白，脉沉细而尺弱，或下肢水肿。

治法：补脾益肾，温阳益气。

方药：实脾饮加减。干姜 10g，党参 15g，白术 15g，茯苓 15g，大腹皮 10g，木瓜 10g，厚朴 10g，制附片 10g。小便清长者加锁阳 10g，益智仁 10g；下肢水肿者加猪苓 15g，泽泻 15g。

用法：水煎服，每日 1 剂。

3）肝肾阴虚

主症：腰膝酸软无力，头晕耳鸣，心烦失眠，手足心热，口干咽燥，小便短少，大便秘结，舌质红少苔，脉细数。

治法：滋阴清火。

方药：知柏地黄丸加减。生地黄 24g，山药 12g，山茱萸 12g，牡丹皮 9g，茯苓 9g，泽泻 9g，知母 12g，黄柏 12g，女贞子 15g，旱莲草 15g。口咽干燥者，加石斛 10g，麦门冬 10g；潮热心烦者加地骨皮 15g。

用法：水煎服，每日 1 剂。

4）肾阴阳俱虚

主症：排尿无力，尿少，面色发白，畏寒肢冷，神疲乏力，腰痛喜温喜按，或有手足心热，舌质淡苔白，脉沉细弱。

治法：温阳益气，补肾填精。

方药：金匮肾气丸加减。熟地黄 15g，山药 15g，山茱萸 12g，牡丹皮 9g，茯苓 9g，泽泻 9g，附子 6g，肉桂 6g，黄芪 30g，当归 10g。若偏阳虚者加淫羊藿 10g，巴戟天 10g；偏阴虚者加黄精 15g，女贞子 15g。

用法：水煎服，每日 1 剂。

5）肾络瘀阻

主症：面色黧黑，皮下瘀点、瘀斑，腰痛固定不移，痛处拒按，舌质暗或有瘀点，脉细涩。

治法：化瘀通络。

方药：补阳还五汤加减。生黄芪 30g，赤芍 10g，当归 10g，川芎 10g，桃仁 10g，红花 10g，地龙 10g，鸡血藤 10g。

加减：久病气血不足者，可加大生黄芪用量，并加党参等扶正之品。

用法：水煎服，每日 1 剂。

（2）马兜铃酸肾病辨证治疗

1）脾肾阳虚

主症：畏寒肢冷，倦怠乏力，纳差，腹胀便溏，多尿，夜尿清长，腰酸膝软，腰部冷痛，舌淡胖有齿痕，脉沉弱等。

治法：健脾补肾。

方药：真武汤加减。制附片 9g，白芍 10g，生姜 9g，白术 12g，茯苓 15g，党参 12g。

加减：恶心纳差者，加竹茹 10g，焦三仙（各）10g；水肿明显者，加猪苓 12g，泽泻 12g；腰酸腰冷者，加桂枝 6g，炒杜仲 15g。

用法：水煎服，每日 1 剂。

2）肝肾阴虚

主症：头晕耳鸣，口干咽燥，五心烦热，双目干涩或视物不清，腰酸膝软，大便干结，尿少色黄，舌红少苔，脉细等。

治法：滋补肝肾。

方药：六味地黄丸合二至丸加减。生地黄、熟地黄各 12g，山药 12g，山茱萸 12g，牡丹皮 9g，泽泻 9g，茯苓 12g，女贞子 15g，旱莲草 15g。

加减：心烦失眠者，加夜交藤 30g，炒枣仁 15g；头晕耳鸣者，加怀牛膝 12g。

用法：水煎服，每日 1 剂。

3）湿浊困阻

主症：腰痛热胀，恶心呕吐，纳呆，脘闷腹胀，身重困倦，小便短赤，口干口苦，口中黏腻，舌苔腻，脉濡或滑。

治法：化湿降浊。

方药：温胆汤加减。半夏 12g，陈皮 12g，茯苓 20g，竹茹 12g，枳实 10g，枇杷叶 15g，生大黄 10g。

加减：恶心呕吐重者，加苏叶 3g，黄连 5g；口中异味口黏者，加佩兰 9g。

用法：水煎服，每日 1 剂。

4）瘀阻肾络

主症：面色晦暗，腰痛，甚则肌肤甲错，舌质紫暗或有瘀点、瘀斑，脉细涩。

治法：化瘀通络。

方药：血府逐瘀汤加减。生地黄 12g，赤芍 12g，当归 12g，川芎 6g，桃仁 12g，红花 12g，牛膝 12g，枳实 12g，柴胡 6g，车前子 15g，三棱 15g，莪术 15g。

加减：偏寒者，可用桂枝茯苓丸；瘀重者，加炮穿山甲 10g。

用法：水煎服，每日 1 剂。

有报道以下中药可改善肾损伤：①冬虫夏草及其制剂。②大黄制剂。③川芎及其制剂。④丹参及其制剂。⑤黄芪。⑥积雪草。可在辨证论治基础上适当加用。

（3）中成药

1）滋肾丸：成人每次口服 9g，每月 2 次，小儿酌减。用于热在下焦、湿热蕴肾者。

2）分清五淋丸：每次口服 9g，每日 1 ~ 2 次，用于湿热下注、蕴结膀胱者。

3）济生肾气丸：每次口服 9g，每日 2 次，用于肾阳不足、肾气虚弱者。

4）慢肾宝口服液：每次口服 20mL，每日 3 次。

5）尿毒清冲剂：每次口服 10g，每日 2 ~ 3 次，用于有肾功能不全者。

6）肾衰胶囊：成人每次口服 3 ~ 6 粒，每日 3 次，用于有肾功能不全（有大便秘结者还有通便作用）。

7）SOD 胶囊（由东方蚯蚓中提取物），每粒胶囊含 SOD 6000U，每次口服 4 粒，每日 3 次，有抗氧自由基脂质过氧化、提高体内 SOD 活性作用，从而用于药源性肾损害及肾功能不全的治疗。

（4）验方

1）人参，每次 5g，煎水 200mL，口服，每日 1 次，治疗药物过敏所致的急性小管间质性肾炎尿渗透压下降者。

2）玉米须 30g，荠菜花 15g，白茅根 18g，水煎服，每日 2 次分服，适用于血尿者，若尿血多痛甚者，可另吞服参三七 2g，琥珀粉末 2g。

3）红参 60g，黄连 60g，泽泻 20g，黄精 250g，天花粉 120g。共研细末，混合装入胶囊，每次 9 粒，每日 3 次，口服。适用于药物所致急性间质性肾炎。

4）生大黄 30g，六月雪 30g，煅牡蛎 30g，水煎 300mL，保留灌肠，每日 1 次，用于消炎镇痛药引起的急性肾衰竭。

5）加味五苓散治化疗药物肾损害：方药组成：白术、桂枝、泽泻、猪苓各 10g，茯苓 15g。加减：气血两虚者加黄芪、党参各 15g，水肿者加桑白皮 20g，茯苓皮 15g；便秘者加大黄 10g。

6）解毒通用方：治疗抗生素、免疫抑制剂等引起的肾损害。组成：生黄芪 20g，生地黄 15g，川芎 15g，生甘草 6g。加减：气虚明显者再加党参、白术，或加太子参 20g，冬虫夏草 6g；有过敏表现者加防风 12g，蝉蜕 10g，徐长卿 10g；当出现血尿时加仙鹤草 12g，石韦 15g，荠菜花 12g；少尿时加益母草 20g，马鞭草 12g，桑白皮 12g。

7）复方土茯苓汤：土茯苓 30g，金银花 30g，甘草 10g。用于汞中毒，有改善症状及缓慢驱汞作用。

8）金花解毒汤：鸡血藤 15g，田七 3g，香附 9g，广木香 15g，青木香 15g，茜草根 15g，梅片 3g，共研末。鲜金花 240g 捣汁加水至 500 ~ 800mL，与上药混匀。第一次服 300mL，以后每 3 ~ 4 小时服 200mL，成人总量为 1000 ~ 1500mL。小儿为 750mL。本方不能与甘草同用。用于治疗急性砷中毒。

9）甘草绿豆汤：绿豆 120g，甘草 15g，或金钱草 30g，或煮水服，有辅助驱铅作用。

10）真武汤抢救鱼胆中毒：炙附片 7.5g，白术 15g，云苓 15g，泽泻 15g，白芍 10g，桂枝 7.5g，炙黄芪 20g，生姜 5 片（10g），水煎服，每日 1 次，共进 3 剂。病情好转之后，改用香砂六君子汤加炮姜 10g，鸡内金 10g，藿香叶 5g，调理脾胃。

3. 药物禁忌

（1）禁用或慎用引起 ATINN 的药物：见表 1 - 1。

表 1 - 1　可引起 ATIN 的药物

中文名称	英文名称	中文名称	英文名称
新型西林 I	Ltlethiciltin	青霉素 G	Penicillin G
氨苄西林	Ampicinin	阿莫西林	Amoxicillin
新型青霉素 II	Oxacillin	羟苄西林	Carbenicillin
新型青霉素 III	Nafcillin	哌拉西林	Propicillin
酚氧甲基西林	Phenoxymethyl - pinicillm		
匹呋氨苄西林	Pivampinidllin	硫苯咪唑青霉素	Mezlocillin
先锋霉素 I	Cephalothin	先锋霉素 IV	Cephalexin
先锋霉素 II	Cephaloridine	先锋霉素 V	Cefazolin
头霉噻吩	Cefoxitin	氨苄青霉素氯	Cefaclor
头孢匹林	Cephapirin	头孢拉定	Cephradine
磺胺药	Sulfonamides	复方新诺明	Cotrimoxazole
利福平	Rifampicin	多黏菌素	Polymyxin
卡那霉素	Kanamycin	庆大霉素	Gentamycin
单酰胺菌素	Aztreonam	托布拉霉素	Tobramycin
黏菌素	Colistin	环丙沙星	Ciprofloxacin
氯霉素	Chloramphenicol	丁酸	Nalidixic acid
万古霉素	Vancomycin	乙胺丁醇	Ethambutol
呋喃妥因	Nitrofurantoin	四环素	Tetracycline
红霉素	Erythromycin		
多西环素	Doxycycline		
呋塞米	Fufosemide	噻嗪类	Thiazicles
氯唑酮	Chlorthialidone	氨苯蝶啶	Triamterene
替尼酸	Tienilic acid	依他尼酸	Ethacrynic acid
萘普生	Naproxen	二氯苯胺苯乙酸	Diclofenac

续表

中文名称	英文名称	中文名称	英文名称
甲芬那酸	Mefenamate	氯苯苯乙酸	Fenclofenac
二氯苯水杨酸	Diflunisal	氟比洛芬	Flurbiprofen
布洛芬	Lbuprofen	非诺洛芬	Fenoprofen
保太松	Phenylbutazene	托美丁	Tolmtin
吡罗昔康	Piroxicam	佐美酸钠	Zomepirac
吲哚美辛	Idomethacin	酮洛芬	Ketoprofen
舒林酸	Sulindac	吡洛芬	Pirprofen
阿司匹林	Aspirin	安替匹林	Antipyrine
非那宗	Phenazone	安乃近	Analgin
苯妥英钠	Diphenylhydantoin Sodium		
苯巴比妥	Phenobarbital	别嘌醇	Allopurinol
西米特丁	Cimetidine	氯贝丁酯	Clofibrate
硫唑嘌呤	Azathioprine	青霉胺	D – Penicillamine
对乙酰氨基酚	Paracetamol	格拉非宁	Chlorprothixene
痉宁	Carbamazepine	甘氨苯喹	Clafenin
苯茚二酮	Phenindione	华法林	Warfarin
卡马西平	Carbamazepine	磺吡酮	Sulfinpyrazone
α – 甲基多巴	Alpha – methyl dopa	金 – 铋盐	Gold – bismuth salts
非那西丁	Phenacetin	多塞平	Doxepin
驱蛔灵	Piperazine	卡托普利	Captopril
氢氧化铝	Aluminum hydroxide	造影剂	Radiocontrast agents
异丙嗪	Phenergan	胆茶碱	Oxtriphylline
异烟肼	Isoniazid	对氨柳酸	PAS acid
地西泮	Diazepam		

（2）慎用中药及中成药：肾脏易于发生药源性肾损害的原因见前述。据报道可能引起损害的有：单味中草药、中药传统方剂及中药现代方剂等。

1）单味中草药：关木通、防己、厚朴、马兜铃、雷公藤、蜈蚣、斑蝥、蜂毒、草乌、苍耳子、土贝母、土荆芥、巴豆、使君子、山慈菇、天花粉、大枫子、野百合、铁脚威灵仙、山豆根、鱼胆、棉酚、全蝎、喜树（抗肿瘤药）、芫花、土三七、密陀僧（铅的氧化物）、罂粟壳、魔芋、鸦胆子、芦荟、蓖麻子、牵牛子、腊梅根、川楝子、柴胡、益母草、含羞草、红椰子树根、金樱根、泽泻、苦楝皮、麝香、红娘子、蟾酥、望江南子、海马、胆矾（含水硫酸铜）、雄黄（主要成分硫化砷）、砒石（氧化砷）、水银（汞）、硼砂、轻粉、穿心莲等。

2）中药传统方剂：随着中药的广泛应用，复方中药引起过敏反应也屡有所见，据统计已有 100 种左右，并与其中所含的某一中药有关，或由增加某一味中药引起。可引起肾损害的中药传统方剂有：甘草干姜汤、柴胡加龙骨牡蛎汤、芍药甘草汤、沉香化滞丸及长期内服参茸卫生丸等，可引起水肿、蛋白尿、小便不利；牛黄清心丸、牛黄解毒丸、天王补心丹、柏子养心丸、朱砂安神丸、人参再造丸、大活络丹、局方至宝丹、紫雪丹、苏合香丸、十香返生丹、磁朱丸、妙灵丹、小儿保元丹、回生急救散、小儿百寿丹、至宝锭、牛黄镇惊丸、琥珀抱龙丸、五粒回春丹、普济回春丹、犀角化毒丹、化毒散、一捻金、牛黄抱龙丸、牛黄清热散、小儿牛黄散、珠黄散、保安万灵丹、蟾酥丸、梅花点舌丹、七厘散、六神丸、益元散、紫金锭、紫雪丹、避瘟散等，可引起尿频、尿急、尿痛、血尿等症状，此为朱砂蓄积，导致中毒的结果；云南白药中毒，可引起面色苍白、水肿、少尿、无尿、血尿、蛋白尿、颗粒管型、血尿素氮及血肌酐升高，甚至急性肾衰竭死亡。此外，具有肾毒性的尚有正清风痛宁、肾炎四味片、天麻丸、藿香正气水。谌贻璞等报道过长期服用龙胆泻肝汤及妇科分清丸（内均含关木通）后，引起急性及慢性马兜铃酸肾病及肾小管性酸中毒并 Fanconi 综合征的病例。

3）中药现代制剂：文献报道板蓝根注射剂引起过敏反应及肾脏损害。

以上所列引起肾损害特别是严重肾损害，如急性肾衰竭的中草药多数与服用过量（或药物滥用）或长期服药有关。

其他参见慢性肾炎，肾衰竭。

第二章　继发性肾脏病

一、高血压性肾损害

高血压，根据其程度及持续时间，能引起轻重不等的肾脏损害。良性高血压能引起良性的小动脉硬化，恶性高血压能引起恶性的小动脉硬化。临床中最常见的是原发性高血压引起的良性小动脉硬化症，且易于被忽视，而恶性小动脉硬化是一种以恶性高血压为主要表现并能迅速导致肾衰竭的疾病，由于能有效地控制各种高血压，可使恶性高血压基本消失。但是，血压升高已成为造成患者进入终末期肾病（ESRD）的独立因素。在过去10年中，美国 ESRD 的发病率以每年9%的速度增长，其中因高血压而引起的 ESRD 新患者占28%，这提示临床上应用抗高血压药物治疗来保护肾功能的作用还远远不够，高血压所导致的 ESRD 发生率呈上升趋势。

【概述】

1. 病因

本病多是在高血压的基础上发展而来的，因此，高血压是引起本病发生的主要原因。在高血压的基础上，可因动脉粥样硬化、应激或各种神经－体液因素的变化而诱发肾动脉缺血、坏死、纤维化，最后发展成为肾硬化。

2. 临床表现

（1）良性小动脉性肾硬化：发病年龄一般为 40～60 岁。首发症状可能是夜尿增多，继之出现蛋白尿。蛋白尿的程度一般为轻至中度，其严重程度与高血压呈正相关，亦有出现大量蛋白尿的报道，尿沉渣镜检一般正常，个别患者有短暂性肉眼血尿。原发性高血压早期，肾功能检查正常，随着病情进展，可逐渐出现肾功能不全，但高血压患者常见，且较良性小动脉硬化出现更早，病情更严重，影响其预后的关键因素是心和脑的并发症，并为其常见的死亡原因。

（2）恶性小动脉性肾硬化：本病好发于 45 岁（女性 35 岁）以上的中老年人，男性较女性多见，且多发于已有高血压的患者（包括原发性和继发性）。头痛为最突出症状，疼痛程度剧烈，弥散或局限在枕部，间歇性或持续性，可伴有恶心、呕吐、食欲不振、消瘦，有心脏扩大、心绞痛、心力衰竭。血压升高，舒张压常超过 130～140mmHg。并常伴有神经系统异常及精神错乱，病程越急越多见，可发生高血压脑病及脑出血。

3. 辅助检查

高血压肾损害的早期，常规血液和尿液检查均是正常的，需要采用比较敏感的方法才能发现一些异常，目前这些检查包括：尿微量白蛋白、β_2 微球蛋白和 N－乙酰－β

氨基葡萄糖苷酶排泄增加，尿中畸形红细胞增多等。诊断实在困难时可做肾活检。

【饮食宜忌】

1. 饮食原则

现代研究表明，低蛋白饮食对延缓慢性肾衰竭患者的病情进展、防止病情恶化，具有重要的临床意义。这一现代营养疗法的基本要求是：二低（低蛋白、低磷），二高（高热能、高必需氨基酸），二适当（适当的维生素和适当的无机盐与微量元素）。

2. 饮食宜进

（1）优质低蛋白饮食

1）开始时间：一般认为，当血尿素氮在 21.4mmol/L 时，应开始低蛋白饮食，营养不良可以避免，症状也得以改善。但单凭尿素氮水平常不准确，须同时观察血肌酐水平互相参照。凡肾功能已有损伤或有发展至尿毒症可能者，均应限制蛋白摄入，至于何时执行严格的低蛋白饮食，则应根据患者的具体情况而定。

2）蛋白质的摄入量：一般认为，每日每千克体重 0.5~0.6g 蛋白质，对于多数出现尿毒症患者可以维持氮平衡，但每日摄入蛋白质总量中至少 24g 为优质蛋白，而且同时须有足够的能量供给患者。

3）合理供应：优质蛋白（如鸡蛋、牛奶、瘦肉等）摄入量应达 50%~70%，且均分配在三餐，以利于更好地吸收和利用。含植物蛋白高的食品，如豆类、豆制品及硬果类（花生、核桃、瓜子、杏仁等）均在限制范围。这类食品可增加尿毒症患者的病情恶化程度，可部分采用麦淀粉（玉米淀粉、土豆淀粉，或用含淀粉较高的食物，如白薯、山药、芋头、藕粉等）作为主食，或采用淀粉类制品（如粉丝、粉条、粉皮等）代替小米、面粉。为了达到足够的热能，可增加食糖和植物油。

（2）供应足够的热能：充足的热能供应可减少负氮平衡。为减少非必需氨基酸的摄入，可选用麦淀粉、藕粉、甜薯、蜂蜜、白糖、植物油作为热能来源。麦淀粉可以自制，将面粉加适量水揉成面团，用手捏至光泽不粘手为止，放置室温下 1~2 小时，然后在面团内加水为面团的 3~4 倍，用手捏面团，将淀粉洗入水中，反复加水数次，至洗不出淀粉为止，再将浆水集中、过滤、静置，去上清水，沉淀物置于布中晒干，即为麦淀粉。因其含蛋白很低，适用于尿毒症患者，可用为低蛋白饮食的主食。为了补足热能，脂肪可占 40%~50%，因此可以多吃一些含脂肪和热能的食品，如肥肉。一般植物油食入量不限，可以吃奶油、黄油、猪油，但不可吃奶酪。

（3）水、盐平衡：患尿毒症时，尿量可能减少，也可能增多，特别是夜尿增多。由于肾脏功能下降，体内代谢产物需要较多的水才能从肾脏排泄，因此如无水肿、心力衰竭等，不应盲目限水，每日入水量应补足前一日尿量，并外加入水量每日 400~500mL，如有出汗、发热、室温高等情况，入水量应适当增加。如果尿量少，体内水、钠潴留，特别是已有肺水肿、心力衰竭、稀释性低钠血症时，入水量必须严加限制。钠的摄入可根据患者体重、血压、尿量、肌酐清除率、血清钠、24 小时尿钠等予以调整，一般每日食盐量在 2~3g。

（4）低磷饮食：磷的摄入量一般须控制在每日 500mg 以下。食用食物时一般用水煮，弃汤后再服食，有助于减少磷的摄入。为了减少磷的摄入，除尽可能不食用含磷丰富的食品（如蛋黄、动物内脏、动物脑、动物骨髓等）外，一般瘦肉、鱼可煮后去汤再食用，或服用碳酸钙，可与肠道中的磷结合而排泄，使血磷降低。

3. 饮食要点

由于饮食疗法在高血压致慢性肾衰竭中占重要地位，上面讲的方法虽然科学，但由于在具体掌握时难度较大。鉴于这种情况，笔者在临床上经多年研究认识体会到，若从血清尿素氮和血清肌酐数值来参考把握饮食要点比较简单，即依据每个患者的化验结果，如饮食不增加，上述化验数值不增加，则表明患者目前的饮食摄入合理；如果目前饮食增加尿素氮的数值达 $24.99 \sim 32.13 \mu mol/L$，表明患者的饮食中蛋白质的摄入量需降低在 $20 \sim 25g$ 以下。若发现患者的血清肌酐数值上升至 $618.8 \mu mol/L$ 以下时，则表明蛋白质目前摄入量不足，若伴血浆蛋白降低，则需要增加蛋白质的摄入量 $25 \sim 35g$。在具体的实际饮食生活过程中，还要注意以下方面的问题。

（1）健脾益气，和胃降浊，重在食欲。慢性肾衰竭多见的症状有食欲缺乏，因此在饮食上要注意选用能开胃、和胃、增进食欲，并兼能益气健脾、利尿降浊的食物，如莲子类食物、山药、薏苡仁类食物、笋及瓜类食物。

（2）阴阳并补，掌握适度，以利康复。慢性肾衰竭多有进行性贫血，因此出现一系列阴阳两虚的症状，如头晕耳鸣、腰酸无力、畏寒怕冷、皮下出血等，这时须选用阴阳并补的食物。但不能峻补，需缓缓进补，补中带清，补中有疏，如虫草炖鸡、黄芪蒸鸡、蒜头鸽肉煲、清汤越鸡、冰糖甲鱼、红烧龟肉。食用时可分餐、分次，少量多次，不强求一次顿服，并视食欲增减食量。

（3）标本兼治，扶正固本，祛邪治标。慢性肾衰竭由于全身衰弱，因此常弱不禁风，容易发生上呼吸道感染而致病情恶化，这时需要用标本兼治之法，既用清利之品，又兼补养之属，如奶油冬瓜、虾皮烧冬瓜、拌黄花菜、金针木耳汤、开洋萝卜汤等。

（4）淡、清、利、消、补的基本饮食原则。淡即无盐饮食，清即清凉解毒、养阴清火之品，利为利尿消肿、排浊化湿之物，消为消导和胃、增进食欲之品；补为补益五脏、调节机体有利康复的食物。并尽可能地根据条件和爱好选择多样化的食谱以促进食欲，改善患者的营养，提高机体抵抗力。

4. 常用保健食物

（1）烟管鱼：味咸，性温。煮食。具有利尿消肿、清热解毒的功效。

（2）墨鱼：味咸，性微温。煎汤、炒食。具有滋阴养血、利水的功效。

（3）甲鱼：味咸，性寒。煎汤，煮食。具有滋阴凉血、补肾健骨的功效。

（4）黑木耳：味甘，性平。煎汤，凉拌。具有滋阴、润燥的功效。

（5）田螺：味甘，性寒。煎汤食用。具有利大小便、消手足水肿的功效。

（6）海参：味甘，咸，性温。煎汤食用。具有补肾益精、养血润肤的功效。

（7）海带：味咸，性寒，滑，无毒。煎汤，凉拌。具有清热利尿、补血、润肠通便的功效。

（8）绿豆：味甘，性凉。煮食。具有清热解毒、利尿消肿的功效。

（9）四季豆：味甘，性平，无毒。煎汤或煮食。具有滋阴养血、利尿消肿的功效。

（10）白菜：味甘，性平。煎汤，煮食，凉拌。具有宽中养胃、利尿解毒的功效。

（11）芹菜。味甘、苦，性凉，无毒。煎汤、绞汁、凉拌均可。具有消肿、清热的功效。

（12）竹叶菜：味甘、淡，性寒，无毒。煎汤。具有解毒消肿、利尿通淋、止血的功效。

（13）紫葡萄：味甘，性平。直接食用。具有补气血、利小便的功效。

5. 食疗药膳方

（1）鲜橘叶、甜酒各适量。将上述原料放入砂锅内，加水适量，置于火上，先用武火煮沸后，改用文火煎成浓汤，去渣，取汁，服之。适用于水肿患者。

（2）鲫鱼1尾，黑大豆300g。煮成浓汤，淡吃。适用于水肿患者。

（3）大鲫鱼1条，茶叶6g，醋3mL。鲫鱼去内脏及鳞，炖熟后空腹吃。适用于水肿不退患者。

（4）黑鱼1尾，大蒜瓣适量。黑鱼腹内纳入大蒜瓣，用纸泥封固，在炭火上煅烧存性，研细末，每日3次，每次2g，温开水送服。适用于各种水肿患者。

（5）黄颡鱼3条，绿豆50g，大蒜3瓣，商陆末3g。将黄颡鱼、绿豆、大蒜分别清洗干净，放入砂锅内，加水适量，置于火上煮熟食用。适用于水肿患者。

（6）皇姑鱼肉适量。皇姑鱼用清水洗干净，不加食盐，置于火上，清蒸食之。适用于肾炎水肿患者。

6. 饮食禁忌

（1）限制蛋白质：当肾功能低下时，蛋白质的代谢物（氮质）排泄受到障碍，故蛋白质的摄入量必须根据内生肌酐清除率、血尿素氮等指标而定。当内生肌酐清除率在每分钟10mL，血尿素氮在$10.71 \sim 24.99$mmol/L时，血肌酐在$265.8 \sim 618.8 \mu$mol/L，蛋白质的摄入量为$25 \sim 35$g；当内生肌酐清除率为每分钟$5 \sim 10$mL，血尿素氮在$24.99 \sim 32.13$mmol/L，血肌酐在$618.8 \sim 795.6 \mu$mol/L时，蛋白质摄入量为$20 \sim 25$g。

一般情况下，如不能及时进行抽血化验，患者的摄入量在25g左右为宜，并采用生物价值高的蛋白质，如牛奶、鱼类、肉类。食用鱼类、肉类，如先煮沸后去汤则更好，因煮沸后大量对肾脏有害的嘌呤进入汤中，可减少肾脏负担。

植物蛋白质应减少至最低量，这类食品有大豆及豆制品等，禁食植物蛋白质有利于防止尿毒症的发展。应尽量减少米面的食入，以减少非必需氨基酸的摄入。有的医院对尿毒症的患者采用麦淀粉（面粉抽提去蛋白质即麦胶面的制品，其蛋白质的含量为0.6%，50g麦淀粉的热能为175kcal），这样既保证了机体必需氨基酸，又在降低蛋白供应的情况下，利用非蛋白氮合成必需氨基酸，从而降低氮质血症。

（2）限制脂肪：肾功能不全者往往与贫血同在，摄入过多脂肪可抑制造血功能，故尿毒症患者脂肪供给量应采用低于正常人的需要量。

（3）忌食盐：患者如有明显水肿，应采用无盐饮食。如患者呕吐较重，氯离子损失较多，而水肿不明显时，可给低盐饮食（每日$1 \sim 2$g）。

（4）忌含嘌呤高的食物：嘌呤含量高的食物在代谢过程中产生过多尿酸而加重肾脏负担，如粳米、大豆、芹菜、菠菜、菜花、花生、猪头肉、沙丁鱼、带鱼、动物内脏及鸡、鹅、牛肉。

（5）忌辛烈调味品：包括芥末、辣椒粉、胡椒、咖喱、桂皮等。

（6）忌葛粉：葛粉寒凉下趋。《本草衍义》说："多食行小便。"葛粉容易损伤肾脏的功能，故肾衰竭的患者禁忌食用。

（7）忌大豆：肾衰竭、氮质血症者不宜多食。大豆含蛋白质甚高，多食可以加重肾衰竭及氮质血症患者肾脏的负担，而加重病情。

（8）忌赤小豆：肾衰竭阳气衰微所致水肿应温阳益肾利水，不能投寒凉渗利，本品偏凉渗利伤肾，故不宜食用，食用必加重病情。

（9）忌葫芦：肾功能不良者不应食用利水伤肾的食物，而葫芦的利尿作用较强，容易对肾脏造成损伤，加之水分和无机盐丧失过多，可导致水电解质失衡，加重患者的病情。故慢性肾衰竭患者不宜食用。

（10）忌紫菜：紫菜咸寒渗利下趋，容易损伤肾脏，肾衰竭者食用，将会加重病情。故慢性肾衰竭患者不宜食用。

（11）忌燕窝：燕窝含有丰富的蛋白质，在体内代谢后的产物需通过肾脏随尿排出体外，肾衰竭时尿量减少，含氮废物排泄受到影响，将会加重肾衰竭的病情。故慢性肾衰竭患者不宜食用。

（12）忌火腿：火腿含蛋白质较高，肾衰竭患者排尿困难，蛋白质的代谢产物不能及时排泄，食用火腿易导致尿毒症。故肾衰竭患者不应食用火腿。

（13）忌蛙肉：蛙肉含蛋白质较高，食用后其分解代谢产物对肾脏有一定的不良影响，可加重肾衰竭的病情。故肾衰竭患者不宜食用。

（14）忌鸡肉：鸡肉含有较丰富的蛋白质，食后可增加氮质血症和加重尿毒症的病情。故肾衰竭患者不宜食用。

（15）忌鸽肉：鸽肉含蛋白质较多，多食可以增加氮质血症并加重尿毒症的病情。

（16）忌鱼鹰肉：鱼鹰肉渗利下趋，容易损伤肾脏，故肾功能不良患者不宜食用。

（17）忌葡萄：葡萄渗利下趋。《百草镜》说："利水甚捷。"容易损伤肾脏，故肾衰竭者不宜多食。

（18）忌茶叶：具有苦凉清热利水的作用，多饮茶水可以损伤肾脏，加重肾脏疾患及尿失禁患者的病情。故肾衰竭患者不宜食用。

（19）忌汽水：肾功能不良者常饮汽水，会使体内的血容量增加，导致肾负担加重，出现心慌、乏力、尿频等症状。

（20）其他忌食：忌食咸菜、酱豉、腌腊制品和海味等，以减轻肾脏负担。

【药物宜忌】

1. 西医治疗

（1）一般治疗：宜食低盐、低脂饮食，戒烟酒，应劳逸结合，轻者可进行适当体育锻炼，重者应卧床休息。

（2）降压治疗：降压治疗是必要的救命措施，积极稳妥地控制血压可延缓或减轻小动脉性肾硬化的发展，同时电可减少心、脑等重要器官的并发症。对于肾功能减退的患者，应避免降压过快、过低，以免进一步减少肾脏血流灌注，加重肾功能不全。

对于轻度高血压者，在药物治疗前可以实施下列非药物疗法：①超过其标准体重

15%以上者，应控制饮食，减轻体重。②限制钠盐的摄入，每日摄盐小于2g。③限制饮酒。④忌食动物脂肪。⑤戒烟。⑥适当运动。⑦行为疗法，如太极拳、运动疗法等。如血压不能控制，则加用药物治疗。

使用降压药宜采用梯级疗法。开始时仅以一种药物，从最小有效剂量起，每2周调整一次，逐渐增加剂量，直到控制了血压或在没有副作用的前提下，用至最大量为止。如仍不能控制血压，则改用另一种药物。此时须注意大多数降压药物最佳作用要在用药几周后才能获效，亦可采用增加另一种不同类的降压药的办法，直到血压能控制为止。在安全和患者没有不适的前提下，尽量将舒张压控制在90mmHg以上。

第一梯级：首先用低剂量的ACEI，如贝那普利，每次10mg，每日1次；或钙通道阻滞剂，如硝苯地平10～30mg，每日3次；或β受体阻滞剂，如普萘洛尔10～100mg，每日2次；或美托洛尔，每次12.5～50mg，每日2次。笔者通常用心痛定或另两种药物中的一种，从小剂量开始，如能控制血压至正常水平，可继续治疗，如不能控制，则将该药加大1倍剂量，如能控制高血压，则继续治疗。

第二梯级：用上述治疗方法，2周后仍不能控制血压则加用利尿剂，如氢氯噻嗪12.5～25mg，每日1～2次。若能控制高血压则继续治疗。如不能控制，则将第一梯级选用的药物逐渐增大至最大剂量，如这样能控制高血压则如法治疗。

第三梯级：如上述方法用2周后仍不能控制高血压，则应先了解患者是否按法用药，以及排除肾血管性高血压等继发性高血压，如没有上述情况，而开始也没用过ACEI时，加ACEI如有效，遵此法治疗2个月，使血压逐渐稳定。

第四梯级：如果上述方法仍不能控制高血压，则加用另一类交感神经阻滞剂，如可乐定0.1～0.6g，每日2次，或者选用直接扩张血管的药物，如肼屈嗪25～100mg，每日3次。当然，如果开始没有使用硝苯地平，此时则可选用。如仍不能控制，则上述几种药物可逐个加上，直到能控制血压于理想范围为止。对于高血压危象者须选用硝普钠、硝酸甘油等迅速控制血压。

"降级疗法"：通常于患者血压控制1年后进行。患者血压得到控制后，可预约患者每个月复诊1次。当需要降级疗法时，则宜每周来诊1次。先将第四级的药物用量逐渐减少，以致停药。然后再减第二、第三级药物，其最终目的是既能使用最小数目的药物、最小的剂量，而又能充分控制血压。

对于复方降压灵等复合制剂的降压药因不易调节药量，且药中各成分作用时间长短不一，故不利于针对患者个体差异进行梯级疗法。

（3）恶性高血压是内科急症，必须迅速降低其血压。通过治疗可改善心血管状态和视网膜病变，防止肾功能进一步恶化，且多数可改善肾功能，可能是因为肾血管的损害具有可逆性。氮质血症出现则提示预后差。积极地降压，即使患者有急性无尿性肾衰竭，肾功能仍可能有所恢复。

（4）高血压危象的治疗。可以使用硝普钠、硝酸甘油等迅速控制血压。

（5）对于恶性肾硬化，在未经治疗的患者，1年死亡率为90%，常死于尿毒症。如能迅速和妥善治疗，5年存活率超过50%，有些患者能部分地逆转血管损害，以及肾功能恢复到接近正常水平。

（6）肾功能不全的处理：在进入肾功能不全、氮质血症期或尿毒症时，其非透析治疗和替代治疗（透析和肾移植）均与其他慢性肾脏病者相同。

2. 中医治疗

（1）辨证治疗

1）阴虚阳亢

主症：眩晕耳鸣，头痛且胀，每因烦劳或恼怒加剧，头痛加重，面色潮红，急躁易怒，腰膝酸软，五心烦热，心悸失眠，舌质红，苔薄黄或舌红少苔，脉弦细数。

治法：滋补肝肾，息风潜阳。

方药：天麻钩藤饮加减。天麻、山栀、黄芩、益母草、桑寄生各10g，钩藤（后下）、夜交藤各30g，石决明（先煎）20g，川牛膝15g，朱茯神9g。如重病者加羚羊角；如肝火过甚者，可加龙胆草、菊花、牡丹皮；如阴虚明显者，可加服杞菊地黄丸。

2）气血亏虚

主症：眩晕，动则加剧，劳累即发，面色苍白，唇甲不华，发色不泽，心悸少寐，神疲懒言，纳差，便溏，甚或小便不利，肢体浮肿，舌质淡，苔薄白，脉细弱或结代。

治法：补益气血，健运脾胃。

方药：归脾汤加减。白术、茯神、黄芪、龙眼肉、酸枣仁各30g，人参、当归各15g，木香、远志各10g，甘草8g。如脾胃明显较弱者，当归宜炒，并加砂仁、六曲；如脾胃虚寒，中阳不足者，可加桂枝、干姜；如血虚甚，可加熟地黄、阿胶、紫河车粉（另冲）并重用参芪。

3）肾精不足

主症：眩晕，耳鸣，失眠，多梦，心悸健忘，腰膝酸软。偏于阳虚者，四肢不温，形寒怯冷，纳差，便溏，舌质淡，脉沉细无力；偏于阴虚者，五心烦热，舌红少苔，脉弦细数。

治法：偏阴虚者，补肾滋阴；偏阳虚者，补肾助阳。

方药：补肾滋阴以左归丸加减；补肾助阳者以右归丸加减。若阴虚内热明显，可加鳖甲、知母、黄柏、地骨皮；若阳虚明显者，二方可加龙骨、牡蛎、珍珠母，以潜浮阳，同时应注意突发中风的可能。

4）痰浊阻络

主症：眩晕，头重如裹，胸闷呕恶，多寐，纳差，或形体偏胖，肢体浮肿，腰以下尤甚，小便不利，舌质淡，苔白腻，脉弦滑或沉缓。

治法：燥湿祛痰，行气利水。

方药：半夏白术天麻汤加减。半夏、天麻、橘红各10g，茯苓20g，白术15g，甘草5g。若呕恶甚者加代赭石、生姜、竹茹；如耳鸣重听者加葱白、郁金、菖蒲；若痰瘀化火者，可加黄连、黄芩、胆南星；若肾阳虚弱甚者，可合真武汤治之。

5）瘀血阻络

主症：眩晕，头昏胀痛，以下午或夜间加重，神疲健忘，思维迟钝，肢体浮肿，舌暗或有瘀斑，脉弦细或涩。

治法：活血化瘀，行气利水。

方药：血府逐瘀汤加减。桃仁 12g，红花、当归、生地黄、川芎、赤芍、桔梗、柴胡、枳壳各 10g，牛膝 15g，甘草 3g。若痰浊阻滞，加天麻、白术、半夏；若兼热象，可加牡丹皮，重用生地黄、赤芍。

以上方药均水煎服，每日 1 剂。

（2）验方

1）七子汤：决明子 24g，枸杞子、菟丝子、沙苑子、桑椹子各 12g，女贞子 15g，金樱子 9g。水煎服，每日 1 剂。

2）桑青灵芝汤：毛冬青、桑寄生、生龙牡、代赭石各 30g，益母草、半边莲、白芍、钩藤、车前子各 15g，灵芝 5g，桑白皮、地龙、牛膝各 10g，蝼蛄粉 2g（吞服），罗布麻 3g。水煎服，每日 1 剂。适用于高血压肾病有慢性肾功能不全者。

3）济生肾气丸（中成药）：每次 6g，每日 2 次。适用于高血压性肾病呈肾衰竭者。

4）防芪地黄汤：汉防己 15 ~ 30g，生黄芪 30g，生地黄 15 ~ 30g，卫茅 15g。水煎服，每日 1 剂，30 天为 1 个疗程，可连服 1 ~ 3 个疗程。适用于高血压肾病有慢性肾功能不全者。

5）平肝抚血汤：冬桑叶、甘菊花、夏枯草、当归、牡丹皮各 12g，生黄芪、大生地各 30g，台乌药 6g，沉香 3g。水煎服，每日 1 剂。

3. 药物禁忌

（1）药物相互禁忌

1）肾灵片慎与其他含钙药物同服。本品长期服用可导致高钙血症，尤其是与其他含钙药物（如碳酸钙等）合用时，可引起严重的高钙血症。

2）肾灵片忌与含钙的微溶配伍药物同服。含钙的微溶配伍药（如四环素、多西环素等）与本品同服，会影响其吸收。

3）骨化三醇忌与含镁制剂同服。因在服用骨化三醇时，同时服用含镁制剂（如氧化镁等），可引起高镁血症。

4）骨化三醇忌与维生素 D 制剂同服。因骨化三醇是维生素 D_3 的重要代谢产物之一，故服用本品期间不能同时给予维生素 D 制剂（如鱼肝油等）及其衍生物（如二氢速甾醇等）。

5）骨化三醇

①忌与含镁制剂同服：因在服用骨化三醇时，同时服用含镁制剂（如氧化镁等），可以引起高镁血症。

②忌与维生素 D 制剂及其衍生物合用：因骨化三醇是维生素 D_3 的重要代谢产物之一，故服用本药期间不能同时给予维生素 D 制剂（如鱼肝油、骨化三醇胶囊等）及其衍生物（如二氢速甾醇等）。

（2）药食禁忌

1）服用肾灵片期间，过食含钙食物，会引起高钙血症。

2）在服用降压药期间或停药 2 周内，应禁饮酒或含乙醇的饮料，否则会引起低血压反应。

（3）用药禁忌

1）含钾高的药物：使用含钾高的药物时应慎重，以免引起高钾血症。

2）肾损伤的药物：氨基糖苷类抗生素、磺胺类药物、四环素类抗生素及两性霉素 B 等，主要经肾脏排泄，肾脏发生病变时，排泄率降低，药物易在体内蓄积，引起中毒症状，加重肾脏负担，不利于疾病的康复。故无明显感染症状者，一般不用抗生素，需要应用时，亦应选择对肾脏无毒或毒性小的抗生素（如青霉素等）。

3）有肾毒性的中药：可引起肾间质炎症和纤维化，导致水、钠潴留，加重水肿。大剂量应用可致肾衰竭。滥用苦寒或甘寒类中药，如黄柏、大黄、黄芩等，可克伐中阳，损伤脾肾，脾不制水，肾不主水，则水液泛溢，病情日趋加重。

（4）肾功能减退患者抗感染药物的禁忌

1）可应用，按原治疗量或略减量：红霉素、阿奇霉素等大环内酯类及利福平、克林霉素、多西环素、氨苄西林、阿莫西林、哌拉西林、美洛西林、苯唑西林、头孢哌酮、头孢曲松钠、头孢噻肟、头孢哌酮/舒巴坦、氨苄西林/舒巴坦、阿莫西林/克拉维酸钾、替卡西林、克拉酸钾、哌拉西林、他唑巴坦、氯霉素、两性霉素 B、异烟肼、甲硝唑、伊曲康唑口服液。

2）可应用，治疗量需减少：青霉素、羧苄西林、阿洛西林、头孢唑林、头孢噻吩、头孢氨苄、头孢拉定、头孢呋辛、头孢西丁、头孢他啶、头孢唑肟、头孢吡肟、氨曲南、亚胺培南 – 西司他丁、西司他丁、美罗培南、氧氟沙星、左氧氟沙星、加替沙星、环丙沙星、磺胺甲噁唑、甲氧苄啶、氟康唑、吡嗪酰胺。

3）避免使用，确有指征应用者调整给药方案：庆大霉素、妥布霉素、奈替米星、阿米卡星、卡那霉素、链霉素、万古霉素、去甲万古霉素、替考拉宁、氟胞嘧啶及伊曲康唑静脉注射液。

4）不宜应用：如四环素、呋喃妥因、萘啶酸、特比萘芬等。

二、肾动脉粥样硬化

肾动脉及叶间动脉的粥样硬化称为动脉肾硬化，是指由于肾动脉及其分支和（或）小动脉的硬化而影响肾血管功能的一种病理过程。在老年人肾病尤其是慢性肾病损害中经常发生。

根据肾动脉硬化的部位和预后不同，可将其分为 3 类：肾动脉粥样硬化、小动脉性（良性）肾硬化和急进性高血压引起的恶性肾硬化。

【概述】

1. 病因

本病的病因和全身性及他部位的动脉粥样硬化一样，尚未完全明了，但与年龄、性别、高血压、高脂血症、吸烟、糖尿病、职业、饮食、遗传等因素有关。

2. 临床表现

本病多见于 60 岁以上的老年人。除了一些患者有微量蛋白尿外，很少有其他异常。部分病例可见肾储备下降，在应激情况下，较正常人易发生氮质血症。部分患者可发生动脉闭塞，发展成肾血管性高血压，表现为顽固性高血压，有的可见肾区绞痛、尿闭、发热等。临床上常同时具有其他器官的动脉粥样硬化的表现，如冠心病、眼底动脉硬化等病变等。

3. 辅助检查

血中胆固醇、三酰甘油、β-脂蛋白增高。检查可发现主动脉粥样硬化及眼底动脉硬化的表现。心脏有关检查可见冠心病表现。选择性或数字减影法动脉造影可显示肾动脉管腔狭窄。多普勒超声检查有助于判断肾动脉血流情况和血管病变。

【饮食宜忌】

1. 饮食宜进

（1）饮食原则

1）宜食富含植物蛋白食物：多食富含植物性蛋白食物，特别是豆类蛋白质，有利于胆酸的排出，使胆固醇的合成减少。

2）宜食含微量元素食物：摄入微量元素，如钙、锰、镁、铬、钒等，对心脏功能有益。

3）宜食新鲜水果和蔬菜：新鲜蔬果含丰富的维生素、无机盐和纤维素，纤维素可减低胆固醇的生成。

4）宜食橄榄油：宜多吃，因其含有单链不饱和脂肪酸。

5）宜食含水溶性纤维素的食物：可降低人体的胆固醇含量，对于防治冠心病有非常重要的意义。含水溶性纤维素的食物有柠檬、大麦、大豆和豌豆等，其中以燕麦和大豆中的含量最高。

6）宜食含铜食物：微量元素铜的充分供应可明显减少冠心病的发病。一般成人每日从食物中应摄入铜 2mg。但从目前普遍情况来看；有 75% 的人每日从饮食中只摄取正常需要量的一半，有些地区每日摄取量仅为 0.8mg。含铜丰富的食物有牡蛎、向日葵子、核桃仁和果仁等。

7）宜食酸奶：酸奶是经过发酵的牛奶，不仅含有牛奶的营养素，而且胆固醇含量很低，每 100g 酸奶仅含胆固醇 12mg，是鸡蛋胆固醇含量的 1/57，是鸡蛋黄胆固醇含量的 1/142。

8）宜食山楂：山楂含有多种维生素和丰富的钙、铁、果糖、黄酮类等，有散瘀、止血、提神、消积、化痰等作用。近年来又发现，山楂在强心、抗心律失常、增加冠状动脉血流量、降血脂方面均有一定功效。临床上常用山楂及山楂制品作为冠心病的辅助治疗，并取得了一定疗效。

9）宜食大蒜油：医学家曾做过试验，选择 20 名身体健康者每日服用一定量的大蒜油、6 个月后检验发现血清胆固醇平均下降了 17%。在另一组研究中，医生把 62 名冠心病患者分为 A、B 2 组，A 组每日服用一定量的大蒜油，B 组则不服用。8 个月后，A 组患者的病情普遍减轻，动脉粥样硬化程度下降，血清中对心脏有保护作用的高密度脂蛋白胆固醇升高，对心脏不利的低密度脂蛋白胆固醇下降。而 B 组则几乎没有什么变化，证明大蒜油对冠心病有独特的疗效，为了减少大蒜的气味，可先用开水浸泡几分钟，待刚烫透心时食用，就能减少其气味。

（2）低胆固醇食物：一般来讲，植物类食品均为低胆固醇食品。在动物类食品中，每100g食品所含胆固醇在100mg以下的有海蜇、人乳、鲜牛乳、酸奶、脱脂牛乳粉、海参、牛蹄筋、蛤蜊、火腿肠、瘦牛肉、兔肉、小泥肠、瘦羊肉、全脂牛乳粉、海鳗、带鱼、蛇肉、瘦猪肉、鸡肉松、盐水鸭、鲤鱼、田鸡腿、熟猪蹄、草鱼、大黄鱼、北京烤鸭、猪油、广东香肠、鸭、鲢鱼。

（3）降血脂食物：下列食品具有一定的降低血中胆固醇的作用，因此，在制作药膳时，可根据自己的病情、经济状况选择使用。

1）豆类：豆类包括大豆（黄豆、黑豆、青豆、红豆等）、蚕豆、豌豆、赤豆、绿豆等，它们含有丰富的营养物质，是蛋白质的良好来源。尤其是大豆，每100g中约含蛋白40g，其他豆类如蚕豆、绿豆、赤豆等，每100g中也有20～25g。研究表明，经常食用豆类及其制品，可使血中胆固醇含量显著降低。

2）蕈类：香菇、木耳自古以来被我国人民视为素食佳品。据实验研究，香菇、木耳可降低动物血清和肝脏胆固醇含量，防止动脉壁脂质沉积和动脉粥样硬化斑块的形成。但应注意，木耳的有效成分主要在水溶性部分；香菇的作用，菌帽大于茎部。

3）洋葱、大蒜：每日食用一头中等大小的洋葱，即能降低血中胆固醇水平，是防治心血管疾病的好办法。大蒜也可使血中胆固醇含量降低，使主动脉脂质沉着减少。由于大蒜对胃有刺激作用，对合并胃及十二指肠溃疡或慢性胃炎、胃酸过多者最好少吃或不吃。

4）海鲜：华盛顿大学马丁·契尔兹教授证实，低脂肪的海鲜食品（如海蜇、螃蟹、海参、牡蛎、蛤肉等）能使人体血中胆固醇的含量降低9.0%左右。

5）海鱼类：特别是海鱼含有大量多不饱和脂肪酸，可降低血中胆固醇含量。普查资料表明，冠心病患病率最低者，首推沿海渔区居民，这无疑与他们长期吃海鱼有关，生活在格陵兰岛上的因纽特人的食物以海豹肉、鲸鱼和其他海鱼为主，患心脏病者极少。鱼油还能被人体中的酶分解成多种化学物质，在人体内起到止痛、消炎、抗高血压和抗凝血的作用。不过，只有生活在温度较低的海水中的沙丁鱼、鲭鱼、蛙鱼、鲱鱼、马鲛鱼、大马哈鱼和金枪鱼等才含有这种能降低胆固醇的鱼油。

6）植物油：含有不饱和脂肪酸，能降低血中胆固醇，尤以芝麻油、玉米油为佳，花生油、椰子油次之。

7）玉米麸皮：临床试验发现，玉米麸皮可使受试者血液中的三酰甘油降低，胆固醇也可降低。

8）脱脂牛奶、酸乳酪：许多人担心喝了牛奶会增加血中的胆固醇，其实这是没有科学根据的。牛奶本身虽含有一定的胆固醇，但又含有能降低胆固醇的物质，这种物质摄入体内，便能有效抑制胆固醇生物合成，远远超过了由牛奶本身所带入人体内的胆固醇量。医学家们发现，一个长期饮用脱脂牛奶或酸乳酪的人，其胆固醇含量比一般人少50%。

9）冬瓜：由于冬瓜含水量大，热能低，既能减肥，又能降低血中胆固醇，可促进体内脂肪消耗。而体内积存的过量水分也因冬瓜利尿的作用而能被及时排出，所以冬瓜对中老年肥胖者尤其有益。

10）苹果、葡萄：它们也含有降胆固醇物质。曾有人做过这样的观察：30位中年男女在 1 个月中每日吃 2 ~ 3 个苹果，结果 80% 的人血中胆固醇降低，有一半人降低 10% 以上。

此外，近年来科学家们在大麦、玉米、胡萝卜、茄子、橄榄油等食物中也发现了可以帮助降低胆固醇的化学物质。

（4）食疗药膳方

1）冬青茶：干山楂、毛冬青各 10g。加水适量，煎汤代茶频饮，每日 1 剂。本品能活血通脉。

2）豆腐兔肉紫菜汤：嫩豆腐 250g，紫菜 30g，兔肉 60g，盐、黄酒、淀粉芡、葱花适量。将紫菜撕成小片，洗净后放入盘中；兔肉洗净切成片，加盐、黄酒、淀粉芡搅匀；嫩豆腐切成厚片。起锅。倒入清水一大碗，先加豆腐片和食盐，中火烧开后倒入肉片，煮 5 分钟，放入葱花，立即起锅，倒入盛紫菜的盘中，搅匀即成：化痰清热，养心安神。

3）鲤鱼冬瓜汤：鲤鱼 1 条，约重 500g，冬瓜 250g，料酒、葱花、姜片、胡椒粉、精盐、味精少许。将冬瓜洗净，去皮、瓤，切块备用；鲤鱼去鳞、鳃及内脏，切块后用料酒、精盐渍 30 分钟。起锅，入油加热后爆香姜片，下鱼肉煎黄，再加清水适量，小火慢炖 30 分钟，加入冬瓜片、葱花，再煮 10 分钟，调入胡椒粉、味精即成。有利水之功效。

2. 饮食禁忌

（1）富含胆固醇的食物：动物的脑、脊髓、内脏及蛋黄，少数鱼类（如墨鱼、鱿鱼），贝壳类（如蚌、螺、蛙、蚬、蟹黄），鱼子等，均富含胆固醇，经常摄取则使血液胆固醇升高。

（2）高糖饮食：多食巧克力、糖果、甜点心等，可使血糖升高，又可使三酰甘油的合成增加，引起血脂升高。此外，血糖升高，可使血液呈黏滞状态，流动速度变慢，引起心肌缺血、缺氧。

（3）暴饮暴食：进食过饱可使体重增加，超重或身体肥胖使冠心病发病率上升。暴饮暴食易使胃肠压力增加、充血，横膈抬高，致冠状动脉供血不足，引起心肌缺血、缺氧。晚餐暴食，更易引起心绞痛和心肌梗死的发生。

（4）菜籽油：菜籽油为不和饱和脂肪，若食用量多，很容易在人体内被氧化，形成过氧化脂质，其积存过多，能引起心肌梗死。

（5）花生仁：花生仁可缩短凝血时间及再钙化时间，提高血浆中肝素的耐受能力，增加血栓形成与凝血酶原活性，多食会加重病情。

【药物宜忌】

1. 西医治疗

目前，本病尚无针对性的治疗手段，主要是采用一些对症治疗。

（1）控制血压：控制血压在合理的水平，但应避免血压过低和降压过快，以免导致肾脏及其他器官的血流灌注过少，加重肾功能不全或脑缺血。常用的降压药有：

1）血管紧张素转换酶抑制剂（ACEI）

①福辛普利（蒙诺），每片 10mg，10 ~ 40mg，每日 1 次。

②卡托普利，每片 12.5mg，每片 25mg，12.5~25mg，每日 3 次。

③依那普利，每片 5mg，5~10mg，每日 1 次。

④盐酸贝那普利（洛汀新），每片 10mg，10~20mg，每日 1 次。

2）AⅡ受体拮抗剂（ARB）

①科素亚（氯沙坦钾），50mg/片，每日 1 次，部分患者可增加到 100mg。

②代文（缬沙坦），80mg/粒，每日 1 次。

2003 WHO/ISH 高血压指南将慢性肾病和 1 型糖尿病肾病列为 ACEI 的强适应证，2 型糖尿病肾病为 ARB 应用的强适应证。

ACEI 与 ARB 联合应用的疗效更好。

3）钙离子拮抗剂（CCB）

①硝苯地平缓释片，每片 10mg，10~20mg，每日 2 次，口服。

②氨氯地平，每片 5mg，5~10mg，每日 1 次。

③硝苯地平控释片（拜新同控释片），每片 30mg，起始剂量 30mg，每日 1 次。

④波依定（非洛地平缓释片），每片 2.5mg，每片 5mg，开始剂量 2.5mg，每日 1 次，维持剂量 5~10mg，每日 1 次。

4）β 受体阻滞剂：对肾素依赖性高血压有较理想的疗效，有降低肾素的作用。虽然该类药物降低心排血量，但不影响肾血流量和肾小球滤过率。某些 β 受体阻滞剂，如氨酰心安和纳多洛尔，脂溶性低，自肾脏排泄，故肾功能不全时应调整剂量和延长用药时间。临床常用：美托洛尔 25mg/片，早晨顿服或分早晚 2 次服。

5）其他降压药：如利尿药、α 受体阻滞剂等，都具有血压依赖性肾小球血流动力学保护效应，因降低系统高血压而间接降低肾小球内"三高"，但是，至今尚未发现它们具有非血压依赖性肾脏保护作用，因此在降压治疗上多作为配伍药用。

（2）血脂升高者的降血脂药物

1）降总胆固醇药

①考来烯胺（消胆胺），每次 4~5g，每日 1~6 次，一日总量不超过 24g，服药从小剂量开始，1~3 个月达最大剂量。

②考来替泊（降胆宁），每次 10~20g，每日 1~2 次。

2）主要降总胆固醇兼降三酰甘油药

①洛伐他汀（乐瓦停、美降之），常规剂量每日 20mg，口服，最大剂量可用每日 80mg。

②辛伐他汀（舒降之），常规剂量每日 10~20mg，口服，最大剂量每日 80mg。

③普伐他汀（普拉固、美百乐镇），常规剂量每日 20mg，口服，最大剂量每日 40mg。

④氟伐他汀（来适可），常规剂量每日 20mg，口服，最大剂量 80mg。

⑤阿伐他汀（立普妥），常用量每日 10mg，口服，最大剂量每日 80mg。

⑥西立伐他汀（拜斯亭），常用量每日 0.3mg，口服，最大剂量每日 0.8mg。

⑦血脂康，是从传统中药红曲与大米发酵产物中提炼而成的纯生物制品。其主要成分为 HMG-CoA 还原酶抑制剂洛伐他汀。常规剂量为 0.6g，口服，每日 2 次。

3）主要降总三酰甘油兼降总胆固醇药

①烟酸，每次 1～2g，每日 3 次，口服。

②阿昔莫司（乐脂平），每次 0.25g，口服，每日 3 次。

③非诺贝特（力平之），每次 200mg，每晚 1 次服药。

④苯扎贝特（必降脂），每次 0.2g，口服，每日 3 次。

⑤吉非贝齐（诺衡）每次 0.6g，口服，每日 2 次。

4）降总三酰甘油药

①多烯康胶丸，每次 1.8g，口服，每日 3 次。

②脉乐康，每次 0.45～0.9g，口服，每日 3 次。

③亦可选用维生素 C 与维生素 B_6 等药物治疗。

2. 中医治疗

1）肝阳上亢

主症：除了尿有轻微异常之外，可见眩晕，头痛，性情急躁易怒，少寐多梦，口苦，舌红，苔薄黄，脉弦数等。多见于本病的初期。

治法：平肝潜阳，滋养肝肾。

方药：天麻钩藤汤加减。天麻 20g，钩藤 15g，石决明 30g，栀子 10g，杜仲 10g，桑寄生 15g，牛膝 15g，夜交藤 10g，牡丹皮 15g。

用法：水煎服，每日 1 剂。

加减：如眩晕较明显者可加龙骨 30g，牡蛎 30g，珍珠母 30g 等，以潜阳息风；阴虚偏胜者加用杞菊地黄丸；肾精严重亏耗者加大定风珠。

2）痰浊阻滞

主症：除了尿有轻微异常之外，可见头晕重浊，胸闷恶心，形体肥胖，肢体沉重，舌苔白腻，脉濡或滑。多见于本病的中、晚期。

治法：燥湿祛痰，健脾和胃。

方药：半夏白术天麻汤加减。法半夏 15g，天麻 15g，白术 15g，陈皮 10g，茯苓 15g，山楂 15g。

用法：水煎服，每日 1 剂。

加减：痰多者加旋覆花（包）12g，代赭石 30g，竹茹 12g 等，或加用温胆汤；脾虚者加用四君子汤。

3）肾精不足

主症：除了尿检异常之外，可见精神萎靡，健忘，腰膝酸软，遗精，耳鸣。偏于阴虚者可见五心烦热，舌红，脉细数；偏于阳虚者可见四肢不温，形寒肢冷，舌淡，脉沉细无力。

治法：偏于阴虚者，治以补肾滋阴；偏于阳虚者，治以补肾助阳。

方药：地黄饮子加减。熟地黄 30g，山萸肉 15g，制附子 10g（先煎），五味子 10g，肉桂 9g，茯苓 15g，麦冬 15g，枸杞子 15g，杜仲 10g。

用法：水煎服，每日 1 剂。

加减：如阴虚较重者加用六味地黄丸或左归丸；阳虚偏甚者可加用金匮肾气丸或

右归丸，同时可加用龙骨 30g，牡蛎 30g，珍珠母 30g 等潜阳之品。

4）气滞血瘀

主症：尿检可见明显异常，同时可见胸部闷痛，心悸，腰部刺痛，舌质紫暗，或见瘀点、瘀斑，脉涩。多见于本病的后期。

治法：活血化瘀，疏通血脉。

方药：少腹逐瘀汤加减。桃仁 15g，红花 10g，枳壳 10g，川芎 10g，丹参 20g，莪术 15g，当归 15g，熟地黄 20g，赤芍 15g。

用法：水煎服，每日 1 剂。

加减：肾功能受损者加用大黄 9g，益母草 18g 等；气虚者加用四君子汤。

3. 药物禁忌

（1）烟酸（尼古丁酸）

1）阿司匹林：可阻止烟酸致潮红、潮热副作用；两药联用治疗高脂血症疗效优于单用烟酸，增强降三酰甘油作用。

2）吩噻嗪类降压药：烟酸可使其作用加剧。

3）胍乙啶：与烟酸扩张血管有协同作用，可产生体位性低血压（烟酰胺无扩张血管作用，可代用）。

4）纤维蛋白酶：烟酸可使其失活。

（2）非诺贝特（苯酰降脂丙酯、普鲁脂芬、立平脂）：非诺贝特可加强醋硝香豆素的抗凝血作用，两药联用时应将抗凝药剂量降低约 1/3，否则可能发生出血。机制不清。

（3）吉非贝齐（二甲苯氧戊酸、吉非罗齐、吉非洛齐、博利脂、诺衡）

1）抗凝剂：吉非贝齐能加强双香豆素、苯茚二酮和华法林的抗凝作用，两药联用时应减少抗凝剂用量约 1/3。

2）降血糖药：不受吉非贝齐的影响。

3）考来替泊：同时服用两药，考来替泊可降低吉非贝齐的吸收达 30%。机制：可能是考来替泊在肠道中与吉非贝齐结合，从而降低其吸收。

4）车前子：可降低吉非贝齐的吸收约 10%。

5）洛伐他汀：与吉非贝齐联用有可能引起肌病，其机制可能与个体特异性有关。只要肾功能正常，并限制洛伐他汀用量（<20mg/d）则可避免此种不良反应。

（4）考来烯胺（消胆胺、降胆敏）

1）胺碘酮：在肠道可与考来烯胺结合减少吸收，使胺碘酮的血药浓度降低 50%，疗效相应下降。两药避免同时服用，分别服用也不能完全避免这种相互作用，因为胺碘酮可大量从胆汁中分泌。

2）抗凝药：苯丙香豆素和华法林的抗凝作用可被考来烯胺降低，分开服用可能有助于降低相互作用。机制：考来烯胺在肠道内同胆酸和抗凝药结合，阻滞抗凝药吸收。考来烯胺也减少脂溶性维生素，如维生素 K 的吸收，可造成一定的低凝血酶原血症效应，这样可以弥补它同抗凝药相互作用的影响程度。长期服用考来烯胺影响脂溶性维生素的吸收，应补充脂溶性维生素（最好以肠道外给药途径）。

3）β受体阻滞剂：考来烯胺和考来替泊均可降低普萘洛尔的吸收，使其血清峰浓度降低约25%，药物曲线下面积（AUC）减少约13%，但未明显影响疗效。机制：可能考来烯胺和考来替泊在肠道与普萘洛尔结合，减少其吸收。

4）强心苷：与考来烯胺联用时，地高辛、洋地黄毒苷的血药浓度均可下降，但临床意义不明显。机制：考来烯胺可能与洋地黄毒苷在肠道结合，从而降低其生物利用度、干扰肠肝循环，故半衰期缩短。本品与地高辛的相互作用机制不清。考来烯胺应在洋地黄给药后至少1.5～2小时服用，可使该相互作用减少到最低限度。应用地高辛胶囊可使此相互作用的影响减少。

5）吡罗昔康，替诺昔康：考来烯胺可增加口服吡罗昔康清除率达52%，增加静脉注射替诺昔康清除率达105%。机制：考来烯胺在肠道能与其他药物结合，并阻止重吸收。两药分别给药仍不能避免相互作用，联用时可增加药量，或用其他非甾体抗炎药代替。

6）对乙酰氨基酚：与考来烯胺同时服用，可减少吸收60%（30%～98%）。当对乙酰氨基酚给药后1小时再给考来烯胺，吸收仅减少16%。机制：药物在肠道相互结合减少吸收。

7）环孢素：考来烯胺和各种饮料增加环孢素的吸收。

8）甲氨蝶呤：不论口服或静脉输入药物均参与肠肝循环，口服考来烯胺可与甲氨蝶呤在肠道紧密结合，防止重吸收，可使甲氨蝶呤的血清浓度下降约50%。

9）甲硝唑：如果与氢氧化铝或考来烯胺同服，甲硝唑吸收略微减少，其生物利用度下降21.3%。

10）甲状腺素：同时服用考来烯胺可降低甲状腺提取物、左旋甲状腺素和三碘甲状腺氨酸的肠道吸收，两药应分开4～5小时使用。

11）螺内酯：老年肝硬化患者使用考来烯胺，联用螺内酯后产生高氯血代谢性酸中毒。两药联用时应监测体液电解质浓度。

12）洛哌丁胺：考来烯胺可降低洛哌丁胺的作用。两药应尽可能分开使用。机制：考来烯胺作为一种离子交换树脂，在肠道中与洛哌丁胺结合，降低其活性。

13）萘普生：考来烯胺能推迟，但不减少萘普生的吸收。

14）噻嗪类利尿药：与考来替泊或考来烯胺联用时，氢氯噻嗪等利尿药自胃肠道吸收量分别减少1/3和2/3，利尿效果亦相应减弱。如将噻嗪类药物与考来烯胺分开4小时服用，可以减弱但不能完全消除这一相互作用。机制：氢氯噻嗪在胃肠道内与这些不被吸收的非离子型交换树脂结合，吸收减少。

15）多塞平：联用考来烯胺后，导致多塞平的血清浓度和抗抑郁作用明显降低。机制：可能是两药在肠内结合，使多塞平的吸收减少。

16）头孢菌素类：考来烯胺可减慢头孢羟氨苄和头孢氨苄在肠道的吸收，但由于抗生素总吸收量没有降低，故临床意义不大。

17）X线造影剂：碘番酸和考来烯胺在肠道内相互作用，使其不被吸收，几无胆汁分泌，因此胆囊显影不佳。

（5）氯贝丁酯：氯贝丁酯与呋塞米合用，可出现尿量明显增加、肌肉僵硬、腹痛、腰痛及全身不适。

（6）阿司匹林（乙酰水杨酸）

1）噻嗪类利尿药：与阿司匹林联用可加剧机体电解质紊乱，以及诱发水杨酸中毒。

2）甲氨蝶呤：阿司匹林可增高其血药浓度，加剧不良反应。

3）呋塞米：可降低阿司匹林的排泄，诱发水杨酸中毒。

4）口服降血糖药：中小剂量阿司匹林具有一定降血糖作用，两药联用能增强疗效，但也可能致低血糖昏迷。

5）吗啡，可待因，喷他佐辛，达而丰：与阿司匹林联用可增强镇痛效应。联用时镇痛作用增强。

6）苯巴比妥：与阿司匹林联用可增强抗癫痫作用，但因胃肠反应严重而无实用意义。苯巴比妥为强酶诱导剂，可加速阿司匹林代谢而使其疗效降低。

7）非那西丁：与阿司匹林联用可增强肾毒性。

8）咖啡因：与阿司匹林联用可增加胃刺激性。

9）双嘧达莫，维拉帕米：与阿司匹林有协同性抗血栓作用，但联用时应减少双嘧达莫的用量，以减轻降压作用。在防治脑血管疾病中，小剂量阿司匹林与其他心血管药物（双嘧达莫、钙拮抗剂、美托洛尔）联用较为理想，可预防血栓形成和避免药物副作用。维拉帕米与阿司匹林联用，改善血流变性呈协同效应。

10）乙醇：服用阿司匹林期间，饮酒可增加胃刺激反应及胃肠道潜出血量，亦可诱发胃出血。

11）抗酸药：可减轻阿司匹林对胃黏膜的刺激性，以联用氢氧化铝或硫糖铝为宜。

12）维生素 C：可促进阿司匹林的吸收并防止其胃损害，长期应用阿司匹林宜适当联用维生素 C，但两药不宜同时服用。

13）氯丙嗪：可增强阿司匹林的解热镇痛作用，并可消除其对胃黏膜的刺激性。

14）维生素 B_1：可促进阿司匹林分解为乙酸和水杨酸，加重对胃黏膜的刺激性；两药可间隔 2 小时以上服用。

15）卡托普利：阿司匹林可降低其抗高血压效应。

16）苯碘唑酮：与阿司匹林联用可降低心肌梗死发生率和死亡率。

17）对氨基水杨酸钠：与阿司匹林联用增加水杨酸中毒反应。

18）丙戊酸钠：阿司匹林可使其血药浓度增高，诱发毒性反应（手震颤、嗜睡、共济失调等）。

19）异烟肼：阿司匹林可减慢异烟肼吸收。阿司匹林在体内可促使异烟肼转化为乙酰异烟肼，降低血药浓度，同时增加毒性反应。两药不宜同时服用。

20）红霉素：在酸性环境中易被破坏失效，故与阿司匹林联用可降低红霉素的药效。

21）β 受体阻滞剂，血管紧张素转化酶抑制剂，利尿剂：这三类药物的作用机制均与前列腺素有关，而阿司匹林可抑制前列腺素的合成及释放，故联用可减弱这些药物的药理活性。

22）去甲肾上腺素：阿司匹林可抑制或完全阻断去甲肾上腺素的血管收缩作用，两药应避免同时应用。

23）奥昔非君：与阿司匹林均可抑制血小板聚集及防止脑血栓形成，剂量与效应正相关，两药联用可增强作用。

24）吲哚美辛、保泰松、羟基保泰松：与阿司匹林联用时血药浓度降低，而不良反应加剧。其他非甾体抗炎药，均可增加阿司匹林对前列腺素的抑制，因而诱发或加重对胃黏膜的损害。

25）萘普生：与阿司匹林联用可提高疗效，降低毒副作用。

26）对乙酰氨基酚：可减轻阿司匹林对胃黏膜的损害作用；联用可增强解热效应；但阿司匹林可降低扑热息痛的吸收速率。

27）糖皮质激素：与阿司匹林的胃肠道反应有相加作用，使出血加剧，故两药不宜常规联用。

28）双香豆素类、醋硝香豆素：阿司匹林 > 1g/d 时，可增强抗凝作用引起出血危险，联用时两药均应减量。

29）布美他尼：阿司匹林可降低其利尿效应。

30）螺内酯（安体舒通）：阿司匹林可抑制其排钠作用。两药联用时血中尿酸浓度升高，可使痛风发作。

（7）血管收缩药：肾上腺素类药物收缩血管，致心脏缺血，动脉粥样硬化患者血管腔变窄，血流量减少，慎用对防止血流减少有意义。

（8）补益药物：本病患者属气滞血瘀，不宜使用补益药，如人参、十全大补丸等。其他参见慢性肾炎。

三、乙型肝炎相关性肾炎

乙型肝炎病毒（HBV）感染可直接或间接引发的肾小球肾炎，1989 年 10 月将其命名为乙型肝炎病毒相关性肾小球肾炎（HBV - GN），简称乙肝肾。1971 年 Combes 首次报道并论证了 HBV 抗原对某些肾炎的致病作用，国内 1979 年以后也关注到 HBV 感染与肾小球肾炎的联系。经肾活检病理杂交或免疫组化证实，肾小球有乙型肝炎病毒颗粒沉积的一种肾炎综合征。乙型肝炎可导致血清病样综合征、膜性肾病、膜性增生性肾炎、新月体肾炎和系统性坏死性血管炎。HBV 感染的流行率在世界各地分布不一，HBV 的流行率越高，肾小球肾炎的发病率亦越高，HBV 感染伴肾小球肾炎的发病率为6.8% ~ 20%，可出现于各种年龄，以儿童和青壮年为多见，本病男性多见。

【概述】

1. 病因

本病的病因未完全明了。经免疫病理证实，与沉积于肾小球的乙肝病毒免疫复合物造成的免疫损伤有关。由于乙肝病毒可较长时间在患者体内处于游离状态，易裂解。裂解产物中一部分多肽已证实有 HBsAg 抗原决定簇，所以这些小分子裂解成分与相应抗体形成分子量相对较小的免疫复合物，就有可能逃脱巨噬细胞的清除，而反复沉积在肾小球毛细血管袢，进而激活补体，造成免疫损伤。目前多数学者认为肾小球局部的免疫损伤与 HBsAg 关系密切。

2. 临床表现

起病缓慢或隐匿，多数无明显急性肝炎史，常在婴幼儿时期感染引起。少数急性起病而持久不愈。本病儿童多见。

可表现为无症状蛋白尿和（或）血尿、急性肾炎综合征、肾病综合征或肾衰竭。有些患者可有血管炎综合征表现。患者可因并存肝炎而有其表现，如乏力、全身不适、食欲减退、肝区不适或疼痛、腹胀、失眠、低热、肝大等，肝质地中等或充实感，有压痛及叩痛、巩膜黄染，可有蜘蛛痣及肝掌。

3. 辅助检查

（1）尿液检查：少量至中等程度的蛋白尿、血尿及管型尿（个别病例可出现胆汁管型）。

（2）血清学和其他检查：血清谷丙转氨酶增高，乙型肝炎病毒表面抗原（HbsAg）阳性，γ-球蛋白增高，15%~64% 的患者 C3、C10 和 C4 水平下降，循环免疫复合物（CIC）升高，且其中含 HbeAg 或 HBsAg、HBcAg 的阳性率约 90%。目前 HbeAg、DNA-P、HBV-DNA 是诊断 HBV 感染最敏感的指标。

（3）少数病例可有内生肌酐清除率（Ccr）下降。

（4）肾切片可见 HBV 抗原。

【饮食宜忌】

1. 饮食宜进

（1）饮食原则：乙肝肾患者的饮食调养非常重要。饮食以高热量、高蛋白、高维生素、低脂肪、易消化的食物为宜。但要注意控制体重，过于肥胖也可加重肝肾负担。

1）高热量：糖类是人体的热量来源，且糖有利尿、解毒作用，有利于黄疸的消退、肝功能的复原，应注意糖类的补充。补充糖类，可选用葡萄糖、蔗糖、蜜糖、水果汁等。然而糖类的供给要适当，不宜过量，摄入过多的糖分，会影响胃酸及消化酶的分泌，从而降低食欲，同时糖类容易发酵，产生大量气体，易导致腹胀。同时，糖代谢过程比脂肪迅速，从而取代脂肪分解，导致脂肪储蓄，易发胖或产生脂肪肝，影响肝炎的治疗。因此，肝炎膳食糖量的供给应适量，而不宜过量。

2）高蛋白：肝脏是体内蛋白质分解和合成的重要器官，肝脏发生病变，蛋白质吸收、合成减少，且乙肝肾病时，自身蛋白质分解加速，使受损的肝组织以修复，故应补充高蛋白的饮食。进食时，既要注意蛋白质的量，还要从质的方面加以选择。必须选用含氨基酸丰富的食物，如蛋类、牛奶、瘦肉类和豆制品，而含脂肪过多的肥肉食后不易消化，常有胀闷感，故不宜选用。肉类食物宜选用鱼肉、兔肉、鸡肉、猪瘦肉等。豆类蛋白（如豆制品）与动物蛋白同食，有互补作用，可提高其生理价值。但消化不良、食后有胀满感者，豆类制品不宜多食。

3）高维生素：肝脏受损害时，维生素摄入和合成减少，且消耗增加以致缺乏，故必须适当补充 B 族维生素、维生素 C 及维生素 A 等。动物的肝脏含有丰富的维生素 B，小麦、花生、豆芽、新鲜蔬菜、水果也含有丰富的维生素 B；维生素 A 的主要来源是胡萝卜、绿色菜叶、牛奶、鱼肝油、动物肝脏等；而维生素 C 主要来源于新鲜水果、蔬菜，尤其是山楂、柑、橙。可以多食用上述水果、蔬菜、肉类，以补充足够的维生素。

4）低脂肪：脂肪可供给人体热量及某些脂肪酸和脂溶性维生素，而且可促进食欲，一般患者每日可食脂肪40~60g。不宜过多食用脂肪，以免增加肝肾的负担，使病情加重。

（2）食疗药膳方

1）车前叶粥：新鲜车前叶30~60g，粳米100g，葱白1茎。将车前叶洗净，切碎，与葱白一同入锅煎煮，去渣取汁，粳米淘洗干净，加入药汁煮熬成粥，早晚服食。功能为清热利湿、健脾退黄。

2）黑鱼粥：黑鱼肉150g，粳米100g，葱花、生姜末、蒜茸、黄酒、精盐、味精、醋、麻油、胡椒粉各适量。将粳米淘洗干净。黑鱼肉用水反复洗净，切成小丁。煮锅洗净，放入粳米、黑鱼肉丁，加水适量，用旺火烧开，撇去浮沫，加入黄酒、精盐，待粥快煮好时，调入醋、味精、葱花、生姜末、蒜茸、麻油、胡椒粉，稍煮片刻，起锅即成。功能为益气健脾、利水消肿。

3）山药蛋黄粥：山药50g，蛋黄2个，粳米150g。将粳米淘干净，山药洗净切片，一同下锅中，先用大火烧开，改用小火煮熬至熟，鸡蛋打破去白取黄，倒入粥中，搅拌均匀，煮沸，随时食用。功能为健脾补虚。

4）白茅根炖肉：鲜白茅根50g，猪精肉500g。将白茅根、猪肉洗净，肉切片，白茅根切成小段，一同入砂锅中，加葱、姜、清水适量，先用大火烧沸，再用小火炖至肉熟烂，除去葱、姜、白茅根，加入精盐、味精，吃肉喝汤。功能为清热利湿

5）芪草炖乌鸡：雌乌鸡1只，黄芪30~60g，冬虫夏草20枚。乌鸡除去内脏、毛杂，洗净，放入黄芪、冬虫夏草，先用大火煮开，然后用小火煨炖，熟后放进精盐、味精、料酒等调料，吃肉喝汤，佐餐用。乌鸡补肾养肝，调补精血；冬虫夏草为滋补强壮药，含有蛋白、脂肪、虫草酸、维生素B_{12}等，与乌鸡之合煮营养价值较高；黄芪为补气药物，诸物共奏益气补虚之功，适用于病久气血亏虚、肝肾不足的患者食用，可以提高机体免疫功能，提高抗病能力。

6）薏苡仁粥：薏苡仁60g，山药60g，粳米200g。以上三料洗净，加水适量，煮烂成粥，日常食用。功能为健脾利湿和胃。

7）鱼汤面：鲫鱼1条（重约300g），面条500g，鳝鱼骨500g，虾子5g，白酱油30mL，蒜茸5g，植物油250mL（实耗约50mL）。将鲫鱼去鳞、鳃及内脏，洗净。油锅置火上，放油烧至八成热，将鲫鱼下锅炸酥，捞出。汤锅上火，放水烧开，将鳝鱼骨放入锅内熬制20分钟，再将炸好的鲫鱼放入汤锅中继续熬，待汤烧透起油皮后用细汤箩过滤。将面条煮熟，分放在4个碗内，加上鱼汤、虾子、蒜茸、白酱油即成。功能为健脾养胃、利尿消肿，可促进食欲。

8）鲤鱼冬瓜粥：鲤鱼1条（重约500g），粳米100g，冬瓜150g，葱花、生姜末、胡椒粉、黄酒、麻油、精盐、味精各适量。将鲤鱼去鳞、鳃及内脏，洗净。粳米淘洗干净。冬瓜去皮，洗净，切成小块。煮锅加水适量，置于火上，用旺火煮沸，加入鲤鱼、葱花、生姜末、黄酒、麻油、胡椒粉，煮至鲤鱼肉极烂后用汤筛过滤去刺，放入

淘洗干净的粳米，用旺火再煮，待沸后放入冬瓜块，转用小火继续煮至米烂粥熟，加入精盐、味精调味即成。功能为益气和胃、除烦止渴、利水消肿。

2. 饮食禁忌

（1）高脂肪、高糖饮食：食用高脂肪、高糖食物，不仅加重肝脏负担，还可形成脂肪肝。

（2）辛辣肥腻食物：辛辣肥腻食物易助湿生热，加重肝胆湿热而使病情缠绵不解。

（3）饮酒：酒可以直接损伤肝、肾细胞，使肝病恶化，长期大量饮酒，可导致酒精性肝硬化等不良后果。

（4）高嘌呤及含氮食物：肝炎患者肝、肾功能低下，食用这类食物后会增加肝、肾脏负担，导致肝功能损伤加重，使患者难以康复。

（5）粗纤维食物：如卷心菜、大白菜、韭菜等，能促进胆囊收缩素的产生，引起胆囊的强烈收缩，影响胆汁的流出，妨碍肝、肾脏代谢及消化系统的正常功能。

（6）油煎、炒、炸食物：此类食物能反射性引起胆管痉挛，并刺激胆管，减少胆汁分泌，不利于肝、肾进行代谢。

（7）棉籽油：实验表明，长期食用棉籽油，可使肝细胞萎缩，肝脏脂肪变性。

（8）南瓜子：患者食用南瓜子后，对肝、肺、肾等脏器都有一定的病理损害，对肝脏的损害最为明显，可使肝内的糖原减少，脂肪增加，有使肝细胞轻度萎缩的作用。肝炎患者食用会加重肝脏的损害。

【药物宜忌】

1. 西医治疗

（1）护肝降酶药

1）肝得健（易善复、必需磷脂软胶囊）：肝得健为复方制剂。常用剂量每次 3 粒，口服，每日 2 次；静脉注射，轻症患者每日 10mL，重症患者每日 10～20mL。

2）甘草酸二胺（甘利欣）：每支 10mL，50mg，常用剂量为静脉注射 1 次 150mg，以 10% 葡萄糖注射液 250mL 稀释后缓慢滴注，每日 1 次。

3）谷胱甘肽（古拉定）：粉针剂，50mg。肌内或静脉注射：每日 1～2 次，每次 50～100mg。

4）硫普罗宁（凯西来）：每片 0.1g。常用剂量 1 次 1～2 片（100～200mg），口服，每日 3 次，疗程为 2～3 个月。

5）水飞蓟宾（利加隆）：每片 70mg、140mg。常用剂量为 70～140mg，口服，每日 2～3 次。

6）肌酐：每片 200mg。常用剂量 200mg，每日 3 次，口服。

7）门冬酸钾镁：每支 20mL。常用剂量为 10～20mL 加入葡萄糖液中，静脉滴注，每日 1 次。

（2）抗病毒制剂

1）拉米夫定：每片剂量 100mg。常用剂量每次 0.1g，口服，每日 1 次，疗程至少 1 年。

2）阿地福韦：每次 30mg，每日 1 次，口服。阿地福韦的不良反应轻，但剂量超过

30mg/d 时，可引起肾毒性，应引起注意。

3）泛昔洛韦：每次 250mg，每日 3 次，口服。

4）阿糖腺苷和单磷酸阿糖腺苷：用法是阿糖腺苷每日 10～15mg/kg，加入 5% 或 10% 葡萄糖注射液 100～200mL，静脉滴注，每日 1 次，3 周为 1 个疗程。副作用有消化道症状、粒细胞减少。单磷酸阿糖腺苷每日 5mg/kg，加入 10% 葡萄糖注射液 100mL，静脉滴注，每日 2 次，6～28 日后以同量肌内注射，每日 1 次。

5）干扰素：每支 100 万 IU、300 万 IU、500 万 IU。皮下或肌内注射，每日（3～6）×10⁶IU，连用 4 周后改为 3 次/周，连用 16 周以上。

（3）免疫治疗

1）胸腺素（日达仙）：每支 5mg、10mg。皮下或肌内注射：每次 10～20mg，每日 1 次。静脉滴注：每次 20～80mg，溶于生理盐水 500mL 或 5% 葡萄糖注射液 500mL，每日 1 次或遵医嘱。

2）白介素－2：每支 5 万 IU、10 万 IU、20 万 IU、50 万 IU、100 万 IU。常用剂量为本品 2.5 万～5 万 IU 溶解于 100～250mL 生理盐水中，静脉滴注，每日 1 次，每周 5 日，3 周为 1 个疗程。

（4）终末期肾衰竭者可行透析或肾移植治疗。

2. 中医治疗

（1）辨证治疗

1）肝郁脾虚，湿热内蕴

主症：多见于 HBV－GN 早期，症见胸胁胀痛不适，脘闷，纳差，腹胀乏力，口苦口黏，烦渴呕恶，或见黄疸，小便黄赤，大便溏泻不爽，舌质偏红，苔黄腻，脉弦数。

治法：疏肝健脾，清利湿热解毒。

方药：柴胡疏肝散合黄连解毒汤加减：醋柴胡 12g，赤白芍、当归、栀子、法半夏、车前子、虎杖各 10g，枳壳、黄连、砂仁、白蔻仁各 6g，滑石 18g，茵陈、半枝莲、白花蛇舌草各 30g 等。

用法：水煎服，每日 1 剂。

2）肝肾阴虚，湿热留恋

主症：头晕；耳鸣、两目干涩、两胁隐痛，腰膝酸软，口燥咽干，心烦失眠，低热盗汗，或见颜面及下肢轻度浮肿，小便短赤，大便偏干。舌质暗红，苔薄黄或腻，脉弦细略数。

治法：滋补肝肾，清利湿热。

方药：知柏地黄汤加减：知母、黄柏、生地黄、山萸肉、山药、泽泻、牡丹皮、萆薢各 10g，茯苓、女贞子、旱莲草、石韦各 15g，滑石 18g，白花蛇舌草、益母草、白茅根各 30g 等。

用法：水煎服，每日 1 剂。

3）气阴两虚，湿瘀阻络

主症：胁痛隐隐，病程绵长，腰膝酸软，倦怠乏力，畏寒或肢冷而手足心热，口干而不欲饮水，尿少色黄，大便先干后稀或时干时稀，或有颜面及肢体浮肿。舌质暗红，舌体胖大，有齿痕，苔白或黄或腻，脉弦细或沉细而数。

治法：益气养阴，活血清利。

方药：参芪地黄汤或大补元煎加减：太子参、生黄芪、茯苓、石韦、车前子各15g，生地黄、牡丹皮、赤芍、泽泻、益母草、虎杖、桃仁、红花各10g，白茅根、白花蛇舌草、丹参各30g，滑石18g等。

用法：水煎服，每日1剂。

4）脾肾阳虚，水湿泛滥

主症：肢体浮肿、按之凹陷，甚者伴有胸腹水，面色虚㿠，神疲乏力，畏寒肢冷，腰膝酸软，小便不利夹有泡沫，大便稀溏，舌体淡胖，苔白腻或厚腻，脉沉细或沉滑。

治法：温补脾肾，利水消肿。

方药：实脾饮、真武汤或济生肾气汤加减：制附片15g，茯苓30g，白术、泽泻、杭白芍、汉防己、大腹皮、车前子各10g，川牛膝、炒杜仲各15g等。

用法：水煎服，每日1剂。

（2）中成药

1）六味地黄丸：每次9g，每日2次，口服。用于肝肾阴虚型。

2）济生肾气丸：每次9g，每日2次，口服，或附子理中丸，每次9g，每日2次，口服。用于脾肾阳虚型。

（3）验方

1）疏肝方：醋柴胡、杭白芍、当归、枳壳、黄连、山栀、法半夏、滑石、茵陈、车前子、半枝莲、虎杖、白花蛇舌草、砂仁、白蔻仁。水煎服，每日1剂。适用于肝郁脾虚型。

2）滋补肝肾方：黄柏、知母、生地黄、山萸肉、山药、茯苓、泽泻、牡丹皮、女贞子、旱莲草、石韦、滑石、萆薢、白花蛇舌草、益母草、白茅根。水煎服，每日1剂。适用于肝肾阴虚型。

3）益气养阴方：太子参、生黄芪、生地黄、牡丹皮、赤芍、茯苓、泽泻、丹参、石韦、滑石、车前子、益母草、白茅根、白花蛇舌草、虎杖、桃仁、红花。适用于气阴两虚型。

4）温阳方：制附片、白术、茯苓、泽泻、杭白芍、汉防己、大腹皮、车前子、川牛膝、炒杜仲。水煎服，日1剂。适用于脾肾阳虚型。

以上四方药物剂量随症加减。

5）蚤蚕汤：蚤休、仙灵脾、蝉蜕各15g，僵蚕、生黄芪、赤芍、香附各10g，丹参20g，甘草5g。每日1剂，水煎服。适用于脾肾阳虚型。

6）二仙连芪汤：黄芪30g，仙茅、仙灵脾各15g，紫草、甘草各10g，白花蛇草30g，连翘5g。每日1剂，水煎服；1个月为1个疗程，连续服2~3个疗程。适用于肝肾阴虚，湿热留恋型。

7）清热解毒祛湿的肾炎Ⅰ号方：龙葵、虎杖、旱莲草、蚤休、白花蛇舌草、黄柏、蒲公英、生地榆、郁金、半枝莲、焦三仙各10g，茵陈15g，益气滋肾活血的肾炎Ⅱ号方：当归、丹参、郁金、枸杞子、女贞子、何首乌、五味子、黄芪、党参、山药各 10g。适于小儿乙肝肾。均水煎服，每日 1 剂。

8）生黄芪、芡实、赤芍、红枣各 30g，炒苍术、白术各 10g，丹参、虎杖、白花蛇舌草、菌陈、贯众各 15g，生甘草 5g。水煎服，每日 1 剂。

3. 药物禁忌

（1）**药食禁忌**

1）维生素 B_{12}：不宜饮酒及含酒精的饮料。酒精能损坏胃黏膜，干扰肠黏膜转运功能，减少维生素 B_{12} 的吸收。

2）维生素 C

①不宜食动物肝脏：动物肝脏含铜丰富，能催化维生素 C 氧化，使其失去生物功能，降低药效。

②不宜过食碱性食物：同服可因酸碱中和而降低疗效。

③不宜多食富含维生素 B_2 的食物：在服用维生素 C 后，若多食富含维生素 B_2 的食物，如猪肝、牛肝、羊肝，牛奶、乳酪、酸制酵母、蛋黄等，则维生素 C 易被维生素 B_2 氧化，而维生素 B_2 本身被还原，两者均失去效用，达不到补充维生素的目的。

（2）**用药禁忌**

1）阿糖腺苷

①与别嘌醇：同用可致较严重的神经系统毒性反应。

②与糖皮质激素：合用可增加不良反应。

2）阿昔洛韦：与其他肾毒性药物合用可增加对肾脏的损害。

3）滋补药物：肝炎患者常欲进补，但在湿热尚未清退之前，不要急于进补，否则可使湿热壅滞中焦而致肝郁更甚。

4）使用有肝毒性的药物：抗菌药，如四环素、红霉素、磺胺类药物；抗结核药，如异烟肼、对氨基水杨酸钠、利福平；镇静安眠药，如氯丙嗪、苯妥英钠、氯氮草、地西泮等；抗血吸虫药，如酒石酸锑钾；抗甲亢药，如卡比马唑、甲巯咪唑；抗肿瘤药，如 6 - 巯基嘌呤、苯丁酸氮芥、甲氨蝶呤、丝裂霉素、环磷酰胺等；解热止痛药，如保泰松、对乙酰氨基酚、吲哚美辛、非那西丁等；中药斑蝥、红娘子、苍耳子、黄药子、乌头、附子等，均可引起不同程度的肝脏损害。

5）糖皮质激素：临床研究发现，应用激素治疗病毒性肝炎，病情容易反复，且易演变成慢性肝炎。如患者有深度黄疸，经其他疗法无效时，方可考虑选用激素。

其他参见急慢性肾炎。

四、肝肾综合征

肝肾综合征（HRS）又称功能性肾衰竭，是继发于严重肝脏疾病的可逆性的急性肾衰竭。本病预后差，一旦伴有出血、感染，则治疗往往无效，死亡率几乎是 100%。

【概述】

1. 病因

引起 HRS 的基础病变主要是肝硬化、门脉高压，而且多有明显的腹水。此外，重型肝炎、原发性肝癌、肝功能衰竭也可以发生 HRS。常见诱因是大量放腹水、大剂量利尿剂的应用、上消化道出血、电解质紊乱、肝性脑病和感染。

2. 临床表现

（1）具有严重的肝脏疾病，常发生于肝硬化失代偿期，如门脉高压、高度腹水、钠潴留、低蛋白血症、黄疸、肝性脑病等。也并发于急性重型肝炎和原发性肝癌。但也可见无严重肝细胞受损的患者。

（2）病前无原发性肾脏疾患或已知的可致肾衰竭的原因。

（3）HRS早期临床表现主要是少尿、血压偏低，尿常规检查多无蛋白及有形成分，尿钠排出降低，尿比重、尿渗透压上升。后期以氮质血症为主要表现，血尿素氮呈自发性、进行性上升，血肌酐明显升高，症状逐渐加重，如恶心呕吐、食欲下降、口干、嗜睡、血压下降，由少尿渐至无尿，腹水增多，甚至出现肝性脑病。

（4）扩充血容量治疗后不能使肾功能获得持久的改善。

3. 辅助检查

（1）低尿钠：尿钠一般低于10mmol/L。

（2）稀释性低钠血症：血清钠常低于135mmol/L。

（3）血清尿素氮：增高。

（4）尿/血清肌酐比值：大于30∶1。

（5）尿/血浆渗透压比值：大于1。

（6）肾小球滤过率与肾血浆流量：显著下降。

（7）尿内血栓素 B_2：明显增高，为常人的3倍。

（8）尿钠排泄率与滤过率比值：<1%。

（9）尿常规：尿蛋白微量，尿沉渣变化不明显，尿常呈酸性，尿比重升高，至晚期尿比重下降。

（10）对氨马尿酸：排出量减少。

（11）肾血管造影检查：可见叶间动脉、弓形动脉有扭曲或串珠样改变。

（12）其他：血中血管紧张素Ⅱ、儿茶酚胺、加压素、生长抑素、血栓素 A_2 等增高，而激肽、缓激肽、肾性前列腺素水平降低。

（13）鲎试验：约3/4的肝肾综合征患者为阳性。水负荷试验减少。

【饮食宜忌】

1. 饮食宜进

（1）营养原则：少尿阶段宜低容量、高热量、高维生素、低盐、低钾、高糖、适量的优质蛋白质。当尿素氮升高时，蛋白质、钾和磷摄入应控制。

每日口服1000g葡萄糖可减少50%内源性蛋白代谢。不能口服者，可静脉补充葡萄糖100~250g/d。

（2）限制水和钠的摄取：每天进水量不超过1000mL，液中不应含钠，以免原有稀释性低钠血症患者因补钠而造成血容量过度增加引起肺水肿。有腹水时钠盐应限制每天2g左右，少尿期钠盐不超过0.5g/d。对长期使用强利尿剂或腹腔大量放液引起真性低钠血症的患者，此时应补充高渗盐水。少尿或无尿时，每日进液量（包括输液、饮入）等于前一天出量（包括尿、大便、呕吐量）加500mL。

（3）药膳食疗方

1）赤小豆冬瓜汤：赤小豆30g，冬瓜带皮250～500mg，煮汤。每天服2次，7天为1个疗程。有消炎利水作用。

2）鲤鱼赤小豆汤：活鲤鱼1条500g左右，去鳞及内脏，洗净，赤小豆150g放入鱼中，加水2000mL，煮至烂熟。去除鱼头，将鱼肉和汤分次服下，隔日1次，5次为1个疗程，有健脾利水作用。

3）豆枣黄花粥：绿豆、黄花菜各30g，红枣10枚，粳米100g，白糖少许。小火煮至绿豆开花，加糖即可，分次服用。有清热凉血、健脾利水作用。

4）葫芦粳米粥：陈葫芦粉25g，粳米100g。先将粳米煮成粥，再加入葫芦粉同煮成粥后加冰糖，再煮片刻。每日早晚各服1次，有利尿作用。

5）黑鱼粥：黑鱼1条，洗净，焙干研末。取陈皮6g，冬瓜皮、西瓜皮、萝卜各50g，煮后取汁，再放入粳米、小米，薏苡仁、黑鱼末各30g，共熬成粥。有清热利尿作用。

6）利尿红枣汤：葫芦壳、冬瓜皮各50g，西瓜皮30g，红枣10g。加水至400mL煮至150mL，去渣服汤，每日2次，7天1个疗程。有利尿作用。

7）竹笋黄瓜汤：竹笋、陈黄瓜各100g，冬瓜皮50g。加水共煮，每日2次，7日1个疗程。有清热利尿作用。

8）车前子粥：车前子30g，粳米100g。先将车前子布包煎汁，再入粳米同煮成粥。分次服，有清热利湿作用。

2. 饮食禁忌

（1）有刺激性、含嘌呤高的食物：刺激肾脏细胞的食物有菠菜、芹菜、小萝卜、豆类及其制品、鸡、鱼、鸭、肝脏、猪头肉等。因这些食物含嘌呤量高或含氮量高，在肾功能不全时，其代谢产物不能及时排出，对肾脏不利。

（2）高盐饮食：食盐每日应限制在2～3g，如水肿严重，食盐每日应限制在2g以下或无盐饮食。

（3）高动物脂肪饮食：肾功能不全患者往往有不同程度的贫血，动物脂肪对贫血是不利因素，可加重动脉硬化，抑制造血功能。如没有脂肪摄入，机体会变得更加虚弱，故可用植物油代替，每日摄入量以60～70g为宜。

（4）高磷饮食：高磷饮食可引起动物肾小球纤维化、肾小管扩张、皮质纤维化，限制摄磷，则上述改变可以明显减轻。因此，肾衰竭患者的磷摄入量每日应低于750mg。

（5）含钾多的食物：若进食含钾多的食物，如香蕉、西瓜等，会使血钾升高，易引起高钾血症，出现肢体湿冷、心跳减慢等。

【药物宜忌】

1. 西医治疗

（1）积极治疗基础肝病：早期预防和消除诱发因素。及时控制感染，消除内毒素血症对肝、肾的损伤，预防和及时处理出血，及时输血补液；防止大量排放腹水和利尿剂过猛，纠正水电解质紊乱和酸碱平衡失调；慎用肝肾毒性抗生素；能避免进一步加重基础肝病和导致肝肾综合征的发生。

（2）一般支持疗法

1）纠正低血压：针对导致低血压的因素，如血容量不足，感染等给予相应的治疗。

2）纠正代谢性酸中毒：轻、中度酸中毒一般不需纠正，当 CO_2CP 低于 13.5mmol/L 时可考虑补充碳酸氢钠，可按 5% 碳酸氢钠 6mL/kg 给予。

3）纠正电解质失衡：主要是高钾的处理。当血钾高于 6mmol/L 时立即用 10% 葡萄糖酸钙 10～20mL 或 3% 氯化钠 200mL，静脉滴注；亦可用 25% 葡萄糖 500mL 加正规胰岛素 16～20U，静脉滴注。也可采用血液透析或腹膜透析、阳离子交换树脂 15～20g，每日 3 次，冲服；或者 30～50g 加 10% 葡萄糖 100mL，灌肠，每日 3 次

（3）扩容治疗：多数学者认为 HRS 的启动原因是有效循环量不足，主张肾衰竭早期进行扩容治疗，以增加肾血浆流量和肾小球滤过率，改善肾功能。对有过量利尿、大量或多次放腹水、出血、脱水等引起血容量降低，或血流动力学呈低排高阻型的患者，用补液或输注血浆、白蛋白、全血、右旋糖酐及单纯自身腹水回输等进行扩容治疗。

国内最近几年临床报道：一些学者在扩容同时使用大剂量利尿，或扩容加多巴胺治疗取得较好的疗效，甚至阻止肾衰竭的发生。

（4）血管活性药物的应用

1）多巴胺：5～100μg/（kg·min）加呋塞米 10mg/（kg·h）静脉滴注，可增加肾血流量，产生利尿效果。

2）α 受体阻滞剂酚苄明及 β 受体阻滞剂普萘洛尔均可抑制肾素分泌，使入球小动脉扩张，肾小球滤过率及肾血浆流量增高，可减轻和防治 HRS。

3）前列腺素：近年发现前列腺素类（PGs）PCE_2、PCI_2 为血管扩张物，PGI_2 已被临床用来治疗肝硬化出现 HRS，PGI_2 能强烈扩张血管、促进水钠排泄，中等度增加肾血浆流量，用于急性肾衰竭患者可改善其急性肾缺血状况，防止进一步恶化。

4）莨菪类药物：有报道对 HRS 早期患者应用山莨菪碱（654－2），每日 30～60mg 加入葡萄糖液中静脉滴注或分次静脉注射。对狂躁患者应用东莨菪碱 0.3～0.9mg，静脉注射，每日 1～3 次。治疗重型肝炎患者可改善肾微循环，增加肾小球滤过率和肾血浆流量，达到利尿作用，可预防 HRS 的发生。

5）八肽加压素，：有人认为八肽加压素能使动脉压升高、肾血管扩张，开始用小剂量（0.001IU/min），当动脉压上升大于 0.65kPa 时可使肾血流量和肾皮质血流量增加，适用于低血压的 HRS 患者。

（5）腹水回输和腹腔穿刺放液：腹水回输有单纯自身腹水回输和自身腹水浓缩回输两种。单纯自身腹水回输对肝硬化腹水伴 HBS 是有效的抢救措施，一般主张少量多次回输，每隔 2～6 日 1 次，每次回输量不超过 2500mL，但并不能提高患者的存活率。

（6）透析治疗：可以缓解高钾、高氮质血症，根据国内外报道综合认为，透析疗法仅适用于有可能恢复的肝病合并 HRS 患者。

（7）肝移植。

2. 中医辨证治疗

（1）肝郁气滞，水湿内阻

主症：胸腹胀满或痛，腹大如鼓，甚至伴青筋暴露，食后尤甚，小便短少，下肢略肿并感沉重，舌苔白腻或微黄腻，脉弦缓或沉弦。常见于肝硬化合并肝肾综合征早期。

治法：疏肝理气，利湿除满。

方药：柴胡疏肝散合胃苓汤化裁。柴胡、白芍、香附、枳壳、猪苓各10g，川芎、厚朴、甘草各6g，车前子30g（包），茯苓15g，泽泻12g。多烦易怒者，加牡丹皮、栀子以泻肝除烦；若体质壮实，腹水甚多者可加二丑增强逐水之功。

（2）肝肾阳虚，寒水泛逆

主症：腹胀如鼓，面色晦暗、少华或㿠白，神倦纳呆，形寒肢冷，恶心欲呕，腰膝酸软，下肢浮肿，便溏，尿少或尿闭，也可见身目俱黄而晦暗，眼轮发黑，唇淡，舌质淡边有齿痕，苔白腻，脉濡细。常见于慢性肝炎、肝硬化、肝癌晚期合并肝肾综合征者。

治法：温阳化浊，扶正降逆。

方药：《济生》肾气丸或附子理中汤合五苓散加减。附子（先煎）、党参、白术各10g，泽泻、茯苓、车前子（另包）各15g，干姜5g，肉桂3g，大腹皮15g。呕吐甚者，加半夏、吴茱萸以温胃止呕。

（3）湿热蕴结，泛逆心肝

主症：腹胀大，腹皮绷紧，甚者坚实拒按，胁腹疼痛，肌肤深度黄染，烦热，口苦、口臭，四肢乏力，夜寐不安，齿鼻衄血或呕血，黑便，尿短赤或尿闭，大便干结，严重患者可见神昏谵语，抽搐痉厥。舌质红，苔黄腻或灰滞而腻，脉弦数或弦滑。本型常见于重型肝炎、肝硬化、肝脓疡。

治法：清热解毒，凉血息风。

方药：犀角地黄汤合羚羊钩藤汤。水牛角（磨冲）、粉丹皮、菊花、赤白芍、茯神各10g，鲜生地15g，钩藤12g，竹茹5g，甘草3g。大量呕血、黑便者，加用参三七粉止血；若气随血脱，汗出如油，急用独参汤固元救脱；神昏谵语者，急用安宫牛黄丸、紫雪丹以清营解毒开窍；尿少尿闭者，加五皮饮以增强利尿；体实者可加用逐水药如十枣汤、控涎丹、腹水丸等。

（4）肝肾阴竭，阴阳离脱

主症：心悸气短，四肢瞤动，面色晦滞，神志淡漠或昏迷，无尿，可有呕血、黑便，舌苔灰黑，脉沉细欲绝。见于肝肾综合征危重阶段。

治法：回阳救逆，益阴降浊。

方药：轻者以生脉饮合参附汤化裁；中者以参附汤合大黄附子汤化裁；重者以参附龙牡汤或回阳返本汤送黑锡丹。

以上方药均水煎服，每日1剂。

3. 药物禁忌

（1）含钾高的药物：使用含钾高的药物时应慎重，以免引起高钾血症。

（2）肾损伤的药物：氨基糖苷类抗生素、磺胺类药物、四环素类抗生素、两性霉素等，主要经肾脏排泄，肾脏发生病变时，排泄率降低，药物易在体内蓄积，引起中毒症状，加重肾脏负担，不利于疾病的康复。故无明显感染症状者，一般不用抗生素，需要应用时，亦应选择对肾脏无毒或毒性小的抗生素（如青霉素等）。

（3）有肾毒性的中药：可引起肾间质炎症和纤维化，导致水、钠潴留，加重水肿。大剂量应用可致肾衰竭。

（4）苦寒或甘寒类中药：滥用苦寒或甘寒类中药，如黄柏、大黄、黄芩等，可克伐中阳，损伤脾肾，脾不制水，肾不主水，则水液泛滥，病情日趋加重。

（5）肾灵片

1）与其他含钙药物：长期服用，可导致高钙血症，尤其是与其他含钙药物（如碳酸钙等）合用时。

2）与含钙的微溶配伍药物：含钙的微溶配伍药（四环素类如四环素、多西环素等）与本品同服，会影响本品的吸收。

（6）本病患者多脾胃运化不佳，故应忌用苦寒滋腻之品，如石膏、知母、玄参、地黄、马勃等。

（7）忌化学毒物或药物的损害：长期接触对肝细胞有毒性作用的化学毒物如磷、钾、氯仿、四氯化碳等，可致中毒性肝炎，最后演变为肝硬化。长期服用双醋酚丁、甲基多巴、四环素、异烟肼、乙胺丁醇、甲氨蝶呤等对肝细胞有毒性的药物，可致中毒性或药物性肝炎，诱发或加重肝硬化。

五、紫癜性肾炎

过敏性紫癜是一种以变态反应所致的广泛性毛细血管炎为主要病理基础的全身性疾病。肾脏损害的发生率一般在20%～60%，但也有的报道高达90%以上，称为过敏性紫癜性肾炎（HSPN）

【概述】

1. 病因

目前一般认为过敏性紫癜为一过敏性血管炎，是由含IgA的免疫复合物引起的一种循环免疫复合物性损伤，血管壁免疫损伤致通透性增高、血液及淋巴液渗出，引起皮肤、黏膜、内脏器官等多部位病变。

引发此免疫复合物的抗原，迄今尚未阐明。虽发病前常有感染、食物、药物过敏史，但目前尚未明确引发本病的特异抗原。目前主要考虑与感染和变态反应有关。

（1）感染：约有1/3的患者在发病前有感染发生，最常见的是上呼吸道感染，也有金黄色葡萄球菌、肺炎球菌、结核杆菌、水痘病毒、麻疹病毒、流感病毒、衣原体或寄生虫感染的报道。

（2）变态反应：约有1/4的患者发病前有药物（如抗生素、磺胺、异烟肼、水杨酸、奎宁等）过敏。

（3）食物因素是系人体对外源性蛋白过敏所致，如鱼虾、蟹、蛋、鸡、牛奶及其他类食物。

（4）花粉吸入过敏、疫苗接种和昆虫叮咬的历史。

2. 临床表观

过敏性紫癜好发于 5～15 岁的儿童，约有 85% 以上的患者在 20 岁以前发病（因此小儿科常见），但 2 岁以下的小儿及老年人少见，男女之间的发病率无明显差异。通常四季均有发病，但以冬春季多发。起病前 30%～50% 的病儿有上呼吸道感染史。

（1）肾外主要症状

1）皮肤：绝大多数患者以紫癜为首发症状，也是诊断的主要依据。典型表现为出血性斑点，稍突于皮表，多呈对称性分布，主要发生在下肢伸侧、踝关节处，并可累及臀部，偶及全身，常于 1～2 周后逐渐消退，但可分批出现。皮疹初起可为荨麻疹样或多形红斑样后转呈紫癜。年幼儿还常见手、足背、眼周、阴囊、头皮血管神经性水肿。老年人可见皮损中心出血性坏死或溃疡性改变。少数患者多次发作。

2）胃肠道表现：小儿患者中 2/3 有胃肠症状，以腹痛多见，常为脐周或下腹疼痛，虽疼痛较剧，但阳性体征不多。其次为程度不等的胃肠出血，轻者仅大便潜血阳性，也可有黑便或血便。偶有发生肠套叠、穿孔、肠坏死者，个别报道有蛋白丢失性胃肠病，并导致低蛋白血症。值得注意的是少数患儿胃肠症状发生于皮肤紫癜前，此时诊断困难，甚至误诊为外科急腹症而手术者。

3）关节症状：1/2～2/3 的小儿患者有关节痛，为非游走性、多发性关节肿痛，常累及膝、踝、腕、肘关节。多为一过性症状，消退后不留后遗症。若关节症状发生于皮损前，易误诊为风湿性关节炎。

其他组织器官受累：中枢神经可因血管炎或高血压脑病而有一时性偏瘫、抽搐，还有发生舞蹈病者；呼吸系可见肺出血、胸膜炎；心血管受累可有心律失常、心包炎；此外还偶有累及腮腺、胰、胆囊、肾上腺、睾丸、骨骼肌和周围神经者。

（2）紫癜肾：过敏性紫癜时肾脏受累的发生率报道不一，国内报道为 25%～60% 的小儿患者病程中有尿检异常；如以肾活检为准，则 90% 以上有程度不等的肾脏受累，故将肾脏受累与皮肤、关节、胃肠并列为过敏性紫癜的四大表现（肾脏受累程度与皮肤、关节及胃肠道受累的程度无关）。此外紫癜肾直接影响着预后，急性期可因急进性肾炎致死或转入慢性肾功能不全；或发病后缓慢进展至肾功能减退；在小儿终末期肾衰竭病因分析中 5%～28% 可能系本病所致。

肾脏受累多发生于过敏性紫癜起病后 1 个月内，尤其以 10～15 天时为发病高峰，少数病例发生在紫癜消退后数月内。偶见发生于皮肤紫癜前者。

紫癜肾炎表现为血尿，往往伴程度不等的蛋白尿，水肿一般不重，20%～40% 起病时有高血压。临床上因肾脏受累程度不一而表现亦异。轻者仅镜下血尿，无水肿、高血压；部分患者呈急性肾炎样改变，即血尿、水肿、高血压，其后水肿、高血压逐渐减退但尿异常可持续较久；还有表现为肾病综合征者；极少数呈急进性肾炎样改变，度过急性期后部分病儿逐渐进入慢性肾功能减退。

（3）辅助检查

1）血常规可有中性粒细胞增加，血小板、凝血时间等血液学检查均正常；约 50% 的患者在急性期有血清 IgA 升高；血冷球蛋白多为阳性；血沉轻度增快；活动期血中可检出免疫复合物。

2）几乎所有患者都有血尿，可有蛋白尿。肾功能则视肾脏受累程度而异。

3）急性期部分病例束臂试验阳性。

【饮食宜忌】

1. 饮食宜进

（1）饮食原则：患者宜进食柔软易于消化的食物，多食新鲜水果和蔬菜，如橘子、荸荠、大枣、梨、苹果、油菜、白菜等，特别是有的食物同时还具有止血凉血的作用，如丝瓜、苦菜、荔枝、莴苣、藕；过敏性紫癜的患者宜适当进食大葱，以提高抗过敏的能力；脾虚者可稍多进食肉、蛋、禽等滋补品，但要注意不要过于温补；有热者，可给予蔬菜水果、绿豆汤、莲子汤等，注意进补应以不影响食欲为原则。

（2）食疗药膳方

1）鸡血藤枣汤：鸡血藤 30 ~ 60g，大枣 10 ~ 20 枚。以上两药水煎服，每日 1 剂。功能为益气摄血、补血。

2）枸参枣蛋汤：枸杞子 10 ~ 15g，大枣 10 枚，党参 15g，鸡蛋 2 个。将枸杞子、大枣、党参和鸡蛋洗净，放砂锅内同煮成汤，鸡蛋熟后去壳取蛋，再煮片刻即成，吃蛋饮汤。功能为益气养阴、补虚养血。

3）枸杞鸡蛋汤：枸杞子 10 ~ 15g，红枣 10 枚，党参 15g，鸡蛋 2 个。将枸杞子、红枣、党参加适量的水放入砂锅内同煮，滤出药汁，将鸡蛋熟后去壳，放入药汁中，再煮片刻，吃蛋饮汤。功能为养心健脾、益气摄血。

4）花生衣大枣汁：花生米 60g，大枣 30g。将花生米在温中浸泡半小时，取皮，大枣洗净后温水泡胀，以浸药之水煎煮花生衣及大枣半小时，去花生衣，加适当红糖即成，饮汁共食枣和花生。功能为补血止血。

5）麦枣粥，大枣 15 枚，淮小麦 50g，炙甘草 15g，粳米 50g。将大枣、淮小麦，炙甘草洗净，加水 300mL，煎取浓汁 150mL，去渣，加入粳米 50g，水 800mL，煮至米开汤稠粥熟，早、晚温食。功能为益气养血止血。

6）红枣羊骨粥：羊胫骨 1 ~ 2 根，大枣 30 枚，糯米 100g。将羊胫骨敲开，糯米、大枣洗净，共加水煮粥，调味服食。功能为补肾益髓、健脾养血。

2. 饮食禁忌

（1）忌粗、长纤维食物：如芹菜、菠菜、韭菜、竹笋，以及未煮烂的牛肉、羊肉、猪肉等，因其在消化过程中与消化道黏膜接触摩擦，会导致消化道出血，故须忌服。

（2）忌烧、烤食物：此类食物外皮焦硬，食后会摩擦消化道而导致黏膜出血，同时亦不易消化，容易造成胃肠道消化功能紊乱，故应忌食。

（3）忌热性食物：如羊肉、狗肉、公鸡肉、韭菜、荔枝等，因其能助火而动血，使出血加重，血虚阴虚者则使阴血更伤，故应忌食。

（4）忌暴饮暴食及酗酒：暴饮暴食可加重消化道的负担，并使食物大量积聚于胃肠道而易致内脏出血，酗酒常可促进血液循环，并可迫血妄行，特别是醉酒呕吐时，有可能导致消化道出血，故应禁忌。

（5）忌食海味食物：如鱼、虾、蟹、蛤等，因海味常可诱发变态反应，加重过敏性紫癜的症状，故应忌食。

【药物宜忌】

1. 西医治疗

（1）一般疗法

1）抗组胺药物

①阿司咪唑（息斯敏）：每片剂量10mg。每次10mg，口服，每日1次。

②氯苯那敏（扑尔敏）：每片剂量4mg。每次4mg，口服，每日3次。

③异丙嗪（非那根）：每片剂量12.5mg、25mg。每次12.5～25mg，口服，每日3次。

④氯雷他定（开瑞坦）：每片剂量10mg。每次10mg，口服，每日1次。

⑤西替利嗪（仙特敏、赛特赞）：每片剂量10mg。每次10mg，口服，每日1次。

⑥阿伐斯汀（新敏乐）：每粒剂量8mg。每次8mg，口服，每日1次。

2）葡萄糖酸钙：片剂：0.1g、0.5g；针剂：1g/10mL。口服，成人每次0.5～2.0g，每日3次；10mL加入葡萄糖溶液中，静脉缓慢注入，每日1～2次。

3）止血药

①酚磺乙胺（止血敏，止血定）：注射剂：0.25g/2mL、0.5g/2mL、1.0g/5mL。每次0.25～0.5g，每日2～3次，肌内注射，或1～2g加入葡萄糖溶液中，静脉注射。

②卡巴克络（肾上腺色腙，安络血，安特诺新）：片剂：2.5mg、5mg；注射剂：5mg/1mL、10mg/2mL。口服，每次2.5～5mg，每日3次。肌内注射，每次5～10mg或40～60mg加入葡萄糖溶液中，静脉滴注。

（2）糖皮质激素：泼尼松每日30～40mg，每日服3～4次，重症者可用氢化可的松每日100～200mg或地塞米松每日10～20mg加入葡萄糖溶液中，静脉滴注，连用3～5日，病情稳定好转后改为口服激素。症状控制后，应递减至最小维持量。疗程视病情而定，一般3～4个月停药。

（3）免疫抑制剂

1）硫唑嘌呤：每片剂量50mg、100mg。每日100～200mg，分次口服，3～6周1个疗程，随后以每日25～50mg，维持8～12周，或每日1～2.5mg/kg，奏效慢，需用药3～6个月。对糖皮质激素不能控制病情者，可以先用，但一般不能作为首选药。

2）环磷酰胺：片剂：2.5mg、5mg、10mg；粉针剂：5mg、10mg、25mg、50mg、100mg。每次剂量50mg，每日服2次（一般每日2～3mg/kg），连用数周至数月，对肾病综合征疗效较好；或200～400mg加入葡萄糖注射液，静脉注入，每周1～2次，有效后减量，常可与激素合用。先用泼尼松每日1～2mg/kg；治疗4～5周，有效后递减，无效者加用环磷酰胺每日2～3mg/kg或硫唑嘌呤每日2～3mg/kg，疗程2～3个月，必要时可延长至4～6个月。

（4）抗凝疗法

1）双嘧达莫：25mg，口服，每日3次。

2）低分子右旋糖酐：250～500mL，静脉滴注，每日1次，一般每日5～10mL/kg，10～15日为1个疗程。

3）肝素：初以标准肝素钠每日 10～200U/kg，静脉滴注，4 周后改用华法林每日 4～15mg，2 周后改用维持量每日 2～5mg，2～3 个月。

（5）血浆置换：对严重胃肠道受累者及暴发性紫癜者，应用此法可获得明显效果，可能与除去血中部分免疫复合物有关。

（6）终末期肾衰竭患者可做透析或肾移植治疗。为了预防移植肾后本病的复发，应在活动性病变静止 1 年后再做肾移植。

2. 中医治疗

（1）辨证论治

1）风邪袭表，邪热内蕴

主症：突然发病，两上下肢，甚则少腹、臀部出现红色斑点，自觉经常瘙痒，继之斑点转为紫色，兼有腹痛或关节疼痛，尿赤，舌质淡红或略红，苔白或薄黄，脉浮滑有力。本型多见于过敏性紫癜肾病初期。

治法：散风祛邪，清营凉血。

方药：大连翘饮合清营汤加减。浮萍 10g，柴胡 10g，蝉蜕 10g，水牛角 40g（先煎），金银花 12g，竹叶心 10g，连翘 10g，紫草 10g，牡丹皮 10g，生地黄 10g，小蓟 12g，鲜茅根 20g。

加减：瘙痒重者加防风 6g，黄芩 10g；腹痛者加白芍 12g，甘草 6g；尿血重，加地榆 12g。

用法：水煎服，每日 1 剂。

2）里热炽甚，血热妄行

主症：紫癜反复不愈，以下肢伸侧、少腹部及臀部为重，分布较稠密，此起彼伏，退后骤起，尿涩赤，尿色略深或暗红或血尿，舌红或略暗，脉滑数。本型多为过敏性紫癜性肾病中期。里热燔炽，血热妄行是其主要病机。

治法：清热解毒，凉血化斑，佐以利尿。

方药：清营汤合犀角地黄汤加减。水牛角 60g，生地黄 15g，牡丹皮 10g，赤芍 10g，连翘 10g，丹参 12g，鲜白茅根 30g，败酱草 20g，小蓟 10g，车前子 12g（包），地榆 12g。

加减：皮肤瘙痒者加白鲜皮 10g，黄芩 10g，防风 6g；血尿重者加蒲黄炭 10g，小蓟 10g，参三七 1.5g（冲服），以凉血止血。

用法：水煎服，每日 1 剂。

3）热灼津液，瘀血内阻

主症：皮肤紫癜，成批出现，此起彼伏，色紫暗，以下肢伸侧、足背为稠密，白睛有紫红色血络，眼睑灰暗，腹痛夜甚，口干、口渴不欲饮，便血、尿赤、尿血。舌暗红，舌下青筋紫暗，舌苔薄黄，脉弦或弦数。本型多见于过敏性紫癜肾病的中期，瘀血现象严重。热灼津液、瘀血内阻是本型的病机特点。

治法：滋阴凉血，活血化瘀，佐以解毒。

方药：犀角地黄汤合桃红四汤汤加减。水牛角 60g（先煎），生地黄 15g，牡丹皮 10g，赤芍 10g，桃仁 12g，红花 10g，阿胶 10g，玄参 12g，当归 15g，川芎 10g，蒲公英 15g，连翘 10g，小蓟 10g，白茅根 50g。

加减：热重者加生石膏 15g，知母 10g；有荨麻疹者加防风 10g，黄芩 10g；阴虚重者加龟甲 30g（先煎），鳖甲 30g（先煎）。

用法：水煎服，每日 1 剂。

4）肾阴亏损，阴虚火旺

主症：皮肤紫斑色红或紫红，以下肢、少腹为主，纳谷不香，伴头昏，腰膝酸软，五心烦热，或盗汗、潮热。舌红，少苔，脉细数。本型多见于过敏性紫癜肾病中期，肾阴亏损，阴虚火旺，热灼血脉，血溢脉外为其主要病机。

治法：滋阴补肾，清热凉血。

方药：知柏地黄丸合茜根散加减。知母 10g，黄柏 10g，生地黄 12g，阿胶 10g（烊化），山萸肉 10g，牡丹皮 10g，茜草根 12g，侧柏叶 12g，黄芩 12g，甘草 6g。

加减：阴虚甚者加龟甲 20g（先煎），鳖甲 20g（先煎），旱莲草 15g，女贞子 12g；血热偏甚者加紫草 12g，赤芍 10g；尿血重者加白茅根 30g，地榆 12g，仙鹤草 15g。

用法：水煎服，每日 1 剂。

5）脾气亏虚，气不摄血

主症：少腹、上下肢皮肤见散在紫斑，斑色暗淡，时起时伏，劳则加重，反复发作，尿赤尿血，心悸气短，乏力倦怠，头昏，纳差，面色为黄，舌质淡，苔白，脉弱。本型多见于过敏性紫癜肾病的中期，脾虚失统，气虚失摄，以致血溢脉外是其主要病机。

治法：健脾养血，益气摄血。

方药：归脾汤合黄芪建中汤。人参 15g，白术 10g，黄芪 15g，当归 10g，酸枣仁 12g，远志 9g，炙甘草 6g，桂枝 6g，白芍 12g，地榆 15g，大枣 10g。

加减：尿血重者，加仙鹤草 15g，槐花 12g；气虚重者，加重参、芪剂量。

用法：水煎服，每日 1 剂。

6）阳虚失运，水湿停滞

主症：紫癜消退，面色㿠白，神倦无力，周身水肿，腰酸膝软，畏寒肢冷，纳呆，尿少便溏。舌质淡，苔薄白，脉沉缓无力。本型多见于过敏性紫癜肾炎后期。阳气亏虚，运化失常，水湿停滞，泛溢四肢是其主要病机。

治法：温阳健脾，化气利水。

方药：真武汤合补中益气汤加减。制附子 9g（先煎），党参 15g，黄芪 20g，白术 10g，茯苓 10g，山药 15g，大腹皮 15g，陈皮 10g，当归 10g，干姜 6g。

加减：尿蛋白过多者加菟丝子 10g，山萸肉 10g，桑螵蛸 10g，金樱子 10g；血清蛋白低者加紫河车 12g，鹿角胶 12g。

用法：水煎服，每日 1 剂。

7）脾肾阳衰，浊邪上逆

主症：紫癜已退，但面色晦滞，精神萎靡，嗜睡气短懒言，脘腹胀闷，纳呆食少，畏寒肢冷，腰脊酸痛，恶心呕吐，皮肤干燥瘙痒，水肿，泄泻或大便不爽，尿少或尿闭，舌质淡胖，苔白，脉沉细。本型多见于过敏性紫癜肾炎的后期，病情危笃。脾肾阳虚，三焦气机壅滞，湿浊内闭是其主要病机。

治法：温阳散寒，通腑泄浊。

方药：真武汤合大黄附子细辛汤加减。制附子15g（先煎），干姜10g，白芍15g，白术10g，黄芪15g，大黄9g，茯苓12g，杜仲12g，牛膝12g，半夏10g。

加减：水肿甚者加桂枝10g，猪苓15g；纳呆者加鸡内金10g，砂仁6g（后下）；大便次数多者大黄改为制用。

用法：水煎服，每日1剂。

（2）验方

1）鲜地龙汤：生地龙50条，阿胶15g，乌贼骨10g，白糖100g。将活蚯蚓50条洗去泥土，置清水内，加入3~5滴食油，以蚯蚓吐出腹中泥土至透明状为止，然后将其置干净钵内，撒上白糖，不久化为糖浆，另取阿胶15g，烊化后与地龙糖浆混合，冲服乌贼骨粉。以上为成人1日量，小儿酌减，分3次温服。

2）三鲜汤：鲜车前草、鲜藕、鲜大蓟草各60g，共捣汁，口服，治各种尿血。

3）地骨长卿汤：地骨皮50g，徐长卿25g，水煎服，每日2次，使用于过敏性紫癜肾病早中期，以抗过敏。

4）赤豆牡蛎汤：赤豆、薏苡仁、牡蛎各30g，甘草9g，玄参12g，大枣1枚，治疗各种原因尿血，亦治疗衄血及紫癜。

5）茜草消风汤：茜草30g，紫草、阿胶（烊化）、柏叶、生地黄、牡丹皮、赤芍、防风、地肤子、益母草、苦参各10g，红枣12g，蝉蜕、甘草各3g。水煎服，每日1剂。适用于紫癜性肾炎热盛血瘀者。

6）丹芎黄龙汤：丹参20g，益母草30g，桃仁、红花、川芎、赤芍、牡丹皮、炒大黄、地龙、川牛膝各10g。每日1剂，水煎服。适用于紫癜性肾炎瘀血内阻者。

7）半夏甘麦大枣汤：药用麦冬20g，甘草、半夏、人参各10g，大枣10枚。血压高者加夏枯草；浮肿者加车前草、白茅根；并发目痛者加茯苓、金银花。每日1剂，水煎服。

（3）灌肠疗法：生大黄12g，牡蛎30g，六月雪30g，浓煎120mL，高位保留灌肠。每日1次或每日2次，连续10天为1个疗程。适用于肾衰竭患者。

3. 药物禁忌

（1）抗组胺药

1）乙醇或其他中枢神经系统抑制药：乙醇可增强一些抗组胺药物的倦睡作用，特别是对具有较强镇静作用的抗组胺药如异丙嗪、苯海拉明、马来酸氯苯那敏等的相互作用较强，而对新的抗组胺药如阿司咪唑、特非那定等影响很小或没有影响。抗组胺药与具有中枢神经系统抑制作用的药物有协同作用，可增强其效应。

2）抗胆碱酯酶药：某些抗组胺药如安他唑啉、氯环力嗪、赛克力嗪、赛庚啶、苯海拉明、美克洛嗪、苯茚胺、异丙嗪和阿利马嗪等，有显著的抗胆碱作用，可拮抗胆碱酯酶抑制药的缩瞳作用。但一般剂量的抗组胺药扩瞳作用不明显。两药联用有时影响青光眼的治疗效果。抗组胺药能增加抗胆碱药、吩噻嗪类和三环抗抑郁药的作用，导致口干、尿闭、精神紊乱等。

3）抗惊厥药：氯苯那敏可抑制苯妥英代谢，使其血药浓度升高，并出现中毒症状

（嗜睡、运动失调、复视、耳鸣、枕部头痛、呕吐等）。

4）儿茶酚胺：许多抗组胺药能增强肾上腺素和去甲肾上腺素对心血管的作用，两类药联用时有可能使儿茶酚胺毒性增强。若要联用，抗组胺药的剂量应为最低有效量。机制：抗组胺药可抑制神经元对儿茶酚胺的摄取，使肾上腺素受体附近游离儿茶酚胺量增加，因而增加升压反应。

5）服用 H_1 受体阻滞剂后，血清中维生素 B_{12} 可能会出现假性偏低。抗组胺药能抑制皮肤的组胺反应，在进行皮试前应停用，以防出现假阴性。

（2）苯海拉明

1）对氨基水杨酸钠：苯海拉明略降低对氨基水杨酸钠的肠道吸收。

2）乙醇，催眠药，镇静药，安定药：与苯海拉明联用可加深中枢神经系统抑制作用。

3）氨基糖苷类抗生素：抗组胺药的抗眩晕作用，可使抗生素内耳损害毒性被掩盖，所以链霉素所致眩晕耳鸣不宜用抗组胺药物治疗。

4）单胺氧化酶抑制剂：可使抗组胺药代谢减低，不良反应增加（抑酶作用）。

5）肾上腺素能神经阻滞剂：抗组胺药可拮抗其药理作用。

6）吴茱萸：苯海拉明可拮抗其降压作用。

7）汉防己：苯海拉明可增强其镇痛作用，并延长其作用时间，但可拮抗其平滑肌兴奋作用。

8）罗布麻：苯海拉明可阻断罗布麻降压作用达50%以上。

9）麻黄根：苯海拉明可抑制其降压作用。

10）枸杞：苯海拉明可阻断其肠管平滑肌兴奋作用。

11）中成药密环片、天麻片、止痛散、五虎追风散等：抗组胺药可拮抗其降压、镇静及抗惊厥作用，降低中成药疗效。

12）瞿麦：其肠管兴奋作用可被苯海拉明或罂粟碱所拮抗。

13）茵陈：其兴奋子宫作用可被苯海拉明所拮抗。

14）苦楝皮：其肠肌兴奋作用可被苯海拉明对抗，但不被阿托品阻断。

15）乌头：其降压作用可被苯海拉明所对抗。

16）绿茶：可对抗苯海拉明的嗜睡、头痛、头晕等副作用。

17）抗胆碱酯酶药：某些抗组胺药（如安他唑啉、氯环力嗪、赛克力嗪、赛庚啶、苯海拉明、美克咯嗪、苯茚胺、异丙嗪和阿利马嗪等）具有显著的抗胆碱作用，可拮抗胆碱酯酶抑制药的缩瞳作用。

18）苯妥英钠：氯苯那敏可抑制苯妥英代谢，使其血药浓度升高，并出现毒性。

19）肾上腺素类：许多抗组胺药可增强肾上腺素和去甲肾上腺素对心血管系统的作用。

20）替马西泮：与苯海拉明联用可发生孕妇死胎。

（3）葡萄糖酸钙、氯化钙

1）强心苷：与钙剂联用增加不良反应；在血钙较低时缓慢口服补钙，有利于提高强心苷作用，但应慎用。

2）罗通定：氯化钙可拮抗罗通定的全身和外周镇痛作用。

3）普萘洛尔：可抑制钙离子增加心肌收缩力作用。

4）溴苄胺：可抑制钙离子增加心肌收缩力作用。

5）维拉帕米：可拮抗钙离子的心肌作用。

6）枸橼酸钠：可与钙离子结合为钙盐，降低或完全消除抗凝作用。

7）汉防己：钙剂可消除汉防己对抗强心苷毒性作用。

8）铃兰毒苷、北五加皮：均含强心苷，用药期间一般禁忌胃肠道外给予钙剂。

9）不可配伍药物：两性霉素 B、头孢菌素类、氯苯那敏、肾上腺素、碳酸氢钠、链霉素、四环素、妥布霉素。

（4）避免使用会造成出血或延长出血时间的药物：如阿司匹林与阿司匹林制剂、非类固醇抗炎制剂、抗凝血制剂及酒精。

（5）避免过用温燥、苦寒药：因温燥伤阴，苦寒伤阳，皆可加重病症，致病难愈。

（6）避免使用可以导致本病的药物：如部分抗生素、磺胺类药、解热镇痛剂、镇静止惊药及某些中成药，如罗红霉素、环丙沙星、藿香正气水、双黄连注射液等。

其他参见急、慢性肾炎。

六、糖尿病肾病

糖尿病肾病（DN）是糖尿病常见的并发症，是糖尿病全身性微血管病变表现之一，临床特征为蛋白尿、渐进性肾功能损害、高血压、水肿，晚期出现严重肾衰竭，是糖尿病患者死亡的主要原因之一。

【概述】

1. 病因

糖尿病肾病多见于病程 10 年以上的糖尿病患者，蛋白尿是糖尿病肾病最早表现，其发病机制十分复杂，尚未完全阐明。研究资料显示糖尿病肾病的发病机制是多因素的，主要有以下几个方面：

（1）肾血流动力学异常：在糖尿病肾病发生中起关键作用，甚至可能是始动因素。

1）当高血糖时，肾小球内呈高灌注、高滤过状态，跨毛细血管壁压力增高，使系膜细胞扩张，上皮细胞足突融合和产生致密小滴，肾小球上皮细胞从基底膜上脱落。

2）肾小球基膜Ⅳ型胶原信使 RNA 增高，使基膜增厚，最终形成系膜的弥漫性、结节性病变，并发生肾小球硬化。

3）在压力增高的情况下，蛋白滤过增加亦可沉积于系膜区和肾小球基底膜，促进基质增生，形成恶性循环，并可造成结节性和弥漫性肾小球硬化。

（2）高血糖症：糖尿病肾病发生与高血糖密切相关，血糖控制不佳可加速糖尿病肾病的发生及发展，良好的血糖控制可明显延缓其发展。高血糖及糖基化终产物生成增多后可引起系膜细胞增生、细胞外基质增多、系膜扩张、肾小球基底膜增厚等。

（3）遗传因素：多数糖尿病患者最终不会发生肾脏病变，一些长期血糖控制良好的患者中同样可出现糖尿病肾病。葡萄糖转运蛋白－1（GLUT－1）是肾小球系膜细胞上的主要葡萄糖转运体。最近有研究发现，糖尿病患者不同个体间系膜细胞 GLUT－1

表达及调控上的差异有可能是部分患者易患肾脏损害的因素之一，而且糖尿病肾病的发生还表现出家庭聚集现象，在一些有高血压家族史的糖尿病患者中，糖尿病肾病的发生率也明显高于无高血压家庭史的患者。此外，在不同种族间糖尿病肾病的发生率也存在着差异。这些均表明糖尿病肾病的发生与遗传因素有关。

（4）高血压：与糖尿病肾病发生无直接关系，但原有高血压或病程中至微量白蛋白尿期时血压升高后可加速糖尿病肾病的进展和肾功能的恶化，且加重尿白蛋白的排出。

（5）肾小球滤过屏障的改变：此也是糖尿病肾病的原因之一。

2. 临床分期及表现

目前一般参照 1 型糖尿病分期标准分为 5 期：其中 I、II 期及部分 III 期为亚临床期，主要表现为肾小球高滤过和肥厚增大，肾脏体积增大，可伴肾小球基底膜增厚，系膜增生，血糖控制不佳或运动时可出现暂时性微量白蛋白尿。血压正常，多数患者病变长期处于这一阶段，不发展到临床糖尿病期。其中 I 期无临床表现及肾脏病理变化，只是表现为肾小球滤过率增高，在新诊断 IDDM 中就可出现；II 期尿白蛋白排出率（UAE）处于正常范围内，运动后增高，但休息后可恢复正常。此期 GBM 增厚，系膜基质增加，GFR 多高于正常且与血糖水平一致。

根据临床，实用意义较大者为后 3 期，其分期标准、特点及表现分述如下。

（1）早期糖尿病肾病（III 期）

1）多发生在病程 >5 年，典型者出现在患糖尿病 10 年以后。

2）肾脏病理特点为 GBM 增厚及系膜基质增多更明显，出现肾小球结节型和弥漫型病变及小动脉玻璃样变，已有小球荒废。

3）尿检尿白蛋白排泄率（UAE）轻度增加（20～200μg/min 或 30～300mg/24h），多以放免法或酶联法检测较为敏感。此期血压有升高趋势。

此期是发生临床糖尿病肾病的高危期，若在这一阶段进行有效的干预治疗，仍有希望防止向大量蛋白尿发展及延缓其发展速度。糖尿病控制不良者易发展到明显的肾病阶段。

（2）临床糖尿病肾病（IV 期）：特点是尿白蛋白排泄率 >200μg/min（>300mg/24h），尿总蛋白排出量 >0.5g/24h。严重者（弥漫型损害患者）每日尿蛋白量 2.0g，可伴轻度镜下血尿。肾脏病理损害表现为荒废的肾小球增加。患者肾功能开始进行性下降，并出现高血压。大多数患者的血肌酐尚不高。

此期要注意以下几点：

1）蛋白丢失不像其他肾脏病，随肾小球滤过率（GFR）下降而减少。

2）有大量蛋白尿的患者必须仔细排除其他可能引起尿蛋白的原因。当有明显血尿时，必须考虑除外其他肾脏疾病。据国外报道，NIDDM 肾病合并其他原发性肾脏疾病的发生率在 23% 左右。因此，在诊断中要仔细采集病史，借助尿液分析、影像学检查和肾穿刺活检进一步明确诊断。

3）糖尿病肾病水肿多比较严重，对利尿剂反应差，其原因除血浆蛋白低外，至少部分是由于钠潴留比其他原因的肾病综合征严重（近曲小管重吸收增加及高胰岛素血症直接增加远曲小管钠重吸收等原因）。

（3）晚期糖尿病肾病（Ⅴ期）：为终末期肾衰竭，特点是普遍的肾小球毛细血管闭塞伴肾小球玻璃样变性，肾小球滤过率很低，患者出现氮质血症、高血压加重、低蛋白血症、大量蛋白尿、水肿加重、贫血，易出现高钾血症、代谢性酸中毒。此期患者常常同时并发其他微血管并发症，如视网膜病变和周围神经病变、并发心肌病变，以及冠心病、脑血管疾病及周围血管病变等。这些严重的并发症常是糖尿病肾病尿毒症患者致死的原因，而且也给进入终末期肾衰竭患者的替代治疗带来了困难。

3. 辅助检查

糖尿病肾病无特殊实验室表现，早期糖尿病主要检查尿糖和血糖。针对糖尿病肾病的主要检验项目有以下几方面。

（1）尿白蛋白和尿蛋白测定：前者采用敏感的放射免疫测定尿白蛋白，能在常规方法测出尿蛋白之前，早期发现肾脏损害，如 UAE $20 \sim 200\mu g/min$，即为微量白蛋白尿期，据此可诊断为早期糖尿病肾病，判定时至少 6 个月内有 3 次尿检（以过夜晨尿标本更精确和方便，每次间隔不少于 1 个月）。当 UAE 持续 $>200\mu g/min$ 或尿蛋白定量 $>0.5g/24h$ 可诊断为临床糖尿病肾病。

（2）尿、血中 β_2 - 微球蛋白（β_2 - MC）测定：正常尿中 β_2 - MG 极微，当肾小球滤过或肾小管重吸收功能有改变时（糖尿病肾病中较早出现），可引起血和尿中 β_2 - MG 的（增高）改变，在常规尿蛋白检查阴性的糖尿病患者中，亦可作为早期诊断检查指标，但须排除白血病、淋巴瘤、胶原病等全身性疾病的患者。

（3）眼底检查：糖尿病肾病多并发有视网膜病变，尤其出现肾病综合征者，多数都并发视网膜病变。

（4）血压测量：动态监测血压，血压升高是预测肾病的重要标志。

（5）影像学检查：早期可做放射性核素动态显像（ECT）和肾脏超声，对发现肾小球滤过率增高和肾脏体积有无增大有一定早期诊断价值。当晚期肾衰竭时，肾脏影像学对大部分患者仍显示肾多无明显缩小。

【饮食宜忌】

1. 饮食宜进

（1）饮食原则

1）比例适宜的糖类：对糖尿病患者来说，不是主食越少越好。近年来研究资料表明，在合理控制总热能的基础上，给糖尿病患者以糖类，使其占总热能的 50% ~ 60% 比较适宜。

2）适量的脂肪及蛋白尿：糖尿病患者饮食中脂肪提供的热能不宜超过总热能的 30% 或 1g/kg，而且应以富含不饱和脂肪酸的植物油为主，对富含饱和脂肪酸的动物油应加以限制，动物蛋白质多为优质蛋白质，应使其在饮食中保持一定的比例。

3）高纤维饮食：膳食纤维有降低血糖、促进胃肠道蠕动、防止便秘等作用，有利于糖尿病的控制。所以，患者在日常饮食中宜多选用粗粮、干豆和蔬菜，如荞麦、燕麦、菠菜、芹菜、豆芽等。

4）少量多餐：对糖尿病患者应强调少量多餐的饮食习惯，以避免餐后血糖过高而增加胰岛负担的情况发生。一般每日至少要保持三餐，可按早餐 1/5，午餐及晚餐各 2/5 份额的方法进食。对于病情尚不稳定的患者，每日 5～6 餐常常有利于糖尿病的控制。

5）富含硒的食物：日本学者在动物实验中首次发现，微量元素硒等能明显促进细胞摄取糖的能力，具有与胰岛素相同的调节糖代谢的生理活性，所以糖尿病患者宜常食富含硒的食物，如鱼、香菇、芝麻、大蒜、芥菜等，这些食物对降低血糖及改善糖尿病症状很有裨益。

6）富含钙的食物：人体胰岛 B 细胞在钙作用下分泌胰岛素。严重缺钙及维生素 D 不足，可使糖尿病患者病情加重，况且糖尿病患者一般钙的排出量增多，体内缺钙现象更趋严重。因此，糖尿病患者宜多食富含钙的食物，如虾皮、发菜、海带、乳类、豆类及其制品、骨头汤、黑木耳、瓜子、芝麻酱、核桃仁、山楂、大枣、柑、橘及新鲜蔬菜等。

7）富含维生素 B_6 和维生素 C 的食物：大部分糖尿病患者体内维生素 B_6 水平较低。美国学者给患者在 6 周内连续补充一定剂量的维生素 B_6，可使神经系统并发症的疼痛减轻，麻木感减少。而补充足量的维生素 C 可抑制蛋白质糖化，对糖尿病患者尤应注意补充足量的维生素 C，有助于减缓糖尿病并发症的进程，对减轻糖尿病视网膜病变、肾病等有益。富含维生素 B_6 的食物有鱼、白菜、豆类、酵母、米糠等，富含维生素 C 的食物有大白菜、芹菜、荠菜、甘蓝、青椒、鲜枣、刺梨、猕猴桃等。

8）南瓜：小南瓜治疗糖尿病与其含丰富的果胶、粗纤维等有关，应适量食用。

9）苦瓜：苦瓜所含的苦瓜总皂苷具有降血糖作用。2 型糖尿病患者服用苦瓜总皂苷浓缩剂后，多饮、多食、多尿症状确有减轻，体力有所恢复，大便通畅，且无不良反应。

10）洋葱：洋葱属百合科植物，有温中、下气、消炎之功效。洋葱能降低血糖浓度，防止血小板聚集，降低血液胆固醇，对预防糖尿病微血管病变有益。

11）黄鳝：黄鳝性温，味甘、咸，有补五脏、疗虚损的功能。近年来研究发现，黄鳝体内含有黄鳝素 A 与黄鳝素 B，有显著的降血糖与调节血糖浓度的生理功能。

12）菠菜根：含菠菜皂苷 A、B 等成分，有养血、止血、滋阴、润燥的功能。对高血压、糖尿病和夜盲症等有辅助治疗作用。

13）白萝卜：含有钙、磷、铁、锰、B 族维生素、维生素 C 等，有消积滞、化痰、下气宽中、解毒、降血糖、抗癌等效果。食用生白萝卜，降血糖效果更显著。

14）胡萝卜：含有胡萝卜素、维生素 B_1、维生素 B_2 及钙、磷、铁、镁等。人体摄入后，有降血压、强心、降血糖、消炎和抗过敏作用。

15）蘑菇：含钙、磷、铁、锰、铜、锌、氟、碘及多种氨基酸、维生素，有安神、降血压、降血糖、开胃消食、化痰理气、抗癌的功能，形体消瘦的糖尿病患者宜多食用。

16）芹菜：含有钙、磷、铁、胡萝卜素和维生素 A、维生素 C 等，有消肿解毒、降血压、祛风、降血糖等功能。

17）冬瓜：含钙、磷、铁和多种维生素，可治疗水肿、脚气、糖尿病等病症。

18）豌豆：含钙、磷、铁、胡萝卜素和维生素 B_1、维生素 B_2、维生素 C 及烟酸等，可治疗糖尿病、高血压等。

19）蕹菜（空心菜）：蕹菜含胰岛素成分，常吃既可降血糖又能增进食欲，还能清胃肠热、润肠通便，故糖尿病患者宜常食用。

20）豆腐渣：主要含食物纤维素，热能含量特别少，是糖尿病患者较为理想的食物。吃了豆腐渣后，葡萄糖就会被吸附在纤维素上不便吸收，而使血糖增加缓慢，即使患者的胰岛素稍有不足，也不至于马上引起血糖升高，而且纤维素还具有两种抑制血糖分泌的作用。这样就可以使胰岛素充分发挥作用，提高对血中葡萄糖的处理功能。因此，糖尿病患者宜多吃豆腐渣。

21）喝冷开水泡的茶：在人们常饮的茶叶中，含有一种较理想的降血糖的物质。这种物质降血糖效果快，且无不良反应，但因其耐热性不强，常在用热水浸泡的过程中遭到破坏，故没有受到人们的重视。糖尿病患者若要用茶叶降血糖，可用未炮制过的粗茶（干品）10g，用冷开水浸泡 3~5 小时，然后服用。第二次仍然用冷开水，直至茶叶泡淡为止。用冷开水泡茶，只要时间久些，一样能泡出茶"味"，而且其中的维生素 C 等不会被破坏，值得提倡。

22）番石榴：其有效成分可能是黄酮类化合物。本品对正常胰岛素型患者有效，对低胰岛素分泌患者无效，提示其作用并非直接改善了胰岛素 B 细胞的分泌功能，而可能是提高了周围组织对糖的利用。并有降血压及降血脂作用。

23）魔芋：魔芋既可作食品应用，又可降血糖，改善症状和控制病情。

24）荔枝核：在我国盛产荔枝地区，每当收获季节，常有人因吃过量荔枝引起低血糖休克，于是引起了科技人员的兴趣。研究发现，荔枝核主要成分是皂苷、鞣质、α甘氨酸，后者给小鼠皮下注射可使其血糖下降。研究荔枝核对大鼠四氧嘧啶糖尿病的作用证明，它能有效地调节糖尿病的代谢紊乱，降血糖效果显著，且无明显毒性。据临床报道，用荔枝核制成片剂，对 30 例非胰岛素依赖型糖尿病患者进行临床观察，有 9 例血糖基本恢复正常或绝对值下降 50% 以下，临床症状消失或明显改善；10 例血糖下降为用药前 15% 左右，临床症状好转；6 例服用 2 个月血糖稍有下降；5 例无效。

（2）食疗药膳方

1）参杞茶：红参片 3g，枸杞子 10g。一起放入有盖杯中，用沸水冲泡，加盖闷 15 分钟。代茶饮，至水淡无味，可将红参片嚼食。治疗糖尿病气虚为主，燥热不甚者。人参益气生津，枸杞子滋阴补肾，有降血糖作用，可常服。

2）芹菜汁：芹菜 500g。洗净捣烂挤汁服用。芹菜具有降血压、降血糖、降血脂作用，但脾胃虚弱者宜少食。

3）黄精粥：黄精 10g，百合 10g，粳米 50g。共煮粥。每日 1 剂。适用于糖尿病患者口干、乏力、倦怠，或兼饮食减少者。

4）薏苡仁粥：薏苡仁 25g，山药 25g。研细末。煮粥食用。用于糖尿病患者腹泻、食欲不振，或兼水肿者。

5）鳝鱼粥：黄鳝 50g，粳米 100g。将黄鳝、粳米放入锅中，加水适量，熬成稀粥。为 1 日量，分 3 次服。补五脏，疗虚损。鳝鱼中含有特有物质"鳝鱼素"，可降低人体血糖，对糖尿病患者有较好的治疗作用。

6）荞麦饼：荞麦 300g，糯米粉 150g，葛根 50g，橘皮 5g，砂仁 3g，乌梅 5g。荞麦、葛根打成细粉备用。将橘皮、砂仁、乌梅用水 500mL 煎煮 20 分钟，滤取浓缩汁。将荞麦面、葛根粉、糯米粉同浓缩汁和成面团，做成小饼，放入锅中蒸熟，可代主食。适用于糖尿病患者口干、嗳气、纳呆。

7）小米饼子：小米面 500g，黄豆面 100g，蚕蛹 50g。蚕蛹烘干，研成面，与小米面、黄豆面，一起加水适量，做成饼子，上屉蒸熟，即成。具有和中、健脾、益肾、除烦热、止消渴、和胃、安眠之功效。

8）凉拌苦瓜：苦瓜 150g。苦瓜洗净，切成小片，加盐少许拌匀，5 分钟后，用清水洗过，随个人口味酌量加盐、味精、醋、辣椒油或香油，拌匀即成。苦瓜清热生津，降血糖。糖尿病患者宜常食，脾胃虚寒者慎用。

9）拌海带：海带 150g。海带切丝，入沸水中烫熟晾凉，以大蒜、香油、醋、味精拌匀即成。海带泄热、祛脂、降压，含较多的食物纤维，对降低餐后高血糖有好处。胃寒者不宜多食。

2. 饮食禁忌

（1）饮食过量：糖在人体内氧化分解、合成糖原或转化为脂肪贮存均需胰岛素参与。进食过量，体内的血糖浓度升高，葡萄糖进入细胞内转化热能所需胰岛素量也要相应增加，血糖对胰岛 B 细胞的不断刺激，使得胰岛负担日益加重，渐至衰竭。可诱发或加重糖尿病。因此，糖尿病患者应节制饮食。

（2）直接对血糖有影响的食物：蔗糖、蜜糖、糖果、甜糕点、甜饼干、含糖饮料等容易为人体吸收，迅速转化为葡萄糖，使血糖浓度升高，糖尿病加重。

（3）高脂肪食物：高脂肪食物是指肥肉、油炸食物等，如果食用过多，极易变成人体的脂肪，形成肥胖症，而肥胖是导致糖尿病最重要的环境因素之一。肥胖的糖尿病患者对胰岛素的敏感性下降，功能降低，不利于本病的治疗。

（4）酒类：饮酒是引起糖尿病病情加重的常见原因。乙醇可损害胰腺，使其分泌胰岛素的功能下降。另外，氯磺丙脲可显著增加乙醇的毒性，出现皮肤潮红，甚至阵发性心动过速。因此，治疗期间应禁止饮酒。

（5）含有大量淀粉的食物：这类食物对血糖有很大影响，如土豆、红薯、藕粉、芋头等应忌食。

（6）补益膏剂：糖尿病患者冬令进补不宜使用补益膏剂，因其中含有糖类物质，如人参蜂王浆、蜂王浆口服液、甘菊型太阳神，以及含有蜂蜜、胶类（阿胶、鹿角胶等）的滋补膏剂都属忌服补品。服用后可使血糖上升。糖尿病患者属阴虚内热者较多，服用人参也必须对证，阴虚者不宜用红参、高丽参，用后常会使阴虚内热更加严重。

（7）含糖类丰富的食物：如小麦、大麦、粳米、糯米、玉米、高粱、红薯、蚕豆、藕等。

（8）豆腐：酮症酸中毒是重症糖尿病患者的一种并发症，本症的饮食应严格限制蛋白质的摄入，豆腐含有丰富的蛋白质，其中的氨基酸，如苯丙氨酸和亮氨酸均可在体内生成酮体而加重酸中毒，故应忌食。

（9）乌鸡：乌鸡是蛋白质和脂肪含量均较高的食物。脂肪和蛋白质中的氨基酸，如酪氨酸、苯丙氨酸和亮氨酸皆可在体内生成酮体而加重酸中毒，故应忌食。

（10）牛奶：糖尿病酮症酸中毒患者应忌饮用。其缘由见"豆腐"和"乌鸡"条目。

（11）含糖量高的水果：如苹果、橘子、葡萄、荸荠、罗汉果、大枣、栗子、龙眼肉等。

（12）蜂蜜：含糖量极高，糖尿病患者忌食。

【药物宜忌】

1. 西医治疗

（1）口服降糖药：2型糖尿病在单纯饮食控制后血糖仍然较高，可采用降糖药治疗。口服降糖药主要分为四大类：磺脲类、双胍类、葡萄糖苷酶抑制剂和噻唑烷二酮类。

1）磺脲类

①甲苯磺丁脲（D 860）：每片剂量500mg。常用剂量为500～3000mg，每日2～3次，餐前30分钟口服。

②格列本脲（优降糖）：每片剂量2.5mg，常用剂量为2.5～5mg，每日1～3次，餐前20分钟口服。

③格列齐特（达美康）：每片剂量80mg。常用剂量80mg，每日1～2次，餐前30分钟口服。

④格列喹酮（糖适平）：每片剂量30mg。常用剂量30mg，每日1～3次，餐前30分钟口服。

⑤格列吡嗪（美吡达、秦苏、瑞易宁）：每片剂量5mg。常用剂量5～10mg，每日1～3次，餐前30分钟口服。

⑥格列苯脲：每片剂量1mg。常用剂量2mg，每日1次，餐前30分钟口服。

2）双胍类

①苯乙双胍（降糖灵）每片剂量25mg。常用剂量为25～50mg，每日2～3次，餐时或餐后口服。

②降糖片：每片剂量250mg。常用剂量250～500mg，每日2～3次，餐时或餐后口服。

③二甲双胍（格华止）：每片剂量250mg、500mg、850mg。常用剂量250～850mg，每日2～3次，餐时或餐后口服。可增加胰岛素的敏感性。

3）葡萄糖苷酶抑制剂

①阿卡波糖（拜糖平）：每片剂量50mg。常用剂量50mg，每日3次，进餐时同食物一起咀嚼服用。

②伏格列波糖（倍欣）：每片剂量0.2mg。常用剂量0.2mg，每日3次，进餐时同食物一起咀嚼服用。

③米格列醇：每片剂量50mg。常用剂量50～100mg，每日3次，进餐时同食物一起咀嚼服用。

4）噻唑烷二酮衍生物

①罗格列酮（文迪雅）：每片剂量4mg。常用剂量4mg，每日1～3次，餐后服用。

②曲格列酮（复胰灵）：每片剂量200mg。常用剂量400mg，每日1次，餐后服用。

③吡格列酮（瑞彤）：每片剂量15mg。常用剂量15～30mg，每日1次，餐后服用。可增加胰岛素的敏感性。

5）胰岛素

①普通胰岛素：个体化方案：初始剂量每日0.1～1U/kg，分3次餐前30分钟皮下注射。另外，睡前注射长效胰岛素，以后随血糖监测情况，每1～3日调整1次，每次调整2～6U。

②长效胰岛素：特慢胰岛素锌、悬液或鱼精蛋白锌胰岛素24～48U，并根据病情调整，分1～2次皮下注射。

③中效胰岛素：每日1～2次，饭前30～60分钟，皮下注射。

胰岛素依赖型糖尿病患者需长期用胰岛素泵或强化胰岛素注射方案严格控制血糖于良好水平。对单纯饮食和口服降糖药控制不好并已有肾功能不全的非胰岛素依赖型糖尿病患者，应尽早使用胰岛素。如单用胰岛素疗效不佳，可配用二甲双胍或吡格列酮。

（2）控制高血压：高血压虽不是糖尿病肾病的发病因素，但高血压可加速糖尿病肾病的进展和恶化，抗高血压治疗在糖尿病肾病早期能减少尿蛋白和延缓GFR的下降，非胰岛素依赖型糖尿病患者，收缩压＞140mmHg，者肾功能的下降速度为每年13.5%，收缩压＜140mmHg，者则为1%。一般来说，糖尿病患者理想的血压水平为120/80mmHg，对一些并发神经病变和大血管病变者血压可控制在130/85mmHg，药物选用参见高血压性肾损害。

（3）限制饮食蛋白质摄入：临床和实验研究均观察到，高蛋白饮食可增加肾小球的血流量和压力，加重高血糖所引起的肾血流动力学改变，适量的蛋白［0.8g/（kg·d）］饮食对临床期糖尿病肾病可使其GFR下降速度减慢，应以高生物价值的动物蛋白为主，在胰岛素保证下，可适当增加糖类的入量以保证有足够的热能，避免蛋白质和脂肪分解增加。

总之，对早期糖尿病肾病和临床糖尿病肾病，目前有效的干预性治疗首先是尽可能控制血糖接近正常，其次是控制血压降到至少≤17.3～11.3kPa（≤130/85mmHg），第三限制蛋白质摄入量每日不超过0.8g/kg。

（4）透析和肾移植

2. 中医辨证治疗

（1）阴虚燥热

主症：烦渴多饮，多食善饥，口干舌燥，身体渐瘦，尿色黄浊，舌边尖红，苔薄黄少津，脉洪数。

治法：清热养阴。

方药：人参白虎汤合消渴方加减。人参（另炖）6g，生石膏30g，知母12g，天花粉10g，黄连3g，麦冬10g，石斛10g，山药10g。

加减：口苦、大便干者，加用大黄 10g，黄芩 10g，厚朴 12g；纳差、苔厚腻者，加苍术 10g，藿香 10g，薏苡仁 15g。

（2）气阴亏损

主症：面色无华，形体消瘦，疲乏无力，多汗，心慌气短，口渴多饮，小便频数，尿中多泡沫，大便干结，舌尖红，苔薄白，脉细数无力。

治法：益气滋阴。

方药：生脉散合玉女煎加减。人参 6g，麦冬 10g，山药 10g，黄芪 30g，生地黄 15g，玄参 10g，花粉 10g，知母 10g，牡丹皮 10g，赤芍 10g，竹叶 10g。

加减：腰膝酸软者，加杜仲 12g，桑寄生 15g；夜尿频多者，加益智仁 15g，乌药 10g。

（3）阴阳两虚

主症：面色暗滞或苍白，耳轮干枯，腰膝酸软，面足微肿或五心烦热，尿量短少，恶心呕吐，舌暗淡，苔白，脉沉细无力。

治法：益肾助阳固涩。

方药：金匮肾气丸加减。附子 6g，肉桂 3g，熟地黄 15g，山药 10g，山萸肉 6g，牡丹皮 10g，茯苓 15g，泽泻 10g，桑螵蛸 10g，覆盆子 10g，桃仁 10g，红花 6g。

加减：大便溏薄者，加炒扁豆 15g，炒薏苡仁 15g；失眠多梦者，加柏子仁 12g，酸枣仁 15g；胸痹者，加丹参 10g，降香 12g。

（4）阳虚水泛

主症：面水身肿，按之凹陷不起，腰以下为甚，甚则腹部肿大，胸闷气短，眩晕心悸，腰部冷痛酸重，神疲怯冷，腹胀，纳差，尿量减少甚则无尿，口淡不渴，肠鸣便溏，舌淡胖，苔白，脉沉细无力。

治法：温肾健脾，化气行水。

方药：真武汤加减。制附子 6g，白术 10g，茯苓 10g，白芍 10g，仙灵脾 10g，杜仲 10g，益母草 15g，丹参 10g，山药 10g，芡实 10g，桂枝 6g，猪苓 15g，生大黄 10g。

以上方药均水煎服，每日 1 剂。

3. 药物禁忌

（1）胰岛素（insulin）（普通胰岛素、正规胰岛素）

1）普萘洛尔（心得安）：可增强胰岛素降糖作用。

2）地西泮（安定）：与胰岛素联用治疗脑梗死，可明显减少脑皮质坏死，提高恢复率和存活率，减少中风后癫痫发生率。

3）乙醇：可增强胰岛素降糖作用，两药联用可发生严重低血糖和神经系统病变。胰岛素遇乙醇发生凝固变质，属于配伍禁忌。

4）噻嗪类利尿剂：与胰岛素联用常需增加降糖用量，并应监测血糖水平。

5）糖皮质激素：可拮抗胰岛素降血糖效应，两药联用时需增加胰岛素用量。

6）肾上腺素：可控制胰岛素性低血糖休克。

7）丙酸睾酮：与胰岛素联用可降低糖尿病患者血液非蛋白氮含量。

8）呋喃唑酮（痢特灵）：可增强和延长胰岛素降血糖作用。

9）水杨酸钠：可使胰岛素泌量减少。

10）单胺氧化酶抑制剂：可增强和延长胰岛素及口服降糖药作用，一般避免联用。

11）强心苷：胰岛素所致低血钾，可诱发强心苷中毒。

12）美西律（慢心律）：与胰岛素联用可加剧低血钾反应。

13）左旋甲状腺素：可降低胰岛素及口服降糖药效应。

14）帕吉林（优降宁）：可增强胰岛素作用，诱发低血糖。

15）口服降糖药：与胰岛素联用可增强降糖效力。

16）氯化钾：可减少玻璃瓶对胰岛素的吸附量达20%（离子形成电荷屏障），如另加葡萄糖液制成极化溶液可增加细胞钾离子，稳定膜电位。

17）甘草，鹿茸：可与胰岛素和口服降糖药产生药理性拮抗作用，使降糖效果降低。

18）人参：与胰岛素有协同性降糖作用，并可纠正胰岛素所致低血糖反应。

19）刺五加：可提高胰岛素效力，并减轻其低血糖反应。

20）党参：对胰岛素低血糖反应有拮抗作用。

21）麦门冬，黄芩，川贝母：含有皮质激素样物质，可升高血糖，减弱降糖药效应。

22）利血平：可降低血糖，与胰岛素作用呈相加性，两药联用可引起低血糖反应。

23）不可配伍药物：氨茶碱、异戊巴比妥、巴比妥酸盐、氯噻嗪、甲泼尼龙、苯妥英钠、碳酸氢钠、磺胺嘧啶、硫喷妥钠。

（2）磺脲类降糖药

1）阿司匹林：小剂量和中等剂量具有降糖作用，与口服降糖药联用易致低血糖反应，联用时降糖药宜减量。

2）β受体阻滞剂：普萘洛尔等可致血糖下降，并可掩盖低血糖症状，与口服降糖药联用宜慎重。

3）降压药（可乐宁、利血平、胍乙啶等）：能增强组织对胰岛素的敏感性，促进糖利用，联用可增强口服降糖作用，宜适当减少剂量。

4）利尿药：噻嗪类利尿药常引起低血钾和血糖升高，可拮抗口服降糖药作用。依他尼酸与口服降糖药可发生致命性不良反应，禁止联用。

5）H_2受体拮抗药：西咪替丁、雷尼替丁等可增加弱酸性口服降糖药吸收，并使其代谢减慢，作用增强。

6）磺胺类药物：可抑制口服降糖药代谢，两药联用降糖作用增强，甚至发生低血糖危象。

7）抗酸药：可使口服降糖药吸收加速，增强用药初期的降糖效果。

8）乙醇：可使口服降糖药效果和毒性作用均增加。糖尿病患者应尽量少用或不用乙醇及含乙醇饮料。

9）食物：可延缓口服降糖药吸收，并降低口服降糖药效果。

10）氯贝丁酯：可增强口服降糖药作用。

11）单胺氧化酶抑制剂：可使口服降糖药的降糖作用增强和延长。

12）甘草及其中成药：其皮质激素样作用，可降低口服降糖药的作用。

13）利福平：可使甲苯磺丁脲、格列嘧啶和氯磺丙脲的血清浓度降低，降糖作用下降。

14）三环抗抑郁药：与磺酰脲类降血糖药联用，个别患者出现低血糖反应。

15）尿碱化：可使氯磺丙脲的作用降低。尿酸化可使氯磺丙脲的作用增强。

16）卡托普利，依那普利：与降血糖药联用，个别患者出现低血糖反应。

17）别嘌醇：可使氯磺丙脲的半衰期延长，使甲苯磺丁脲的半衰期缩短，但对疗效无明显影响。

18）阿米洛利（amiloride）：可使糖尿病患者发生高钾血症。

19）促蛋白合成甾体类：苯丙酸诺龙、美雄酮、睾丸素和司坦唑等均能增加降糖作用，联用时应减少降糖药用量。

20）抗凝血药：双香豆素与甲苯磺丁脲联用，可加重低血糖导致昏迷，并增强抗凝作用可导致出血；亦可增加氯磺丙脲的降血糖作用。

21）阿扎丙宗：可增强甲苯磺丁脲作用，联用可引发严重低血糖。

22）钙通道阻滞剂：地尔硫䓬、硝苯地平等可使糖尿病加重，联用时应增加降糖药用量。

23）氯霉素：可增强甲苯磺丁脲和氯磺丙脲的降糖作用，联用可导致急性低血糖。

24）氯丙嗪：可升高血糖，特别是剂量 > 100mg/d 时，严重影响糖尿病控制，联用需增加降糖药剂量。

25）口服避孕药：可能需要少量调整降糖药用量，但不严重影响病情。

26）皮质激素：具有升高血糖作用，可减弱降糖药作用，联用需增加降糖药剂量。

27）芬氟拉明（氟苯丙胺，减肥药）：与常用降糖药联用有相加作用，有些情况下芬氟拉明可代替降糖药使用。

28）异烟肼：可使血糖升高或降低，联用应调整降糖药剂量。

29）碳酸锂：可升高血糖，有时导致糖尿病，一般对糖尿病控制无明显影响。

30）保泰松：可增强甲苯磺丁脲、醋磺己脲、氨磺丁脲、格列嘧啶和格列本脲的降糖作用，个别患者发生严重低血糖。

31）咪康唑：与口服降糖药联用可能出现低血糖。

32）苯福林眼液：可使 2 型糖尿病患者血糖升高。

33）丙磺舒：可使氯磺丙脲从体内清除的时间延长。

34）奎宁，奎尼丁：治疗疟疾时可能出现严重的低血糖。

35）小檗碱：使血糖下降缓慢，与格列本脲联用治疗非胰岛素依赖型糖尿病疗效优于单独用药。

36）贝那普利：血管紧张素转化酶抑制剂可增加糖尿病患者对胰岛素的敏感性，使低血糖发生的危险性增加 3～4 倍。

（3）双胍类降血糖药

1）不宜与抗凝血药物合用：双胍类降血糖药（如苯乙双胍）与抗凝血药如双香豆素等合用，会置换血浆蛋白结合的双香豆素，从而使抗凝血作用增强，导致出血倾向，故应避免合用或慎用。

2）苯乙双胍不宜与四环素合用：与四环素合用易引起乳酸性酸中毒，故应避免合用。

3）并发酮症酸中毒者禁用苯乙双胍：本药降血糖的作用主要是促进脂肪组织摄取葡萄糖，使组织中无氧酵解增加。但由于本品在代谢中产生大量乳酸，可引起严重的乳酸性酸中毒，充血性心力衰竭、肝肾功能不全者尤为危险。故糖尿病酮症酸中毒和急性感染时禁用格列本脲、苯乙双胍。

4）二甲双胍忌与碱性溶液或饮料同服：因同服可降低本药的降血糖作用。

（4）阿卡波糖

1）服阿卡波糖忌食用蔗糖及含蔗糖的食物：由于阿卡波糖在治疗期间可抑制糖类的分解并延缓糖类的吸收，因而增加了糖类在结肠中的发酵，若与蔗糖或含蔗糖的食物（如甘蔗、甜菜等）同服，则易引起腹部不适，甚至腹泻。

2）阿卡波糖不宜与抗酸药、考来烯胺、吸附剂、消化酶同服：抗酸药（碳酸氢钠、氢氧化铝等）、考来烯胺、肠道吸附剂（药用炭、胶体次枸橼酸铋等）、消化酶制剂（胃蛋白酶合剂、多酶片等）与本药同服，均有可能降低其降血糖作用。

（5）糖尿病以阴津亏虚，燥热内盛为主要病机，因此治疗当用滋阴润燥、清热生津之品，特别在疾病的早中期，附子、肉桂、干姜、制川乌、制草乌、鹿茸等温热壮阳药物不可轻用。糖尿病后期，特别是合并肾病时，患者以阳虚为著，苦寒药如黄连、黄芩、黄柏、大黄、苦参、龙胆草、木通、防己、马兜铃等损阳、劫阴、伐胃之品一般不用。特别是木通、防己、马兜铃可导致肾衰竭，应禁用。氨基糖苷类、新霉素、两性霉素等许多肾毒性药物禁用于糖尿病肾病患者。

（6）1型糖尿病患者要用胰岛素，忌用磺脲类降糖药，不可单独使用双胍类、糖苷酶抑制剂等其他降糖药。2型糖尿病患者在伴有酮症酸中毒、昏迷、严重感染、重大手术等应激情况时，忌用口服降糖药。

（7）动物实验和临床观察证明，磺脲类降糖药可造成死胎和胎儿畸形，本类药物可由乳汁排出，使婴儿发生低血糖，因此孕妇及乳母忌用磺脲类降糖药。双胍类降糖药也禁用于孕妇及乳母，该类药物还禁用于：2型糖尿病伴酮症、酸中毒，肝、肾功能不全，心力衰竭，急性心肌梗死，严重感染和外伤，重大手术以及临床有失水、失血、低血压和缺氧情况。双胍类药物（主要是降糖灵）可诱发乳酸性中毒，在老年人，尤其是合并上述情况时更易发生。

（8）糖尿病患者合并肝、肾功能不全时要用胰岛素。口服降糖药可加重肝、肾衰竭。糖尿病肾病患者使用格列苯脲（优降糖）还可引起严重的低血糖，有时可导致死亡。

其他参见慢性肾炎，肾衰竭。

七、尿酸性肾病

尿酸是嘌呤代谢的终末产物，由于嘌呤代谢紊乱使尿酸生成过多或由于肾脏排泄尿酸减少，均可使血尿酸升高。尿酸盐在血中浓度呈过饱和状态时即可沉积于肾脏而引起肾病变，称之为尿酸性肾病。

临床也称为痛风性肾病。尿酸性肾病在西方国家是一种常见病，多见于肥胖、喜食肉食及酗酒者。既往认为尿酸性肾病在我国少见，近年来由于经济情况好转、饮食结构的变化，蛋白质及富含嘌呤成分的食物摄入量增加，使发病率增高。

【概述】

1. 病因

由于嘌呤代谢紊乱或肾脏排泄尿酸减少均可引起高尿酸血症，高尿酸血症是尿酸肾病的基础。人体内尿酸有两个来源，从富含核蛋白的食物中核苷酸分解而来的属外源性；从体内氨基酸、磷酸核糖及其他小分子化合物合成和核酸分解代谢而来的属内源性。对高尿酸血症的发生，内源性代谢紊乱较外源性因素更重要。跟踪研究正常人体内尿酸池平均为1200mg，每天产生约750mg，排出500~1000mg，约2/3经肾排泄，1/3由肠道排出，或在肠道内被细菌分解。尿酸生成增多或（和）尿酸排出减少时，均可引起血中尿酸浓度增高。每日尿酸排出量 >600mg 时，称高尿酸尿症。血浆尿酸 >357μmol/L，称为高尿酸血症。

血尿酸增高有原发和继发两种。原发性高尿酸血症指尿酸生成过多，与体内嘌呤代谢过程中酶的缺乏或失去控制有关。大多原因未明，少数是先天酶的缺乏或失调，使尿酸合成加速所致，部分患者有遗传史，如 Leseh-Nvhan 综合征，此外也有肾小管功能缺陷所致，95%见于男性。继发性患者嘌呤代谢正常，但核蛋白分解过盛，或其他原因影响肾脏排泄而造成血尿酸升高。常见的原因有：①各种肾病晚期，慢性肾功能不全患者当肾小球滤过率<15mL/min 时产生显著的高尿酸血症。②有机酸影响肾小管对尿酸的分泌，有机酸从体内排出和尿酸发生竞争。有机酸增多可见于酒精中毒、剧烈运动、糖尿病酮症酸中毒等代谢失调。③影响肾脏对尿酸的排泄：噻嗪类利尿剂（促进尿酸重吸收）、抗结核药（抑制尿酸分泌）、小剂量阿司匹林（抑制尿酸分泌）、儿茶酚胺（影响肾血流量，减少尿酸排出）等。④铅可抑制肾小管对尿酸的分泌，慢性铅中毒时尿酸清除率减退较肌酐清除率明显。⑤骨髓增生性疾患：真红细胞增多症、多发性骨髓瘤等。

尿酸结晶沉积于肾脏的诱因有：①在远端肾小管和集合管的酸性尿中，尿酸易形成结晶而沉积于肾小管内。②血尿酸浓度过高，造成肾脏滤出增加。③脱水或肾小管对水的重吸收加强，使尿酸在远端肾小管和集合管内的浓度增加。尿酸结晶的刺激可引起局部化学炎症及晚期的纤维变性和组织萎缩。尿酸结晶沉积于肾小管时可阻塞管腔，如形成较大结石时，常引起继发性肾盂肾炎；严重阻塞可使尿少，两侧阻塞可引起尿闭，导致肾衰竭。

2. 临床表现

（1）急性尿酸性肾病：起病急骤，少尿无尿，肾衰竭，尿毒症。常见于恶性肿瘤放、化疗后，或骨髓增生性疾患，由于大量细胞破坏，核蛋白、核酸分解增多而致血尿酸增高，尿尿酸排泄也增多，大量尿酸盐沉积于肾小管所致。此时尿 UA/尿 Cr >1.0。

（2）慢性尿酸性肾病（痛风肾）：早期血尿酸逐渐增高但无症状，逐渐出现痛风性关节炎和肾损害。痛风性关节炎发作呈急性和间断性，与饮食不节有关。受累关节以趾（指）关节为多，尤其是第 1 趾（指）关节，关节附近出现痛风结节。频繁发作后关节肥大，关节畸形、僵硬以致活动受限。

肾脏的表现错综复杂，早期可有轻度蛋白尿，轻度水肿，后期肾小管浓缩功能下降，肾小球滤过功能减退，导致尿毒症。按其主要临床表现可分为慢性肾炎、尿道感染、肾小管酸中毒、慢性肾衰竭和肾结石等。肾衰竭是各种痛风肾病的归宿。

（3）尿酸盐结石：尿酸盐结晶为朱砂色，砂石状。尿呈酸性，血尿酸升高，排出尿酸石者可肯定诊断，尿酸盐结石为黄豆大小，浅黄色，X 线不显影，B 超和 CT 检查有助于诊断。但若不追问病史，其初期的误诊率几乎高达 100%，多误诊为慢性肾炎、肾结核、肾盂肾炎。

3. 辅助检查

（1）尿渗量测定：不能产生最大浓缩尿是尿酸肾病的最早表现。肾小管浓缩功能减退，尿渗量一般 < 800mOsm，为早期诊断本病提供佐证。

（2）尿常规：痛风患者约 30% 可出现肾损害症状，主要是轻度间歇性肾小管性小分子蛋白尿，并可伴见红细胞，甚至肉眼血尿，白细胞增多，尿 pH < 6.0；尿酸测定异常升高，若每日尿酸排出量超过 700mg，即可称为高尿酸尿症。

（3）血生化检查：血尿酸异常升高是诊断尿酸肾病的重要依据。若男性血尿酸 > 488μmol/L，女性血尿酸 > 387μmol/L，即可诊断为高尿酸血症，此时血 pH 值降低。尿酸性肾病出现慢性肾功能不全时，血尿素氮和肌酐进行性升高，二氧化碳结合力降低，甚至出现电解质紊乱。

（4）B 超：对肾脏形态学检查能及时发现肾结石，及肾皮质、髓质、肾盂的形态改变，对诊断本病有一定帮助。

（5）X 线腹部平片检查：X 线检查时尿酸结石虽不显影，但尿酸结石合并其他成分时则可能显影，对高度怀疑对象应进行静脉肾盂造影拍片，为尿酸结石肾病的诊断提供依据。

（6）尿尿酸和尿肌酐比值测定：急性尿酸肾病时其比值一般为 0.5，最高为 0.9；而慢性尿酸肾病时比值为 1。能为本病类型判断提供依据。

（7）其他：肾图、肾扫描、肾组织活检均可酌情选用。

【饮食宜忌】

1. 饮食宜进

（1）饮食原则

1）无症状高尿酸血症期的饮食原则：虽然并不是所有的高尿酸血症都会发展成痛风，但是痛风能否发生与身体内血尿酸升高的水平、高尿酸血症持续的时间及发病年龄有密切的关系。如果血尿酸值 > 420μmol/L，持续时间愈长，发病年龄越轻，则发生痛风的可能性就愈大。因此，及早发现高尿酸血症的存在，及早采取饮食治疗措施，将尿酸降至正常范围，把痛风的发生控制在萌芽状态，许多患者可不发展为痛风。若饮食控制 6 个月后，血尿酸值仍偏高，尤其 > 420μmol/L 时，需辅以药物治疗将尿酸值降至正常范围内，以防止痛风性关节炎及痛风性肾病的发生。无症状高尿酸血症期饮食原则如下。

①限制热能：多数痛风患者喜欢高热能、高脂肪及高蛋白饮食，这就容易导致营养过剩、热能摄取过多。因此，必须控制每日所需的热能，均衡各种营养成分的摄取。

②维持理想体重：痛风患者常常营养过剩，体重增加，与高尿酸有明显的相关性。定期测体重，可作为衡量营养状态的指标。

③限制嘌呤的摄入：高尿酸血症期要限制嘌呤的摄入，限用高嘌呤含量的食物，自由选择低嘌呤含量的食物，适当选用中等嘌呤含量的食物。

④均衡营养素的摄入：糖类摄取量占所需总热能的 55% ~ 60%。在选择上不宜选粗粮，应选用细粮，因为粗粮嘌呤含量较细粮高。不吃果糖，因为果糖中热能高，1g 果糖所提供的热能为 16.7kJ（4kcal）。每日摄取脂肪量应 < 50g，占总热能的 25% ~ 30%。蛋白质摄入量应稍低于正常人，每日为 0.8 ~ 1.0g/kg。嘌呤多存在于富含蛋白质的食物中。因此，在选择蛋白质食物时，要选用不含或少含嘌呤的食物，如奶类、鸡蛋及植物蛋白，但需注意植物蛋白中黄豆、扁豆也含不少嘌呤。

⑤养成多饮水的习惯：晚上睡前、晨起、运动后、出汗后、洗澡后均要喝一杯水。每日摄入水分 2000 ~ 3000mL，可稀释血尿酸浓度，并促进肾脏排泄尿酸。

⑥尽可能少喝酒，努力戒酒：痛风患者大多数都喜欢饮酒，不仅酒量大，而且通常一口气喝完，这是十分有害的。因为人体为了分解进入体内的大量乙醇，必须消耗热能，结果产生大量尿酸；另外，酒中的乙醇代谢使血中乳酸水平增高，阻碍了肾脏对尿酸的排泄，使血尿酸升高，易引起关节炎急性发作。一般人认为，啤酒度数低，饮用很安全，却不知道啤酒内含有大量的嘌呤体，而且热能很高，更容易使血尿酸值升高，诱发痛风。因此，痛风急性期要禁酒，慢性期、间歇期要努力戒酒，如果非喝不可，应控制酒量。

2）急性期饮食原则

①限制嘌呤：正常嘌呤摄取量为每日 600 ~ 1000mg。急性期应选用低嘌呤饮食，摄入量在每日 150mg 以内。禁用嘌呤高的食物，如动物内脏、沙丁鱼、凤尾鱼、鲭鱼、小虾、扁豆、黄豆、浓肉汤及菌藻类等。可选用第三类微量嘌呤的食物，以牛奶、鸡蛋为膳食中主要的优质蛋白质来源，以精白米、白面为热能的主要来源，选含嘌呤量低的蔬菜和水果，限制脂肪量。

②限制热能：因痛风患者多伴有肥胖、高血压和糖尿病等，故应降低体重、限制热能。体重最好能低于理想体重 10% ~ 15%；热能根据病情而定，通常为 6276 ~ 7531kJ（1500 ~ 1800kcal）。切忌减重过快，应循序渐进；减重过快会促进脂肪分解，易诱发痛风急性发作。

③适量供给蛋白质和脂肪：标准体重时蛋白质可按 0.8 ~ 1.0g/kg 供给，宜每日 40 ~ 65g，以植物蛋白为主。动物蛋白可选用牛奶、鸡蛋，可在蛋白质供给量允许范围内选用。尽量不用肉类、禽类、鱼类等，如要食用，可将少量瘦肉、禽肉等经煮沸弃汤后食用。脂肪可减少尿酸的正常排泄，应适当限制，一般控制在每日 50g 左右。

④多食蔬菜、水果：以补充丰富 B 族维生素、维生素 C 及矿物质，尤其是碱性水果、蔬菜可提高尿酸盐溶解度，有利于尿酸的排出，如萝卜、黄瓜、马铃薯、藕、紫

菜、海带、西红柿、大白菜、芹菜、山芋、蘑菇、木耳等。

⑤多喝水：食用含水分多的水果和食品，液体量维持在每日 2000mL 以上，最好能达到 3000mL，以维持尿量，促进尿酸的排出；肾功能不全时宜适当限制水分的摄入。

⑥禁用强烈香料及调味品：如酒和辛辣调味品。过去曾禁用咖啡、茶叶和可可，因其分别含有咖啡因、茶叶碱和可可碱，但咖啡因、茶叶碱和可可碱在体内代谢中并不产生尿酸盐，也不在痛风石里沉积，故可适量选用。

3）痛风非急性发作期（间歇期和慢性期）的饮食原则

①饮食要点：此期饮食治疗的目标是将血尿酸值长期控制在正常范围内，嘌呤的限制可适当放宽，因为过分限制会造成蛋白质摄入不足而导致营养不良。可通过烹饪技巧来减少鱼肉中嘌呤的含量，如采用蒸、烤，少用油炸，少吃鱼汤、肉汤。养成多喝水的习惯，尽可能戒酒。低盐、优质蛋白饮食可保护肾功能。

②控制体重：有助于减轻关节负荷，保护关节功能。

③食物的选择：蔬菜类多选用萝卜、胡萝卜、黄瓜、马铃薯、藕、海带、西红柿、大白菜、荷兰豆、青椒及芦笋；奶类多选用牛奶、酸奶、炼乳、麦乳精、豆奶、麦片，谷薯类应选用精细粮食，如精白米、富强粉、精粉面包、馒头、面条、通心粉、苏打饼干等。对鱼肉蛋类食物中嘌呤含量的限制可较急性发作期的选择适当放宽些，但血尿酸浓度高时，最好仍选择不含嘌呤的蛋、牛奶为蛋白质来源；血尿酸浓度正常时，每周可选择 2～3 次低嘌呤的鱼肉类，如青鱼、鳝鱼、龙虾、鸡肉、羊肉、牛肚等。油类宜选以植物油为主，可加少量动物油。水果点心除急性期选用的碱性水果可作为点心外，其他水果也都可以作为点心，但应避免热能摄取过多。

（2）各类食物的嘌呤含量

1）第一类（含极高嘌呤食物）：每 100g 食物中含嘌呤 150～1000mg。在痛风急性期与缓解期均禁止食用。

①动物内脏：肝、肠、心、胃、肾、脑等。

②肉类制品：肉馅，肉汤（各种肉禽制的浓汤或清汤），肉脯，肉汁，肉干。

③鱼类：沙丁鱼，凤尾鱼，乌鱼，鲭鱼，鱼皮，鱼卵，鱼干。

④贝壳类：牡蛎、蛤蜊、蚝、干贝等。

⑤其他：部分蔬菜，水果，豆类（黄豆、扁豆），酵母（酿造或烤面包用），各种酒类。

2）第二类（含大量嘌呤食物）：每 100g 食物中含嘌呤 75～150mg。在痛风缓解期可食用。

①禽肉类：猪肉，牛肉，兔肉，鹅肉，野鸡肉，鸽肉，鹌鹑肉，火鸡肉。

②鱼类：鲤鱼，鳕鱼，大比目鱼，鲈鱼，梭鱼，鳗鱼，鳝鱼。

③蔬菜类：豌豆，蘑菇，芦笋及干豆类。

3）第三类（含中等量嘌呤食物）：每 100g 食物中最高含嘌呤 75mg。病情轻者可适量食用煮过弃汤的瘦肉、鱼类及禽类。

①肉类：羊肉，鸡肉，鸭肉，火腿，熏肉。

②鱼类：鲑鱼，金枪鱼，青鱼，鲱鱼，白鱼，龙虾，螃蟹。

③谷类：面包，粗粮，麦片。

4）第四类（含嘌呤甚微或无嘌呤食物）

①谷类：大米，小麦，小米，荞麦，玉米面，精白面，面条，面包，馒头，苏打饼干，黄油小点心。

②蔬菜：白菜，卷心菜，胡萝卜，芹菜，黄瓜，茄子，甘蓝，莴笋，南瓜，西葫芦，西红柿，土豆，红薯，泡菜。

③其他：各种水果，蛋类，鲜奶，炼乳，奶酪，酸奶，麦乳精，茶，可可；各种油脂，花生酱，果酱。

（3）宜进的主要食物

1）萝卜：萝卜性凉，味辛、甘，属碱性食物，含有多量的水分和维生素，是一种基本上不含嘌呤的蔬菜。唐·孟诜说，萝卜"甚利关节"；《食性本草》认为，萝卜能"行风气，祛邪热，利大小便"；《随息居饮食谱》也说它能"御风寒"。萝卜生食，可食入大量的维生素 C 和丰富的钾盐，这样就可起到碱化尿液并有利尿作用。所以，痛风患者多吃萝卜有利于康复。萝卜生食、凉拌、煮食或煨汤均可。

2）芹菜：芹菜有水芹与旱芹之分，水芹性凉，味甘、辛，有清热、利水作用。芹菜富含钾，有很强的利尿作用，可促进尿酸排出。芹菜中含有丰富的维生素和矿物质，基本上不含嘌呤。这对痛风、血尿酸偏高者有益。

3）黄瓜：黄瓜属于一种碱性瓜菜食物，含有丰富的维生素 C、钾盐和多量的水分。中医学认为，黄瓜有除热、利水、解毒、生津止渴的作用。《本草求真》曾说："黄瓜气味甘寒，服此能利热利水。"可使痛风血尿酸偏高患者，通过"利热利水"作用而排泄出多余的尿酸，颇有益处。可吃生黄瓜，或作凉拌菜食用。

4）青菜：青菜俗称白菜、菘菜，是一种基本上不含嘌呤的四季常青蔬菜，不仅含较多的维生素 C 和钾盐，而且还是一种碱性食物。《滇南本草》说它能"利小便"，认为青菜还有解热除烦、通利肠胃的功效。所以，痛风患者一年四季均可常吃、多吃。

5）茄子：茄子有活血消肿、祛风通络、清热止痛的作用。它不仅是一种碱性食物，同时几乎不含有嘌呤物质，现代研究还发现，它有一定的利尿功效，适宜痛风患者经常食用。

6）卷心菜：俗称包菜，又名甘蓝，是一种基本上不含嘌呤的蔬菜，它含有大量的维生素 C，具有排泄体内有害物质的作用。《本草纲目拾遗》称它"补骨髓，利五脏六腑，利关节，通经络中结气"。因此，卷心菜亦属痛风患者宜食之物。

7）马铃薯：马铃薯是一种碱性食物，基本上不含嘌呤，含有大量的维生素 C 和丰富的钾盐，可起到碱化尿液及利尿作用。

8）甘薯：甘薯基本不含嘌呤，故痛风患者适宜以之代粮，常吃多吃。

9）南瓜：南瓜性温，味甘，是一种碱性食物。《滇南本草》载："南瓜横行经络，利小便。"所以，慢性痛风者可食用南瓜。不仅如此，南瓜是低热能饮食，这对肥胖的痛风患者更为适宜。

10）冬瓜：冬瓜性凉，味甘、淡，有利尿作用。《本草再新》中还说它能"利湿去风"。不仅如此，冬瓜本身又含多量的水分和丰富的营养，维生素 C 的含量特别丰富，这对痛风患者有促进尿酸排泄的作用，故痛风患者可常食之。

11）赤小豆：赤小豆是一种利尿食物，而且所含嘌呤也极少。元代医家王好古就曾说过："赤小豆消水通气而健脾胃。"《本草纲目》亦云："赤小豆行津液，利小便，消胀除肿。"其通利小便作用，就可增加痛风患者血尿酸的排泄。所以，急、慢性痛风患者用赤小豆煨汤食用，既增加饮水量，又加强尿酸排泄作用。

12）梨：梨性凉，味甘，有生津、清热、化痰的作用。梨不仅是多汁多水分的水果，而且基本不含嘌呤，同时又属一种碱性食物。急性和慢性痛风患者均宜。

13）苹果：苹果性凉，味甘，能生津、润肺、除烦、解暑。凡食物在体内代谢后的产物是碱性的，就称为碱性食物。苹果是碱性水果，含较多的钾盐，又含水分，基本不含嘌呤，这些都有利于人体内的尿酸排泄。所以，凡痛风患者无论急性期或慢性期皆宜食用。

14）葡萄：葡萄性平，有补气血、强筋骨、利小便的作用。早在《名医别录》中就记载："逐水，利小便。"《百草镜》还说，葡萄"治筋骨湿痛，利水甚捷"。《滇南本草》又称它"大补气血，舒筋活络"。葡萄是一种碱性水果，含嘌呤极少，又有较多的果汁水分，这些都有利于痛风患者血尿酸的排除。

15）玉米：玉米是一种基本上不含嘌呤的食物，所以痛风患者可以食用。《本草推陈》中还说它"为健胃剂，煎服亦有利尿之功"。将玉米磨成细粉，调入粳米粥内，煮成稀薄的玉米粥，适宜痛风患者作主食长久服食。

16）芦根：芦根性寒，味甘，有利尿解毒的作用。芦根能溶石，适宜于高血尿酸患者及痛风者食用。

17）番茄：番茄为碱性食物，有净化血液的功效，有助于排出血液中的尿酸，可碱化尿液，促进尿酸的排泄。

18）黑色食品：如黑米、黑木耳、黑芝麻、黑豆等，可通过强化肾脏功能，使尿酸顺利排泄，延缓尿酸结晶引起的肾功能损害。

19）食用油：食用油有植物油和动物油两种。植物油包括豆油、菜籽油、玉米油、花生油、芝麻油、葵花子油、椰子油等；动物油常用的有猪油、牛油、鸭油、羊油、鱼油等。无论动物油或植物油中，嘌呤含量都较少，植物油中嘌呤含量比动物油更少。所以，痛风患者以食植物油为宜。植物油中含有较多的不饱和脂肪酸，如亚麻酸、亚油酸、花生四烯酸等，具有加速胆固醇分解和排泄的作用，从而使血胆固醇降低，保护血管壁，防止动脉硬化。动物油中含有较多量的饱和脂肪酸，它可使血胆固醇升高，诱发动脉硬化，可妨碍尿酸由肾脏排泄，所以痛风患者原则上不宜食用动物油。因为痛风患者高脂血症及动脉硬化的发生率比正常人高，故应尽可能地避免促发动脉硬化的各种因素。

但在动物油中，鱼油具有降低血脂、防止动脉硬化的作用，尤其是海鱼鱼油作用更为明显，痛风患者可适当食用，以补偿偏食植物油的不足。近年研究证明，偏食植物油也有害处。植物油中多量的不饱和脂肪酸很容易自动氧化而产生有毒的过氧化物，它可使多种维生素，特别是维生素 C 氧化分解，导致人体维生素不足；它尚可与蛋白质结合生成脂褐素，导致皮肤衰老与老年斑形成。过氧化物对血管内皮细胞、脑细胞等也有损伤作用。因此，痛风患者在以植物油为主的基础上最好搭配少量的动物油。

20）调味品：调味品是指能增加菜肴的色、香、味，促进食欲，有益于人体健康的辅助食品。它的主要功能是增进菜品质量，满足消费者的感官需要，从而刺激食欲，增进人体健康。从广义上讲，调味品包括咸味剂、酸味剂、甜味剂、鲜味剂和辛香剂等，如食盐、酱油、醋、味精、糖、八角、茴香、花椒、芥末等都属此类。

各类调味品嘌呤含量均极少，在烹调时用量也不多，所以调味品对痛风患者不属于禁忌之列。患者在烹调时可根据自己的习惯与嗜好，选择适当的调味品。应指出的是，调味品不宜过量，适当添加调味品可改善菜肴的色、香、味，增加食欲，但如果食用过多，则会适得其反，如香、鲜调料添加过多时，会抑制食欲；辛辣调料过多则会刺激胃肠道，引起肛门灼热、皮肤瘙痒等。

（4）科学饮水：痛风患者要多饮水，以便增加尿量，有利于尿酸从肾脏排泄。适当饮水还可降低血液黏度，对预防痛风合并心脑血管病有一定好处。但要讲究科学、合理饮水。

1）饮水量：每日饮水量应保证在 2000mL 左右，这不包括吃饭时喝汤及饮其他液体类食物，如牛奶、豆浆等。每日饮水量 2000mL 只是一个参考数字，尿量如果在 1800mL 以上，即证明饮入水分是充足的。在炎热多汗的夏季，饮水量可能还要增加，才能保证理想的尿量。如已发生肾功能不全和水肿等，则通过饮水增加尿量来帮助尿酸排泄已无甚功效，有时由于饮水过量反而造成水中毒及水肿加重等不良反应，此时应请医师安排治疗方案。

2）注意事项：碱性饮料是痛风患者较为理想的饮料，有助于碱化尿液。因为尿 pH 值为 6.5~7.0 时，尿酸可变为可溶性尿酸盐，溶解度增加 10 倍。

（5）食疗药膳方

1）笋片拌莴苣：鲜竹笋 200g，鲜莴苣 150g。竹笋去壳，洗净，切薄片。莴苣洗净，刨去外皮，切薄片，放碗中，加精盐适量，腌渍片刻。烧锅置火上，加入清水煮沸，入笋片，焯一下即捞出，沥去水分，与腌渍后挤去汁水的莴苣片同放盘内。加适量白糖、姜末、麻油、味精、精盐，调匀，佐餐食用。每日 1 剂，连食数日。适于各期痛风。

2）茄汁花菜：花菜 250g，番茄 250g。花菜洗净，掰成小块，放入沸水中焯透捞出。番茄洗净，放温开水中浸泡片刻，反复洗净，切碎，榨汁机中榨取汁。炒锅中加适量素油，烧至六成热时加入葱花、姜末煸炒出香味，加入花菜，急火熘炒片刻，加适量精盐、味精、红糖，翻炒至菜熟，装盘。加入番茄汁拌匀，淋上麻油，佐餐食用。每日 1 剂，时时服食。适于痛风各期。

3）百合粥：百合 100g，粳米 100g。百合掰成瓣，洗净。粳米淘洗干净。同入锅中，加水适量，大火煮沸后改小火煨至酥烂，分早晚 2 次食用。每日 1 剂，连食数日。

适于老年人痛风急性发作期轻症者。

4）慈菇蜜饮：山慈菇 5g，蜂蜜 10g。山慈菇洗净，切薄片，放锅中，加水浓煎成约 150mL，去渣取汁，加入蜂蜜，拌匀饮服。每日 1 剂，分 2 次服，连饮数日。适于老年人痛风急性发作期。

2. 饮食禁忌

嘌呤是组成细胞核中遗传物质——核酸的重要成分，不仅人体细胞含有嘌呤，几乎所有的动、植物细胞都含有嘌呤。在正常情况下，从饮食摄入的嘌呤和人体自身代谢生成的嘌呤会以尿酸的形式通过肾脏从尿中排出，"入"与"出"处于动态平衡，一旦这种平衡被破坏，就会表现为痛风。因此，痛风的治疗要把好饮食关，使嘌呤的摄入量尽量降低。对于急性期的患者，甚至应使食物嘌呤的摄入量接近于 0，才能配合用药迅速缓解症状。一般缓解期或慢性期的患者，将嘌呤的摄入量控制在每日 100 ~ 150mg，就会有效预防症状的发生。

（1）忌高蛋白和高嘌呤食物：这类食物易引起尿酸升高，加重痛风症状，因而要控制总摄入量，并应以植物性蛋白为主（牛奶和鸡蛋没有细胞结构，不含核蛋白，不是嘌呤的来源，可以经常选用）。

1）蛋白质和嘌呤含量 >150mg/100g 的沙丁鱼、鳗鱼、凤尾鱼，动物脑、心、肝、肾、胰及猪肚、牛肚、大肠、肉汤等应严格禁食。

2）蛋白质和嘌呤含量在 75 ~ 150mg/100g 的牛肉、猪肉、火腿、香肠、鸡、鸭、鹅肉、兔、鸽、狗肉、驴肉、马肉、鹌鹑、扁豆、大豆、粗粮、贝类、河蚌、罐头肉、海参、海虾、蟹类、带鱼、黄鱼等应严格控制食量，以每天不超过 100g 为宜。

3）蛋白质和嘌呤含量在 75mg/100g 以内的黑面包、精制面、玉米、花菜、蘑菇、豆角、芹菜、四季豆、大蒜、洋葱、龙须菜、植物油、水果、坚果类、糖果、肉松、鳝鱼、白鱼、河虾、龙虾、鲫鱼等可适量进食，一般可占到每日食量的 50% 左右。

4）蛋白质和嘌呤含量在 25mg/100g 以内的精白米、白面、藕粉、细挂面、鸡蛋、牛奶、白面包、饼干、奶粉、苏打饮料、山药、海带、白萝卜、大白菜、紫菜、番茄、黄瓜、茄子、土豆、胡萝卜、卷心菜等食物，可依个人喜好自由进食。

（2）忌鱼类：鱼类食物中含有较多嘌呤，能引起痛风发作，痛风患者不宜食用。

（3）忌辛辣等刺激性食物：痛风的发生，尤其是急性发作时的疼痛与神经有关，因此能使神经系统兴奋的咖啡、浓茶、烈性酒、辣椒及咖喱等刺激性食物应尽量不选用。

（4）忌过多摄入高热能、高脂肪的食品：一般痛风患者均较肥胖，应控制体重，但热能应逐步减少，以免引起痛风急性发作。特别需少吃脂肪，因脂肪有妨碍肾脏排泄尿酸的作用，使血尿酸升高，同时脂肪供给热能高，易引起肥胖，对患者不利。所以，应限制总热能和脂肪摄入，多食用 B 族维生素、维生素 C 丰富的食物，能促使组织内淤积的尿酸盐溶解。

（5）忌少饮水：应饮用充足的水分和饮料，每日不少于 3000mL，以促进尿酸排出，保持每日尿量在 2000mL 以上。

（6）烹调禁忌：烹调肉、鱼时，应先加水小煮，倒去汤汁后，再加调料烧煮，这样可去除 50% 的嘌呤。

（7）忌过度禁食和饥饿：饥饿或空腹，或极低热能的饮食，虽能降低体重，却可诱发痛风急性发作。

（8）忌豆腐：痛风与血尿酸浓度增高的患者不宜食用，因其体内嘌呤代谢失常，尿酸钠积存在血液或骨骼关节处，引起骨关节红肿、剧痛。豆腐含嘌呤较多，痛风患者与血尿酸浓度增高的患者食用，必然导致体内嘌呤蓄积，尿酸钠积存也更为增多，使病情加重。

（9）忌海鲜加啤酒：海鲜是一种含有嘌呤和核苷酸的食物，而啤酒中则富含分解这两种成分的重要催化剂维生素 B_1。吃海鲜时喝啤酒容易导致血尿酸水平急剧升高，诱发痛风，以至于出现痛风性肾病、痛风性关节炎等。

（10）少吃鸡精：鸡精的主要成分通常是食盐、麦芽糊精和味精，鸡精还含有核苷酸，而核苷酸的代谢产物就是尿酸，所以痛风患者应该少吃。

（11）少喝浓肉汤、浓鱼汤：近年来，流行病学调查显示痛风患病率呈直线上升趋势，且南方比北方更为明显，这种差异体现了痛风发病与经济发展状况、日常生活水平与人们饮食结构之间的相关性，沿海地区不少人常年喜欢喝鲜美的浓肉汤、浓鱼汤，嘌呤含量较高。但是并不是说，肉汤、鱼汤就再也不能喝了，要视情况而定。

（12）忌食人参：痛风患者体内尿酸过多，会破坏人参所含的人参皂苷等活性成分，使其中的有效成分失去滋补功能。因此，痛风患者不宜食用人参。

【药物宜忌】

1. 西医治疗

（1）镇痛消炎及激素类药物

1）秋水仙碱：初始口服剂量为 1mg，随后每次 0.5mg，1～2 小时 1 次，24 小时内总量不得超过 4～8mg，直到症状缓解。

2）双乳酸：抗炎、解热、镇痛，口服，每次 50mg，每日 2～3 次。

3）布洛芬（芬必得、布洛芬、炎痛停）：抗炎解热镇痛，口服，每次 0.2～0.4g，每日 3 次，餐中服。有心功能不全史的患者及肾功能不良者应慎用，并做严密监护。

4）泼尼松：为糖皮质激素，一般不使用。在上述药物常规治疗无效或因严重不良反应不能使用秋水仙碱或抗炎镇痛药时，可适量应用。剂量按每千克体重每日口服 0.5～1mg 计算，3～7 日迅速减量或停用，疗程不超过 2 周。

（2）促进尿酸排泄药物

1）丙磺舒：丙磺舒应从小剂量开始服用，每次 0.25g，每日 2 次；2 周内递增至每次 0.5g，每日 2～3 次，最大剂量每日不超过 2g。老年人剂量减半。

2）磺吡酮（硫氧唑酮）：口服，每次 0.1～0.2g，每日 2 次，以后可递增至每日 0.4～0.8g，初服 2～3 周后应加服碳酸氢钠并大量饮水。

3）苯溴马隆（立加利仙）：采用苯溴马隆药物治疗时应从小剂量开始，每次

25mg，每日 1 次，早餐后服用，无不良反应者，2 周内可逐渐递增至每日 100mg，最大剂量每日不超过 100mg。同时，加服碳酸氢钠，每日 3g。用药 1~3 周查血尿酸浓度，视病情而定维持量。一般每次 50mg，每日 1 次，维持治疗 3~6 个月。

（3）抑制尿酸合成的药物（别嘌醇）：初始剂量为口服每次 100mg，每日 1~2 次，每周可增加 100mg，直至血尿酸 <387μmol/L 维持有效治疗剂量。大多数患者使用每日 300mg 可获疗效，每日最大剂量一般不超过 600mg。如该药已达最大耐受剂量，血尿酸仍高且无禁忌，可并用排尿酸药。

（4）急性高尿酸性肾病的防治

1）每日尿酸排出量超过 900mg，应选用别嘌醇剂量从 8mg/（kg·d）开始，连用 3 日后减至 100~300mg/d，同时予乙酰唑胺 500mg/d，继而 250mg，每日 3 次。

2）碱化尿液，静脉滴注 5% 碳酸氢钠，补充足够水分，同时静脉注射呋塞米 40~100mg/d，增加排尿量。

经上述处理，血尿素氮、肌酐增高显著，予以血液透析或腹膜透析。

2. 中医治疗

（1）辨证治疗

1）痰湿瘀热，痹阻关节

主症：关节疼痛，痛有定处，局部红肿；困倦乏力，或轻度浮肿，舌暗红或有瘀点，苔薄黄，脉弦数。

治法：活血通络，清热利湿。

方药：桃红四物汤合宣痹汤加减。桃仁、红花、当归、川芎、杏仁、法半夏、炒栀子、防己、晚蚕砂、片姜黄、海桐皮各 10g，生地黄、赤白芍各 12g，连翘 15g，薏苡仁 30g，滑石 18g。

2）脾肾气虚，水湿停留

主症：疲乏无力，腰膝酸软，颜面下肢浮肿，小便清长，舌质淡舌体胖，苔白或白腻，脉沉缓。

治法：益气滋肾利湿。

方药：参芪地黄汤合五苓散。党参、熟地黄、山药各 15g，生黄芪 20g，山萸肉、牡丹皮、泽泻、桂枝、车前子、猪苓各 10g，茯苓、白术各 15g。

3）气阴两虚，肾络痹阻

主症：神疲乏力，膝酸腿软，气短懒言等气虚的症状，可见五心烦热，口干或口干而饮水不多，或畏寒而手足心热，或大便先干后稀等阴虚症状并见的现象。同时腰痛固定或有刺痛，舌质暗红，脉象沉细。

治法：气阴双补，活血通络。

方药：参芪麦味地黄汤加味。太子参 20g，麦冬、山萸肉、牡丹皮、泽泻、车前子、泽兰各 10g，五味子、生地黄、茯苓、怀牛膝各 15g，生黄芪、山药、丹参各 30g。纳呆呕恶加黄连 6g，竹茹、砂蔻仁各 10g。

以上方药均水煎服，每日 1 剂。

（2）验方

1）行气利水方：冬瓜皮、大腹皮、桑白皮、茯苓皮各 30g，陈皮 15g，木香 12g。水煎服，每日 1 剂，早晚分服，连服 2 周。适用于水湿停留型。

2）化瘀降浊汤：土茯苓、萆薢、生薏苡仁、泽泻各 30g，泽兰、桃仁、红花各 12g，全当归 9g。水煎服，每日 1 剂，早晚分服。适用于浊毒瘀痹型。

3）归芍地黄汤：当归、山药、黄精、茯苓、泽泻各 15g，芍药、生地黄、山萸肉各 12g，蚕砂、桃仁、牡丹皮各 10g。水煎服，每日 1 剂。

4）保元汤：黄芪 20g，人参 10g，肉桂 6g，甘草 3g，茯苓 15g，萆薢 15g，桃仁 10g。水煎服，每日 1 剂。适用于脾肾气虚型。

5）活血清利方：太子参、女贞子、焦山楂各 15g，生黄芪、土茯苓各 30g，旱莲草、苍术、黄柏、牛膝各 10g，丹参 20g，蚕砂 9g。水煎服，每日 1 剂。适用于气阴两虚型。

6）四妙方加味：苍术、黄柏、怀牛膝各 15g，薏苡仁 30g。水煎服，每日 1 剂。适用于脾气虚弱，水湿停留型。

3. 药物禁忌

（1）吲哚美辛

1）不宜饮果汁或清凉饮料：果汁或清凉饮料可大大降低药效，加剧对胃壁的刺激，甚至造成胃黏膜出血。

2）不宜饭前服用：吲哚美辛对胃黏膜有刺激作用，如饭前空腹服用，药物直接与胃黏膜接触，可加重胃肠反应。

3）与含大量有机酸的中药：含有大量有机酸的中药（如乌梅、蒲公英、五味子、山楂等）会增加布洛芬、保泰松、吲哚美辛在肾脏中的重吸收而增加毒性。

4）与阿司匹林：阿司匹林能使吲哚美辛在胃肠道的吸收下降，血药浓度降低，作用减弱，同时又可增强其对消化道的刺激，可能引起出血。

5）与保泰松或泼尼松：吲哚美辛可增强保泰松与糖皮质激素的致溃疡作用。

（2）丙磺舒

1）与红霉素：丙磺舒能抑制红霉素在肾小管的重吸收，使其血药浓度降低。

2）与水杨酸类药：两者不仅有拮抗作用，而且丙磺舒能抑制水杨酸类药物的排泄，使血清中水杨酸类药浓度提高而发生中毒。

3）与碘吡拉啶、酚磺酞：合用后两药竞争肾小管的分泌，抑制肾脏排泄，影响正确诊断。

（3）别嘌醇

1）与氨苄西林：合用可使皮疹的发生率增高。

2）与硫唑嘌呤、6－巯基嘌呤：别嘌醇可使后两药分解代谢减慢，从而增加毒性。

3）与氯磺丙脲、阿糖腺苷：别嘌醇与氯磺丙脲合用，有发生长时间低血糖的危险；与阿糖腺苷合用，则毒性增加。

（4）苯溴马隆：苯溴马隆与水杨酸类药及吡嗪酰胺同服，可减弱苯溴马隆的作用。

（5）热性药物：本病不宜用附子、干姜等大辛大热之品，以免伤阴，加重病情。

（6）人参：痛风患者体液和组织内尿酸浓度较高，人参进入体内与之相遇后，有效成分可被尿酸破坏而失去作用。

（7）抑制尿酸排泄的药物：氢氯噻嗪、呋塞米、依他尼酸、吡嗪酰胺，可引起药源性高尿酸血症。

其他参见慢性肾炎，肾衰竭。

八、狼疮性肾炎

系统性红斑狼疮（SLE）是一种侵犯全身结缔组织的自身免疫性疾病。美国统计资料显示，本病的发病率为 50/10 万，在我国约占人口的 0.7‰。本病女性发病率较男性为高，且以年轻女性为主。SLE 凡有肾损害者，即为狼疮性肾炎（LN）。狼疮性肾炎的发病率各家报道结果不一，笔者认为，在确诊的 SLE 中，约 70% 有明显的肾损害。SLE 患者做肾活检，用光镜检查，其肾损害达 90%，如果加上免疫荧光及电镜检查，差不多全部患者都有肾小球损害。

【概述】

1. 病因

系统性红斑狼疮的病因未明。大多数患者的发病基础可能是免疫调节方面的遗传缺陷。触发该病的环境因素主要有食物、药物（如肼屈嗪、普鲁卡因胺、α-甲基多巴、异烟肼、青霉素、D-青霉胺、氨基水杨酸等）、性激素（主要为雌激素）、紫外线和微生物（细菌、病毒、寄生虫）。补体和其他方面的遗传缺陷致使易于感染，诱发该病的活动，导致自身免疫耐受丧失。

2. 临床表现

（1）全身表现

1）发热：SLE 患者常常出现发热，可能是 SLE 的表现，也可能是感染所致，临床上必须注意鉴别。SLE 的发热往往提示疾病处于活动期，高热则常常是疾病急进期的表现。凡有发热的 SLE，必须常规做细菌学检查，尤其是在免疫抑制治疗中出现的发热，更应警惕感染。

2）疲乏：狼疮疲乏现象很常见，但临床上常被忽视。实际上狼疮疲乏现象在 SLE 的随访中很有意义。它往往早于其他症状，患者主诉疲乏时，常是狼疮活动的先兆。结合血清学等辅助检查，及时调整药物，可使随访中的缓解期 SLE 患者继续维持在临床缓解状态。

3）皮肤与黏膜：可出现多种多样的皮肤损害。约半数患者可出现面部蝶形红斑，病变局限于面颊和鼻梁，呈轻度的水肿性红斑，可见毛细血管扩张和鳞屑，重度炎症性渗出时可有水疱和痂皮，红斑消退后一般不留瘢痕和色素沉着。SLE 皮疹多无明显瘙痒。明显瘙痒者提示过敏，免疫抑制治疗后的瘙痒性皮疹应注意真菌感染。网状青斑、荨麻疹、盘状红斑、紫癜等亦可见于 SLE 患者。约一半患者发生脱发，头发硬而脆易于折断，常是狼疮活动的表现。

口腔溃疡或黏膜糜烂也是 SLE 常见的表现，口腔和口唇黏膜糜烂伴有明显水肿者，往往是 SLE 进行性加重的预兆。在免疫抑制和（或）抗生素治疗后的口腔糜烂，应注意口腔真菌感染。

另外，治疗中的 SLE 患者，若不明原因出现局部皮肤疼痛（常是灼痛），应警惕是带状疱疹的前兆。

4）关节和肌肉表现：SLE 关节痛常见，可见于 90% 的患者，多呈对称性，可为游走性，也可有晨僵现象，但非侵蚀性，多不引起骨质破坏。治疗中的 SLE 患者出现髋关节隐痛不适，需注意无菌性股骨头坏死，多与激素副作用有关。

肌痛和肌无力也较常见，少数合并肌炎者肌酸磷酸激酶可明显增高。

5）血液系统表现：SLE 常出现贫血、白细胞减少或血小板减少。短期内出现的重度贫血常是自身免疫性溶血所致。SLE 本身可出现白细胞减少，治疗 SLE 的免疫抑制剂也常引起白细胞减少，二者需要认真鉴别。SLE 本身引起的白细胞减少，一般发生在治疗前或疾病复发时，多数对激素治疗敏感。血小板减少可能与血小板抗体、抗磷脂抗体以及骨髓巨细胞成熟障碍有关。

约 50% 的患者起病初或活动期有淋巴结和（或）脾大。

6）浆膜炎：SLE 常出现胸膜炎、心包炎和腹膜炎。SLE 的浆膜腔积液为渗出液；免疫学检查常发现抗核抗体阳性，若滴度高于血清更有特异性。临床上以浆膜炎为主要症状的 SLE 被误诊误治者甚常见，应引起注意。年轻人（尤其是女性）的渗出性浆膜腔积液，除结核外则应注意 SLE 的可能性。

7）肺部表现：约 10% 的患者发生狼疮性肺炎，SLE 肺部浸润常是临床上鉴别诊断的难题。SLE 肺间质的浸润有时在胸片上酷似粟粒性肺结核，应仔细鉴别。SLE 肺实质的浸润的放射学特征是阴影分布较广，易变，非阴影部位的肺纹理较粗。

8）心脏表现：SLE 患者常出现心脏增大、心肌炎、心律失常，少数出现二尖瓣脱垂、心绞痛或心肌梗死。多数情况下，SLE 的心肌损害不太严重，但是在重症的 SLE，常常伴有心功能不全，而且心功能不全往往是预后不良的重要指征。

9）消化系统表现：SLE 可出现恶心、呕吐、腹痛、腹泻或便秘，其中以腹泻较常见，可伴有蛋白丢失性肠炎，是继狼疮性肾炎之后导致 SLE 低蛋白血症的另一个主要原因。

活动期 SLE 可出现严重腹痛、腹膜炎、肠系膜血管炎等类似急腹症表现，甚至被误诊为胃穿孔、肠梗阻而手术探查。SLE 以急腹症为主要表现者相对不常见，但以此为首发表现者往往被误诊、误治。

SLE 常见肝酶增高，仅少数出现严重肝损害和黄疸。

10）神经系统损害：虽然 SLE 神经系统损害多表现为癫痫和精神症状，但实际上可损害神经系统的任何部分，引起各种神经精神损害的表现。轻者仅有偏头痛、性格改变、记忆力减退或轻度认知障碍；重者可危及生命，成为狼疮危象的一部分。脑血管意外、昏迷、癫痫持续状态等是预后不良的指征，需要积极治疗。SLE 出现新的中枢神经系统损害时，往往提示病情正在加重，需要积极治疗。

11）眼睛：SLE 患者可发生结膜炎、葡萄膜炎、眼底改变、视神经病变等。眼底改变包括出血、视乳头水肿、视网膜渗出等，视神经病变可以一夜间突然致盲。

12）继发性干燥综合征：临床上表现为口干、眼干、阴道干。主要是由于外分泌腺受累所致，常伴有血清抗 SSB、抗 SSA 抗体阳性。

（2）肾脏病变表现：SLE 肾受累的表现几乎包括肾小球、小管间质和肾血管性病变等一系列症状，起病快慢不一，病程一般较长，有或无自觉症状，有时肾损害也可能是唯一的临床表现。根据其临床表现，可分为以下几种类型。

1）肾病综合征型：本型最为常见，40% ~ 60% 的患者肾损害表现为此型。LN 的肾病综合征可分为 2 种类型：①单纯型：大量蛋白尿（＞3.5g/24h）、低蛋白血症及水肿，但不一定有血胆固醇增高。此型病理多属膜型，少部分呈系膜增生型。②肾炎型：除了肾病综合征表现外，还有血尿、高血压、肾功能损害，且常伴明显的狼疮全身性活动表现。弥漫增生型约 50% 呈此表现。如不治疗，多数于 2 ~ 3 年发展至尿毒症。

2）无症状蛋白尿或（和）血尿型：亦称为轻型，较为常见，患者没有水肿、高血压等表现，主要表现为轻至中度蛋白尿（＜1g/24h）或（和）血尿，病理改变多属系膜增生型或局灶节段型。本型预后良好。

3）急进性肾炎综合征型：少见，临床上酷似急进性肾小球肾炎，起病急，发展迅速，表现为少尿甚至无尿，可有血尿、蛋白尿、管型尿，有时出现水肿，高血压不明显，病理改变呈新月体性肾炎，严重弥漫性增生伴间质及血管病变。预后较差，在 3 个月内，血肌酐值上升超过 1 倍，常在几周至几个月内发展至尿毒症。

4）慢性肾炎综合征型：表现为不同程度的高血压、蛋白尿、血尿、管型尿、贫血及肾功能不全。病理改变多为弥漫增生型。本型病程漫长，迁延不愈，预后差。

5）肾小管综合征：临床表现为肾小管性酸中毒、水肿、高血压及夜尿增多，约 50% 的患者肾功能减退。

6）抗磷脂抗体型：此型见于抗磷脂抗体阳性患者，主要表现为大、小动静脉血栓形成及栓塞、习惯性流产和血小板减少。肾脏除了合并大血管栓塞外，也可出现肾小球毛细血管血栓性微血管病，常导致急剧的肾功能损害，特别是急性肾衰竭。产后患者尤易出现本型病变，病死率高。

3. 辅助检查

（1）贫血：约 80% 的患者有中等度贫血（正常细胞形态，正色素性贫血），血小板减少，约 1/4 的患者全血细胞减少。

（2）尿液检查：对狼疮肾炎的诊断和治疗均有重要意义。这可以粗略估计肾脏病理类型和疾病活动情况。LN 患者尿液变化多样，包括由单纯蛋白尿至重度蛋白尿伴明显肾炎尿样改变，如血尿、白细胞尿、红细胞管型等。

（3）血沉增快：90% 的患者血沉增快。

（4）血浆蛋白改变：血浆清蛋白降低，可能与尿中蛋白丢失及肝脏合成能力下降有关。球蛋白显著增高。

（5）免疫检查：为狼疮和狼疮肾炎的重要诊断依据。血清中可出现多种自身抗体，在未经治疗的活动性 LN 患者，可见：①抗核抗体（ANA）：≥1/10 即为阳性，≥1/40 对诊断 LN 有一定的特异性，≥1/160 则颇有特异性。当 ANA 阳性时，其敏感性 > 90%，特异性为 70%，是良好的筛选试验。②抗双链 DNA 抗体（抗 ds‑DNA）：原血清阳性即为阳性。特异性高达 96%，但阳性率在未经治疗的活动性 SLE 患者中只占 70%，对狼疮活动判断有较大价值。③抗 Sm 抗体：敏感性仅为 25%，特异性高达 99%。④其他抗体：nRNP 抗体、抗 Ro/ssA、抗 La/ssB 抗体敏感性和特异性均较差。Coombs 试验（抗红细胞抗体）阳性。抗心脂抗体（抗磷脂抗体）阳性。⑤补体：表现为低补体。⑥血 LE 细胞阳性。此外血清 γ 球蛋白常升高，循环免疫复合物（CIC）阳性，IgG 升高，类风湿因子可为阳性。

【饮食宜忌】

1. 饮食宜进

（1）饮食原则

1）宜食清淡饮食：红斑狼疮患者中约有 3/4 会继发肾脏损害，因而在膳食中应以清淡为宜。

2）宜食谷类：如小麦、小米、薏苡仁、玉米等，经常调配食用是维持患者基本热能所必需的。

3）宜食富含维生素的蔬果：如豆类、新鲜蔬菜、水果及蛋黄等。

4）宜食香油、鱼油：这些油不仅对动脉硬化和继发淀粉样变有良好疗效，而且还含有大量的维生素 E，对红斑狼疮的治疗有良好的辅助作用。

5）食补：以温补、平补为主，参合清补。清补的食物有甲鱼、乌龟、鸭、海蜇、甘蔗、百合、银耳、西瓜、生梨、香椿；平补的食物有大米（粳米）、小米、山药、毛豆、白扁豆、白果、莲子、花生、鸽子、芝麻；温补的食物有猪肝、羊肝、猪肾、羊肾、紫河车、枸杞子、龙眼肉、海虾、韭菜、桃、鸡、鹅、栗子。若疾病不断演变，则针对相应脏器受累，予以补养，如心脏受累，则予以人参、丹参、红花等；眼部受累，则加配菊花。同时，饮食注重荤素结合，合理搭配，既要补益肝肾，又不要厚腻伤脾。脾胃受损，则易聚湿生痰，日久化火成毒，加重病情。

（2）食疗药膳方

1）补气活血粥：党参 15g，黄芪 15g，当归 10g，酸枣仁 10g，丹参 12g，桂枝 5g，甘草 10g，麦片 60g，龙眼肉 20g，大枣 5 枚。先将党参、黄芪、当归、酸枣仁、丹参、桂枝、甘草以清水浸泡 1 小时，捞出加水 1000mL，煎汁去渣，入麦片、龙眼肉、大枣，共煮为粥。每次 1 小碗，每日 2 次。此方具有益心、通阳、活血之功，适用于系统性红斑狼疮病邪侵及心肾两脏者。

2）炙羊肾：羊肾 1 对，藏红花 3g，玫瑰花适量。首先将羊肾去掉外膜，切成两半，水洗去其尿臊味。水煎玫瑰花取汁 1 勺。浸泡藏红花，并加食盐少许。然后，用铁叉子叉住羊肾，在火上不断翻烤，边烤边往羊肾上涂抹玫瑰花、藏红花、食盐的混合液，直至汁液用完，羊肾烤熟为度，然后食之。作用为养肝补肾。

3）芡实白果粥：芡实 30g，白果 6 个（去壳后用），加入糯米 50g，入瓦煲中文火慢煮，至粥熟，每日 1 次，可根据口味适量加入糖或食盐。

2. 饮食禁忌

（1）直接促发红斑狼疮的食物：牛奶、乳制品、豆腐皮、鱼干及蚕豆、豌豆、大豆等豆类食物，可诱发和促进疾病恶化。

（2）饮酒：酒为刺激之品，容易诱发或加重红斑狼疮，造成多脏器损害。

（3）肥腻、厚味食物：肥腻、厚味食物会使体内热能增加，并形成肥胖症，从而加重动脉硬化和高血压，对患者的治疗极为不利。

（4）过食温补之品：温补之品多为热性，常可伤阴耗血。过多应用，则能引起阴血亏虚，加重病情。

（5）食盐过多：食盐摄入过量，就会增加体内水、钠潴留，加重肾脏负担，严重者还会引起急性尿毒症。

（6）人参、西洋参：含多种人参皂苷，能增加免疫球蛋白、免疫复合物，激活抗核抗体，从而加重或诱发红斑狼疮。

（7）菠菜：中医认为，菠菜发疮。菠菜能加重狼疮性肾炎蛋白尿，还能引起尿混浊和结石。

（8）香菇、芹菜：香菇能加重光敏感，芹菜能加重红斑狼疮患者脱发。

（9）油炸食物，红斑狼疮患者由于消化、吸收功能降低，食用油炸食物会刺激胃肠黏膜，导致消化不良和腹泻、腹痛。

【药物宜忌】

1. 西医治疗

（1）糖皮质激素：为治疗 SLE 的一线药物。其标准疗程为：泼尼松初始大剂量治疗阶段，成人 1mg/（kg·d），清晨顿服，共 8 周。此后进入减量治疗阶段，即每周减量 5mg，直至小剂量（每日晨服 0.5mg/kg）时，可视病情酌情用一段时间，待 LN 的活动控制后，才继续缓慢减量，直至减少到维持量（每日晨服 0.2mg/kg），维持服用一段时间，然后继续缓慢减量，减至每日晨服最低量 5～10mg。有学者认为应终生服药，以防止复发。亦有学者认为本型 LN 如在首始时激素治疗剂量不足则常无效，肾小球病损会继续发展为纤维化，而导致肾衰竭。SLE 口服治疗无效者可用甲泼尼龙（MP）1g，静脉冲击，连续 3 日或隔日 1 次，连续 3 次为 1 个疗程。

（2）免疫抑制剂（ISA）

1）环磷酰胺（CTX）：0.5～1.0/m²，每月冲击 1 次，连续 3～6 个月，尿蛋白减少后改 2 个月或 3 个月冲击 1 次，疗程为 2 年。另一种方法为 8～12mg/kg，连用 2 日，以后每 2 周重复 1 次，有效后改 3 个月冲击 2 次，疗程 2 年。

2）硫唑嘌呤（AZA）：AZA 为抗细胞代谢药。有人认为 CTX 冲击治疗诱导缓解，继以硫唑嘌呤口服对弥漫增殖型狼疮性肾炎（LN）保护肾功能有较好作用。AZA 用量：50～100mg/d。

3）环孢素（CSA）：是土壤中的一种真菌代谢产物。对 SLE 主要用于对激素无效或依赖者，能降低活动性指标，但可加重其慢性指标，有肾毒性。每日 3～5mg/kg，分 2 次口服，3～6 个月为 1 个疗程。

4）霉酚酸酯：（MMF，骁悉）：是一种新型免疫抑制剂，选择性抑制淋巴细胞与嘌呤经典合成途径，可减轻蛋白尿、血尿，降低血清抗体水平，减少补体沉积，延缓肾功能恶化。用量每日 1.0～2.0g，分 2 次口服，连用 3 个月，症状缓解后可减量，半年后症状可消失。

（3）其他药物

1）雷公藤：10～40mg，口服，每日 3 次。

2）大剂量静脉注射免疫球蛋白：每日 400mg/kg，连用 3～5 日，对严重感染、不能使用免疫抑制剂或妊娠时可使用。

（4）狼疮性肾炎（LN）治疗方案取决于肾炎严重程度：①局灶性肾炎：泼尼松 15mg/d；②严重的局灶增殖型及膜型肾炎：CTX 冲击，0.5～1g/m²，开始时每月冲击 1 次，蛋白转阴或明显减少，改为 2～3 个月冲击 1 次；③快速进展性肾衰竭：用 CTX 和 MP 静脉冲击。

LN 所致的不可逆性尿毒症（终末期肾脏病）仅能依靠透析或肾移植治疗，移植后很少再发生 LN。

2. 中医治疗

（1）辨证治疗

1）热毒炽盛

主症：发热持续不退，或壮热口渴而喜冷饮，躁扰不安，甚则神昏谵语，面部对称性红斑，色泽鲜红或皮下红斑，关节疼痛，伴双下肢水肿，或血尿，尿浊，腰痛，大便干结，舌质红或紫暗，苔薄黄，脉数而细。本型多见于狼疮性肾炎的急性发作期。

治法：清热解毒，凉血散瘀。

方药：清瘟败毒饮加减。水牛角 30g（先煎），生地黄 30g，牡丹皮 9g，赤芍 12g，知母 10g，生石膏 30g，玄参 15g，黄芩 10g，黄连 10g，栀子 9g。本型尚可选用犀角地黄汤合五味消毒饮加减治疗。

加减：若神昏谵语者，可加用安宫牛黄丸、紫雪丹等；热毒盛者，加大黄 10g；血尿明显者加小蓟 10g；水肿、排尿不畅者，加白茅根 15g，车前子 10g（包）、茯苓 20g，冬瓜皮 15g；渴甚者，加石斛 12g，葛根 5g。

2）阴虚内热

主症：面颧潮红、发斑，腰膝酸软或疼痛，头晕目眩，低热，口干咽燥，五心烦热，潮热，盗汗，溲赤便干，舌红少苔或光剥，脉细数。本型多见于狼疮性肾炎的亚急性期或轻度活动期。

治法：滋阴清热。

方药：知柏地黄汤加减。生地黄 24g，山萸肉 12g，山药 12g，泽泻 9g，茯苓 9g，知母 6，黄柏 6g。

加减：口干、心烦、舌红、颧红重者，加玄参10g，何首乌9g；伴水肿者，可加党参15g，白茅根30g，茯苓用至20g；有血尿、蛋白尿者，加小蓟10g，益母草30g。

3）肝肾阴虚

主症：面部红斑色泽不鲜，头晕目眩，视物昏花，筋脉拘急，爪甲干枯，急躁易怒，腰膝酸软，男子遗精，女子经少、闭经或月经过多，五心烦热，潮热盗汗，失眠多梦，口干咽燥，持续低热，腹部胀满，尿短抑或混浊如脂膏，甚则见发脱齿摇。舌红少苔或光剥，脉弦细数。本型多见于狼疮性肾炎的缓解期、慢性炎症期、稳定期，或部分的隐匿型肾炎期。

治法：滋补肝肾。

方药：六味地黄汤加减。熟地黄24g，山萸肉12g，干山药12g，泽泻9g，茯苓9g，牡丹皮9g，大黄6g。

加减：水肿甚者，加白茅根30g，茯苓15g；血尿、蛋白尿明显者，加小蓟10g，石韦9g，山楂12g，桑螵蛸9g。

4）脾肾阳虚

主症：两颧红斑色暗，面色不华，头晕目眩，畏寒肢冷，气短懒言，食少便溏，四肢乏力沉重疼痛，腰膝酸软或冷痛，小便不利，白浊日久不愈，肢体水肿，男子阳痿，女子月经不调，舌体胖边有齿痕，舌质紫暗或红，或舌质淡，苔薄白，脉沉细无力。本型多见于肾病综合征。

治法：温补脾肾，淡渗利水。

方药：真武汤加减。茯苓9g，白芍9g，白术6g，生姜9g，制附子9g（先煎），川牛膝10g，车前子12g（包）。

加减：伴阴虚者，加生地黄10g，阿胶10g（烊化）；气虚重者，加黄芪10g，党参10g；腰痛明显者，加桑寄生10g，川续断10g。

5）气阴两虚

主症：神疲体倦，心悸气短，少气懒言，自汗盗汗，头晕耳鸣，口干咽燥，五心烦热，脉细数。本型多见于经标准疗程的糖皮质激素治疗后疾病基本不活动，身体较虚弱者。

治法：益气滋阴。

方药：四君子汤合六味地黄汤。党参15g，白术9g，茯苓9g，熟地黄24g，山茱萸12g，山药12g，泽泻9g，牡丹皮9g，甘草6g。

加减：易感冒者，加防风12g，黄芪10g；贫血重者，加黄芪15g，当归9g。

以上方药均水煎服，每日1剂。

（2）验方

1）张氏调肾方：炙黄芪15g，防风、炒白术、女贞子、枸杞、当归、赤白芍、白花蛇舌草、土茯苓各10g，仙灵脾、青蒿各6g。水煎服，每日1剂。适用于狼疮性肾炎。

2）狼疮性肾炎方：丹参、益母草各30g，女贞子、青蒿、地骨皮各15g，全蝎3g。

水煎服，每日 1 剂。适用于狼疮性肾炎急性发作期，属热毒炽盛者。

3）土苓三妙散：苍术、玄参、牛膝各 15g，黄柏 12g，虎杖、土茯苓、丹参、白花蛇舌草各 30g，赤芍 20g，蜂房 10g，甘草 6g。水煎服，每日 1 剂，连续 2 周。适用于狼疮性肾炎初始阶段。

4）泽苓知柏地黄汤：熟地黄 20g，山药、茯苓、泽兰各 15g，山萸肉、泽泻、黄柏各 12g，牡丹皮 10g，土茯苓 30g，甘草 6g。水煎服，每日 1 剂。适用于狼疮性肾炎肾虚型。

3. 药物禁忌

（1）环磷酰胺（CTX）

1）糖皮质激素：与环磷酰胺联用可提高免疫抑制作用，并可减少用量。大剂量环磷酰胺治疗后地塞米松清除率增加（快速药酶诱导作用）。泼尼松快速抑酶作用降低环磷酰胺排泄率，而迟发的促酶作用提高环磷酰胺清除率。

2）氯霉素：可促进环磷酰胺活性，降低抗肿瘤作用，并加重骨髓抑制。

3）苯巴比妥钠：可促进环磷酰胺活性，提高抗癌作用。

4）巯基嘌呤：与环磷酰胺联用，可提高治疗皮肌炎和红斑狼疮的疗效。

5）维生素 B_6：可减轻环磷酰胺的胃肠刺激性。

6）利血平、氯丙嗪：可提高环磷酰胺疗效。

7）酵母葡聚糖（yeast glucan）：具有免疫增强作用，可增强环磷酰胺疗效，并改善免疫抑制状态。

8）神经肌肉阻断药：应用环磷酰胺患者，琥珀胆碱的作用增加并延长，可发生呼吸功能不全及呼吸暂停时间延长。

9）顺铂：可导致异环磷酰胺代谢物清除减少，加重神经毒性、骨髓抑制和肾毒性。

10）别嘌醇：与环磷酰胺联用可引起严重骨髓抑制。先使用别嘌醇可显著延长环磷酰胺半衰期。

11）苯二氮草类：可能增加环磷酰胺毒性。

12）氨苯砜：可能降低环磷酰胺活性。

13）多柔比星：与环磷酰胺联用可能增强对膀胱的损害作用。

14）华法林：与环磷酰胺联用，可发生严重的抗凝功能障碍。

15）吗啡，哌替啶：可使环磷酰胺毒性增加。

16）美司钠（抗癌药尿路毒性解毒剂）：可解除环磷酰胺在尿中分解形成丙烯醛的毒性（出血性膀胱炎、膀胱癌），提高疗效。

17）琥珀胆碱：环磷酰胺抑制代谢酶，可使琥珀酰胆碱肌肉阻滞作用延长。

18）地高辛：环磷酰胺、长春新碱、丙卡巴肼等均可损害小肠黏膜，使地高辛吸收速度减慢和减少吸收量。两药联用时应监测地高辛血药浓度。

19）黄芪：黄芪水煎液对环磷酰胺的抗肿瘤活性具有增强作用，同时可以促进环磷酰胺所致造血功能损伤后的修复，降低骨髓细胞的微核率。

20）黄精，党参，绿茶：可减轻环磷酰胺的毒副反应。

21）桃仁，青皮：对烷化剂环磷酰胺等所致血细胞减少具有升白细胞作用，促进代谢增加。

22）茯苓多糖：与环磷酰胺联用有增效作用。

23）女贞子，山萸肉：可防治环磷酰胺所致白细胞减少症。

24）升白宁（花椒、胡椒、八角茴香提取物）：可防治化疗药物所致白细胞减少症。

25）三颗针：与环磷酰胺的抗癌性有相加作用，并可减轻白细胞和血小板减少等副作用。

26）海螵蛸：可防止环磷酰胺的消化道不良反应。

27）条茶提取物：可防治环磷酰胺所致白细胞减少症，疗效确切而巩固。

28）金钱草：可增强环磷酰胺免疫抑制作用，并可增强细胞吞噬功能。

29）龟甲：可防治环磷酰胺副作用。

30）小柴胡汤：与环磷酰胺联用，可抑制肺癌转移，并减轻药物毒副作用，延长患者生存期。

31）十全大补汤：与化疗联用可提高抗癌药物疗效，并可减轻抗癌药物致白细胞减少、贫血及体重减轻等不良反应。

32）青木香：可恢复被环磷酰胺抑制的免疫功能。马兜铃酸已用于临床，可克服抗癌药物副作用。

33）灵芝：可改善受环磷酰胺抑制的免疫功能。

34）刺五加：可防止环磷酰胺引起白细胞减少，刺激单核－吞噬细胞系统功能，改善骨髓功能，增强疗效。

35）滋阴中药：可提高机体免疫功能，拮抗化疗药物及放疗的免疫抑制作用。

36）四君子汤：在环磷酰胺模型上，对白细胞和溶血素作用方面四君子汤全方优于其他各种组合，每味药均有一定作用，各药量配比不同对白细胞的影响差异不大。

37）当归：对环磷酰胺有一定增效作用。

38）蟾酥：可不同程度增强环磷酰胺、丝裂霉素、长春新碱和泼尼松的抑制肿瘤作用。

39）党参：与环磷酰胺联用具有抗肿瘤协同作用，效果优于单用环磷酰胺。

40）银耳，人参茎叶：可拮抗环磷酰胺所致免疫抑制。

41）蜂乳：可提高患者对于化疗的耐受性。

42）丹参：与小剂量环磷酰胺联用有一定增效作用，但可能促进恶性肿瘤转移。

（2）环孢素（CsA）

1）红霉素：可使 CsA 代谢和排泄降低，升高 CsA 血药浓度 2.4 倍，并增加肾毒性和肝毒性。两药联用时应减少 CsA 剂量。克拉霉素和红霉素均可通过抑制 CsA 的代谢及改变胃肠道蠕动，而影响其生物利用度。

2）交沙霉素：可使 CsA 浓度升高 2 倍以上，停用交沙霉素 5 日后 CsA 血药水平降至正常范围。

3）利福平：可引起全血 CsA 浓度下降；停用利福平 2 周，CsA 血药浓度可增至毒性范围。利福平是一种强力的肝酶诱导剂，可增加 CsA 代谢。利福平家族的其他成员，也能降低 CsA 的代谢。

4）苯唑西林：可使 CsA 血药浓度降低 1 倍以上。

5）两性霉素 B：可增加 CsA 肾毒性。临床中，如若使用脂质体形式的两性霉素 B，可减少毒性而不降低其抗真菌效果。

6）酮康唑（600mg/d）：可降低 CsA 用量 75%～80%，停用酮康唑数周后，血清 CsA 和肌酐可恢复到原来水平。硫康唑和氟康唑也能增加 CsA 血药浓度（抑制肝酶活性，降低代谢）。酮康唑具有抑制肝细胞色素 P450 酶系统的作用，可减少 CsA 在肝脏的分解代谢速度，导致 CsA 血药浓度升高，从而增加 CsA 的免疫抑制作用和肾毒性。CsA 与酮康唑联用 2 日后，CsA 血药浓度增高 1 倍，联用 4 日后增高 3 倍；而联用 2 日后血清肌酐浓度上升约 30%，联用 4 日后血清肌酐浓度上升约 43%。

7）地高辛：CsA 可使地高辛的血浆清除率和体内分布容积减少，肌酐清除率降低，血药浓度升高，易出现毒性反应。

8）钙离子拮抗剂：硫氮䓬酮（240mg/d）可降低 CsA 用量 20%～30%，并改善早期移植器官功能，使之很少发生排斥反应。维拉帕米（400mg，每日 2 次）用药 1 周，可使 CsA 血浓度升高 2 倍以上，停药 2 周后 CsA 的血药浓度仍高于正常水平，维拉帕米与 CsA 有协同性免疫作用，并可减轻肾毒性。

9）麻醉药：CsA 可能引起麻醉药效应改变。单次剂量 CsA 可使芬太尼镇痛作用增强。

10）糖皮质激素：可竞争性抑制 CsA 代谢，使其清除率降低，血药浓度升高，但长期联用时 CsA 清除率增加，半衰期缩短。

11）性激素（达那唑、炔诺酮、睾酮）：可抑制 CsA 代谢，使其血药浓度增高和肾毒性增强。

12）苯妥英钠、苯巴比妥、卡马西平：可促进 CsA 代谢，降低血药浓度，联用时需增加 CsA 用量 2～3 倍。

13）庆大霉素，林可霉素：与 CsA 联用可增加肾毒性的发生率，使其由 5% 增至 67%；两药应避免联用或谨慎使用。氨基糖苷类抗生素都具有肾毒性，与 CsA 联用在肾毒性方面可能具有协同作用。

14）卡马西平：可降低 CsA 的血药浓度，两药联用需增加 CsA 剂量 2～3 倍，方能维持足够的免疫抑制作用。机制：卡马西平诱导肝微粒体酶活性，增加对 CsA 的代谢。

15）甲睾酮：可抑制 CsA 代谢，增加 CsA 的毒性作用。

16）多柔比量：环孢素可干扰正常组织的 P - 糖蛋白，并选择性地抑制肝脏 P450 细胞色素酶，可明显增加多柔比星的毒性及降低多柔比星的消除率。

17）头孢菌素：头孢呋辛、头孢曲松在与 CsA 合并用药时，对患者的肾功能无不良影响，且不改变 CsA 的血药浓度。头孢他啶不改变 CsA 血药浓度，但两药联用时有一定的肾毒性，血清肌酐、尿素氮水平较联用前增加 2.6%、27.1%、较停药后增加 6.6%、29.9%。

18）贝那普利：能对抗 CsA 相关性高血压；但对患者的肾功能无不良影响，且基本不改变 CsA 的血药浓度。

19）西伐他汀：可延缓 CsA 的代谢。

20）异烟肼：加速 CsA 代谢，并加强肝毒性。

21）复方新诺明：可加重 CsA 肾损害。

22）西咪替丁，雷尼替丁：可增加 CsA 肾损害和肝损害（抑制代谢）。

23）地高辛：CsA 可使地高辛血药浓度增高，并出现中毒症状。

24）呋塞米：可增加 CsA 肾毒性。

25）吲哚美辛：可增加 CsA 肾毒性。

26）考来烯胺：可增加 CsA 吸收。

27）美法仑：可增加 CsA 肾毒性。

28）血栓素合成酶抑制剂：可减轻 CsA 肾毒性。

29）甲氧氯普胺：可增加 CsA 吸收，升高血药浓度达 29%。

30）溴隐亭：与 CsA 联用可更有效发挥免疫抑制效应。

31）普罗布考：可降低 CsA 血药浓度。

32）疫苗：CsA 可降低机体对流感疫苗产生免疫力的能力。

33）依托泊苷：与 CsA 联用可有效地治疗白血病，但其副作用也很严重。

34）氟康唑：可迅速显著增加 CsA 血药浓度达 5～10 倍，由于肾毒性的危险，应尽可能避免两药联用。酮康唑对 CYP3A（催化 CsA 转化成其主要代谢产物的酶）的抑制作用比其他吡咯类药物如氟康唑、依曲康唑、咪康唑强得多，但四种药均可使 CsA 血药浓度升高。

35）奥曲肽：可明显降低 CsA 的血药浓度。

36）口服避孕药：可使 CsA 血药浓度升高约 2 倍，并出现肝毒性。

37）华法林：可降低 CsA 的血药浓度，联用时两药均需调整剂量。

38）甘露醇：CsA 与大剂量甘露醇联用，可加重中毒性肾小管病，合并空泡形成，进而使肾自发破裂。

39）格列吡嗪：可抑制 CsA 代谢，升高血药浓度，可减少用药剂量。

40）熊去氧胆酸：可使 CsA 血药浓度升高，两药联用时可减少 CsA 剂量 50% 左右。

41）口服鱼油制剂：可改善接受 CsA 治疗肾移植患者的肾功能和血压，并可降低排斥反应的危险性。

42）劳拉西泮和镁盐：CsA 引起神经中毒的紧张症及症状加重时，可静脉注射劳拉西泮和补充镁进行治疗。

43）下列药物可使 CsA 的血药浓度升高：红霉素、皮质激素、炔诺酮、达那唑、口服避孕药（以上药物抑制肝药酶系统）；多西环素、呋塞米、噻嗪类利尿药、头孢菌素、华法林、钙拮抗剂、交沙霉素、H_2受体拮抗剂等。

44）下列药物可引起 CsA 的肾毒性加重：两性霉素、氨基糖苷类抗生素，非甾体抗炎药等。

45）葡萄柚汁：可提高 CsA 血药浓度，：两者联用可提高治疗银屑病疗效。用法：葡萄柚汁 250mL 与 CsA 胶囊一起服用。

46）环孢素（CsA）、硫唑嘌呤（AZP）、泼尼松（Pred）的联合应用：有的学者认为 3 种药物联用可减少肾毒性及降低费用，但是增加后期排斥反应发生率。三联法的远期疗效尚待进一步评价。

（3）能诱发或加重红斑狼疮的药物：如普鲁卡因胺、苯妥英钠、肼屈嗪、异烟肼和保泰松等，可引起狼疮综合征；青霉胺、磺胺类药物和口服避孕药，可使本病病情加重。

（4）突然停用激素：糖皮质激素仍是目前治疗红斑狼疮的主药。适用于急性或暴发性狼疮或有主要脏器受累者等。应用较多的有泼尼松、氢化可的松。本类药物可迅速缓解症状，有较好的疗效，但服用时应严格遵守医嘱，切记不可突然停药，否则易出现反跳现象，使原有病情加重或恶化。

（5）雌激素：系统性红斑狼疮发病与雌激素有一定关系，雌激素水平越高，发病率越高，所以本病患者应慎用雌激素。

（6）系统性红斑狼疮发病，多有毒邪内侵、邪毒内滞，祛毒攻邪是主要方法之一，但攻毒之品常易损伤正气，具有一定肝肾毒性。因此，应用攻毒之时，要兼顾肝肾，补益正气，也要适可而止，不可攻邪太过。同时，在肾病阶段忌用含有汞成分的中药及中成药。

九、急性肾衰竭

急性肾衰竭（ARF）是由多种病因引起的肾功能在短时期内急骤恶化，血肌酐和尿素氮与日俱增，平均每日血肌酐增加 $\geq 88.4\mu mol/L$（$\geq 1.0mg/dL$）或血尿素氮增加 $\geq 3.57mmol/L$（$10mg/dL$），患者出现少尿（$< 400mL/d$），甚至无尿（$< 100mL/d$），并造成机体水、电解质和氮质代谢产物潴留为特征的综合征。可发生于任何年龄，11～60岁者占 90% 左右。

【概述】

1. 病因

急性肾衰竭包括肾前性、肾后性及肾性 3 种病因。

（1）肾前性：肾前性者由于肾实质的有效灌注量不足而造成的急性肾衰竭。血容量的绝对减少最为常见，可由皮肤、胃肠道、肾脏水分和电解质的丢失、出血和体腔内液体净增加造成。在某些情况下，也可出现看似血容量减少而引起的肾脏病变，而实质上测得的血容量正常甚至增加，常见于充血性心力衰竭、休克、严重心律失常、使用降压药过度、败血症、过敏反应和肝功能衰竭等。另外，肾自动调节反应的损害也可导致肾血流灌注不足，如 ACEI 的使用。当肾血流灌注改善时，则肾功能恢复，但缺血严重或持续时间较长时，则可导致急性肾小管坏死。

（2）肾后性：肾以下尿道梗阻所致。尿道梗阻引起肾盂积水，肾间质压力增高，肾实质因挤压而受损。双侧输尿管梗阻少见，双侧梗阻中常见的是对侧肾脏梗阻前，另侧肾阻塞亦达数日或数周，从而发生急性肾衰竭；急性肾衰竭也可由尿道梗阻引发，如前列腺肥大、前列腺炎、膀胱和前列腺肿瘤、膀胱疝、结石，以及医源性因素等。双侧肾静脉的闭塞是罕见的，但可发生在高凝状态或继发于外科手术过程中。如能及时解除梗阻，肾功能便有可能很快地恢复。

（3）肾实质性病变：由肾脏器质性病变造成，其中，急性肾小管坏死最为常见。肾小球炎症使肾血流量急剧减少，引起急性肾衰竭。肾动脉和动脉分支可以受到血管炎、恶性高血压、子痫和微血管病变的侵害，导致血管强烈收缩，引起急性肾衰竭，还可见于硬皮病、注射去甲肾上腺素，或并发于非甾体抗炎药、碘造影剂，或减肥药使用、高凝状态等。

急性肾衰竭，多是由于急性肾小管坏死所致的急性肾衰竭综合征。急性肾小管坏死占急性肾衰竭的 75% ~85%。

引起急性肾小管坏死的原因大致分为肾毒性物质所致和肾缺血所致。肾毒性物质主要指肾毒性抗生素，如卡那霉素、庆大霉素、新霉素、链霉素、两性霉素等，亦可见于某些造影剂、环孢素、顺铂、四氯化碳等，重金属汞、砷，以及某些生物毒素，如鱼胆、蛇毒、蜂毒等。部分专家认为肌红蛋白、血红蛋白尿、骨髓瘤的凝溶蛋白沉积、尿酸等可认为是内源性肾毒性物质。

所有能引起肾缺血的疾病均能引起肾前性氮质血症，继而引起 ATN。如严重创伤、外科手术后、产科的各种并发症、各种严重的感染、严重的血容量不足，或循环功能不全均可引起严重的肾缺血，而发生急性肾衰竭。

2. 临床表现

急性肾衰竭具有典型的临床过程，一般都经过少尿期（或无尿期）、多尿期、恢复期 3 个阶段。

（1）少尿型急性肾小管坏死的典型表现：患者遭受缺血、休克、创伤、毒物损害、异型输血后数小时至数日，突然出现少尿，即尿量 <400mL/d，也有呈无尿者，即尿量 <100mL/d，同时见血肌酐、尿素氮等代谢废物增加，二氧化碳结合力下降。除引起本病的原发病的固有症状外，患者常有尿毒症的表现。少尿期后，尿量可逐渐增加。其临床过程可分为少尿期、多尿期和恢复期。

1）少尿期：此期通常平均 7 ~10 日，也有短至 2 日或长达 4 周者。少尿期越长，肾脏损害越严重。主要有以下表现：

①尿的改变：患者出现少尿（尿量 <400mL/d），也有呈无尿者（尿量 <100mL/d），但整日完全无尿者则极少见。尿色深而混浊，有轻度蛋白尿（<1g/d，约为＋），可有数量不等的白细胞、红细胞、上皮细胞及其碎片和颗粒管型。偶可见到粗大的上皮细胞管型。尿比重常为 1.010 ~1.015，早期可达 1.018。

②氮质血症：氮质血症逐渐加重，到后期血 BUN 可达 71.4mmol/L（200mg/dL）。通常 BUN 每日升高 3.57～7.14mmol/L（10～20mg/dL），血肌酐每日升高 176.8μmol/L（2.0mg/dL）。若 BUN 每日升高超过 8.93mmol/L（25mg/dL），或者血肌酐每日升高超过 176.8μmol/L（2.0mg/dL）者，则为高分解代谢型。在外伤、横纹肌溶解或者高热情况下，血尿素氮、肌酐、钾、磷、硫和有机酸的浓度增长较快，病情也较严重。

③代谢性酸中毒：由于非挥发性酸性代谢产物的堆积，以及肾小管泌氢和产氨功能的下降和丧失等，导致血清碳酸氢离子浓度下降，在少尿期，数日后，即可见代谢性酸中毒。患者出现疲倦嗜睡，深而快的呼吸，食欲不振，恶心，呕吐，胀痛，甚至昏迷。

④水中毒、钠潴留：如患者不能较好地控制水分的摄入，则可能会发生水中毒，表现全身水肿、肺水肿、脑水肿、充血性心力衰竭等，常危及生命，是主要死亡原因之一。临床上脑水肿常较突出，表现出极度衰弱、头痛、食欲不振、视力模糊、嗜睡、躁动、惊厥、昏迷等一系列精神及神经症状。

⑤高钾血症：表现为烦躁、嗜睡、恶心、呕吐、四肢麻木、弛缓、胸闷等症状。高血钾主要影响心肌兴奋传导系统，表现为心率缓慢、心律失常（包括传导阻滞）、室颤、心脏停搏等。心电图最早表现为 T 波高尖，继之 QRS 波增宽，P－R 间期延长，P 波消失，完全房室传导阻滞，最后出现室颤和停搏而死亡。心电图的异常多早于高钾血症的临床表现，且由于高钾血症为急性肾衰竭最严重的并发症，也是起病第一周患者死亡最重要的原因，故应及早应用心电图或血钾检测，对发现和治疗高钾血症有重要的意义。

⑥消化道出血：消化道出血多为原发病急性应激引起，其发生率可达 20%，有些患者可因消化道大出血而死亡。在没有胰腺炎的情况下，血淀粉酶可升高至正常时的 2 倍。

⑦尿毒症症状：胍类、酚、磷酸根及某些中分子物质等蛋白质代谢产物在体内蓄积引起尿毒症。尿毒症可有全身各系统的症状。

a. 首先出现消化道症状：食欲不振，恶心呕吐，腹胀腹痛。

b. 呼吸系统：除肺水肿并发感染外，可有尿毒症肺炎，肺泡及间质大量纤维素渗出，呼吸功能减退。

c. 循环系统：除高血压外，严重的贫血及酸中毒均可引起难治性心律失常及心功能衰竭。

d. 中枢神经系统：可见意识障碍、躁动、抽搐、昏迷等尿毒症脑病症状。

e. 造血系统：贫血，血小板数量减少、功能异常，各种凝血因子缺乏，有严重的出血倾向。

f. 由于全身各系统代谢紊乱，蛋白质代谢出现负平衡，全身抵抗力下降，易并发严重感染，如呼吸道及泌尿系感染。

j. 钙、镁代谢紊乱：急性肾衰竭早期可出现低钙血症，但同时由于有酸中毒，血钙水平常不降低。另外，高血钾常伴随高血镁。

2）多尿期：患者经过少尿期后，当尿量增加到 400mL/d 以上，显示肾功能恢复，即进入多尿期。多数患者尿量成倍增加，一般患者在 6～7 天后尿量达高峰，达 2000～4000mL/d，少数可达 10000mL/d 以上。尿素氮可在 1 周后开始下降，可出现低血钾、低血钠、高血钙、脱水等。多尿期患者经长时期消耗，抵抗力低下，易发生全身感染或已有的感染扩散、恶化。

3）恢复期：多尿期之后肾功能恢复正常需 3 个月到 1 年，甚至长达数年。绝大多数患者肾功能可以恢复维持生活及一般劳动，部分患者遗留有不同程度的肾功能损害。1 年后约 2/3 的患者肾小球滤过率较正常低 20%～40%，肾小管浓缩及酸化功能也可能低于正常。少尿期越长，肾功能恢复越长。

（2）非少尿型急性肾小管坏死：部分肾衰竭患者的尿量并不少（约占 40%），其尿量通常 >600mL/d，称为非少尿型急性肾小管坏死。本型常可由肾毒性物质引起，尿量虽可 >1000mL/d，但血尿素氮和肌酐却逐渐增加，并可出现尿毒症症状。此时不能单从尿量来衡量肾功能的状况。非少尿型患者的尿钠浓度、滤过钠排泄分数的值均较少尿型者低，而尿肌酐/血肌酐的比值却较少尿型者高，其尿毒症症状、氮质血症的程度多数较轻，持续时间也较短。严重并发症较少，病情相对较轻。本型无明显的多尿期，如患者的肾小球滤过率增加，血肌酐和尿素氮不再上升，即表示本病已开始恢复。

（3）急性肾皮质坏死：为急性肾小管坏死中最严重的一种类型。其临床表现较急性肾小管坏死严重，少尿较严重，尿量常 <100mL/d，甚至导尿亦完全无尿。少尿期持续时间长，蛋白尿持续较久，肾功能恢复慢。其少尿期常持续超过 30 天。X 线检查约半数患者在肾皮质部可见钙化现象和（或）皮质变薄。肾皮质坏死所致的急性肾衰竭在 1～2 年多发生恶性高血压和慢性肾衰竭，只有轻微肾皮质坏死患者，肾功能才有可能恢复。

3. 辅助检查

（1）血象检查：了解有无贫血及其程度以判断有无腔道出血及溶血性贫血征象，观察红细胞形态有无变形、破碎，有无有核红细胞、网织红细胞等提示溶血性贫血的实验室改变，对病因诊断有帮助。

（2）尿液检查

1）尿量改变：少尿期每日尿量在 400mL 以下，非少尿型尿量可正常或增多。

2）尿常规检查：外观多混浊，尿色深，有时呈酱油色；尿蛋白 +～++，有时高达 +++～++++，常以中、小分子蛋白质为主；尿沉渣检查常出现不同程度血尿，以镜下血尿较为多见。此外，尚有肾小管上皮细胞、上皮细胞管型和颗粒管型及不同程度的白细胞，有时尚见色素管型及白细胞管型。

3）尿比重降低且固定，多在 1.015 以下。

4）尿渗透浓度低于 350mmol/L（350mOsm/kg），尿与血渗透浓度之比为 1:1。

5）尿钠含量高，多在 40～60mmol/L。

6）尿肌酐与血肌酐之比降低，常低于 10。

7）尿尿素氮与血尿素氮之比降低，常低于 10。

8）肾衰竭指数（RFI）常大于 2，RFI = 尿钠÷（尿肌酐÷血肌酐）。

（3）肾小球滤过功能检查：通过血肌酐与尿素氮浓度及其每日上升幅度，以了解肾功能损害程度及有无高分解代谢存在。血肌酐，少尿期多在 353.6 ~ 884μmol/L，或更高；尿素氮每日升高 3.6 ~ 10.7mmol/L。若病情重、少尿期延长，伴有高分解状态则每日血肌酐可上升 176.8μmol/L 以上，尿素氮每日可上升 8.9 ~ 35.7mmol/L 以上，血肌酐与尿素氮的上升可以不平行。

（4）血气分析：主要了解有无酸中毒及其程度和性质，以及低氧血症。血 pH 低于 7.30 提示碱中毒存在；碳酸氢根低于正常提示代谢性酸中毒。动脉血氧分压特别重要，低于 8.0kPa（60mmHg），吸氧不能够纠正者应检查肺部，排除肺炎及有无成人呼吸窘迫综合征（ARDS）。对危重病例进行动态检查血气分析十分重要。

（5）血电解质检查：少尿期和多尿期都应严密监测血电解质浓度，包括血钾、钠、钙、镁，以及氯化物、磷浓度等。少尿期特别警惕高钾血症、高磷血症、高镁血症；多尿期应注意高钾血症、低钾血症，低钠与低氯血症，以及低钾、低氯性碱中毒。

（6）肝功能检查：除凝血功能外还了解有无肝细胞坏死和其他功能障碍，包括检查转氨酶、血胆红素、白蛋白、球蛋白等。

（7）出血倾向的检查：①血小板计数有无增减及其程度。②凝血酶原时间延长或正常。③凝血活酶生成有无不良。④血纤维蛋白原减少或升高。⑤血纤维蛋白裂解产物有无增加。

【饮食宜忌】

1. 饮食宜进

（1）宜食要点

1）应食含有足够必需氨基酸的低蛋白高热量饮食。蛋白宜以优质蛋白占多数（蛋、奶、瘦肉、鱼肉等）。宜进食藕粉、荸荠粉、麦淀粉及乳化油脂以保证热源。严重者宜给予少量米汤、菜汁、果汁、糖、蜜等。

2）需给予充足维生素，如维生素 A、维生素 B_1、维生素 B_2、维生素 C 和叶酸等。并适量补充无机盐。

3）当食疏利之品，如适当进食蔬菜、水果等。

4）宜饮用适量水以利排出代谢产物，排尿正常不必严格限制水量，不出现水肿时也不需严格限制食盐摄入。

（2）饮食原则：若患者神志清楚并能饮食，应遵循以下原则：

1）在少尿期应严格限制水分的摄入，防止体液过多导致急性肺水肿。有的家属认为患者饮水较少，不断给患者频饮水，结果造成有入无出或入多出少，给患者生命造成极大威胁。

2）保持电解质平衡，严格限制钾盐的摄入，避免食用含钾较多的食物，如橘子、香蕉、紫菜、榨菜、土豆等。

3）蛋白质的摄入量应控制在每天 0.5g/kg，且以优质蛋白为主。不能盲目增加营养，避免不必要的氮质潴留在体内。

4）饮食需清淡、松软、易消化。

5）应食富含营养而有通利作用之食品，如山药、芝麻、鲤鱼、赤小豆，栗子等。

6）急性肾衰竭尿量开始增加，超过 400mL/d 时即可认为是多尿期开始，多尿期易发生脱水和电解质紊乱，因此应根据患者体重及电解质测定结果予以调整，尽可能以口服为宜。进入多尿期的第 1 周血清尿素氮、肌酐仍可持续升高，因此饮食中蛋白质的摄入仍要控制在 0.5g/kg，当尿素氮、肌酐降至正常范围时，饮食中的蛋白质摄入量可逐渐增加，以利于损伤的肾细胞修复。

（3）食疗药膳方

1）黑白木耳羹：黑木耳 15g，白木耳 15g。分别泡发后，共炖酥，加适量糖调味服食。每日 1 剂，时时服食。适于尿毒症见有头痛、嗜睡、食欲不振、贫血等症状者。见有苔腻、水肿显著、便溏、肢冷等症状者不宜食用。

2）红茶炖鲫鱼：红茶 15g，鲫鱼 1 条。鲫鱼去鳞、鳃及内脏，红茶放鱼肚内，蒸熟，调味，吃鱼肉。隔日 1 剂，时时服食。适于尿毒症见神疲乏力、尿少、水肿者。尿毒症神昏、惊厥及舌光红者不宜应用本方。

3）番茄肉丝炒鸡蛋：番茄 250g，猪瘦肉丝 50g，鸡蛋 2 只，生姜 5g。肉丝旺火煎炒片刻，加入番茄片、鸡蛋糊、姜片，炒熟，时时佐餐用。适于尿毒症贫血、乏力、尿少、肢肿者。神志昏迷、恶心呕吐者不宜服食。

2. 饮食禁忌

（1）不宜进高蛋白饮食，尤当限制植物蛋白的摄入。

（2）少尿期需严格限制水分摄入，水肿者需限制食盐摄入量，食盐量一般控制在每日 1~2g。高血钾者还当限制钾盐摄入，禁食海带、香菜、紫菜、蘑菇、土豆、莲子、瓜子、瘦牛肉等含钾量高的食物。

（3）忌食海腥发物及辛辣等刺激性食物。

【药物宜忌】

1. 西医治疗

（1）原发病的治疗：及时恰当治疗导致 ARF 的基础疾病，维持内环境的平衡，能有效降低 ARF 的发病率及死亡率。创伤引起者要彻底清创，脱水、失钠与低血容量性休克者要及时补足血容量，有效纠正水、电解质紊乱。败血症休克除使用大剂量有效抗菌药物、补充血容量外，可考虑使用大剂量皮质激素以解除内毒素血症。

（2）初发期的治疗：初发期为肾前性氮质血症发展到 ARF 的过渡阶段。此期肾小管尚未发生凝固性坏死，少尿主要是肾血流量不足和肾微细血管收缩所致。初发期如能正确处理，急性肾衰竭有时可以逆转，即使不能完全逆转，也可使少尿型肾衰竭转变为非少尿型。

1）扩充血容量：除肾小球及血管炎疾病外，几乎所有的 ARF 前期均可扩容治疗。肾毒性 ARF 前期充分补液，对促进毒素排泄也有益处。扩容治疗只限于 ARF 前期，宜测定中心静脉压做监护。若中心静脉压与血压均降低，说明有效血容量不足，患者处于肾前性氮质血症或为 ARF 前期。可于 30～60 分钟快速输液 500～1000mL，补液后尿量每小时增至 30mL 以上或超过补液前 2 小时的尿量，则应继续补液。若中心静脉压增加 0.5kPa（5cmH$_2$O）或达到 1.0kPa（10cmH$_2$O），应减慢或停止补液，根据中心静脉压调整补液量，并注意观察患者神志、心率、血压、尿量等变化。

2）甘露醇的应用：扩容后如尿量不增加，可试用 20% 甘露醇 100mL，静脉滴注如有效则继续用 10% 甘露醇维持静脉滴注 24 小时。甘露醇能降低入球小动脉的阻力，增加肾小球毛细血管的血浆容量和静水压；还能降低血管内胶体渗透压，提高有效滤过压，并减轻毛细血管内皮肿胀，使肾小管内尿量增加，从而将细胞碎片及管型冲走。

3）呋塞米的应用：ARF 初发期使用大剂量呋塞米能阻止肾衰竭发生。即使 ARF 已经确立，也可使部分少尿型 ABF 转变为非少尿型 ABF。呋塞米能使扩张肾血管的前列腺素合成增加，肾血流量重新分配，从髓质回到皮质。首剂用量 20～60mg，缓慢静脉注射，观察 2 小时如无尿量增加，立即加倍重复应用。呋塞米每次静脉注射超过 200mg 时，最好稀释使用以减轻或避免消化道的不良反应。

4）其他药物的应用：近年来有学者报道，输注 ATP、辅酶 A 及细胞色素 C 等高能物质，能提高肾小管上皮细胞内 ATP 浓度，减轻细胞损伤而促进肾功能恢复。血管紧张素转换酶抑制剂与血管紧张素 II 型受体拮抗剂治疗早期 ARF，既能阻断管－球反应，又能抑制血管紧张素 II 的生成与作用，使缓激肽的浓度增高而增加肾血流量。前列环素能扩张血管，促进水和钠排泄和抗血小板凝聚，治疗早期肾衰竭可使肾缺血改善、肾小球滤过率增加。维拉帕米和普萘洛尔可分别通过阻止钙内流及减少肾素分泌，增加肾血流量和肾小球滤过率。

（3）少尿期的治疗

1）体液平衡：进水量应严格控制，每日所需液体量；显性失水量加前 1 小时尿量加 300～600mL。发热者体温每升高 1℃酌情增加入液量 60～80mL。一般成人 ARF 每日进水量应控制在 750～1000mL，并根据不同情况调整，以血钠保持在 130～140mmol/L，每日体重减轻 0.3～0.7kg 为宜，必要时测定中心静脉压帮助判断患者入液量情况。

2）电解质平衡：主要的电解质紊乱是高血钾、低血钠、低血钙、高血镁，其中高血钾与体液过多是非透析患者最危险的征象。

①高钾血症：预防高血钾的措施为：积极控制感染和酸中毒，彻底清创坏死组织，防止消化道出血，供给足够热量，使用蛋白合成激素，严格控制含钾食物和药物，严格控制输库存血。

治疗高血钾的措施可选用：a. 5% 碳酸氢钠 50～100mL，静脉注射或静脉滴注，作用开始时间少于 5 分钟，维持作用 30～120 分钟。b. 3%～5% 氯化钠 100～200mL，静脉滴注，作用时间少于 5 分钟，维持作用 30～120 分钟。c. 5% 氯化钙或 10% 葡萄糖酸钙（前者每日 40～60mL，后者每日 50～100mL），分次缓慢注射或加在液体中静脉滴注，作用开始时间少于 5 分钟，维持 30～60 分钟。d. 25% 葡萄糖溶液 500mL 加胰岛素 25～40U，静脉滴注，开始作用时间 20～30 分钟，维持 2～4 小时。e. 严重而难以控制的高血钾可透析治疗。

②低钠血症：稀释性低钠血症应严格限制水和排出多余的水分，必要时进行透析脱水。缺钠性低钠血症可输高渗盐水，伴酸中毒者可用碳酸氢钠。补钠量可按下列公式计算：需补钠量（mmol）：60% × 体重［142 - 血钠测定值（mmol/L）］，先补计算量的 1/3 ~ 1/2，然后复查血钠再做矫正。若首次补钠后血钠未上升，尿量反而减少，症状加重，应停止输入高渗盐水，以免产生严重的不良后果。

③高磷、低钙血症：禁食含高磷的食物，每日口服氢氧化铝凝胶 40 ~ 80mL，出现低钙性抽搐时，可静脉注射 10% 葡萄糖酸钙 10 ~ 20mL。

④高镁血症与高血钾症的治疗措施相似，危重者可静脉注射钙剂。

3）纠正酸中毒：轻度酸中毒不必纠正，若血浆二氧化碳结合力（CO_2CP）< 13.5mmol/L 或伴高血钾者，可用适量碳酸氢钠纠正，如碳酸氢钠静脉滴注，所需剂量按下式计算：补碱量（mmol）：（- 2.3 - 实际测得的 BE 值）× 0.25 × 体重（kg），或补碱量（mmol）：正常的 CO_2CP - 实际测得的 CO_2CP（mmol）× 0.25 × 体重（kg），一般先给计算剂量的 1/3 ~ 1/2，4 ~ 8 小时滴注完毕（注：1g 碳酸氢钠相当于碳酸氢根 12mmol；5% 溶液输注时，速度不能超过每分钟 8mmol 钠。但在心肺复苏时因存在致命的酸中毒，应快速静脉输注）。对心功能不良、水肿较重、血压过高不宜用钠盐者，可用三羟甲基氨基甲烷（THAM）纠正。

4）饮食治疗：保证供给足够的热量，不能进食者可静脉补充高营养物质。非高分解代谢性 ARF 应限制蛋白质的摄入量，供给适量高生物效价的优质蛋白质。高分解代谢性 ARF 不应限制蛋白质的摄入量，透析治疗者甚至需高蛋白饮食。

5）氨基酸的应用：氨基酸用于治疗 ABF，既能增加营养，又能缩短病程、促进肾功能恢复，若少量补充氨基酸，其成分应以必需氨基酸为主，如大剂量补充氨基酸，则以混合氨基酸溶液（EAA/NEAA 为 2∶1 ~ 3∶1）为宜。

6）透析疗法：对出现高血钾、水中毒、难以纠正的酸中毒等可行血液透析或腹膜透析治疗。透析指征为：①有厌食、恶心、呕吐、精神错乱、肌肉痉挛等尿毒症症状。②出现心力衰竭、肺水肿、难以控制的高血压等水中毒表现。③血尿素氮 > 28.6mmol/L（80mg/dL）或每日增高 > 10.7mmol/L（30mg/dL）；血肌酐 > 707.2μmol/L（8mg/dL）。④血二氧化碳结合力 < 15mmol/L，补碱不易纠正者。⑤血钾 > 6.5mmol/L，内科处理无效者。目前透析的指征尚不够统一，但都主张早期透析，尤其高分解代谢性 ARF 更应早期透析。早期透析能减少尿毒症的并发症，缩短病程和降低病死率。

7）防止感染与处理并发症：正确选择和合理使用抗生素治疗感染相当重要，无感染时不宜用抗生素做预防用药，发生感染时应选用无肾毒性的抗生素。对高血压、贫血、心力衰竭、脑水肿等并发症，应同时给以相应处理。

（4）多尿期的治疗：多尿早期仍需按少尿期的一般原则处理，重点仍是维持水、电解质和酸碱平衡，控制氮质血症，防止各种并发症的发生。多尿晚期每日尿量维持在 4000mL 时，补充液体的量应逐渐减少，并尽可能经胃肠道补充，以缩短多尿期。出现低血钾、低血钠时要及时纠正，同时注意热量、蛋白质及维生素的补充。

（5）恢复期的治疗：注意补充营养，逐渐增加体力活动，适当进行体育训练。定期随访肾功能，避免使用对肾脏有害的药物。

2. 中医治疗

（1）辨证治疗

1）少尿期

①邪毒内侵

主症：突然出现少尿，甚则尿闭，小便滴沥不出，神昏或嗜睡，呕吐恶心，苔厚腻，脉濡滑或细滑。

治法：通腑泄浊，解毒导滞。

方药：温肾解毒汤合绿豆甘草汤加减。大黄10g（后下），附子10g（先煎），栀子12g，黄连9g，黄芩10g，绿豆30g，甘草9g。并结合高位灌肠，灌肠液由大黄、附子、牡蛎、龙骨、六月雪、蒲公英等药煎取。

加减：如由蛇毒所伤者，加半边莲、夏枯草、紫花地丁、白芷、生甘草等；如以神经毒为主者，用半边莲、野菊花、白芷、川贝母、龙胆草、白僵蚕、全蝎、蜈蚣、蝉蜕、甘草等。

用法：水煎服，每日1剂。

②热毒瘀滞

主症：温热病由于热毒炽盛而突现高热，神昏谵语，少尿，吐血，咯血，斑疹紫黑或鲜红，舌深绛紫暗，苔焦黄，脉滑数。

治法：清热解毒，活血化瘀。

方药：清瘟败毒饮合三黄泻心汤加减。生地黄12g，牡丹皮10g，赤芍15g，水牛角30g（先煎），生石膏30g，知母12g，栀子12g，黄连9g，黄芩10g，桔梗9g，玄参12g，竹叶10g。

加减：如烦躁狂乱、大热干呕、口燥咽干、错语不眠者，用黄连、黄芩、黄柏、栀子、玄参、连翘、板蓝根、白僵蚕、升麻等；心经热者，加鲜生地、竹叶心、生甘草；肺热者，加地骨皮、桑白皮、生甘草；胃热伤阴者，加熟地黄、麦冬、知母、牛膝，重用石膏。

用法：水煎服，每日1剂。

③瘀血内阻

主症：严重外伤及挤压伤之后出现血尿，尿少，尿闭，瘀斑累累，全身疼痛，恶心呕吐，舌瘀紫，苔腻，脉涩。

治法：祛瘀活血，通腑泄浊。

方药：血府逐瘀汤合桃仁承气汤加减。大黄10g，桃仁10g，桂枝9g，甘草9g，水蛭6g，虻虫9g，芒硝10g。

加减：如瘀血内阻、胸痛、内热瞀闷者，用当归、生地黄、桃仁、红花、柴胡、枳壳、桔梗、川芎、牛膝、甘草。

用法：水煎服，每日1剂。

④津液枯涸

主症：在大汗大泻、大失血后，血压下降，尿量减少，进一步出现汗出肢冷，舌淡或淡白，脉微细欲绝。

治法：温阳固脱，益气养阴。

方药：独参汤、参附汤等加减。人参15g，附子10g（先煎），麦冬12g，五味子15g，龙骨30g，牡蛎30g。

加减：如脉结代、心动悸者，用炙甘草、人参、生地黄、阿胶、桂枝、生姜、麦冬、麻仁等；身热面赤、阴竭格阳者，用炙甘草、干地黄、白芍药、麦冬、阿胶、人参、龙骨、牡蛎、生鳖甲、生龟甲等，也可用野山人参一味煎汤即服。

用法：水煎服，每日1剂。

2）多尿期

①气阴两虚

主症：全身疲乏，咽干思饮，尿多清长，舌红少津，脉细。

治法：益气养阴。

方药：参芪地黄汤加减。太子参20g，黄芪20g，麦冬15g，五味子12g，生地黄12g，茯苓15g，山药20g，石斛20g，玄参12g。

加减：如以气虚为主者，用人参、茯苓、白术、山药、桔梗、甘草、白扁豆、莲子肉、薏苡仁、砂仁等；以阴虚为主者，用北沙参、麦冬、当归身、生地黄、石斛、玄参、枸杞子等。

用法：水煎服，每日1剂。

②湿热余邪

主症：头晕心烦，纳呆，恶心，口中黏腻，舌红，苔黄腻，脉实有力。

治法：清化湿热。

方药：黄连温胆汤加减。半夏10g，陈皮9g，茯苓15g，甘草9g，枳实10g，竹茹12g，黄连6g，大枣5枚。

加减：如身热、四肢酸楚、胸闷腹胀、溺赤便秘者，用藿香、白豆蔻、石菖蒲、黄芩、连翘、滑石、茵陈、贝母、薄荷、射干等；头痛身重、面色淡黄、胸闷不饥、午后身热、舌白不渴者，用杏仁、薏苡仁、白豆蔻、半夏、厚朴、通草、滑石、甘草、竹叶等；身热不渴、肢体倦怠、胸闷口腻、苔白腻、脉濡缓者，用藿香、半夏、厚朴、赤茯苓、猪苓、滑石、泽泻等。

用法：水煎服，每日1剂。

③肾阴亏损

主症：腰酸疲乏，尿多不禁，口干欲饮，舌红，苔少，脉细。

治法：滋阴补肾。

方药：麦味地黄丸合知柏地黄丸加减。黄柏10g，知母12g，麦冬12g，五味子10g，生地黄12g，山茱萸10g，山药30g，茯苓15g，牡丹皮9g，泽泻10g。

加减：如肝肾阴虚者，加枸杞子、女贞子、旱莲草或鳖甲、龟甲；心肾阴虚者，加入参、五味子、玄参、干生地、阿胶、炙甘草等；肺肾阴虚者，加北沙参、石斛、天花粉、鲜芦根等。

用法：水煎服，每日1剂。

（2）中成药

1）肾衰灵胶囊（中成药）：口服，每次2～3粒，每日3次。

2）尿毒清颗粒（中成药）：口服。每次10g，每日3次，本品通腑降浊，用于急性肾衰竭。

（3）验方

1）鲜车前草60g，鲜莲藕60g，共捣汁，一次服。用于急性肾衰竭少尿或无尿者。

2）蝼蛄6个，螳螂虫（去翅、足）6个，研末，分3次白水冲服。孕妇忌用。用于急性肾衰竭少尿、无尿者。

3）灌肠疗法：中药结肠灌注液1号：大黄、红花、黄芪、4%碳酸氢钠等。每次120mL，快速点滴灌入结肠，保留30分钟后患者自行排出药液，每日6次，6～8日为1个疗程。

3. 药物禁忌

（1）药源性急性肾衰竭

1）泌尿系阻塞

①尿潴留：镇静剂、催眠剂、阿片制剂、抗抑郁剂等应用过量，由于药物的抗胆碱作用，可在前列腺肥大患者发生尿潴留。神经节阻断剂及溴苄铵亦可致尿潴留，严重的药源性尿潴留可致急性肾衰竭。

②腹膜后纤维化：甲基麦角酸丁醇酰胺及其他麦角衍生物、甲基多巴、解热镇痛剂、影响神经兴奋及引起自身免疫反应的药物，均有导致纤维化的作用。肾区组织的纤维化，可使输尿管甚至腹部血管受压迫而致梗阻，严重者可引起肾衰竭。

③腹膜后和肾周围出血：长期使用抗凝剂，可致肾周围出血。血液若流入腹膜后组织中，由于输尿管梗阻亦可致急性肾衰竭。

④输尿管纤维化和脱落的乳头嵌入：此时由于肾失去保留钠的能力，水钠大量丢失而能促使肾衰竭发生。

⑤输尿管血凝块阻塞：用6-氨基己酸进行出血性疾病治疗时，由于该药可高浓度地出现于尿中，抑制了尿激酶的活性，可产生不溶性血凝块而形成输尿管管型，进而阻塞双侧输尿管，可导致急性肾衰竭。

⑥药物结晶尿：a. 尿酸结晶尿：白血病、淋巴肉瘤及其他迅速生长的肿瘤，在疾病发展过程中，由于尿酸结晶在肾小管、肾盂或输尿管的沉积，可自发地形成泌尿系阻塞而致肾衰竭。若经放射治疗或化疗，由于细胞的广泛破坏，血清尿酸浓度急剧增加，大量尿酸经肾排泄，加重了尿酸结晶在肾小管等部位的阻塞，促使急性肾衰竭的发生。为了预防高尿酸血症和高尿酸尿，可于肿瘤化疗开始前数日（至少48小时）给予别嘌醇，也可采取适当增加流体摄入及用碳酸氢钠碱化尿液。此外，用碳酸氢钠溶液通过逆行导管冲洗输尿管，以及经血液或腹膜透析降低血浆尿酸盐浓度，并积极控

制原发疾病，亦为减少尿酸结晶并控制急性肾衰竭的重要措施。b. 磺胺结晶尿：磺胺嘧啶等磺胺类及磺胺衍生物乙酰唑胺等难溶性药物，可在尿中形成结晶并阻塞肾小管、肾盂或输尿管，严重者可致急性肾衰竭。对磺胺过敏也可致急性肾衰竭。c. 其他结晶尿：使用大剂量甲氨蝶呤、6－巯嘌呤及 X 线显影剂等，均可因形成药物结晶而致急性肾衰竭。

⑦肾小管蛋白阻塞：过量使用巴比妥类、乙醇、海洛因及琥珀酰胆碱，由于肢体缺血而产生肌红蛋白尿。肌红蛋白阻塞于肾小管，可致急性肾衰竭。过量使用致溶血药物，可致血红蛋白尿。大量血红蛋白阻塞肾小管，亦可致急性肾衰竭。葡萄糖 6－磷酸脱氢酶缺乏时，由于促进药物的致溶血作用，可有利于急性肾衰竭的发生。利福平可通过溶血、肾小管坏死及弥散性血管内凝血等原因而致急性肾衰竭。

2）血管阻塞

①小动脉和毛细血管血栓形成：用 6－氨基己酸治疗弥散性血管内凝血及产科使用麦角新碱，由于肾小动脉及毛细血管血栓形成，可分别导致肾衰竭。

②过敏性血管炎：噻嗪类利尿剂、磺胺及皮质类固醇等可致较小动脉及肾间质的肉芽肿性损害。静脉应用苯丙胺可致肾动脉坏死性脉管炎。青霉素 G 及海洛因等成瘾性镇痛剂，可致免疫性肾小球肾炎。这些过敏性血管炎症，均可因血管阻塞而致急性肾衰竭。

③狼疮肾炎：肼屈嗪、普鲁卡因胺、奎尼丁、丙硫氧嘧啶等，可致狼疮肾炎，停药后可迅速缓解。

3）肾间质和肾小管损害

①急性间质性肾炎：利福平、磺胺、呋塞米、异丙嗪、头孢噻吩（先锋霉素Ⅰ）及青霉素（以青霉素 G、甲氧苯青霉素、萘夫西林）等，通过过敏机制，可致急性间质性肾炎。及时停药并采取类固醇或透析等治疗措施，肾功能一般可望恢复。

②肾小管坏死：是较常见的药源性肾脏损害，除结构上表现为近球小管坏死外，功能上呈现浓缩能力降低及保钠作用障碍，并可出现蛋白尿等异常。肾小管坏死可进展为急性肾衰竭。导致近球小管坏死的药物均系对肾有毒性者，包括氨基糖苷类抗生素、四环素、先锋霉素Ⅱ、多黏菌素 B、两性霉素 B、磺胺、四氯化碳、四氯乙烯、乙二醇、显影剂及汞、铋、砷、银、铁等金属。在这些药物中，以抗生素最为重要，其中氨基糖苷类均有肾毒性。在此类抗生素中，以新霉素的肾毒性较大，甚至在口服时，由于吸收完全即可致肾中毒。庆大霉素、卡那霉素及链霉素的肾毒性较低，庆大霉素过量应用，可呈逐渐开始的非少尿性肾衰竭表现，经停药并采取支持措施等，肾功能可完全恢复；卡那霉素的肾毒性与庆大霉素相似。另外，一些药物的联用，可增强对肾的毒性作用，如呋塞米可增加先锋霉素Ⅰ、先锋霉素Ⅱ、卡那霉素或多黏菌素的肾毒性；先锋霉素Ⅰ与链霉素、庆大霉素与头孢霉素类联用，均使肾毒性增加。

③渗透性肾病：过量应用低分子右旋糖酐，由于渗透作用，该药经肾滤过时可使近球小管细胞肿胀，导致渗透性肾病。若同时存在少尿，可致急性肾衰竭，故少尿患者勿用该药。

4）肾前性尿毒症

①肾前性急性肾衰竭：强力利尿剂及锂盐可使水、钠经肾大量流失，可致可逆性肾前性急性肾衰竭。

②非肾中毒原因所致的尿毒症：皮质类固醇由于蛋白分解作用，可致氮质血症。四环素族抗生素过量应用或用于原有肾脏疾病患者，由于药物聚积，亦可致显著的氮质血症。噻嗪类利尿剂，可降低肾小球滤过率，导致肾功能不良患者血尿素氮增高，并可增加这些药物所致氮质血症作用。

（2）氢氯噻嗪（双氢氯噻嗪、双氢克尿噻）

1）碳酸钙：应用噻嗪类利尿药期间，服用大剂量钙剂可出现高钙血症和代谢性碱中毒（Milk – Alkali 综合征）。

2）考来烯胺：可使口服氢氯噻嗪吸收量减少，利尿作用相应减弱，两药间隔 4 小时服用，可减轻但不能完全消除这种相互作用。

3）吲哚美辛：可一过性削弱噻嗪类利尿药的抗高血压效应，临床意义较小。吲哚美辛与氨苯蝶啶联用可导致急性肾衰竭。

4）溴丙胺太林：可明显增加氢氯噻嗪的胃肠吸收。

5）糖皮质激素，促皮质激素：与氢氯噻嗪联用增加排钾作用，易发生低钾血症。

6）降血糖药：与氢氯噻嗪联用减弱降糖作用。

7）洋地黄类强心苷：与氢氯噻嗪联用可增加毒性反应，应予补钾并调整强心苷用量。

8）肌肉松弛剂：氢氯噻嗪排钾作用及血液浓缩效应，可增强去极化和非去极化型肌松药的作用，联用时可发生呼吸肌麻痹等不良反应。

9）升压药：氢氯噻嗪可降低去甲肾上腺素的升压效应，但不甚明显。

10）阿米洛利：为血管紧张素转化酶抑制剂，与武都力（含氢氯噻嗪）联用保钾作用叠加，可致高血钾。肾功能减退者勿用。

11）抗高血压药：与氢氯噻嗪联用可增强降压作用。神经节阻滞剂与氢氯噻嗪联用，在动脉硬化患者易发生体位性低血压，促发心肌梗死或脑梗死。胍乙啶与氢氯噻嗪联用应减量一半，以避免血压过低。

12）吩噻嗪类药物：其 α 受体阻断作用可增强降压作用，与氢氯噻嗪联用易发生体位性低血压。

13）氯化钠：咸食或过多输入盐水可消除氢氯噻嗪的降压利尿作用，限制摄盐可加强其降压作用。

14）福寿草：与氢氯噻嗪联用可致低钾血症，两药联用时应补钾。

15）甘草：与排钾性利尿药联用可加重低血钾或瘫痪的危险。

16）乙醇、药酒：与氢氯噻嗪联用，因扩张血管降低循环血量，易发生体位性低血压。

（3）呋塞米

1）先锋霉素类（头孢菌素类）：与呋塞米联用加重肾毒性，可引起肾小管坏死。呋塞米可加重头孢噻啶、头孢噻吩和头孢乙腈的肾毒性，必需联用时可选用头孢西丁。

2）氨基糖苷类抗生素（链霉素、庆大霉素、卡那霉素、新霉素）：与呋塞米均属于耳内淋巴 ATP 酶抑制剂，两药联用可引起耳聋。

3）非甾体抗炎药：可抑制利尿药的利尿和降压作用。呋塞米可使吲哚美辛（消炎痛）血药浓度降低。

4）卡托普利（巯甲丙脯酸）：与利尿剂联用偶可致肾功能恶化。

5）苯妥英钠，苯巴比妥：长期应用此类药物者，呋塞米的利尿效应降低可达 50%。

6）筒箭毒：呋塞米可增加其肌肉松弛和麻痹作用。呋塞米降低升压胺的升压作用。手术前 1 周应停用呋塞米。

7）水合氯醛：与呋塞米（静脉注射）联用，可出现潮热多汗、血压不稳、全身不适及心动过速等不良反应。

8）氯贝丁酯（安妥明）：与呋塞米联用可加重肾病综合征患者肾损害，使氯贝丁酯半衰期延长 2 倍，并加重肌僵硬、腰背酸痛等不良反应。

9）茶碱：呋塞米可使茶碱血药浓度升高。

10）肼屈嗪：可减弱呋塞米的利尿作用，使尿量减少 50% 左右。

11）考来烯胺、考来替泊：可降低口服利尿药吸收，联用时应间隔 2～3 小时服药。

12）口服抗凝药：依他尼酸可使华法林抗凝作用延长，螺内酯则可使其抗凝时间缩短。

13）环孢素：与呋塞米或噻嗪类利尿药联用可抑制尿酸排泄，引起痛风发作或产生痛风石。

14）丙磺舒：可延长呋塞米半衰期，使利尿总效应增强，但血中尿酸浓度增高，可引起痛风发作。

15）泼尼松：与呋塞米联用可加强排钾，加剧电解质紊乱。

16）酚妥拉明：与呋塞米直接混合可出现沉淀，如预先稀释则无配伍禁忌。

17）酸性溶液：可使呋塞米注射液析出沉淀（呋喃苯胺酸）。长期放置的 5%～10% 葡萄糖溶液呈酸性，与呋塞米注射液配伍可发生混浊或沉淀。

18）中药方剂（木防己汤、真武汤、越婢加术汤、分消汤等）：可增强利尿药效果，并可减轻利尿药所致口渴；但排钾性利尿药不宜与甘草方剂联用，因可加剧假性醛固酮增多症。

19）依他尼酸：与呋塞米作用相似，联用后两药的副作用相加，一般不予联用。

20）去甲肾上腺素：呋塞米可降低血管对去甲肾腺素等升压胺的反应，使升压效应减弱。

21）降糖药：与呋塞米联用可致血糖升高。

22）两性霉素 B：与呋塞米联用可增加肾毒性和耳毒性。

23）洋地黄类：呋塞米易引起电解质紊乱、低钾血症，与洋地黄类强心苷联用易致心律失常。

24）锂盐：与呋塞米联用肾毒性明显增加。呋塞米可升高碳酸锂的血浆浓度，诱发锂中毒。

25）抗组胺药：与呋塞米联用增加耳毒性，易出现耳鸣、头晕、眩晕等。

26）碳酸氢钠：与呋塞米联用增加发生低氯性碱中毒危险。

27）皮质激素，促肾上腺皮质激素，肾上腺素，雌激素：可降低呋塞米的利尿作用，并增加电解质紊乱和低钾血症发生机会。

28）食物：可降低口服呋塞米的生物利用度及利尿效果。

29）味精：与依他尼酸联用可协同排钾，造成低钾、低钠反应。

30）乙醇、药酒：与依他尼酸联用扩张血管，加重体位性低血压反应。

31）不可配伍液体：10% 转化糖，10% 果糖。

32）不可配伍药物：任何酸性较强的药物，如维生素 C、肾上腺素、去甲肾上腺素、四环素等。

（4）甘露醇

1）不可配伍液体：血液。

2）不可配伍药物：氯化钾，头孢菌素类。

其他参见急性肾炎。

十、慢性肾衰竭

慢性肾衰竭（CRF）是内科常见的一种临床综合征，它发生在各种慢性肾实质疾病的基础上，缓慢地出现肾功能减退而衰竭。我国慢性肾衰竭的发病率据估计为 1～3/万。

【概述】

1. 病因

各种原发或继发的肾脏疾患导致肾实质毁损，最终均有出现慢性肾衰竭的可能。在我国慢性肾衰竭患者中 50% 以上是由慢性肾小球肾炎发展而来。这部分患者常有肾炎病史及慢性疾病过程。另有 1/5 左右的慢性肾衰竭是由慢性肾盂肾炎发展而来，以女性患者居多，常有反复尿道感染史。全身系统性疾病（如糖尿病、系统性红斑狼疮、过敏性紫癜、痛风、高血压肾动脉硬化等）均可有肾脏损害，最终可导致慢性肾衰竭。其他（如肾先天性畸形、多囊肾、梗阻性尿道病变、肾结核等）一些少见的疾病均可造成慢性肾衰竭。

2. 临床表现

慢性肾衰竭由于早期与终末期临床症状差异非常大，主要表现为各个系统代谢障碍及由毒性代谢产物潴留所产生的各系统症状，其症状与体征常交错夹杂出现，因而症状与体征常无明显的界限。

（1）水液代谢障碍：早期可表现为多尿、夜尿；晚期则有少尿，甚至无尿。

（2）消化系统：食欲缺乏，恶心、呕吐，中晚期口中有氨味，腹泻，消化道隐性出血，甚至大出血。

（3）循环系统：高血压，心脏扩大，肺动脉区有明显杂音，晚期出现心力衰竭，心律失常，纤维性心包炎引起心包摩擦音。

（4）神经系统：早期大多数患者仅有乏力、头痛、头晕、记忆力减退、睡眠障碍及性欲减退，重者可表现为意识障碍及对外界反应淡漠，甚或抽搐、昏迷、谵语等。

（5）血液系统：有贫血和出血倾向，如贫血面容、紫癜、鼻出血、牙龈出血等。

（6）呼吸系统：尿毒症性支气管炎，肺炎，酸中毒时可出现慢而深的呼吸。

（7）其他：如易感冒、皮肤瘙痒、骨痛等。

3. 辅助检查

（1）肾功能检查：内生肌酐清除率降低，血尿素氮高，血肌酐升高，尿莫氏比重固定。

（2）贫血：当肾小球滤过率 <25% 时，贫血明显，红细胞 $<2.0 \times 10^{12}/L$。

（3）电解质紊乱、酸中毒：早期不明显；当肾小球滤过率 < 每分钟 20mL 时，有轻度酸中毒，血气分析 pH 值下降，二氧化碳结合力下降，钾离子、钠离子、氯离子、磷离子、钙离子可能不正常。

（4）B 超：双肾结构紊乱，肾脏缩小。

（5）X 线：心脏扩大等。

4. 分期

（1）代偿期：内生肌酐清除率为每分钟 50～80mL，血尿素氮不升高，血肌酐在 133～177μmol/L。

（2）失代偿期（氮质血症期）：肾小球滤过率在每分钟 20～50mL，血尿素氮水平升高 >7.14mmol/L，血肌酐水平上升至 186～442μmol/L。

（3）失代偿晚期（尿毒症前期）：肾小球滤过率为每分钟 10～20mL，血尿素氮水平升高 17.9～21.4mmol/L，血肌酐水平上升至 451～707μmol/L。

（4）尿毒症期：内生肌酐清除率降低到每分钟 10mL 以下，血肌酐升高 > 707μmol/L。

【饮食宜忌】

1. 饮食宜进

（1）饮食原则：现代研究表明，低蛋白饮食对延缓慢性肾衰竭患者的病情进展、防止病情恶化，具有重要的临床意义。这一现代营养疗法的基本要求是：二低（低蛋白、低磷），二高（高热能、高必需氨基酸），二适当（适当的维生素和适当的无机盐与微量元素）。

1）优质低蛋白饮食

①开始时间：一般认为，当血尿素氮在21.4mmol/L时，应开始低蛋白饮食，营养不良可以避免，症状也得以改善。但单凭尿素氮水平常不准确，须同时观察血肌酐水平互相参照。而凡肾功能已有损伤或有发展至尿毒症的可能者，均应限制蛋白摄入，至于何时执行严格的低蛋白饮食，则应根据患者的具体情况而定。

②蛋白质的摄入量：一般认为，每日每千克体重0.5~0.6g蛋白质，对于多数尿毒症患者可以维持氮平衡，但每日摄入蛋白质总量中至少24g为优质蛋白，而且同时需有足够的能量供给患者。

③合理供应：优质蛋白（如鸡蛋、牛奶、瘦肉等）摄入量应达50%~70%，且均分配在三餐，以利于更好地吸收和利用。含植物蛋白高的食品，如豆类、豆制品及硬果类（花生、核桃、瓜子、杏仁等）均在限制范围。这类食品可增加尿毒症患者的病情恶化程度，可部分采用麦淀粉（玉米淀粉、土豆淀粉或用含淀粉较高的食物，如白薯、山药、芋头、藕粉等）作为主食，或采用淀粉类制品（如粉丝、粉条、粉皮等）代替小米、面粉。为了达到足够的热能，可增加食糖和植物油。

2）供应足够的热能：充足的热能供应可减少负氮平衡。为减少非必需氨基酸的摄入，可选用麦淀粉、藕粉、甜薯、蜂蜜、白糖、植物油作为热能来源。麦淀粉可以自制：将面粉加适量水揉成面团，用手捏至光泽不粘手为止，放置室温下1~2小时，然后在面团内加水为面团的3~4倍，用手捏面团，将淀粉洗入水中，反复加水数次，至洗不出淀粉为止，再将浆水集中，过滤、静置，去上清水，沉淀物置于布中晒干，即为麦淀粉。因其含蛋白很低，适用于尿毒症患者，可用为低蛋白饮食的主食。为了补足热能，脂肪可占40%~50%，因此可以多吃一些含脂肪和热能的食品，如肥肉。一般植物油食入量不限，可以吃奶油、黄油、猪油，但不可吃奶酪。

3）水、盐的平衡：患尿毒症时，尿量可能减少，也可能增多，特别是夜尿增多。由于肾脏功能下降，体内代谢产物需要较多的水才能从肾脏排泄，因此如无水肿、心力衰竭等，不应盲目限水，每日入水量应补足前一日尿量，并外加入水量每日400~500mL，如有出汗、发热、室温高等情况，入水量应适当增加。如果尿量少，体内水、钠潴留，特别是已有肺水肿、心力衰竭、稀释性低钠血症时，入水量必须严加限制。钠的摄入可根据患者体重、血压、尿量、肌酐清除率、血清钠、24小时尿钠等予以调整，一般每日食盐量在2~3g。

4）低磷饮食：磷的摄入量一般须控制在每日500mg以下。食用食物时一般用水煮，弃汤后再服食，有助于减少磷的摄入。为了减少磷的摄入，除尽可能不食用含磷丰富的食品（如蛋黄、动物内脏、动物脑、动物骨髓等）外，一般瘦肉、鱼可煮后去汤再食用，或服用碳酸钙，可与肠道中的磷结合而排泄，使血磷降低。

5）必需氨基酸的应用：如果GFR<5mL/min，则要将每日蛋白质摄入量减至约20g，这虽可进一步降低血中含氮的代谢产物，唯由于摄入蛋白质太少，如超过3周，则会发生蛋白质营养不良症，必须加用必需氨基酸（EAA）或必需氨基酸与α-酮酸联合制剂，才可使尿毒症患者长期维持较好的营养状态。α-酮酸在体内与氨结合成相

应的 EAA，EAA 在合成蛋白过程中，可以利用一部分尿素，故可减少血中的尿素氮水平，改善尿毒症症状。α - 酮酸本身不含氮，不会引起体内代谢废物增多，但价格昂贵。EAA 的适应证仅为肾衰竭患者。一般用量为每日 0.1 ~ 0.2g/kg，分 3 次，口服。

（2）饮食要点：由于饮食疗法在慢性肾衰竭中占重要地位，而上面讲的方法虽然科学，但在具体掌握时难度较大。鉴于这种情况，笔者在临床多年研究中认识体会到，若从血清尿素氮和血清肌酐数值来参考把握饮食要点比较简单，即依据每个患者的化验结果，如饮食不增加，上述化验数值，则表明患者目前的饮食摄入合理；如果目前饮食增加尿素氮的数值达 24.99 ~ 32.13mmol/L，表明患者的饮食中蛋白质的摄入量需降低在 20 ~ 25g 以下；若发现患者的血清肌酐数值上升至 618.8μmol/L 以下时，则表明蛋白质目前摄入量不足，若伴血浆蛋白降低，则需要增加蛋白质的摄入量 25 ~ 35g。在具体的实际饮食生活过程中，还要注意以下问题。

1）健脾益气，和胃降浊，重在食欲。慢性肾衰竭多见的症状有食欲缺乏，因此在饮食上要注意选用能开胃、和胃、增进食欲，并兼能益气健脾、利尿降浊的食物，如莲子类食物、山药、薏苡仁类食物，笋及瓜类食物。

2）阴阳并补，掌握适度，以利康复。慢性肾衰竭多有进行性贫血，因此出现一系列阴阳两虚的症状，如头晕耳鸣、腰酸无力、畏寒怕冷、皮下出血等，这时须选用阴阳并补的食物。但不能峻补，需缓缓进补，补中带清，补中有疏，如虫草炖鸡、黄芪蒸鸡、蒜头鸽肉煲、清汤越鸡、冰糖甲鱼、红烧龟肉。在食用时可分餐、分次、少量多次，不强求一次顿服，并视食欲增减食量。

3）标本兼治，扶正固本，祛邪治标。慢性肾衰竭由于全身衰弱，因此常弱不禁风，容易发生上呼吸道感染而致病情恶化，这时需要用标本兼治之法，既用清利之品，又兼补养之属，如奶油冬瓜、虾皮烧冬瓜、拌黄花菜、金针木耳汤、开洋萝卜汤等。

4）淡、清、利、消、补的基本饮食原则。淡即无盐饮食；清即清凉解毒、养阴清火之品；利为利尿消肿、排浊化湿之物；消为消导和胃、增进食欲之品；补为补益五脏、调节机体利于康复的食物。并尽可能地根据条件和爱好选择多样化的食谱以促进食欲，改善患者的营养，提高机体抵抗力。

（3）麦淀粉食谱参考：一个患者若每日摄入 20g 蛋白质，食谱如下（食物后面括号内数值均为蛋白质的含量）。

1）早餐

①麦淀粉油塌饼 100g（0.6g）可加果酱少许，另加粳米粥 25g（1.7g）。

②小白薯 100g（1.1g），麦淀粉 100g（0.6g），做成年糕汤。

③桂花白糖芋头汤，芋头 125g（2.8g），可加适量桂花、白糖及少量麦淀粉成糊。

④桂花白糖红薯汤，红薯 125g（2.8g），可加适量桂花、白糖及少量麦淀粉成糊。

上述 4 项中任选 1 项，或轮流服用。

2）上午点心：麦淀粉甜饼 50g（0.3g），牛奶 100mL（3.1g）。

3）午餐

①麦淀粉油塌饼 100g（0.6g），蛋 1 只（6.3g）烧成荷包蛋，加油炒包心菜 150g

（1.95g）。

②麦淀粉油塌饼100g（0.6g），肉圆50g（肥瘦各半5.9g），或鱼圆32g（6.0g），加油炒莴笋250g（1.5g）或香油拌用。

③白菜蛋花年糕汤：大白菜100g（1.4g），蛋1只（6.3g）烧成蛋花汤，再加入麦淀粉100g（0.6g），做成年糕片食用。

④鸡毛菜肉丝年糕汤：鸡毛菜100g（2.0g），肉丝50g（肥瘦各半5.0g），麦淀粉100g（0.6g），做成年糕汤。

⑤以小白菜100g（1.1g）、鸡蛋半只（3.2g）为馅，麦淀粉100g（0.6g）做成油塌饺子。另小白菜少许，鸡蛋半只（3.2g），做成蛋花汤。

⑥以小白菜100g、肥瘦各半的肉糜50g（5.0g）为馅，麦淀粉100g（0.6g），做油塌饺子。另小白菜少许，鸡蛋半只（3.2g），做成蛋花汤。

⑦以小白菜100g（1.1g）、肥瘦各半的肉糜50g（5.0g）为馅，麦淀粉100g（0.6g），做油塌饺子。另榨菜少许加瘦肉丝20g（3.2g）或肥瘦各半肉丝25g（2.5g），做成榨菜肉丝汤。

上述7项中任选一项，或轮流服用。

4）下午点心。麦淀粉甜饼50g（0.3g），可加水果糖数粒，或加苹果100g（0.2g），或橘子100g（0.9g），或生梨100g（0.3g），或番茄100g（0.6g），或西瓜（可食部分）100g（1.2g）。

5）晚餐

①麦淀粉油塌饼100g（0.6g），加鸡蛋半只（3.2g），胡萝卜150g（1.5g）油炒。

②麦淀粉油塌饼100g（0.6g），加入虾米5g（2.4g）、土豆100g（1.9g）为馅，做油煎饼。

③麦淀粉油塌饼100g（0.6g），茭白100g（1.5g），炒肉丝25g（4.2g）。

④麦淀粉油塌饼100g（0.6g），加油煎鲫鱼或河虾100g（带壳为4.7g），加炒小白菜100g（1.1g）。

⑤麦淀粉油塌饼100g（0.6g），加鸡蛋1只（6.3g），炒小白菜150g（1.69g）。

上述5项中任选一项，或轮流服用。

（4）常用保健食物

1）烟管鱼：味咸，性温。煮食。具有利尿消肿、清热解毒的功效。

2）墨鱼：味咸，性微温。煎汤、炒食。具有滋阴养血、利水的功效。

3）甲鱼：味咸，性寒。煎汤，煮食。具有滋阴凉血、补肾健骨的功效。

4）黑木耳：味甘，性平。煎汤，凉拌。具有滋阴、润燥的功效。

5）田螺：味甘，性寒。煎汤食用。具有利大小便、消手足水肿的功效。

6）海参：味甘、咸，性温。煎汤食用。具有补肾益精、养血润肤的功效。

7）海带：味咸，性寒，滑，无毒。煎汤，凉拌。具有清热利尿、补血、润肠通便的功效。

8）绿豆：味甘，性凉。煮食。具有清热解毒、利尿消肿的功效。

9）四季豆：味甘，性平，无毒。煎汤或煮食。具有滋阴养血、利尿消肿的功效。

10）白菜：味甘，性平。煎汤，煮食，凉拌。具有宽中养胃、利尿解毒的功效。

11）芹菜：味甘、苦，性凉，无毒。煎汤、绞汁、凉拌均可。具有消肿、清热的功效。

12）竹叶菜：味甘、淡，性寒，无毒。煎汤。具有解毒消肿、利尿通淋、止血的功效。

13）紫葡萄：味甘，性平。直接食用。具有补气血、利小便的功效。

（5）食疗药膳方

1）鲜橘叶、甜酒各适量。将上述原料放入砂锅内，加水适量，置于火上，先用武火煮沸后，改用文火煎成浓汤，去渣，取汁，服之。适用于水肿患者。

2）鲫鱼1尾，黑大豆300g。煮成浓汤，淡吃。适用于水肿患者。

3）大鲫鱼1条，茶叶6g，醋3mL。鲫鱼去内脏及鳞，炖熟后空腹吃。适用于水肿不退患者。

4）黑鱼1尾，大蒜瓣适量。黑鱼腹内纳入大蒜瓣，用纸泥封固，在炭火上煅存性，研细末，每日3次，每次2g，温开水送服。适用于各种水肿患者。

5）黄颡鱼3条，绿豆50g，大蒜3瓣，商陆末3g。将黄颡鱼、绿豆、大蒜分别清洗干净，放入砂锅内，加水适量，置于火上煮熟食用。适用于水肿患者。

6）皇姑鱼肉适量。皇姑鱼用清水洗干净，不加食盐，置于火上，清蒸食之。适用于肾炎水肿患者。

7）菠萝3个，蜂蜜适量。将菠萝剥去外皮，榨取汁，倒入砂锅内，用文火煮至果汁变稠后，加入蜂蜜拌匀成膏。每次100g，每日2次，用温开水冲服。适用于小便不利患者。

8）山药100g，白扁豆、核桃仁各50g，粳米60g。山药洗净，切片，与白扁豆、核桃仁、粳米同入锅，加水适量，煮成粥。早晚食用，可常食用。适用于慢性肾衰竭患者。

9）花生仁100~150g，大蒜50~100g。花生仁、大蒜共入瓦罐内，加水煮熟。每日1剂，连用1~2周。适用于水肿患者。

10）黄瓜1根，醋50mL。黄瓜破开，以醋煮一半，水煎一半，至烂，合并一处，空腹食，每日1剂。适用于水肿患者。

11）山药粉适量。将山药粉和凉开水调入锅内，煎煮2~3沸成粥，注意需不停搅拌，以免煳锅底，不拘量，不拘时服。

12）芡实粉30g，核桃仁15g，大枣5~7枚（去核）。先把芡实粉用凉开水调成糊，再冲入沸水搅拌，加入核桃仁、大枣煮成粥。每日1剂，分2次服。

13）枸杞子30g，大枣10枚，粳米60g。加水煮粥。早晚各服1次，每日1剂，可常服。

14）母鸡1只，黄芪120g。母鸡去内脏，洗净，纳入黄芪同煮熟烂，吃鸡肉喝汤。

15）炙黄芪50g，杜仲30g，猪腰子1个。上药分别洗净，加水共煮1小时，不加油、盐。去 2 味药，饮汤，食猪腰子。

16）韭菜 100 ~ 150g，蛤蜊肉 150 ~ 200g。将韭菜、蛤蜊肉洗净，放入锅内，先用大火煮开，再用微火煨 2 小时。吃肉喝汤，每日服 3 次，每日 1 剂。

17）当归 15g，生姜 30g，羊肉 500g。3 味洗净，放入锅内，先用大火煮开，再用微火煨 2 小时。吃肉喝汤，每日 3 次，每日 1 剂。

18）玉米粉 150g，山药 100g。将山药上笼蒸熟后，切小块，玉米粉用沸水调成稠糊，在砂锅内放入清水，煮沸后用竹筷拨玉米糊，小火煮熟后加入山药粉，一同熬成粥，每日服 1 剂。

19）白萝卜 2 个（约 750g），粳米 150g。将萝卜切成小块，加水、粳米煮粥食之。

20）杏仁 10g，百合、核桃肉各 30g。上 3 味加水 200mL 煮沸后半小时，温服，每日 1 次。

21）肉桂 3g，莲子心、薏苡仁各 50g，粳米适量。上述 3 味药洗净后加粳米，熬粥吃，每日 2 次。

22）鲜荸荠 100g，带皮冬瓜 200g，赤小豆 30g。加水先煮赤小豆 20 分钟，再放入洗净的冬瓜和荸荠共煮至熟即可，每日分 3 次服用。

23）葱白 3 根，生姜 10g，萝卜 1 个。洗净共煮，分数次吃萝卜喝汤。

24）黑豆、干豆腐皮各 50g，葱末、姜末、味精、食盐、香油各适量。将黑豆淘洗干净，放入砂锅内，加水适量，置于火上，先用武火煮沸后，改用文火煮至豆熟烂，加入干豆腐皮煮熟，撒入姜末、葱末、味精、食盐，淋上香油，即可食用。具有滋阴补肾、利尿消肿功效。适用于慢性肾衰竭患者。

25）鲫鱼 1 条，灯心草 6 根，粳米 100g，食盐、味精各适量。将鲫鱼除去鳞、鳃及内脏，清洗干净，切成小块。把粳米加水煮粥，粥快熟时，放入鱼、灯心草，煮熟后除去灯心草，加食盐和味精，即可食用。具有益气健脾、清热利水的功效。

26）鲜竹叶 50g，鲜豆花 15g。将鲜竹叶菜、鲜豆花分别清洗干净，放入砂锅内，加水 400mL，置于火上，煎至 200mL，去渣，取汁，当茶饮用。具有利尿通淋的功效。

2. 饮食禁忌

（1）限制蛋白质：当肾功能低下时，蛋白质的代谢物（氮质）排泄受到障碍，故蛋白质的摄入量必须根据内生肌酐清除率、血尿素氮等指标而定。当内生肌酐清除率在每分钟 10mL，血尿素氮在 10.71 ~ 24.99mmol/L，血肌酐在 265.8 ~ 618.8μmol/L 时，蛋白质的摄入量为 25 ~ 35g；当内生肌酐清除率每分钟 5 ~ 10mL，血尿素氮在 24.99 ~ 32.13mmol/L，血肌酐在 618.8 ~ 795.6μmol/L 时，蛋白质摄入量为 20 ~ 25g。

一般情况下，如不能及时进行抽血化验，患者的摄入量在 25g 左右为宜，并采用生物价值高的蛋白质，如牛奶、鱼类、肉类。食用鱼类、肉类，如先煮沸后去汤则更好，因煮沸后大量对肾脏有害的嘌呤进入汤中，可减少肾脏负担。

植物蛋白质应减少至最低量，这类食品有大豆及豆制品等，禁食植物蛋白质有利于防止尿毒症的发展。尽量减少米面的食入，以减少非必需氨基酸的摄入。有的医院对尿毒症的患者饮食采用麦淀粉（面粉抽提去蛋白质即麦胶面的制品，其蛋白质的含量为 0.6% ，50g 麦淀粉的热能为 175kcal），这样既保证了机体必需氨基酸，又在降低蛋白供应的情况下，利用非蛋白氮合成必需氨基酸，从而减轻氮质血症。

（2）限制脂肪：肾功能不全者往往与贫血同在，摄入过多脂肪可抑制造血功能，故尿毒症患者脂肪供给量应低于正常人的需要量。

（3）忌食盐：患者如有明显水肿，应采用无盐饮食。如患者呕吐较重，氯离子损失较多，而水肿不明显时，可给低盐饮食（每日 1～2g）。

（4）忌含嘌呤高的食物：嘌呤含量高的食物在代谢过程中产生过多尿酸而加重肾脏负担，如粳米、大豆、芹菜、菠菜、菜花、花生、猪头肉、沙丁鱼、带鱼、动物内脏及鸡、鹅、牛肉。

（5）忌强烈调味品：包括芥末、辣椒粉、胡椒、咖喱、桂皮等。

（6）忌葛粉：葛粉寒凉下趋。《本草衍义》说："多食行小便。"葛粉容易损伤肾脏的功能，故肾衰竭的患者禁忌食用。

（7）忌大豆：肾衰竭、氮质血症者不宜多食。大豆含蛋白质甚高，多食可以加重肾衰竭及氮质血症患者肾脏的负担，而加重病情。

（8）忌赤小豆：肾衰竭阳气衰微所致水肿应温阳益肾利水，不能投寒凉渗利之品，本品偏凉，渗利伤肾，故不宜食用，食用必加重病情。

（9）忌葫芦：肾功能不良者不应食用利水伤肾的食物，而葫芦的利尿作用较强，容易对肾脏造成损伤，加之水分和无机盐丧失过多，可导致水电解质失衡，加重患者的病情。故慢性肾衰竭患者不宜食用。

（10）忌紫菜：紫菜咸寒，渗利下趋，容易损伤肾脏，肾衰竭者食用，将会加重病情。故慢性肾衰竭患者不宜食用。

（11）忌燕窝：燕窝含有丰富的蛋白质，在体内代谢后的产物需通过肾脏随尿排出体外，肾衰竭时尿量减少，含氮废物排泄受到影响，将会加重肾衰竭的病情。故慢性肾衰竭患者不宜食用。

（12）忌火腿：火腿含蛋白质较高，肾衰竭患者排尿困难，蛋白质的代谢产物不能及时排泄，食用火腿易导致尿毒症。故肾衰竭患者不应食用火腿。

（13）忌蛙肉：蛙肉含蛋白质较高，食用后其分解代谢产物对肾脏有一定的不良影响，可加重肾衰竭的病情。故肾衰竭患者不宜食用。

（14）忌鸡肉：鸡肉含有较丰富的蛋白质，食后可增加氮质血症和加重尿毒症的病情。故肾衰竭患者不宜食用。

（15）忌鸽肉：鸽肉含蛋白质较多，多食可以增加氮质血症并加重尿毒症的病情。

（16）忌鱼鹰肉：鱼鹰肉渗利下趋，容易损伤肾脏，故肾功能不良患者不宜食用。

（17）忌葡萄：葡萄渗利下趋。《百草镜》说："利水甚捷"。容易损伤肾脏，故肾衰竭者不宜多食。

（18）忌茶叶：具有苦凉清热利水的作用，多饮茶水可以损伤肾脏，加重肾脏疾患及尿失禁患者的病情。故肾衰竭患者不宜食用。

（19）忌汽水：肾功能不良者多饮汽水，可使体内的血容量增加，导致肾负担加重，出现心慌、乏力、尿频等症状。

（20）其他禁忌：忌食咸菜、酱豆豉、腌腊制品和海味等，以减轻肾脏负担。

【药物宜忌】

1. 西医治疗

（1）脂溶性维生素

1）维生素 A：维生素 A 的主要功能是维持表皮的完整和骨骼的正常发育。慢性肾衰竭患者由于肾脏对维生素 A 的排泄功能减退而在体内蓄积，维生素 A 水平常明显升高。因此，一般不补充维生素 A，否则易引起肾毒性及高钙血症。

2）维生素 E：慢性肾衰竭患者可因摄入不足、吸收不良或消耗过多，常导致维生素 E 缺乏，故可适当补充，约每日 300mg。但不宜过量补充，因为血液中维生素 E 大部分与蛋白结合物经透析膜析出。若患者可正常进食且一般状况良好，可不常规补充。

3）维生素 D：补充维生素 D 是必需的。慢性肾衰竭患者由于高磷血症和肾脏羟化酶的缺乏，均存在不同程度的维生素 D 不足。尤其是透析患者，一般安全剂量为每日 0.25μg，具体用量可根据血钙浓度调整。

4）维生素 K：维生素 K 缺乏在慢性肾衰竭患者中不常见，一般无需常规补充。但患者不进食含维生素 K 的食物或在接受足够长时间的肠道抗生素治疗时需补充。

（2）水溶性维生素

1）维生素 B_6：维生素 B_6 是促核酸和蛋白质合成的重要辅酶之一，对调节机体免疫功能、消化功能、血红蛋白生成和脂质代谢均有重要作用。维生素 B_6 在慢性肾衰竭和透析患者中要常规补充，一般非透析患者每日 5mg，透析患者每日 10mg。

2）维生素 C：慢性肾衰竭和透析患者是否需要补充维生素 C，应根据维生素 C 和草酸水平两方面决定，只有在维生素 C 不足而草酸水平又不高的情况下才可补充。一般建议小剂量补充，约每日 60mg。

3）叶酸、维生素 B_{12}：慢性肾功能不全时，叶酸的吸收和代谢均有异常，可出现叶酸缺乏，透析时叶酸可被析出。慢性肾功能不全和透析患者要适量补充，一般剂量为每日 1mg。在接受促红素治疗时，剂量可加至每日 5mg。对于维生素 B_{12}，除非使用促红素，否则慢性肾衰竭及透析患者不宜常规补充。

4）其他：维生素 B_2、维生素 B_1、维生素 H、泛酸等是水溶性的，但这些维生素在慢性肾衰竭和透析患者中常不降低，因此可不用常规补充。

（3）纠正水、电解质失衡用药

1）水、钠平衡：在慢性肾衰竭早期，患者可呈渗透性利尿、多尿，而出现脱水，因此可放开水分的摄入。到终末期，出现尿量少，甚至尿闭，就应严格限制水的摄入。患者及其家属应自觉控制饮食中的水分，当然，控制过严造成脱水、低血压、休克等也不恰当。

2）纠正高钾血症：终末期肾衰竭患者常有高血钾倾向，应注意控制含钾食物及药物的摄入，避免输库血。出现高血钾时可使用利尿药，增加钾的排泄，此类药物常有氢氯噻嗪、呋塞米、布美他尼等。

①氢氯噻嗪：每次 25mg，口服，每日 3 次；或每次 50mg，口服，每日 2 次。

②呋塞米：口服：成年人开始每日剂量 40mg，以后视病情逐步增加至每日 80 ~ 120mg，分 3 ~ 4 次服；儿童每日 2 ~ 3mg/kg，分 3 次服。肌内或静脉注射：成年人 20 ~ 40mg，每日 1 ~ 2 次，或按需要增至每日 120 ~ 320mg；儿童每次 1 ~ 2mg/kg，缓慢静脉滴注。

③布美他尼：每次 0.5 ~ 1mg，口服，每日 1 ~ 3 次；或每次 0.5 ~ 1mg，静脉注射。

若血钾 >6.5mmol/L，心电图出现高血钾改变，需紧急处理，如下：10% 葡萄糖酸钙 20mL，缓慢静脉注射；5% 碳酸氢钠 100mL，静脉滴注；25% ~ 50% 葡萄糖注射液加胰岛素（6g 葡萄糖：1U 胰岛素），静脉滴注；急诊首选血液透析。

（4）调节钙、磷代谢的药物：慢性肾衰竭患者常出现低血钙、高血磷的状况，应尽量维持这两项指标的血清浓度接近正常。若已出现高磷血症，除在饮食中限制磷外，需口服磷结合剂，如碳酸钙、氢氧化铝凝胶等。

1）降低血磷

①碳酸钙（沉降碳酸钙）：每次 2g，每日 3 次，饭前服用。

②氢氧化铝凝胶：每次 10 ~ 15mL，每日 3 次，口服。

2）补钙：对于低钙血症患者，应予补钙，常用药物有骨化三醇（罗钙全）、钙尔奇 D 等，但需严密监测血钙浓度及白细胞水平。

①骨化三醇胶囊：每次 0.25μg，口服，每日 1 次。

②钙尔奇 D 片（每片含维生素 $D_3$125U，碳酸钙 600mg）：每次 2 片，口服，每日 1 次。

（5）纠正酸中毒药物：大多数慢性肾衰竭患者，应坚持长期口服碳酸氢钠。碳酸氢钠每次 1.0g，口服，每日 3 次。若较为严重的酸中毒，尤其伴大呼吸或昏迷时，应予静脉补碱，5% 碳酸氢钠注射液 250mL，静脉滴注。若更为严重的酸中毒，应考虑透析治疗。

为预防因纠正酸中毒引起的低钙，需先给予 10% 葡萄糖酸钙注射液 10mL，静脉注射；当合并高血压、心力衰竭时，静脉注射碳酸氢钠要严密观察、控制剂量。

（6）高血压药物治疗：目前的观点是，慢性肾衰竭患者的血压应控制在符合年龄的正常水平，则能有效延缓慢性肾衰竭的进程，且一些常见的严重并发症，如心力衰竭、脑血管意外也明显下降。常用的降压药物有利尿药、血管紧张素转化酶抑制药、钙离子通道阻滞剂及血管紧张素 Ⅱ 拮抗药等。

1）一般来说，容量依赖性高血压常用利尿药，此类药物常用氢氯噻嗪、吲达帕胺等。

①氢氯噻嗪：每次 12.5 ~ 25mg，口服，每日 2 次。

②吲达帕胺：每次 2.5 ~ 5mg，口服，每日 1 次。

2）若未缓解，则联合用药：首选钙离子通道阻滞剂，此类药物有硝苯地平、硝苯地平控释片、氨氯地平、非洛地平等。主要有头痛、头晕、心动过速、面部潮红等不良反应。

①硝苯地平：每次 5 ~ 10mg，口服，每日 3 次。

②硝苯地平控释片：每次 30mg。常用剂量 30 ~ 60mg，口服，每日 1 次。

③非洛地平：每次 2.5 ~ 5mg，口服，每日 1 次。

④氨氯地平：每次 5mg，口服，每日 1 次；最大剂量每次 10mg，每日 1 次。

3）血管紧张素转化酶抑制药：对早期肾功能不全，可减轻肾小球内高压，延缓肾小球硬化，对肾功能有保护作用。其不良反应主要有咳嗽、高血钾、低醛固酮血症等。此类药物常有卡托普利、培哚普利、贝拉普利、福辛普利等。

①卡托普利：成年人开始 6.25 ~ 12.5mg，每日 2 ~ 3 次，可逐渐增至 50mg，每日 2 ~ 3 次，最大剂量每日 450mg，饭前 1 小时服用。

②培哚普利：每次 2 ~ 4mg，每日 1 次，早餐前口服。

③贝拉普利：每次 10 ~ 20mg，口服，每日 1 次；最大剂量每日 40mg。

④福辛普利：每次 10mg，口服，每日 1 次。

4）血管紧张素 Ⅱ 受体拮抗药：选择性地阻滞与血压控制、体液及电解质平衡有关的血管紧张素 Ⅰ 受体亚型而调节血管紧张素 Ⅱ 在心血管方面的作用，此类药物的不良反应轻微、短暂。目前常用药物有氯沙坦钾、缬沙坦等。

①氯沙坦钾：每次 50mg，口服，每日 1 次。

②缬沙坦：每次 80mg，口服，每日 1 次。

（7）肾性贫血的治疗：人类重组促红细胞生成素应用于临床后，使肾性贫血的治疗取得了较大的进展。目前认为，其适应证为有贫血的肾功能不全、血液透析、腹膜透析和慢性移植肾排异反应的患者，此类药物主要是阿法依泊汀等。

1）促红素（红细胞生成素）：用于以透析的肾性贫血，起始剂量 3000U，每周 3 次，皮下注射；贫血改善后改用维持量 1500U，每周 2 ~ 3 次；或 3000U，每周 2 次，皮下注射。对于未进行透析治疗的慢性肾衰竭患者的肾性贫血，起始剂量 6000U，每周 1 次，皮下注射；贫血改善后维持剂量为 6000 ~ 12 000U，每 2 周 1 次，皮下注射。

2）宁红欣注射液（重组人红细胞生成素）：血液透析患者起始剂量每周 100 ~ 150U/kg，分 2 ~ 3 次皮下注射；非透析患者，一般每周 75 ~ 100U/kg，用法同上。

在使用促红素治疗时，易导致细胞营养的缺乏，故应补充叶酸及维生素 B_{12}，铁剂也需常规补充。

（8）联合用药

1）慢性肾衰竭的患者，病变可涉及全身各系统，在治疗过程中常需多联用药，以获得一定的疗效。如高血压治疗若单用利尿药不能缓解者，则需联合血管紧张素转化酶抑制药、β 受体阻滞剂等降压药，以控制血压。

2）中药与西药联合应用一般无禁忌证。

（9）特殊治疗

1）血液透析疗法（人工肾透析）：是将患者的动脉血，经动静脉瘘引出体外后，与透析液同时引进透析器，向相反方向流动。利用透析机器上的半透膜，使血中毒素

（如尿毒素、肌酐等）经弥散原理被消除，并可补充体内缺乏的物质，达到替代肾脏排泄的功能。一般适用于尿毒症晚期或准备换肾的患者。

2）腹膜透析疗法：利用腹膜作为半透膜，将硅胶管的一端置入腹腔膀胱直肠窝内，然后从硅胶管的另一端灌入消毒的腹膜透析液，每次 1000～2000mL，停留 1 小时后放出，再次灌入腹透液，如此反复，每日可灌入 8000～10 000mL。在腹膜腔内血液与透析液之间发生弥散及渗透作用，达到消除体内毒素和补充体内缺乏物质的目的。腹膜透析一般适用于慢性肾衰竭的中期患者。

3）结肠透析：利用结肠黏膜作为半透膜，向结肠内灌入透析液，停留 30～60 分钟后排便，每日反复用 1～10 次，每次灌入透析液 500mL。结肠透析一般适用于慢性肾衰竭早、中期及可逆性的患者。

4）肾移植术：将异体的健康肾脏移植给慢性肾衰竭患者，是治疗尿毒症终末期一种有效的疗法。

2. 中医治疗

（1）辨证治疗

1）脾肾气（阳）虚

主症：倦怠乏力，气短懒言，纳少，腹胀，腿酸，腿软，口淡不渴，大便不实，夜尿清长，甚则畏寒肢冷，腰部发冷，舌淡齿痕，脉象沉弱。

方药：党参、黄芪、山药各 15g，茯苓 20g，白术、制半夏各 12g，甘草 6g，木香、砂仁、陈皮、仙茅、淫羊藿、巴戟天各 10g。

加减：脾肾阳虚较著者，可改用实脾饮或金匮肾气丸加减。

用法：水煎服，每日 1 剂。

2）脾肾气阴两虚

主症：面色少华，乏力，腰膝酸软，皮肤干燥，饮水不多，或有手足心热，或有手足不温，尿少色黄，夜尿清长，舌淡齿痕，脉沉细。

方药：人参（另煎）、牡丹皮、陈皮、砂仁各 10g，黄芪、麦冬各 30g，熟地黄、枸杞子、茯苓各 15g，山药、太子参各 20g，当归 12g。

加减：便干者，加火麻仁、肉苁蓉、黑芝麻以润肠通便；若脾气虚较明显而面色少华、纳呆腹胀、便溏者，可配合香砂养胃汤以健脾益气；若以肾气虚为主而见腰膝酸软、小便清长者，可配合金匮肾气丸以温补肾气；若气阴不足、心慌气短者，可合用生脉散益心气、养心阴。

用法：水煎服，每日 1 剂。

3）肝肾阴虚

主症：头痛头晕，口舌咽干，渴喜冷饮，五心烦热，全身乏力，腰膝酸软，大便干结，尿少色黄，舌淡红无苔，脉沉细或弦细。

方药：熟地黄 20g，枸杞子、菊花、山药、茯苓、女贞子、墨旱莲各 5g，何首乌 18g，山茱萸、牡丹皮、泽泻各 10g，炒杜仲 12g。

加减：热象明显者，加龙胆草、黑栀子清肝泻火；若血压高而足冷面红者，可加附子、肉桂，或用附子捣烂用醋调敷足心涌泉穴以引火归元；痰多者，加石菖蒲、郁金；若肝风内动，风阳上扰而见头痛眩晕、震颤心烦者，可用羚角钩藤汤、天麻钩藤饮加减以镇肝息风。

用法：水煎服，每日 1 剂。

4）阴阳两虚

主症：极度乏力，畏寒肢冷，手足心热，口干欲饮，腰腿酸软，大便稀溏，小便黄赤；舌淡白胖有齿痕，脉沉细。

方药：鹿角胶（片）、山茱萸、山药、陈皮、巴戟天各 10g，紫河车粉（冲服）5g，冬虫夏草 3g，炒熟地黄、牛膝各 20g，枸杞子、茯苓、车前子（包）、肉苁蓉、黄芪、当归各 15g。

加减：若偏于阳虚者，加淡附子、肉桂；偏于阴虚者，加何首乌、龟甲；肾衰血亏、肤燥失润、指甲苍白、面色少华、血红蛋白下降者，加磁石、骨碎补、补骨脂补肾填精、益气养血。

用法：水煎服，每日 1 剂。

5）寒湿阻滞

主症：畏寒蜷卧，恶心呕吐，口中尿臭，口淡口黏，胸脘痞满，大便秘结，舌淡体胖苔白腻，脉沉细。

方药：甘草、干姜各 6g，附子 9g，陈皮、半夏各 12g，茯苓 5g，枳实、大黄（后下）、人参（另煎）、厚朴各 10g。

加减：湿浊较重、身重困倦者，加苍术、薏苡仁以运脾燥湿；湿浊蒙蔽心窍者，加石菖蒲、郁金豁痰开窍；胃气上逆、嗳气呕吐者，合旋覆代赭汤降逆止呕；浊阴上扰、头痛、干呕、吐涎沫者，合吴茱萸汤暖肝降逆。

用法：水煎服，每日 1 剂。

6）湿热中阻

主症：口中秽臭，口苦口黏，胸脘痞闷，腹胀纳呆，或心烦失眠，便秘，或大便秽臭，舌质红、边尖有齿痕，苔黄腻或干燥，脉弦数或弦滑。

方药：薏苡仁 30g，姜半夏、陈皮各 12g，茯苓 15g，生姜、甘草各 6g，黄连、紫苏叶、枳实、竹茹、砂仁、大黄各 10g。

加减：湿热下迫大肠者，可用葛根芩连汤清热化湿；三焦湿困者，用三仁汤宣畅气机、清热利湿；下焦湿热者，用滋肾通关丸清热化气利湿。

用法：水煎服，每日 1 剂。

7）水气不化

主症：水肿腰以下尤甚，胸腹胀满，畏寒肢冷，腰膝酸软，大便溏薄，小便短少，舌淡苔腻，脉沉迟或沉细。

方药：山药 15g，熟地黄、山茱萸、牡丹皮、白术、泽泻各 10g，牛膝 20g，车前子（包）、茯苓及皮各 30g，干姜、肉桂各 6g，附子、大腹皮、木瓜各 12g。

加减：若水肿以虚为主、而无阳虚之象者，可用五苓散合五皮饮加减以健脾利水；

若水气凌心射肺而见眩晕、心悸、咳喘短气者，用苓桂术甘汤合葶苈大枣泻肺汤加减以温化水湿、泻肺逐饮。

用法：水煎服，每日 1 剂。

（2）中成药

1）静脉给药：可静脉滴注丹参注射液、川芎嗪注射液，以改善肾血流量；静脉滴注黄芪注射液，以调节免疫状态。

2）口服药

①金水宝：每次 4 粒，口服，每日 3 次。具有益气扶正固本、化瘀通络功效。

②百令胶囊：每次 4 粒，口服，每日 3 次。具有提高免疫力、降低血脂、消除疲劳功效。

③尿毒清：每次 2 袋，口服，每日 3 次。具有健脾益胃、通腑泻浊功效。

（3）验方

1）半夏 30g，生姜 10g，茯苓 15g，陈皮 6g，炒麦芽、炒稻芽各 24g，伏龙肝 60g。先煎伏龙肝，再煎前 6 味药，煎出药液 150～200mL，每次服 1 小匙，间歇频服直至吐止。党参、生姜、白术各 10g，茯苓 30g，陈皮 6g，半夏、炒麦芽、炒稻芽各 24g。待情况好转时配合水煎服用。适用于慢性肾衰竭中毒呕吐。

2）吴茱萸 3g，姜半夏、干姜各 9g，沉香 2.5g，茯苓 25g，泽泻 12g，生姜 3 片，土炒白术、厚朴、荷叶各 6g。水煎服，每日 1 剂。

3）西洋参、三七、鸡内金、琥珀各 10g，珍珠粉 2g，麝香（代）0.3g。上药共研细末，调匀，每次服 2g，每日 2～3 次。

4）土茯苓 30～60g，防己 15～30g，绿豆衣 30g，甘草 10g。水煎服，每日 1 剂。

5）蟾蜍 2 个，巴豆 14 粒。每个蟾蜍口内各装 7 粒巴豆，焙干后研为细末，分 4 日服用（13 岁以下用量酌减）。

6）桃仁、大黄各 9g，红花、赤芍、半夏各 12g，丹参 18g，伏龙肝（包）、益母草各 30g，红参 6g。水煎服，每日 1 剂。

7）附子（先煎）、法半夏、大黄各 9g，白术、泽泻、茯苓、陈皮各 12g，黄芪、丹参、益母草、半边莲各 18g。水煎服，每日 1 剂。

8）党参、白术各 15g，半夏、熟附子（先煎）各 9g，黄连、砂仁（后下）各 3g，六月雪、绿豆、紫苏、丹参各 30g，水煎服，每日 1 剂。

9）仙茅、巴戟天各 15g，人参、附子（先煎）、黄柏、知母各 10g，制大黄、淫羊藿、生龙骨（先煎）、生牡蛎（先煎）、丹参各 30g。水煎服，每日 1 剂。

10）制附子（先煎）15g，大黄 18g，益母草 30g，炙黄芪 45g，芒硝粉（冲服）10g。加开水久煎，每剂 2 煎，早晚分服，连服 10 日为 1 个疗程。

11）生地黄、熟地黄各 20g，巴戟天、白术、泽泻、茯苓皮各 12g，桂枝 9g，甘草 5g，黄芪、地肤子、菟丝子、冬葵子各 15g。水煎服，每日 1 剂。

12）炮附子（先煎）9g，党参 12g，生龙骨、生牡蛎（先煎）各 30g。水煎服，每日 1 剂。用于脾肾阴虚型慢性肾衰竭患者。

13）党参、黄芪各15g，生地黄、知母、黄柏、牛膝各9g。水煎服，每日1剂。用于气阴两虚型慢性肾衰竭患者。

14）丹参20～30g，益母草30～60g，生黄芪30g，土茯苓100g，白花蛇舌草30g。水煎服，每日1剂。

15）制附子（先煎）、白术、法半夏、当归各10g，陈皮、炙甘草各6g，茯苓20g，黄芪24g。水煎服，每日1剂。

16）防己、葶苈子、厚朴各12g，大黄、枳实、陈皮各9g，泽泻18g。水煎服，每日1剂。

17）人参（或红参）5g，肉桂2g，甘草3g，黄芪、制大黄各20g。水煎服，每日1剂。

18）熟地黄、山药、淫羊藿、黄芪、丹参各12g，白术、茯苓、山茱萸、巴戟天、莲子、麦冬各10g，熟附子（先煎）6g，肉桂3g，新开河参粉（冲服）5g。水煎服，每日1剂。

19）黄芪30g，山茱萸、钩藤（后下）、白菊花、红花、土鳖虫、黄芩各10g，山药、丹参各12g，生地黄、白花蛇舌草、天仙藤各15g，刺蒺藜20g。水煎服，每日1剂。

20）生大黄（研粉）、玄明粉（研粉）各等量。每次服2～4g，每日1次，10～14日为1个疗程。

21）黄芪、党参、生地黄、熟地黄、川芎、桃仁、赤芍、大黄各15g，山茱萸、白术、红花、枳壳各10g。水煎服，每日1剂。

22）柴胡、黄芩、清半夏、陈皮、茯苓各12g，黄连、生姜各4g，焦大黄（后下）6g，益母草15g。水煎服，每日1剂。

23）大黄（后下）、砂仁、山茱萸各10g，党参、茯苓、车前子（包）、益母草、枸杞子各15g，黄芪、薏苡仁、石韦各30g，熟附子（先煎）6g，丹参18g。水煎服，每日1剂。

24）党参、黄芪、大黄各15g，熟附子（先煎）、柴胡、黄芩各12g，桃仁、蝉蜕、僵蚕各8g，半夏、白术各10g。水煎服，每日1剂。若不能口服者，上方可煎成200mL，做直肠保留灌肠。

25）鳖甲（先煎）30g，川芎12g，赤芍、苦参各15g，半枝莲20g，大黄10g，蝉蜕9g。水煎服，每日1剂。

26）黄芪40g，党参35g，茯苓、陈皮、炙甘草、肉桂各10g，白术30g，半夏、竹茹、山茱萸、桃仁各15g。水煎服，每日1剂。

27）党参、黄芪各30g，丹参、甘草各20g，大黄10～20g，煅牡蛎（先煎）20～30g，附子（先煎）、茯苓、补骨脂、菟丝子各10g，黄连6g。水煎服，每日1剂。

28）党参、益母草、生黄芪各40g，制附子（先煎）、车前子各10g，生大黄、羌活、生地黄、熟地黄、山药各20g，丹参、山茱萸、泽泻各15g，茯苓12g，白花蛇舌草、荠菜花各30g。水煎服，每日1剂。

29）黄连 12g，半夏、枳实、人参各 10g。陈皮、竹茹各 6g，大黄 6～15g，附子（先煎）30g。水煎服，每日 1 剂。

30）黄芪 10～20g，当归 6g，丹参、茯苓各 20g，红花 10g，白茅根 30～60g，车前子 15g，淫羊藿 25g，鹿角霜 30g。水煎服，每日 1 剂。

31）生大黄、黄连各 3～6g，大黄炭、党参各 15～30g，紫苏叶、生姜各 10g，菊花 6～10g，生黄芪 10～30g。水煎服，每日 1 剂。

32）紫苏、六月雪、败酱草、党参、丹参各 30g，半夏 9g，黄连 4.5g，生大黄 10～15g，白术 15g，薏苡根 30～50g，附子（先煎）12g。水煎服，每日 1 剂。

33）人参（或红参）5g，黄芪 20g，肉桂 2g，甘草 3g。水煎服，每日 1 剂。

34）黄芪、丹参、益母草各 30g，枸杞子、白术、茯苓、生地黄各 12～15g，干姜 6～12g，五味子 6～9g，大黄 9～18g。水煎服，每日 1 剂。或制成冲剂，每次 20g。

35）制附子（先煎）10～20g，生大黄 15～30g，炙黄芪 30～60g，益母草 15～30g，芒硝（冲服）10～20g。水煎服，每日 1 剂。

36）黄芪、绞股蓝各 30g，冬虫夏草 6g，葛根 15g。水煎服，每日 1 剂。

37）人参、益母草各 10g，黄芪、丹参、山药各 30g，川芎、山茱萸各 15g，制乳香、制没药各 6g。水煎服，每日 1 剂。

38）生大黄 30g，槐角、红花、玄明粉各 12g，附子 15g；或大黄、苦参、甘草、败酱草、蒲公英、生牡蛎、槐角各 30g。此两组药共研细末过筛，包装成 15g 备用。治疗时用 250mL 温开水充分溶解后灌肠，保留 30～60 分钟。

39）生大黄（后下）、丹参、鱼腥草各 30g，制附子 10～15g，红花 20g。每日 1 剂，水煎成 300mL，分 2 次高位保留灌肠。

40）生大黄（后下）、生牡蛎各 30g，水蛭、熟附子各 10g。用水浓煎至 100mL，使药液温度保持在 38.5℃～40℃，患者取左侧卧位，肛管入 15～30cm 为宜，每日 1 次，保留灌肠 1～2 小时，45 日为 1 个疗程。

3. 药物禁忌

（1）药食禁忌

1）服用肾灵片期间，过食含钙食物，会引起高钙血症。

2）在服用降压药期间或停药 2 周内，应禁饮酒或含乙醇的饮料，否则会引起低血压反应。

（2）用药禁忌

1）慢性肾衰竭属肾病晚期，临床多辨证为脾肾衰败、浊毒潴留，治疗应以健脾补肾为主，忌滥用或过用攻伐药物。例如大黄对肾衰竭的作用是肯定的，但对于脾胃虚弱者，大黄的败胃作用却不可忽视，否则易致虚虚之变，甚则加重病情，危及生命。

2）应避免使用对肾组织有损害的药物。对肾脏有毒性作用的西药有：重金属制剂，如汞剂等；抗肿瘤药物以及部分抗生素，如两性霉素、新霉素、庆大霉素、卡那霉素、链霉素及利福平等均有不同程度的肾毒性。对肾脏有毒性的中药：雄黄、朱砂、砒霜、斑蝥、蜂毒、鱼胆、蛇毒抗栓酶、全蝎、海马、山慈菇、钻地风、雷公藤、牵牛子、野百合、腊梅根、苍耳子、木通等。三品一条枪、安宫牛黄丸等中药制剂在中毒剂量下也可造成肾损害。

3）因肾衰竭时钾的排泄减少，易出现高钾血症，因此，慢性肾衰竭的患者应慎用含钾多的药物。如青霉素钾盐含钾量较高，保钾利尿剂螺内酯、氨苯蝶啶等使钾的排泄减少，中药金钱草、夏枯草、牛膝等也含钾较多，使用这些药物时应慎重，以免引起高钾血症。

4）肾功能减退患者应用抗感染药物的禁忌

①可应用，按原治疗量或略减量：红霉素、阿奇霉素等大环内酯类及利福平、克林霉素、多西环素、氨苄西林、阿莫西林、哌拉西林、美洛西林、苯唑西林、头孢哌酮、头孢曲松钠、头孢噻肟，头孢哌酮/舒巴坦、氨苄西林/舒巴坦、阿莫西林/克拉维酸钾、替卡西林、克拉酸钾，哌拉西林，他唑巴坦、氯霉素、两性霉素 B、异烟肼、甲硝唑、伊曲康唑口服液。

②可应用，治疗量需减少：青霉素、羧苄西林、阿洛西林、头孢唑林、头孢噻吩、头孢氨苄、头孢拉定、头孢呋辛、头孢西丁、头孢他啶、头孢唑肟、头孢吡肟、氨曲南、亚胺培南 - 西司他丁、美罗培南/氧氟沙星、左氧氟沙星、加替沙星、环丙沙星、磺胺甲噁唑、甲氧苄啶、氟康唑、吡嗪酰胺。

③避免使用，确有指征应用者调整给药方案：庆大霉素、妥布霉素、奈替米星、阿米卡星、卡那霉素、链霉素、万古霉素、去甲万古霉素、替考拉宁、氟胞嘧啶及伊曲康唑静脉注射液。

④不宜选用：四环素、呋喃妥因、萘啶酸、特比萘芬。

（3）药物相互禁忌

1）肾灵片

①肾灵片慎与其他含钙药物同服。肾灵片长期服用可导致高钙血症，尤其是与其他含钙药物（如碳酸钙等）合用时，可引起严重的高钙血症。

②肾灵片忌与含钙的微溶配伍药物同服。含钙的微溶配伍药（如四环素、多西环素等）与肾灵片同服，会影响其吸收。

2）骨化三醇

①骨化三醇忌与含镁制剂同服。因在服用骨化三醇时，同时服用含镁制剂（如氧化镁等），可引起高镁血症。

②骨化三醇忌与维生素 D 制剂同服。因骨化三醇是维生素 D_3 的重要代谢产物之一，故服用本品期间不能同时给予维生素 D 制剂（如鱼肝油等）及其衍生物（如二氢速甾醇等）。

3）维生素 B_{12}（氰钴胺）

①氯霉素：可以拮抗维生素 B_{12} 的抗贫血作用。

②维生素 C：可破坏维生素 B_{12}，两药联用应相隔 2～3 小时。

③抗肿瘤药：可减弱维生素 B_{12} 抗贫血作用，并可降低维生素 B_{12} 吸收。

④苯乙双胍（降糖灵）、对氨基水杨酸钠、考来烯胺、氯化钾：均可影响维生

B_{12} 的胃肠道吸收。

⑤新霉素、多黏菌素 B、卡那霉素、杆菌肽：均可阻碍维生素 B_{12} 和铁剂的胃肠道吸收。

⑥奥美拉唑：可影响维生素 B_{12} 吸收，引起维生素 B_{12} 缺乏症。

⑦乌梅：可降低维生素 B_{12} 的生物利用度，两药联服时应相隔 2~3 个小时。

4）叶酸

①抗癫痫药、抗惊厥药：可使叶酸吸收不良或改变叶酸代谢，发生叶酸缺乏症；叶酸也可降低苯妥英钠等的血药浓度，导致某些患者癫痫失控。

②维生素 B_1、维生素 B_2、维生素 C：均能使叶酸破坏失效，不应混合注射。

③复方新诺明：可降低或消除叶酸治疗巨幼红细胞贫血的疗效；叶酸可降低磺胺类药物的抗菌作用（含有对氨苯甲酸药物，如普鲁卡因、丁卡因、苯唑卡因、酵母等，均可降低磺胺类药物抗菌作用）。

④下列药物降低叶酸吸收或增加叶酸代谢：甲氨蝶呤、乙胺嘧啶、氨苯蝶啶、口服避孕药、环丝氨酸、柳氮磺吡啶、阿司匹林等。

其他参见急慢性肾炎，急性肾衰竭。

十一、溶血尿毒综合征

溶血尿毒综合征（HUS）是以微血管病性溶血性贫血、血小板减少和急性肾衰竭为特征的一组临床综合征，如同时伴有神经系统症状和发热则称之为血栓性血小板减少性紫癜（TIP），两者统称为血栓性微血管病（TMA）。HUS 在成人和儿童均可发病，但典型 HUS（D + HUS）主要发生于幼儿，起病急骤，是小儿急性肾衰竭常见的原因之一。典型的 HUS 如能及时诊断，予以正确治疗，多数恢复较好；非典型 HUS（D - HUS）预后较差，可遗留慢性肾衰竭。

【概述】

1. 病因

（1）感染：感染是诱发 HUS 的首要因素，大肠杆菌、志贺痢疾杆菌、肺炎链球菌、肺炎双球菌以及柯萨奇病毒、埃可病毒、人类免疫缺陷病毒（HIV）、立克次体等感染均可诱发。

（2）遗传性因素：HUS 部分患者有家族史，多为常染色体隐性遗传病，偶有显性遗传病例的报道，家族性 HUS 预后不良，死亡率高。

（3）药物：包括环孢素、他克莫司，化学药物如丝裂霉素、长春新碱、阿糖胞苷、柔红霉素等，此外口服避孕药、奎宁及反射性照射也可诱发 HUS。

（4）继发性 HUS：可继发于系统性红斑狼疮、系统性硬化症、干燥综合征、链球菌感染后肾小球肾炎、膜增殖性肾小球肾炎。另外，妊娠、肿瘤及器官或骨髓抑制患者也可出现 HUS。

（5）特发性 HUS：病因不明，病变可以复发，有些病例可有补体缺乏。

2. 临床表现

（1）一般症状：多数患者起病时有乏力、恶心、呕吐、食欲缺乏，伴或不伴有腹泻。部分患者起病时有上呼吸道感染。

（2）主要症状

1）微血管病性溶血性贫血：是 HUS 的重要标志，数天内血红蛋白明显下降。急性溶血有腰背酸痛、血红蛋白尿，约半数患者有黄疸和肝大，间接胆红素升高，乳酸脱氢酶升高。末梢血涂片红细胞碎片（破碎红细胞呈头盔形、芒刺状等）阳性和抗人球蛋白试验（Coombs）阴性，是诊断微血管病溶血性贫血的必要条件。典型的 HUS 有白细胞总数增加伴核左移，而非典型 HUS 白细胞计数常在正常范围。

2）血小板减少：HUS 可有明显血小板减少，多数在（30～100）×10^9/L，重者常有明显出血，表现为鼻出血、皮肤瘀斑、眼底出血、呕血、便血、咯血等。有些 HUS 患者血小板计数可完全正常或接近正常。凝血功能检查通常正常，凝血时间（PT）和活化部分凝血活酶时间（APTT）常有缩短，无纤维蛋白原水平降低。

3）急性肾衰竭：90% 以上的 HUS 有急性肾衰竭，多数 HUS 可持续少尿或无尿，需进行透析治疗。血容量负荷过重、心力衰竭、肺水肿是成人 HUS 常见症状，但少数患者由于腹泻与呕吐、内皮细胞损伤后毛细血管通透性增加，可出现有效血容量不足的症状。绝大多数 HUS 可出现高血压，通常是高肾素性高血压。HUS-TTP 高血压更加严重，血压升高也与病情复发有关。儿童腹泻相关的 HUS 高血压通常较轻，且为一过性，并随肾功能恢复而好转。

（3）神经系统症状：表现为头痛、行为改变、视力障碍、言语困难、感觉异常、瘫痪、抽搐，甚至昏迷。典型 HUS 出现神经症状相对少见，非典型 HUS 则多见。

（4）肾脏病理改变：典型儿童 D+HUS 患者以肾小球受累为主，成人患者病变主要位于动脉和小动脉，肾小动脉内膜增厚，管腔及肾小动脉内血栓栓塞，伴肾小球毛细血管袢缺血、皱缩。

3. 辅助检查

（1）尿液检查：尿常规：尿蛋白 1～2g/d，镜下血尿、管型尿，偶有肉眼血尿，重度溶血可有血红蛋白尿。

（2）血尿素氮、肌酐升高，可有高血钾、低钠、低钙及高尿酸血症。

腹泻后出现微血管病性溶血性贫血、急性肾功能不全和血小板减少，则典型的 D+HUS 诊断可确定。但在临床实践中，HUS 与血栓性血小板减少性紫癜（TTP）的临床区别并不绝对，HUS 也可出现神经系统表现，而 TTP 患者也可有明显的肾功能异常。实验室检查有助于 HUS 和 TTP 的鉴别：TTP 患者可有不正常的凡登白因子（vWF）多聚体及 vWF 裂解蛋白酶缺乏，HUS 患者血浆中很少有 vWF 裂解蛋白酶活性的下降。HUS、TTP 与弥散性血管内凝血有相似之处，但缺乏弥散性血管内凝血的凝血指标异常。

【饮食宜忌】

1. 饮食宜进

（1）饮食原则

1）高热能饮食：摄入足量的糖类和脂肪，以供给人体足够的热能，这样就能减少蛋白质为提供热能而分解，故高热能饮食可使低蛋白饮食的氮得到充分的利用，减少体内蛋白质的消耗。可多食用植物油和食糖，如觉饥饿，可食甜薯、芋头、马铃薯、苹果、马蹄粉、淮山粉、藕粉等。

2）应食含有足够必需氨基酸的低蛋白高热量饮食。蛋白宜以优质蛋白占多数（蛋、奶、瘦肉、鱼肉等）。宜进食藕粉、荸荠粉、生粉、麦淀粉及乳化油脂以保证热源。严重者宜给予少量米汤、菜汁、果汁、糖、蜜等。

3）需给予充足维生素，如维生素 A、维生素 B_1、维生素 B_2、维生素 C 和叶酸等。并适量补充无机盐。

4）当食疏利之品，如适当进食蔬菜、水果等。

5）宜饮用适量水以利排出代谢产物，排尿正常不必严格限制水量，不出现水肿时也不需严格限制食盐摄入。

6）高钙低磷：长期排出大量蛋白尿可使钙、磷缺乏，故宜多食含钙、磷丰富的食物，如绿叶蔬菜、虾皮等。

7）饮食能供给足够造血原料：在平衡膳食的基础上，以富含蛋白质、高纤维素、高铜、铁食物为主，宜适量多食瘦肉、肝脏、肾脏、动物血、蛋类、蔬菜、水果等。

8）宜食软烂易消化化食物：患者宜进食易消化、富有营养的流质或半流质饮食，如牛奶、米汤、藕粉、鸡蛋汤、菜汁、水果汁、面条、馄饨、蒸蛋羹等。

（2）食疗药膳方

1）黑白木耳羹：黑木耳15g，白木耳15g。分别泡发后，共炖酥，加适量糖调味服食。每日1剂，时时服食。适于尿毒症见头痛、嗜睡、食欲不振、贫血等症状者。见苔腻、水肿显著、便溏、肢冷等症状者不宜食用。

2）红茶炖鲫鱼：红茶15g，鲫鱼1条。鲫鱼去鳞、鳃及内脏，红茶放鱼肚内，蒸熟，调味，吃鱼肉。隔日1剂，时时服食。适于尿毒症见神疲乏力、尿少、水肿者。尿毒症神昏、惊厥及舌光红者不宜应用本方。

3）番茄肉丝炒鸡蛋：番茄250g，猪瘦肉丝50g，鸡蛋2只，生姜5g。肉丝旺火煎炒片刻，加入番茄片、鸡蛋糊、姜片，炒熟，时时佐餐用。适于尿毒症见贫血、乏力、尿少、肢肿者。神志昏迷、恶心呕吐者不宜服食。

4）汽锅乌鸡：乌骨鸡1只，冬虫夏草、党参各10g，黄精、熟地黄各5g，玉兰片、香菇、绍酒、盐适量。将诸药装入布袋扎口；鸡洗净切块，与药袋、调料同放入汽锅里，注入少许清汤，置蒸锅上蒸2~3小时，去药袋，饮鸡汤。功能为补肝肾、益气血，用于肝肾阴虚的贫血、健忘耳鸣、头晕目眩、两颊潮红、低热盗汗、五心烦热、遗精等。

5）猪心参归汤：猪心1具，人参（或党参）、当归各30g。将猪心破开洗净，人参、当归亦洗净，加清水适量，炖至猪心熟透。食猪心及汤。功能为补血益气、养心、宁神、敛汗。适用于贫血、心虚多汗不眠者。

6）菠菜猪血汤：鲜菠菜 500g，猪血 250g。将菜切段，猪血煮凝、切条，锅内加水烧沸后下菠菜、猪血条，熟后入五味调之。温服，每日 1 次或隔日 1 次。功能为补血、润肠通便。适用于失血性贫血、大便秘结者。

7）苁蓉羊肉粥：肉苁蓉 15g，羊肉 100g，粳米 100g，盐、葱白、生姜片适量。将羊肉洗净切碎，肉苁蓉切碎入锅，加水适量，煎取汁、去渣。将羊肉下入苁蓉汁内，再加入粳米，煮沸后，加入盐、葱白、生姜片，续煮成粥即可食用。肉苁蓉补肾助阳；羊肉补虚益气，温中暖下；粳米益五脏，补虚弱。本品温补脾肾，适用于脾肾两虚贫血诸症。

2. 饮食禁忌

（1）有刺激性、含嘌呤高的食物：为减轻肾脏负担，应限制刺激肾脏细胞的食物，如菠菜、芹菜、小萝卜、豆类及其制品，以及鸡、鱼、鸭、肝、猪头肉等。这些食物中含嘌呤或含氮量高，在肾功能不全时，其代谢产物不能及时排出，对肾脏不利。

（2）高盐饮食：如有水肿、高血压和少尿，食盐每日应限制在 2～3g，如水肿严重，食盐每月应限制在 2g 以下或无盐饮食。

（3）高蛋白质饮食：若肾小球滤过率减退，则蛋白质摄入量应适当限制，但一般不低于 50g。

（4）高脂肪饮食：肾功能不全患者往往有不同程度的贫血，动物脂肪对贫血是不利因素，因为脂肪可加重动脉硬化，抑制造血功能，故肾功能不全者应少食用。但尿毒症患者如没有脂肪摄入，机体会变得更加虚弱，故日常生活中可用植物油替代，每日摄入量以 60～70g 为宜。

（5）高磷饮食：动物实验发现，如果饲以高磷饮食，可引起动物肾小球纤维化、肾小管扩张、皮质纤维化，限制摄磷，则上述改变可以明显减轻，提示高磷饮食对本病的危害性。低磷饮食可减轻蛋白尿，使血胆固醇、三酰甘油水平下降。因此，肾衰竭患者的磷摄入量每日应低于 750mg。

（6）含钾多的食物：因肾衰竭时钾的排泄少，酸中毒时钾离子从细胞内移至细胞外，此时血钾较高，若进食含钾多的食物，如香蕉、西瓜等，会使血钾升高，易引起高钾血症，出现肢体湿冷、心率减慢等，甚至导致心脏骤停而死亡。

（7）鸡汤：因鸡汤内含有一些小分子蛋白质，急性肾炎、尿毒症等肾功能不全患者的肾脏对蛋白质分解不及时，会加重病情。

（8）强烈调味品及味精：强烈调味品（如芥末、胡椒、咖喱、辣椒等）对肾脏有刺激作用，应忌食；味精多食后会产生口渴而欲饮水，故在限制饮水时也应少用。

（9）鸡蛋：此类患者肾脏功能和新陈代谢明显下降，尿量减少，体内毒素不能完全排出体外，此时如果进食鸡蛋，就会增加其代谢产物，甚至发生尿毒症，所以患者在急性期应禁食鸡蛋。

（10）坚硬、油炸、刺激性食物：贫血患者常常伴有血管脆性增加，机体凝血功能障碍，若进食坚硬、油炸及各种刺激性食物，容易造成牙龈出血，甚至消化道出血。故应忌食。

（11）隔夜饭菜：因此类患者大多胃肠功能低下，抵抗力低下，隔夜饭菜极易引起食物中毒，导致腹泻的发生。

（12）偏食：正常人每天需要摄入一定量的铁，婴儿、小孩每日食物中大约需10mg 铁；青年妇女需 30～40mg；男子和停经妇女约需 10mg。粳米、牛奶、面粉中含铁量少，绿叶蔬菜中含铁丰富，如果因偏食而不吃，常易导致铁的摄入量不足而引起缺铁性贫血。

【药物宜忌】

1. 西医治疗

（1）营养支持治疗：HUS 患者存在高分解状态，应重视加强营养支持，避免负氮平衡，宜注意补充碳水化合物和必需氨基酸制剂。

（2）降压治疗：HUS 时高血压常见，应积极控制。高血压除高血容量因素外，还可能有高肾素因素存在。除常规降压治疗外，对顽固性严重高血压可使用硝普钠［50mg 溶于 5% 葡萄糖注射液 500mL 或生理盐水中，以 1～2g/（kg·min）速度静脉滴注，静脉滴注过程中需检测血压，并依降压效果调整滴数，但最高不得超过 8μg/（kg·min）。一旦血压降至正常、即可逐渐减量直至停药］、血管紧张素转换酶抑制剂（ACEI）（如贝那普利，每次 10mg，每日 1～2 次，口服）或血管紧张素 II 受体拮抗剂（如缬沙坦，每次 80～160mg，每日 1～2 次。口服）。

（3）止惊治疗：惊厥可静脉使用地西泮 10mg 开始，每隔 3～4 小时加 5～10mg。24 小时总量 40～50mg 为最大限量；癫痫持续状态和严重频发癫痫，开始静脉注射10mg，每隔 10～15 分钟可按需增加，甚至达最大限用量；或苯妥英钠 150～250mg，用5% 葡萄糖注射液 20～40mL 稀释，缓慢静脉注射，每分钟不超过 50mg，需要时 30 分钟后可再次静脉滴注 100～150mg，1 日总量不超过 500mg，除非癫痫或大面积脑梗死反复发作，一般不主张长期使用抗惊厥药物。

（4）避免输血小板，除非有活动性出血或外科手术需要；如血红蛋白低于 60g/L，可输新鲜红细胞，应缓慢输血以免诱发或加重高血压。

（5）对肠炎无特效治疗：胃肠道休息非常重要。抗生素不能改善志贺菌毒素（Stx）相关的 HUS，有些药物（如磺胺类）会增加 Stx 的释放，故不推荐使用抗生素。严重的缺血性肠病和肠穿孔，有时需要外科手术治疗。

（6）抗凝、纤溶药物、抗血小板制剂、免疫球蛋白、新鲜冰冻血浆及血浆置换均无确切疗效，目前典型 D＋HUS 的治疗则以支持及透析疗法为主。

2. 中医治疗

（1）辨证治疗

1）热毒炽盛

主症：高热，神昏，口渴喜饮冷，全身皮肤出现瘀斑、瘀点，尿少、色黄，大便干结，舌红绛少苔，脉疾。

治法：清热解毒。

方药：清瘟败毒饮加减。生石膏 30g，生地黄 15g，水牛角、黄连、桔梗、栀子、黄芩、知母、赤芍、玄参、牡丹皮、淡竹叶各 10g，连翘 15g，甘草 3g。

加减：大便秘结加大黄；恶心呕吐加竹茹、半夏；尿赤短少加小蓟、白茅根；瘀血发斑加紫草。

2）邪毒内侵

主症：高热不退，神昏谵语，嗜睡，口渴喜饮，二便不通，恶心呕吐，肌肤、巩膜黄染，舌红绛，脉数。

治法：清泄里热、毒邪。

方药：黄连解毒汤（《外台秘要》）加减。黄连、黄芩、黄柏、栀子各 10g。

加减：口渴多饮加天花粉、石膏、玄参、生地黄；二便不通加大黄、炒槐花、白茅根；恶心呕吐者加竹茹、半夏、陈皮；瘀热发黄加茵陈、大黄、郁金；舌苔厚腻者，加茵陈、菖蒲、滑石。

3）瘀血内阻

主症：患者全身疼痛，口渴喜饮，但漱水不欲咽，小便不通，便秘，舌紫暗有瘀斑、瘀点，舌下脉瘀阻，脉涩。

治法：活血化瘀。

方药：血府逐瘀汤（《医林改错》）加减。生地黄、赤芍、牛膝各 15g，柴胡、桔梗、当归、甘草、桃仁、红花各 10g。

加减：若小便不通、蓄血发狂加大黄，去柴胡、桂枝；大便秘结不通加大黄、芒硝；尿少尿闭者，加益母草、猪苓、大黄；腰痛者，加续断、杜仲、大黄。

4）阴竭阳脱

主症：呕吐不止，腹泻，汗出不止、心悸气短、手足厥冷，舌红少苔，脉微欲绝。

治法：滋阴补阳。

方药：生脉散（《内外伤辨惑论》）加减。人参、五味子、当归各 10g，麦冬 15g，玄参、黄芪各 30g，生地黄 24g。

加减：若大汗不止者，加山萸肉、附子片、龙骨、牡蛎；脉微欲绝，心悸者，重用人参，加酸枣仁、太子参；失血者，重用人参，加山萸肉、旱莲草、大小蓟，生地黄改为生地炭；腹泻所致者，加炒乌梅、炒白术、炒山药；呕吐不止者，加生姜；半夏、竹茹。

5）湿热瘀结

主症：尿频、尿急、尿痛，小便滴沥不禁，甚至伴有腰腹部的绞痛，舌苔黄厚，脉滑数。

治法：清热利湿化瘀。

方药：八正散（《和剂局方》）加减。瞿麦、丹参、车前草、滑石粉各 30g，甘草、栀子、大黄、木通各 10g，赤芍、萹蓄各 15g。

加减：石淋所致者，加金钱草、石韦、海金沙、冬葵子、枳壳；前列腺肥大所致者，加浙贝母、昆布、海藻、牡丹皮，去甘草；若保守疗法无效，采用针对疗法治疗。

6）气阴两虚

主症：体倦乏力，少气懒言，纳差，口渴喜饮，舌红少苔，脉细数。

治法：益气滋阴。

方药：十全大补汤加减。党参、川芎、当归、炙甘草、白术各10g，黄芪30g，白芍、熟地黄各15g，大枣5枚，生姜3片，肉桂3g。

加减：若舌质红，口干，阴虚较甚者，去肉桂；党参，加太子参、麦冬、五味子；腰疲乏力者，加炒杜仲、桑寄生；若湿热不解者，去党参、黄芪、肉桂，加陈皮、半夏、炒槐花、大黄炭、猪苓等。

以上方药均水煎服，每日1剂。

（2）验方

1）鲜车前草60g，鲜藕60g，共捣汁，1次服。用于溶血尿毒综合征少尿或无尿者。

2）蝼蛄6个，螳螂虫（去翅、足）6个，研末，分3次白水冲服。孕妇忌用。用于溶血尿毒综合征少尿、无尿者。

3. 药物禁忌

（1）引起肾血管性损害药物

1）环孢素：其所致肾毒性分为功能性与器质性，机制可能为入球小动脉收缩，导致血管阻力增加及肾小球滤过率下降。功能性肾损害多见于用药1个月内，而器质性病变则多发生于用药1个月以上。环孢素可直接或间接引起肾小管损害。肾小管典型病变包括巨形线粒体、空泡、嗜酸性包涵体及细胞内钙化。少数急性环孢素肾损害出现肾小球血管内纤维蛋白栓塞。肾移植术后7～60日的肾功能不全多为环孢素过量引起的急性肾毒性，约占70%。慢性肾毒性多累及血管，造成肾内缺血，导致肾小管萎缩及间质纤维化，血管病变呈进行性发展，仅少数可逆转。一些药物可增加或降低环孢素的肾毒性。

2）丝裂霉素C：治疗转移性癌可发生慢性肾小球微血管病，大剂量用药可发生致死性溶血性尿毒症综合征，其发生与剂量有关。其病理表现为肾微血管内有微血栓形成，血管发生不全性堵塞，当血流强行通过时发生血管内溶血和血小板破坏。可应用血浆置换疗法或抗血小板制剂治疗。

3）口服避孕药及儿童应用甲硝唑：可引起溶血性尿毒症综合征。

4）麦角新碱：用于产科可造成红细胞破坏及肾小动脉栓塞，导致产后肾衰竭。

5）其他：噻嗪类利尿药、磺胺类药物可致肾过敏性脉管炎。别嘌醇、卡马西平、格列本脲、苯妥英钠及奎尼丁等可引起坏死性肉芽肿性脉管炎。临床上除肾衰竭外，表现有皮疹及血嗜酸性细胞增多，预后往往较差。应用泼尼松治疗有效。青霉胺可引起致死性肾脉管炎伴轻微肾小球肾炎。链激酶可致血清病伴肾脉管炎，表现为肾小球性尿蛋白及血尿。马血清制剂、疫苗导致免疫复合物型肾炎伴肾脉管炎。苯丙胺滥用时可引起典型的多动脉炎综合征。吡罗昔康（炎痛喜康）可致亨诺赫–舍恩莱因综合征伴肾炎。

（2）易引起免疫性溶血的药物：如奎尼丁、青霉素、甲基多巴等，易造成药物性免疫性溶血性贫血。

（3）伯氨喹、磺胺类药物：可作用于有遗传性缺陷的红细胞，引起易感性溶血。另外，这些药物本身可刺激机体产生抗体，通过免疫机制而导致溶血性贫血的发生。

（4）铁剂：本病是由于红细胞破坏过速，超过造血补偿能力的一种贫血，非缺铁所致，如果服用铁剂治疗，则可能引起含铁血黄素沉着，导致心脏扩大等副作用。

（5）地西泮（安定）

1）磺酰脲类降糖药：与地西泮竞争蛋白结合部位，使降血糖作用下降。

2）异烟肼：可延缓地西泮代谢，联用时应减少地西泮用量。

3）利福平：可使地西泮消除时间缩短 1/2（酶诱导作用）。地西泮可延缓利福平胃肠道吸收。

4）哌替啶（度冷丁）：与地西泮联用可发生呼吸停止，联用时应减少哌替啶用量 1/3。

5）左旋多巴：地西泮有时可拮抗左旋多巴的治疗作用。

6）吩噻嗪类药物：与地西泮有协同作用，注射用易加深中枢神经系统抑制及发生呼吸循环意外。

7）锂盐：与地西泮联用可发生严重体温过低。

8）阿米替林：地西泮可使阿米替林血药浓度过高，并引起肝损害。

9）苯妥英钠：与地西泮有协同作用，联用时苯妥英钠血药浓度增高。

10）苯巴比妥：与地西泮有相加作用，联用时应减量，对于老年患者更应慎用。

11）肌肉松弛剂：与地西泮联用可增强肌肉松弛作用，并可致长时间呼吸抑制。

12）西咪替丁：可抑制地西泮代谢，延长半衰期达 50%，联用时可发生过度中枢镇静作用。

13）氨茶碱：可拮抗地西泮的镇静作用，但可以联用。

14）碘赛罗宁：地西泮可使碘赛罗宁的血药浓度增高。

15）氟尿嘧啶：不宜与地西泮配伍应用。

16）乙醇：与地西泮联用可加重中枢神经系统抑制，其相互作用强度大于氯氮䓬与乙醇的相互作用。

17）单胺氧化酶抑制剂、抗抑郁药、抗惊厥药、麻醉药、巴比妥类：均可加强安定类药物的作用。

18）抗酸药：轻度延缓氯氮䓬（利眠宁，librium）和地西泮的吸收。

19）β 受体阻滞剂：普萘洛尔或美托洛尔可使地西泮代谢有所减少，患者可能更容易发生意外。

20）口服避孕药：可增加阿普唑仑、氯氮䓬、地西泮、硝西泮和三唑仑的作用，降低奥沙西泮、劳拉西泮和替马西泮的作用。

21）右丙氧芬：可升高阿普唑仑血药浓度，增加中枢神经系统的抑制效应大于相加作用。

22）双硫醒：可增加地西泮和氯氮䓬的血药浓度，加重嗜睡反应。

23）酮康唑：减少氯氮䓬在体内的消除。

24）大环内酯类抗生素：交沙霉素、红霉素、醋竹桃霉素可升高三唑仑的血药浓度，使其作用明显增强，联用时需减少三唑仑剂量。

25）奥美拉唑：可使地西泮的体内清除率降低一半，增强镇静作用。

26）丙磺舒：降低劳拉西泮的体内清除率，可增强镇静作用。

27）咖啡因，氨茶碱：氨茶碱可用于对抗地西泮或劳拉西泮引起的麻醉效应。咖啡因可降低地西泮的镇静作用和抗焦虑作用，茶碱也有类似的效应但作用稍弱。

28）氯普噻吨：与地西泮联用可引起急性中毒。

29）氟西汀：可能延长地西泮的半衰期。

30）氯普噻吨：与地西泮联用可引起急性中毒。

31）地西泮拮抗剂：①毒扁豆碱；易通过血脑屏障，可对抗中枢抗胆碱症状，静脉给药 1~2mg，可使地西泮所致呼吸抑制及昏迷在 1~2 分钟恢复，但常引起严重的恶心、呕吐；②纳洛酮：可拮抗地西泮的作用（1~5mg 以上），用量需大于治疗吗啡中毒（0.4~0.8mg），可消除呼吸抑制、昏迷和地西泮的抗焦虑及镇静作用；③氨茶碱（60mg）：可对抗地西泮的镇静作用（阻断腺苷合成）及对抗地西泮的抗惊厥作用；④咖啡因：可消除地西泮的抗惊厥和肌肉松弛作用；⑤戊四氮：可对抗地西泮的抗惊厥、抗焦虑和肌肉松弛作用。

第三章　感染性肾脏病

一、尿道感染

尿道感染是泌尿系，包括肾盂、输尿管、膀胱和尿道等部位因病原体侵犯引起的急性或慢性炎症性病变。多发于 20～40 岁女性和 50 岁以上男性，女性婴幼儿也可见到。本病经久不愈，也可引起肾功能受损而致衰竭。

【概述】

1. 分类与病因

（1）根据感染发生的部位，尿道感染分为上尿道感染（主要是肾盂肾炎）和下尿道感染（主要是膀胱炎、尿道炎）。有些肾盂肾炎与急性膀胱炎临床表现极相似，鉴别不容易，临床上统称为尿道感染。

（2）根据有无尿道功能或解剖异常，尿道感染分为复杂性尿道感染和单纯性尿道感染。由于受各种易感因素影响，尿道抵抗力会被削弱，容易发生尿道感染。多种原因而致的尿流不通畅，是最主要的易感因素，其尿道感染的发生率较尿流通畅者高 12 倍，有尿道不畅的尿道感染，为复杂性尿道感染。常见于以下病因：

1）尿道有器质性梗阻（如结石梗阻），或功能性梗阻（膀胱 - 输尿管反流）；尿道有异物存在（如结石、留置导尿管），或有肾实质病变（如糖尿病肾病、多囊肾等）者。

2）泌尿系统畸形和结构异常，如肾发育不良、肾盂及输尿管畸形，均易发生尿道感染。

3）尿道器械的使用，不但会将细菌带入尿道，而且常使尿道黏膜损伤，因而极易引起尿道感染。

4）尿道内或尿道口周围有炎症病灶，如妇科炎症、细菌性前列腺炎等均易引起尿道感染，细菌性前列腺炎是青年男性尿道感染患者最常见的易感因素。

5）机体抵抗力差，如长期卧床的严重慢性病、长期使用免疫抑制药（如肿瘤化疗、肾移植后等），易发生尿道感染。

6）有些人因遗传因素而致尿道黏膜局部防御感染的能力缺陷（如尿道上皮细胞菌毛受体的数目多），易于发生尿道感染。单纯性尿道感染则无上述情况，不经过治疗其症状及菌尿可自行消失，或成为无症状性菌尿。

（3）根据病史，尿道感染又分为初发和再发，后者又分为复发和再感染。初发性尿道感染即第一次发作；复发是指治疗不彻底，常在停药后 6 周内再次发作，与原初感染的细菌同株同血清型，多见于肾盂肾炎；再感染是指原初感染已治愈，由不同菌株再次感染，常发生在原初治疗停药 6 周之后，多见于膀胱炎，再发频繁者必须寻找原因。尿道感染是常见病，发病率约占人口的 2%，女性多见，有 20% ~ 35% 的妇女在其一生中（特别是生育年龄阶段）至少患过 1 次尿道感染。常见的病原体为细菌（以大肠埃希菌最常见，占尿道感染的 70% 以上），真菌、衣原体、支原体和某些病毒等也可引起。

2. 临床表现

（1）症状：其主要症状是膀胱刺激征（尿频、尿急、尿痛），特别是膀胱炎、急性肾盂肾炎患者，临床表现除可有膀胱刺激征外，腰痛也是临床常见症状，肾脏及肾周围疾病是腰痛的常见原因之一。肾脏包膜、肾盂、输尿管受刺激或张力增高时，均可使腰部产生疼痛感觉。下尿道感染一般不会引起腰痛。但可有全身感染性症状，如寒战、发热、头痛、恶心、呕吐等，也可见到尿失禁和尿潴留。

（2）体征：肋腰点压痛，肾区叩击痛。

3. 辅助检查

（1）尿液检查

1）尿常规检查：常见白细胞尿，多数患者有镜下血尿，肉眼血尿较多见于膀胱炎，尿亚硝酸盐试验阳性，极少数严重者可尿蛋白阳性。如尿中鳞状上皮细胞较多，即表示尿液已被白带污染，应另取尿标本检查。

2）尿细菌培养：是诊断尿道感染的主要手段，应在使用抗菌药物前留检。凡有真性细菌尿者，即可诊断尿道感染。

3）尿液涂片检查：包括一般细菌涂片、淋球菌涂片、真菌涂片及结核分枝杆菌涂片。采用新鲜非离心尿革兰染色后 - 油镜观察，1 个/视野即为阳性。如采用离心尿涂片，则检测率更高。

（2）其他检查

1）血常规检查：急性肾盂肾炎血白细胞轻或中度增加，中性粒细胞增多，可有核左移。血沉加快。急性膀胱炎常无上述改变。

2）肾功能检查：急性肾盂肾炎偶有尿浓缩稀释功能障碍，但治疗后可恢复。

3）X 线检查：主要目的是了解尿道情况，以发现易感因素如结石、膀胱输尿管反流及尿道畸形等，有些因素经适当的内科或外科处理可以纠正。女性静脉造影的适应证为再发性尿道感染，而男性尿道感染首次发作也应做造影。长期反复尿道感染发作者，尤其是儿童，则应做排尿期膀胱输尿管反流造影。在非常必要时，才行逆行肾盂造影。在尿道感染急性期，不做静脉肾盂造影。若患者急性肾盂肾炎症状持续 12 小时不减轻，应做 B 超检查排除梗阻。

【饮食宜忌】

1. 饮食宜进

（1）饮食原则

1）宜食高热能、高维生素、半流质或普通易消化的饮食。宜食清淡食物，主食为面食，鼓励患者多饮水，每日入量不得少于 3000mL，以利于冲洗尿道、排除细菌毒素。

2）多进食各种新鲜水果、蔬菜，如西瓜、梨、桃、枇杷、鲜藕、萝卜、番茄、黄瓜、金针菜、荠菜、白菜、莴苣、菠菜、冬瓜等。

3）选择具有清热解毒、利尿通淋作用的食物，如菊花汤、荠菜汤、马兰头冬瓜汤、绿豆汤、赤豆汤等。

4）若属于体质虚弱久病者，以滋补为主，常食用山药、土豆、蛋类、甲鱼、栗子、木耳等。

5）食用碱性食物调节尿液酸碱度，如裙带菜、海带、蘑菇、菠菜、大豆、栗子、香蕉、油菜、胡萝卜、土豆、萝卜、果汁、牛奶、豆腐等。另外，茶、咖啡也属碱性食品。

急性期多食具有清热利湿作用食品，如冬瓜、黄瓜、丝瓜、菊花脑、薏苡仁、赤小豆等；慢性期宜予富含营养的健脾益肾之品，如鱼类、黑豆、猪瘦肉、鸽肉等。

（2）常用保健食物

1）黑米：具有滋阴补肾、养精固涩的作用。

2）黑豆：具有补肾、滋阴的作用。

3）黑芝麻：具有补肝肾、乌须发的作用。

4）黑鱼：具有祛湿利尿的作用。

5）鲫鱼：具有健脾利湿的作用。

6）鲍鱼：具有滋阴、明目的作用。

7）田螺：具有利尿、解毒的作用。

8）海参：具有补肾壮阳、益气滋阴的作用。

9）乌龟：具有滋阴、益肾、补虚的作用。

10）乌骨鸡：具有补肝肾、益气血的作用。

11）灵芝：具有滋补强壮、扶正固本的作用。

12）紫菜：具有利尿除湿、清热利尿的作用。

13）黑皮甘蔗：具有滋养、利二便的作用。

14）槟榔：具有健脾、利水行气的作用。

15）豌豆：具有清热利尿、消肿的作用。

16）豇豆：具有治疗肾虚腰痛、遗精尿频、尿毒症的作用。

17）韭菜：具有补肾益胃、解毒降脂的作用。

18）黄瓜：具有消肿止渴、利尿消肿的作用。

19）冬瓜：具有清热养胃、利尿化痰及治疗淋病的作用。

20）荠菜：具有和脾止血、利尿消肿、清热解毒的作用。

21）蕨菜：具有清热利水湿、平胃解毒、通便利尿的作用。

22）猕猴桃：具有清热生津、利尿通淋的作用。

23）西瓜：具有清热解暑、利小便、消肿的作用。

24）罗布麻：具有清热平肝、利尿消肿的作用。

（3）食谱

1）早餐：金丝卷（面粉50g，鸡蛋10g），小米面粥（小米面50g），雪里蕻烧豆腐（豆腐100g，雪里蕻50g）。

2）加餐：橘汁饮料200mL。

3）午餐：大（粳）米饭（大米150g），素炒豆芽菜（绿豆芽100g），土豆烧牛肉（牛肉100g，土豆50g），紫菜汤（紫菜10g，小白菜叶20g）。

4）加餐：豆浆晶50g，配成200mL饮料。

5）晚餐：包子（面粉100g，猪瘦肉30g，大白菜100g），拌番茄（番茄100g，白糖10g）；菠菜豆腐汤（菠菜50g，豆腐50g）。全日烹调用油20g。

全日热能9030kJ（2150kcal）左右。

（4）食疗药膳方

1）迪草9g，水煎，去渣留汁，加薏苡仁30g，同煮粥，食前加冰糖适量。

2）甘草梢9g，水煎，去渣留汁，加薏苡仁30g，同煮粥食用。

3）整穗嫩玉米放锅中煮，喝玉米汤。

4）灯心草6g，竹叶心10枚，水煎，去渣取汁，入粳米30g，同煮成粥，加冰糖适量服食。

5）红花草（紫云英）30g，入沸薏苡仁粥烫熟，加适量调料食用。

6）蒲公英50g（鲜品100g）煎水取汁，入薏苡仁50g，煮成稀粥，每日分2次服用。

7）绿豆15g，赤小豆15g，黑大豆15g，甘草粉9g，加水煎煮，待豆熟烂后，吃豆喝汤。

8）在盛夏多汗季节，小便短赤者，每日饮西瓜汁或西瓜皮50～100g，水煎，代茶饮。

9）每日以鲜黄瓜5条，加水250mL，煎汁服。

10）将核桃煨熟，每晚30～60g，卧床时嚼之，与温酒服下。肾虚腰痛者，每日60g将核桃仁杵细，与温酒加红糖调服。

11）鲜绿豆芽500g，榨汁加白糖适量，频饮代茶不拘量。

12）大小蓟汁、竹叶各适量，水煎后煮粥。

13）生山楂煎水，代茶饮。

14）将冬瓜煮熟，连汤服食，每日3～5次。

15）小米50g，煮粥，当饭食之。

16）用鲜芹菜2500g，切碎捣烂，榨出汁，煮沸后，每次服60mL，每日3次。忌辛辣食物。

17）荞麦适量，放入锅内，置于火上，炒至微焦，研成细末，加水适量，混合成丸，每次服用6g，以温开水送服。调治小便混浊。

18）炒黑豆、天花粉各等份。将炒黑豆清洗干净，沥干水，研为细末，与天花粉捣成面糊，制成丸如梧桐子大，每次服用 70 丸，用煮黑豆的汤送服，每日 2 次。适用于调治肾虚消渴。

19）黑鱼 1 条，重量 400g，冬瓜 100g，葱白 20g，将黑鱼宰杀，去除肠杂，清洗干净，切成块，与冬瓜、葱白放入砂锅内，加水适量，置于火上，先用武火煮沸后改用文火煮成浓汤，服之。功效为祛湿利尿、消水肿。

20）黑鱼 1 条（重 250～300g），芒硝 50g。将黑鱼宰杀，去除内脏，清洗干净，切成块，与芒硝一起放入砂锅内，加水适量，置于火上，先用武火煮沸后，改用文火煮熟，食之。分 3 次食鱼，每隔 4 个小时服用 1 次。调治下肢水肿、尿少、腰痛。

21）鲫鱼 1 条，冬瓜皮 50～75g。将鲫鱼除去鳞及内脏，清洗干净，切成块，与冬瓜皮一起放入砂锅内，加水适量，置于火上，用文火煮熟，食鱼，喝汤。调治水肿。

22）田螺 2 个，食盐半勺。将田螺与食盐捣烂如泥，敷于气海穴。上贴一小块塑料布，用敷料、胶布固定。调治小便不通、腹胀。

23）上等陈香菇、大枣、冰糖各 450g，鸡蛋 2 个。将香菇用水浸泡，清洗干净，与大枣、冰糖、鸡蛋一起放入锅内，加水适量，置于火上，隔水蒸煮。每日早晨服 4g，连续服用 7 日。调治夜尿频数。

24）紫菜 30g，益母草 15g，玉米须 15g。将益母草、紫菜、玉米须分别清洗干净，放入砂锅内，加水适量，置于火上，先用武火煮沸后，改用文火煎成浓汤，去渣取汁服用。调治水肿。

25）乌梅 9g。将乌梅清洗干净，放入砂锅内，加水适量，置于火上，先用武火煮沸后，改用文火煎成浓汤，去渣取汁，空腹服用。调治尿血。

26）核桃仁 60g，韭菜 150g，香油、食盐各适量。将香油入锅内烧热，入核桃仁、韭菜下锅，炒熟，用食盐调味。每日服用，早晚各 1 次。调治肾虚阳痿、夜尿多。

27）四季豆 120g，蒜末 15g，白糖 30g。将四季豆清洗干净，与蒜末一同放入锅内，加水适量，置于火上，煎成浓汤，加入白糖，搅拌均匀，内服。调治水肿。

28）蚕豆壳 150g，清洗干净，放入砂锅内，加水适量，置于火上，煎成浓汤，去渣取汁服之。调治小便不通。

29）猕猴桃 100g，大枣 25g，红茶 3g。将猕猴桃、大枣放入砂锅内，加水适量，用武火煮沸后，再用文火煨煮 30 分钟，当煮至 500mL 时加入红茶，每日早晚饮服。调治血尿。

30）西瓜皮（干品）30g，红小豆 30g，冬瓜皮 30g，玉米须 30g。将西瓜皮、冬瓜皮、红小豆、玉米须分别清洗干净，放入砂锅内，加水适量，置于火上，先用武火煮沸后，改用文火煎成浓汁，去渣取汁服用。调治水肿。

31）将山楂晒干研成粉，用温开水送服。每日服用 1 剂，连续服用 10 日为 1 个疗程。调治肾盂肾炎。

32）将黑豆炒熟，研成细末。每日早晨 50g，水冲服。调治水肿。

33）燕麦仁 150g，豌豆 50g。将燕麦仁、豌豆分别除去杂质，清洗干净，放入锅内，加水适量，置于火上，先以武火煮沸后，改用文火煮至豌豆熟而开花，离火出锅，即可食用。具有清热利尿的功效，对治疗肾盂肾炎之尿急、尿痛效果较好。

34）黑豆25g，黑芝麻10g，山药25g，粳米50g。将上述原料分别清洗干净，一起装入瓷碗中，放在蒸锅内，加水适量，置于火上，蒸熟即可食用。具有滋补肝肾、利尿、益气养血的作用，还可增加尿道上皮细胞的抵抗力，适用于尿道感染患者。

35）海参450g，芝麻酱75g，食盐4g，味精2g，香油10g。把海参用水发好，切成片，待用。将芝麻酱放入碗内调入食盐、味精、香油、凉开水，用筷子搅拌均匀，淋入海参盘内，即可食用。具有滋养补肾、利水调经的作用。适用于尿道感染患者。

36）赤小豆100g，竹叶菜50g。将赤小豆加水300mL，武火烧开，转用文火炖至豆瓣开裂时，加入竹叶菜继续炖至菜熟。每日分1～2次趁热食豆菜。具有清热透表、利水通淋的功效。

37）新鲜西瓜翠衣、新鲜冬瓜皮各50g，赤小豆30g。以上原料洗干净，同置瓦罐中，加水500mL，用文火煎20分钟，取出汤汁，当茶饮用，连续服用10日。具有利尿、消肿的功效。

38）水牛肉（切片）500g，冬瓜（切片）250g，葱白（切段）100g，豆豉50g。加水共煮，牛肉熟后蘸食盐和醋，早晚空腹服食。适用于慢性肾盂肾炎患者。

39）冬瓜（净）500g，植物油25g，酱油25g，水淀粉50g，食盐10g，葱、姜末、蒜泥各适量。冬瓜切成1寸见方的块入锅，加水煮熟，捞出沥干水，取碗放入葱、姜末、蒜泥、食盐、酱油、水淀粉调成料汁。开油锅油热后降温至四成，倒入调料汁炒均匀，投入冬瓜炒片刻，加植物油即可。具有利尿消肿、增强尿道上皮细胞的抵抗力之功效。适用于肾盂肾炎、膀胱炎和尿道炎患者。

40）取向日葵根30～60g，水煎，代茶饮，或加甘草梢水煎服。具有清热通淋之功效。适用于尿道感染患者。

41）千里光60g，蛇蜕30g，车前子15g，猪肉100g。先将千里光、车前子、蛇蜕煎水，去渣取汁。再以药汁炖肉，肉炖至烂熟，吃肉喝汤。每日早晚各服1次，连服3～5日。不能吃肥肉者，可用瘦肉。具有清热解毒、利尿通淋之功效。适用于湿热淋证及慢性淋证急性发作患者。脾胃虚寒者不宜服用。

42）白果、冬瓜子、莲子各50g，胡椒粉少许，白糖适量。白果去皮，冬瓜子洗净，莲子去心，一同入砂锅中加水，文火煎煮1小时，取汁加胡椒粉、白糖搅拌均匀即可。具有健脾补肾，通淋止带之功效。适用于尿道感染慢性期患者。

43）鲜地胆草150g，猪瘦肉200g。将地胆草洗净，装入纱布袋内，瘦肉洗净，切片后一同入砂锅加水，小火炖煮至肉熟烂，去药袋加调料即可。具有清热、解毒、利尿之功效。适用于尿道感染患者。

44）莲子（去心）50g，生甘草10g。两者同入锅，加水500mL，文火煎煮至莲子熟软时，稍加冰糖即可。具有利尿通淋之功效。适用于尿道感染、尿频、尿急、小便赤浊或兼有虚烦、低热等患者。

45）将滑石30g用布包扎，与瞿麦10g入砂锅，加水600mL，煎至450mL，去渣存汁，入粳米50g，煮粥待食。每日3次，吃饭时服。具有清热利湿、消炎通淋之功效。

适用于肾盂肾炎之尿频、尿急、尿痛及尿道灼热患者。

46）新鲜车前草 60g，洗净，切碎。粳米 50g，加水 700mL，煮至八成熟时，加入车前草，煮熟，温服，每日 2 次。具有清热通淋、利小便之功效。既可开胃增加营养，又可用于肾盂肾炎的尿频、尿痛。

47）赤小豆 50g 加水煮熟，鸡内金 15g 捣成细末，混匀后食用，每日 1 次。适用于尿频、尿急患者。

2. 饮食禁忌

（1）忌食发物：发物对炎症、发热有使病情加重的作用，并使尿频、尿急、尿痛症状加重，不宜食之，如公鸡肉、羊肉、雀肉、雀蛋、鲫鱼、海鳗、韭菜、南瓜、芫荽等。

（2）忌胀气之物，尿道感染常出现小腹胀痛之感，而腹部胀满往往又令症状加重，使排尿更加困难，故胀气之物不可多食，如牛奶、土豆、黄豆及黄豆制品、红薯、蚕豆、五香豆等。

（3）忌助长湿热之品：本病为湿热太盛之病，凡助长湿热之品都能使病情加剧，如酒类（包括白酒、黄酒、葡萄酒、酒酿等），糖类（水果糖、奶糖、冰淇淋、果汁等）和含有大量脂肪的食品（如肥肉、炸猪排、炸牛排及各种油炸食物），都能助长湿热而阻滞气机，导致诸症发展。

（4）忌辛辣刺激之物：尿道感染对辛辣刺激之品的反应是尿道刺激症状加重，排尿困难，有的甚至引起尿道红肿，这与辛辣之品性热属阳有关，辛辣之品进入人体后会使炎症部位充血肿痛，使临床症状加重。故尿道感染者禁食辛辣之物，如辣椒、辣酱、辣油、醋、李子、杏、小茴香、芥末、咖喱、鱼香肉丝、麻辣豆腐及带辣的各种炒菜。

（5）忌酸性食物：尿的酸碱度对细菌的生长及药物的抗菌活力都有密切的关系。治疗尿道感染时，应先调节尿的酸碱度，然后应用抗生素，以取得最大的杀菌或抑菌效果。忌食酸性食物的目的就是要使尿液呈碱性环境，提高红霉素、链霉素、新生霉素、庆大霉素、卡那霉素、青霉素、头孢菌素、多黏菌素、复方磺胺甲噁唑（复方新诺明）等抗生素的抗菌能力，故必须忌含维生素 C、醋和糖醋类食物（如糖醋排骨、糖醋白菜等），因糖类食物在体内也可提高酸度，也必须少食。少食用酸性食物，如鱿鱼、鱼松、鸡肉、鲤鱼、紫菜、花生等。

（6）生姜：尿道系统感染者不宜多食。生姜含有生姜素，可以刺激膀胱等泌尿系统的黏膜，生姜的温热之性可加重炎症反应。

【药物宜忌】

1. 西医治疗

（1）抗感染治疗

1）喹诺酮类：本类药物为合成的广谱抗生素，可分为一、二、三、四代，目前一代及二代已少用。此类药物主要抑制细菌的 DNA 和 RNA 的合成，从而起到抗菌作用。

本类药物可影响儿童及胎儿的软骨发育，儿童及孕妇慎用。肝、肾功能不全患者慎用，其他不良反应常见消化道的刺激症状、血白细胞计数降低、肝损害等。

①诺氟沙星（氟哌酸）：片剂：每片0.1g；针剂：每瓶0.1g/100mL，0.2g/100mL。成年人口服：每次0.1~0.2g，每日3~4次；或每次0.4g，每日2次。静脉滴注：一般每日0.4g，分2次缓慢滴注。

②氧氟沙星（氟嗪酸）：片剂：每片0.1g；针剂：每瓶0.4g/100mL。成年人口服：每日0.2~0.6g，分2次。静脉滴注：用量与口服相同，滴入时间控制在1小时左右。

③环丙沙星（环丙氟哌酸、悉复欢）：片剂：每片0.1g，或0.25g；注射液：每瓶0.2g/100mL。成年人口服：轻症每次0.25g，每12小时1次；重症每次0.5g，每12小时1次。静脉滴注：每次0.2g，每12小时1次，滴注时间在半小时以上。

④左氧氟沙星（左旋氧氟沙星、左克、利复星、可乐必妥）：片剂：0.1g。针剂：0.1g/100mL，0.2g/100mL。成年人口服：每次0.1g，每日2次。

⑤莫西沙星（拜复乐、盐酸莫西沙星）：片剂：0.4g。针剂：每瓶0.4g/250mL。成年人口服：每次0.4g，每日1次。静脉滴注：每次0.4g，每日1次。

2）磺胺类药物：此类药物可阻止细胞核酸的合成，从而抑制细菌的生长、繁殖，达到抗菌的目的。该类药物抗菌谱较广，在使用时应与碳酸氢钠等量合用，以碱化尿液，减少结晶形成。

复方磺胺甲噁唑（复方新诺明）：每片含磺胺甲噁唑0.4g，甲氧苄啶0.08g；成年人口服：每次2片，每日2次，见效后可减量维持4~5日。对磺胺类药物过敏者禁用；严重肝、肾功能受损，叶酸代谢障碍及孕妇、早产儿、新生儿慎用。

3）呋喃类：其作用机制是干扰细菌的代谢过程而达到抑菌、杀菌的目的，抗菌谱广。

常用呋喃妥因（呋喃坦啶）：片剂：0.05g，0.1g。针剂：0.1g/支。口服：成年人每次0.1g，每日3~4次；小儿每日5~10mg/kg，分3~4次给药。肌内注射：成年人每日0.2g，分2次给药；小儿酌减。

本药在使用时勿与碳酸氢钠合用，以免中和失效，1个疗程不超过14日。

4）青霉素类：用于尿道感染的此类药物主要是广谱半合成青霉素。其作用机制是抑制细菌细胞壁的合成，达到杀菌的目的。对青霉素过敏者禁用。本类药物注射前要做皮试，阳性者禁用。青霉素类毒性较低，常见不良反应有皮疹、瘙痒、药物热等。

①阿莫西林（羟氨苄青霉素、阿莫仙、益萨林、再林）：胶囊：每粒0.125g、0.25g。针剂：0.25g/支。口服：成年人每日2~4g，分3~4次给药；儿童每日40~80mg/kg，分次服用。静脉滴注：成年人每日1~4g，儿童每日50~100mg/kg，分2~4次给药。

②巴氨西林（美洛平）：片剂：每片0.4g。口服：成年人每次0.4g，每日2次；儿童每日25mg/kg，分2次给药。

5）头孢菌素类：其作用机制与青霉素类相同，亦为抑制细菌细胞壁的合成。按其抗菌性能可分第一、二、三、四代头孢菌素。用于尿道感染患者的常用品种有一代头孢菌素，如头孢氨苄、头孢唑林、头孢拉定等；二代头孢菌素，如头孢呋辛、头孢克洛等；三代头孢菌素，如头孢曲松、头孢他啶等。以第一代常用，重症用第三、四代，肝、肾功能严重受损者慎用或减量。可能会出现类似青霉素样的变态反应，注射部位的局部刺激、皮疹、消化道刺激症状等常见。

①头孢拉定（先锋6号）：胶囊：每粒0.25g。粉针剂：0.25g、0.5g、1.0g。口服：成年人一般每次0.25~0.5g，每日4次；每次1g，每12小时1次；儿童每日50~100mg/kg，分2~3次给药。重度感染可注射给药。

②头孢克洛（头孢氯氨苄、希刻劳）：胶囊：每粒0.25g。混悬剂：每包0.125g。口服：成年人每日1~2g，每日2~4次；儿童每日20~60mg/kg，分4次给药。

③头孢他啶（复达欣、凯复定）：粉针剂：1.0g。静脉滴注：成年人每日2~4g，儿童每日50~100mg/kg，分2~4次给药。

④头孢吡肟（来比信、马斯平、立健泰）：粉针剂：0.5g、1.0g、2.0g。静脉滴注：成年人每次1~2g，每12小时1次；16岁以上儿童或体重在40kg以上患儿，用法用量同成年人；2个月至12岁或体重在40kg以下患儿，每次按每千克体重40mg给药，每12小时1次。

6）氨基糖苷类：其通过抑制蛋白质的合成而达到抑菌和杀菌的目的。此类药物抗菌谱广，抗菌活性强。其不良反应主要是耳毒性、肾毒性、神经肌肉阻滞、变态反应，不宜作一线药物普遍使用。

①阿米卡星（丁胺卡那霉素）：注射液，每支0.2g/2mL。静脉滴注：成年人每次0.1~0.2g，每日2次。

②庆大霉素：片剂：20mg（2万U）、40mg（4万U）。针剂：20mg（2万U）/mL，40mg（4万U）/mL，80mg（8万U）/2mL。口服：成年人每日240~600mg，每日3~4次。肌内注射：成年人每日160~240mg，分2~3次给药。静脉滴注：成年人每日160~240mg，分2次给药。

（2）联合用药

1）适应证：联合用药的目的是提高疗效和减少耐药菌株的出现，仅用于以下情况：单一药物治疗失败、耐药菌株致病、混合感染、严重感染。

2）常见联合用药

①大肠埃希菌感染：氨基糖苷类，加第三、四代头孢菌素。

②耐青霉素金黄色葡萄球菌感染：多用甲氧西林与第一代头孢菌素或氨基糖苷类合用。

③铜绿假单胞菌感染：多用半合成广谱青霉素或第三、四代头孢菌素，加氨基糖苷类。

④变形杆菌感染：青霉素与氨基糖苷类合用。

（3）各类尿道感染的治疗

1）女性急性非复杂性膀胱炎：治疗的主要目的：其一是消除下尿道的表层黏膜感染；其二是根除寄生在生殖道和下消化道的致病微生物。

近年来临床观察发现，短程抗菌疗法疗效满意，副作用少，医疗费用低廉，由于单剂疗法的效果不如 3 日疗法好，目前不再推荐使用，故多数学者建议对急性单纯性膀胱炎采用 3 日疗法。具体方案：口服复方磺胺甲基异噁唑，每次 2 片，每日 2 次；左氧氟沙星，每次 0.25g，每日 2 次；环丙沙星，每次 0.25g，每日 2 次，连续服用 3 日；致病菌对磺胺甲基异噁唑耐药率高达 10% ~20% 的地区，可采用呋喃妥因治疗，每次 100mg，每日 3 次，连续服用 5 ~7 日。妊娠期急性膀胱炎的治疗，首先可采用以下治疗方案中的一种：呋喃妥因，每次 100mg，每日 2 次，连续服用 5 ~7 日；头孢泊肟，每次 100mg，每 12 小时 1 次，连续服用 7 日；阿莫西林/克拉维酸钾，每天 500mg，每日 2 次，连续服用 7 日。然后，根据尿细菌培养结果调整治疗方案，一般建议疗程为7 日。

2）急性肾盂肾炎的治疗方案：建议使用抗生素治疗 14 日，对于轻症急性肾盂肾炎患者，使用高效抗菌药物治疗可缩短至 7 日。对于轻症病例，可采用口服喹诺酮类药物治疗，例如，口服环丙沙星，每次 500mg，每日 2 次，或者左氧氟沙星，每次 500mg，每日 1 次；如致病菌对复方磺胺甲基异噁唑敏感，也可口服此药治疗，每次 2 片，每日 2 次。对于致病菌是革兰阴性菌，可以单用阿莫西林或阿莫西林/克拉维酸钾治疗，以阿莫西林计算，每次 250 ~500mg，每 8 小时 1 次。对重症病例或不能口服药物者，应该住院治疗，静脉使用喹诺酮类或广谱的头孢类抗菌药治疗，例如，头孢曲松 1.0g，每日 1 次；或环丙沙星，每次 200 ~400mg，每 12 小时 1 次；或左氧氟沙星，每次 500mg，每日 1 次。对于内酰胺类抗菌药和喹诺酮类抗菌药耐药者，可选用氨曲南治疗，每次 1.0g，每 8 ~12 小时 1 次。对于致病菌是革兰阳性球菌，可使用氨苄西林/舒巴坦钠，每次 3g，每 6 小时 1 次。必要时可联合用药治疗。若病情好转，可参考尿培养结果选用敏感的药物口服治疗。在用药期间的方案调整和随访很重要，应每 1 ~2周做尿培养，以观察尿菌是否转阴。在疗程结束时及停药后第 2 ~6 周应分别做尿细菌定量培养，以后最好每月复查 1 次，共 1 年。妊娠期急性肾盂肾炎的治疗必须住院使用抗生素，在体温正常后 48 小时或临床症状明显改善后，可改为口服抗生素治疗。可先采用经验性治疗，使用头孢曲松 1.0g，每日 1 次或氨曲南治疗，每次 1.0g，每 8 ~12小时 1 次。然后，根据尿细菌培养结果调整治疗方案，总疗程为 10 ~14 日。

3）复杂性急性肾盂肾炎：由于存在各种基础疾病，复杂性急性肾盂肾炎易出现肾脏皮髓质脓肿、肾周脓肿及肾乳头坏死等严重并发症。这类患者需要住院治疗。首先应及时有效地控制糖尿病、尿道梗阻等基础疾病，必要时需要与泌尿外科等相关专业医生共同治疗，否则，单纯使用抗生素治疗很难治愈本病。其次，根据经验静脉使用广谱抗生素治疗，可选择哌拉西林/他唑巴坦，每次 3.375g，每 6 小时 1 次；替卡西林/克拉维酸钾，每次 3.0，每 6 小时 1 次；第四代头孢类抗生素头孢吡肟，每次 1g，每 12 小时 1 次；美洛培南，每次 1g，每 8 小时 1 次；亚胺培南 - 西司他丁，每次 0.5g，每 6 小时 1 次。在用药期间，应该及时根据病情变化和（或）细菌药物敏感试验结果调整治疗方案，部分患者尚需联合用药，疗程至少为 10 ~14 日。

4）男性急性膀胱炎：所有男性膀胱炎患者均应排除前列腺炎。对于非复杂性急性膀胱炎可口服复方磺胺甲基异噁唑、喹诺酮类药物治疗，剂量同女性患者，但疗程需要 7 日；复杂性急性膀胱炎患者可口服环丙沙星，每次 500mg，每日 2 次；或左氧氟沙星，每次 250～500mg，每日 1 次，连续治疗 7～14 日。

5）妊娠期尿道感染：抗生素选择以氨苄西林、头孢类、大环内酯类等为好。单纯性无症状性菌尿或急性膀胱炎，只需单一抗生素治疗 3～7 日即可；若为急性肾盂肾炎，则需 2 种抗生素联合使用，疗程≥14 日。

四环素对胎儿骨骼、牙齿发育有影响；磺胺类药物可引起核黄疸；氨基糖苷类药物能透过胎盘屏障，损伤胎儿脑神经；呋喃妥因可导致肺、肝、神经和血液方面的并发症；喹诺酮类药物可抑制胎儿软骨发育，故孕妇应避免使用上述药物。

6）反复发作性：目前将半年内有 3 次以上尿道感染发作史的患者均视为反复发作性尿道感染，反复发作性尿道感染可分为复发和再感染 2 种，本病的抗感染治疗剂量和疗程均同复杂性尿道感染。

①复发（慢性或反复发作性肾盂肾炎）：复发时病原菌与治疗前相同，感染出现较早，一般在 2 周及数周之内。部位在肾脏，有肾损害可能。感染于停药后迅速再度出现时，应追问患者用药情况，并考虑初治时选药不当或产生细菌耐药性，再根据重复药敏结果而改换药物。有尿道畸形或功能异常可矫正者应予以外科处理；不能矫正或手术者，感染控制后应予以长期小剂量有效药物长期预防。每晚睡前口服 TMP - SMZ 半片或呋喃妥因 50～100mg。绝经期妇女可加用雌激素以减少复发。

②再感染（反复发作性膀胱感染）：再感染的病原菌与治疗前不同，一般发生于治疗后较长时期，其治疗措施与首次感染相同，抗菌药物的选择按新病原菌的药敏而定。如发作频繁，则按复发患者处理，并对尿道系统做进一步检查。

7）无症状性细菌尿：①非妊娠妇女的无症状细菌尿一般不予治疗，因长期观察未见不良后果。对妊娠妇女的无症状细菌尿必须治疗，因治疗对于保护母亲（后期会发生急性肾盂肾炎，且发生子痫的危险性增加）和胎儿（出生后体重不足或早产）都有好处。其治疗与前文所述的妊娠期尿道感染相同，如经治疗后仍有细菌尿，则应进行长疗程低剂量抑菌疗法（如上述）。②学龄前儿童的无症状细菌尿，要予以治疗。③老年人无症状细菌尿不予治疗，因治疗与否与寿命无关。④尿道有复杂情况的患者，不少伴有无症状细菌尿，因常不能根治，故一般不宜给予治疗。

8）与性生活有关的尿道感染：发病与性生活关系密切者，采用事后排空尿液并立即服用抗生素 1 次。对于反复发作性的尿道感染，则常选用长期低剂量抑菌疗法。

9）尿道感染合并肾功能不全时的治疗：尿道感染是慢性肾功能不全患者肾脏再损害的一个重要加重因素，抗感染治疗可减轻肾脏损伤。但氨基糖苷类、呋喃妥因、磺胺类等药物有直接损害肾脏的毒副作用，一般禁用。β - 内酰胺类、青霉素和头孢类药物极少有剂量依赖性毒性，因此对肾功能受损的患者相对比较安全。当肾小球滤过率降至正常值的 75% 以下时，则应适当减少 β - 内酰胺类药物的剂量。诺氟沙星、环丙沙星、氧氟沙星等氟喹诺酮药物可有效应用于肾功能受损患者的治疗。当 Ccr 小于 30mL/min 时，需及时调整药物剂量。对于中重度肾功能受损的患者，抗感染治疗可改善症状，但较少能治愈感染。如果感染症状复发，需考虑长期应用口服抗生素。

2. 中医治疗

（1）辨证治疗

1）下焦湿热

主症：小便短涩，频数，灼热疼痛，淋沥不畅，尿色黄赤，少腹拘急、疼痛，口干口苦，便秘，或腰痛，或伴有恶寒，发热，舌质红，苔黄腻，薄黄，脉滑数。

治法：清热，利湿，通淋。

方药：八正散加减。车前子15g（包），通草、萹蓄各10g，瞿麦、滑石、黄柏各12g，大黄9g，灯心草3扎，甘草5g。

加减：口舌生疮者，加黄连6g，淡竹叶10g；腹胀、便秘者，加枳实12g，重用大黄；湿热腰痛者，加四妙散（黄柏12g，苍术12g，薏苡仁30g，牛膝15g）；少腹坠胀者，加川楝子9g；小便红赤者，加茜草根15g，白茅根30g。

用法：水煎服，每日1剂。

2）肝胆郁热

主症：小便热、频数而痛，烦躁不安，寒热往来，口干口苦，胁痛，欲吐，少腹胀痛，舌质红，苔黄，脉弦数。

治法：清利肝胆，通淋。

方药：龙胆泻肝汤加减。龙胆草6g，泽泻12g，车前子15g（包），黄芩10g，柴胡8g，生地黄15g，栀子9g，甘草5g。

加减：大便秘结者，加大黄10g（后下）；呕吐者，加竹茹10g，陈皮6g；热重者，加金银花15g；湿重者，加滑石10g，白蔻仁10g；小便疼痛者，加淡竹叶10g，黄柏12g，蒲公英15g。

用法：水煎服，每日1剂。

3）阴虚湿热留恋

主症：尿热，尿痛，尿色黄，伴有低热或手足心热，头晕，耳鸣，腹痛，咽干舌燥，舌红少苔，脉细数。

治法：滋阴，清热利湿。

方药：六味地黄丸合二至丸加减。茯苓15g，泽泻12g，牡丹皮12g，生地黄15g，山茱萸10g，山药15g，知母10g，黄柏12g，车前子15g（包），女贞子15g，墨旱莲15g，石韦12g。

加减：骨蒸潮热者，加青蒿12g，地骨皮15g；腰痛明显者，加杜仲15g；若视物昏花、目涩者，加枸杞子15g，菊花10g；气阴两虚者，加黄芪15g，党参15g，麦冬15g。

用法：水煎服，每日1剂。

4）脾肾亏虚，湿热屡犯

主症：纳差，面色少华，乏力懒言，腰酸膝软，小便赤痛，遇劳即发或加重，舌质淡、苔薄白，脉沉细。

治法：健脾补肾，利湿。

方药：山药丸加减。山药15g，茯苓18g，泽泻15g，生地黄15g，菟丝子10g，杜仲20g，巴戟天10g，牛膝12g，山茱萸10g，车前子12g（包）。

加减：脾虚气陷、肛门下坠、少气懒言者，加人参10g，黄芪30g，白术8g，升麻10g，炙甘草5g；五心烦热、腰膝酸痛、舌红绛少苔、脉细者，加知母12g，黄柏10g，女贞子15g，龟甲（先煎）30g；面色少华、四肢不温、腰膝无力、舌淡苔白、脉沉细者，加制附子5g，肉桂（焗）1.5g等。

用法：水煎服，每日1剂。

（2）中成药

1）知柏地黄丸：每次3g，每日3次，口服。

2）龙胆泻肝丸：每次6g，每日2次，口服。本药应选不含关木通的产品。

3）三金片：每次5片，每日3~4次，口服。

（3）验方

1）车前草、鲜墨旱莲各30g，水煎服，每日4次。适用于小便涩痛伴有尿赤者。

2）凤尾草30~60g，冰糖16g，浓煎服，每日2次，连服3~5日。适用于急性尿道感染患者。

3）马齿苋120~150g（鲜品300g），红糖90g。马齿苋若系鲜品，洗净，切碎，加红糖水煎30分钟，取汁400mL，趁热服下，盖被出汗；若用干品加水浸泡2小时后煎服，每日3次，每次煎1剂。适用于急性尿道感染患者。

4）五月艾（茎根）45g，凤尾草（全草）20g，白茅根15g，蜂蜜30g，前3味切碎，水煎2次，合并浓缩，加炼过的蜂蜜，搅匀后装入瓶中，每日服3次，每次30mL，用温沸水冲服。适用于急性尿道感染患者。

5）鲜蒲公英45g，鲜茅根30g，黄柏12g，知母9g，水煎服，每日1剂。适用于治疗急性尿道感染，症见尿急、尿频、小便灼热、血尿者。

6）白茅根30~60g，水煎服，每日1剂。

7）鲜马齿苋1把，捣汁服，每日3次。

8）萹蓄30~60g，水煎服，每日1剂。

9）芹菜根30~60g，水煎服，每日3次。

10）葵花根15g，水煎服，分3次服，每日1剂。

11）荠菜花30~60g，水煎服，每日3次。

12）糯稻根30~60g，水煎服，每日3次。

13）菟丝子10g，水煎服，每日3次。

14）醋炙鳖甲，研末，每次3~5g，每日3次。

15）槲叶研末，每服10g，葱白汤送下，每日3次。

16）冬葵子研末，每次5g，每日3次。

17）羊骨烧炭，研成细末，每次5g，每日3次。

3. 用药禁忌

（1）不同人群的用药原则

1）年轻女性的急性复杂性尿道感染：多采用 3 日疗法，选用增效磺胺甲噁唑或喹诺酮类药物口服。疗程结束后如无症状，不需要再做任何处理；如仍有症状，则需进一步做尿液分析和培养。

2）年轻女性的再发尿道感染：呋喃妥因 50mg 睡前口服，可预防尿道感染的再发。常用的预防方案是增效磺胺甲噁唑晚上临睡前口服半片，每周 3 次。

3）老年女性的急性非复杂性尿道感染：其原则与年轻女性的急性非复杂性膀胱炎一样，在抗感染的基础上可配合其他措施，如雌激素替代治疗、阴道局部雌激素软膏或口服雌激素可修复泌尿生殖道黏膜，增强局部抗菌能力。

4）女性急性非复杂性尿道感染：第一阶段，立即控制全身败血症症状，根据细菌培养药敏结果静脉给予抗生素；第二阶段，控制急性炎症后（体温正常后 24 小时），口服抗生素清除病原菌，常选用增效磺胺甲噁唑或喹诺酮类药，连用 2 周。

5）妊娠期尿道感染：磺胺类药物、呋喃妥因、氨苄西林、头孢氨苄在妊娠早期相对安全；足月时禁用磺胺类药物（引起胆红素脑病）。症状明显的妊娠期肾盂肾炎应住院治疗。

6）男性尿道感染：50 岁以下通常选择增效磺胺甲噁唑或喹诺酮类药，10～14 日作为标准方案。50 岁以上的男性尿道感染要考虑前列腺和肾脏的感染，需要 4～6 周的强化治疗和进行 12 周的尿道清洁灭菌，常选用增效磺胺甲噁唑和喹诺酮类药。尿道感染复发时可采取以下措施：长程抑菌疗法，每次复发时重新予以强化治疗，外科清除妨碍抗菌疗效的前列腺炎性组织。

7）儿童尿道感染：儿童急性肾盂肾炎应根据药敏结果静脉给药，至体温正常 24～48 小时后，再口服用药 1～3 个月。疗程完成后 1 周内复查尿培养，第二年还应经常复查。儿童复发性尿道感染可选用增效磺胺甲噁唑（2mg/kg，每日 2 次）或呋喃妥因（2mg/kg，每日 1 次）长期预防。

8）复杂性尿道感染：是指有多种尿道和肾脏结构和功能异常的患者所患有的尿道感染。此类患者应尽可能纠正潜在的复杂因素，同时抗菌治疗。宜用 4～6 周的"治愈"疗程，联合外科矫正治疗的方案。若外科手术不能实施，则用 1～2 周短程疗法以控制症状。

9）无症状性菌尿：成年人通常不需治疗，儿童应积极治疗。

（2）用药过程中可能出现的问题

1）在用药过程中如出现皮疹、发热、恶心、呕吐、腹痛、腹泻等药物过敏症状，应立即停药，换用其他类药物。

2）肝、肾功能受损的患者在选用药物时应慎重，可选用毒性小的药物或减少剂量、缩短疗程。

3）在药敏结果出来前，抗生素治疗 3 日患者症状无改善，应更换抗生素。

（3）药物饮食禁忌

1）因磺胺类药可增强乙醇的不良反应，故在服用磺胺药期间应避免饮酒或酒精性饮料。

2）茶叶中含有咖啡因及茶碱等成分，磺胺药物与茶水同服可减低药效，故一般不宜与茶水同服。

3）果汁等酸性饮料则易使磺胺药析出结晶，增加对肾脏的损害，引起结晶尿、血尿、少尿、尿闭等，故忌以果汁服用磺胺类药物。

4）因磺胺类药在碱性条件下可增加尿中的溶解度，而酸性食物（如醋、酸菜、番茄、咸肉、鱼、山楂、杨梅等）易使磺胺药析出结晶，不良反应增强，故服磺胺药忌过食酸性食物。

5）碱性食物（如菠菜、胡萝卜、黄瓜、苏打饼干、豆制品等）可增加磺胺药在尿中溶解度，减少结晶尿的形成和对尿道的刺激性，但同时也影响磺胺药的吸收，降低其疗效。所以，服磺胺类药期间也不宜过食碱性食物。

6）因为磺胺类药在尿中溶解度很小，如果不大量喝水，药物在尿中浓度很高，容易在肾小管、肾盂、输尿管、膀胱处析出磺胺结晶，对肾脏产生机械性刺激，引起腹痛、血尿，甚至阻塞尿道而发生尿闭等。

7）因茶叶中含鞣酸、咖啡因及茶碱等成分，该成分可降低喹诺酮类药的作用，故服用喹诺酮类药物忌饮用茶水。

8）因偏碱性的食物（如菠菜、胡萝卜、黄瓜、苏打饼干等）可减少喹诺酮类药物的吸收，故服本药期间应避免食用。

9）氨基糖苷类抗生素在碱性环境中作用较强，各种蔬菜、豆制品等食物可碱化尿液，食之可增强疗效；而肉类、鱼类、蛋类、乳制品与素食混合可酸化尿液，醋、糖等亦为酸性食物，故应避免食用。

10）呋喃妥因、多黏菌素等抗菌药在酸性环境中抗菌作用较强，若在用药期间食菠菜、胡萝卜、黄瓜、苏打饼干等碱性食物或饮茶水，则杀菌力减弱。

（4）药物相互禁忌

1）青霉素类

①四环素、两性霉素B：不宜与青霉素钾盐联用，后者也不宜在含葡萄糖液或右旋糖酐溶液中与碳酸氢钠配伍，否则很快失效。

②庆大霉素：不宜与青霉素配伍静脉滴注，两药联用时应分别给药。

③维生素C：不宜与青霉素或红霉素在同一个容器中静脉滴注。但也有报道认为，加入一定量的维生素C，在一定的时间内能使青霉素在10%葡萄糖液中的稳定性增加。红霉素、两性霉素B、苯妥英钠、间羟胺或维生素C，不能与青霉素或头孢菌素类加入同一容器中，易出现混浊。

④口服避孕药：与广谱青霉素联用能使避孕失败。口服氨苄西林可使炔雌醇与炔诺酮的口服吸收减少，其机制可能是肠道细菌被抗生素大量杀死，甾醇结合物水解减少重吸收随之减少，雌激素浓度不足以抑制排卵。

⑤复方新诺明：为慢效抑菌剂，而青霉素类为繁殖期杀菌剂，两药联用影响青霉素的杀菌作用，普鲁卡因青霉素也可致复方新诺明降效。

⑥氨基酸营养液：不可与青霉素 G 混合给药，因为两者混合可增强青霉素的抗原性。

⑦肾上腺素：其不良反应在青霉素引起的休克时加重。已有报道，患有冠状动脉病变的患者药物性过敏性休克发生时，肾上腺素宜减量，并同时应用肾上腺素皮质激素，可使过敏性休克患者的生存率提高 20% ~ 25%。

⑧四环素：可降低青霉素治疗肺炎球菌肺炎、脑膜炎和猩红热的疗效。青霉素 C 与四环素类联用时能产生拮抗作用。青霉素是杀菌剂，抑制细菌细胞壁的合成，在细菌繁殖期此作用最强。

⑨抗癫痫药：日本禁止抗癫痫药和碳青霉烯类抗生素联用。

⑩利巴韦林（三氮唑核苷）：与青霉素溶液混合后抗微生物作用有所减弱，稳定性稍有降低，因而不宜联用。

⑪复方氨基比林：与青霉素混合可引起过敏性休克及大脑弥漫性损害。复方氨基比林是含氨基比林和巴比妥的水溶液，呈弱碱性可使青霉素降解为青霉烯酸（苯甲青霉酸或苄青霉酸）及青霉噻唑酸。这两种产物易与血清蛋白或药品蛋白结合，产生过敏反应。复方氨基比林具有致过敏性休克作用，禁忌与任何药品混合注射。

⑫清开灵注射液：与青霉素联合静脉滴注可致不良反应（高热、不安、抽搐、血压下降等）。清开灵单独应用亦可致过敏反应（发热、抽搐、咽不适、呼吸困难、眼睑水肿等）。两药不宜联用。

⑬培氟沙星：青霉素静脉滴注后培氟沙星可致过敏性休克，应慎用。

⑭甲硝唑：与氨苄西林混合配伍 30 分钟颜色开始变黄，配伍 4 小时 PU 值由 8.89 降至 8.59。氨苄西林浓度由 100% 降至 79.46%，故两药不宜配伍使用（也有无变化、可以配伍的报道）。甲硝唑与青霉素钠配伍后应间歇快速、高浓度输入为好。甲硝唑与哌拉西林（氧哌嗪青霉素）、头孢哌酮、小诺米星、吉他霉素或头孢拉定在室温下配伍稳定。甲硝唑与苯唑西林配伍 2 小时外观颜色变为淡黄色，应于 2 小时内用完。

⑮甲氨蝶呤（MTX）：青霉素可使 MTX 从肾脏排泄减少，引起 MTX 中毒。

⑯头孢菌素类：头孢噻肟钠与美洛西林一起滴注，头孢噻肟的清除率降低 40%。

⑰抗凝药：口服华法林的患者，应用氨苄西林时延长凝血酶原时间；静脉滴注青霉素 G 2400 万 U，可发生低凝血酶原血症。其作用机制可能是抗凝血酶原Ⅲ活性改变，血小板和纤维蛋白原向纤维蛋白转换的改变等。

⑱氯喹：可减少口服青霉素类的吸收，原因可能是氯喹刺激肠道，使青霉素通过肠道的速度加快。

⑲青霉素 G 钾或钠，一般不宜与其他药物配伍注射。

2）头孢菌素类

①香豆素类抗凝药：头孢菌素类抗生素可降低维生素 K 的肠道吸收，使抗凝药作用增强。

②丙磺舒：可降低头孢噻啶、头孢噻吩的肾清除率，使抗生素血药浓度升高，可能增加肾损害，联用时应适当减少抗生素剂量。

③乙醇：头孢菌素类抗生素可使乙醇氧化被抑制，发生"戒酒硫样反应"，故用药期间及停药 3 日内不要饮酒。本类药与乙醇联用时，体内乙醛蓄积而呈醉酒样反应，表现为面红、胸闷、血压下降、恶心、呕吐、失神、呼吸困难、心跳、头痛、痉挛等。

④强利尿药：与头孢噻啶或头孢噻吩联用时增加肾中毒的可能性。机制：阻碍头孢菌素从肾排出，使血清和组织中药浓度升高。呋塞米可增加头孢噻啶的肾毒性，并降低头孢噻啶在脑中的浓度。甘露醇可降低头孢唑啉血药浓度，加重肾毒性。必须联用时抗生素应减少剂量。

⑤氨基糖苷类抗生素：与头孢菌素类联用可起协同作用，但肾毒性也会加重，故肾功能不良者慎用，避免在同一容器中使用，以免相互降低效价。庆大霉素与头孢噻啶联用，可使肾毒性相加，多黏菌素 B 与头孢噻吩联用，可引起肾衰竭。妥布霉素、卡那霉素、黏菌素、链霉素等与头孢霉素类联用均可导致肾毒害。

⑥非甾体抗炎药：尤其是阿司匹林、二氟尼柳或其他水杨酸制剂，与头孢哌酮联用时，由于血小板的累加抑制作用可增加出血的危险性。

⑦考来烯胺（消胆胺）：可降低头孢氨苄的血药浓度，因而降低其抗菌活性。考来烯胺与头孢羟氨苄或头孢氨苄可在肠道结合，使后者吸收减慢，但总吸收量不受影响。

⑧青霉素：预先应用可阻止头孢噻啶在肾皮质区蓄积，预防其引起急性肾小管坏死。美洛西林可降低头孢噻肟清除率达 40%。哌拉西林与头孢唑林抗菌谱相同，联用时应分别减少剂量。

⑨乙酰螺旋霉素：其快速抑菌作用，可使头孢唑林的快速杀菌效能受到明显抑制。

⑩环孢素：与头孢呋辛、头孢曲松合并用药，对患者的肾功能无不良影响，亦不改变环孢素的血药浓度。与头孢他啶联用，虽然不改变环孢素的血药浓度，但有一定的肾毒性，血清肌酐、尿素氮水平较合并用药前增加 2.6% 和 27.1%，较停药后增加 6.6% 和 29.9%。

⑪林可霉素：与头孢菌素有拮抗作用，不宜联用。

3）喹诺酮类

①喹诺酮类药不宜与碱性药物、抗胆碱药、H_2 受体阻滞剂同服：碱性药物（如氢氧化铝、氧化镁）；抗胆碱药（如苯海索、阿托品、琥珀胆碱）、H_2 受体阻滞剂（西咪替丁）等均可降低胃液酸度而使喹诺酮类药物的吸收减少，影响其疗效。

②喹诺酮类不宜与氨茶碱、咖啡因、华法林合用：喹诺酮类药物有抑制肝细胞色素 P450 氧化酶的作用，可减少对氨茶碱、咖啡因及华法林的清除，合用可使氨茶碱、咖啡因及华法林的血药浓度升高，引起毒性反应。

③喹诺酮类不宜与非甾体抗炎药合用：喹诺酮类药物与非甾体抗炎药（如吲哚美辛）合用，可增加不良反应。

④喹诺酮类不宜与利福平和氯霉素合用：利福平可抑制细菌 RNA 合成，氯霉素可抑制细菌蛋白质合成，与喹诺酮类药物合用可使其作用降低。

4）萘啶酸、氧氟沙星忌与呋喃妥因合用：因萘啶酸、氧氟沙星与呋喃妥因有药理拮抗作用，合用可使药效彼此降低。

5）氨基糖苷类

①氨基糖苷类、多黏菌素不宜与骨骼肌松弛药合用：氨基糖苷类、多黏菌素与骨骼肌松弛药（如氯化琥珀胆碱、氯化筒箭毒碱）等合用，可增加对神经肌肉的阻滞作用，从而导致呼吸抑制的危险。

②氨基糖苷类慎与酸化尿液的药物合用：因氨基糖苷类药物在碱性环境中作用较强，故凡是酸化尿液的药物（如氯化铵、维生素 C 等）都会使其抗菌效价降低，临床应慎合用。

③氨基糖苷类抗生素不宜与呋塞米、依他尼酸合用：因为氨基糖苷类抗生素（如阿米卡星、庆大霉素等）与强利尿药呋塞米、依他尼酸合用时，其不良反应增加，可引起听觉及前庭功能障碍，造成永久性或暂时性耳聋。

6）庆大霉素不宜与对耳及肾脏有较强毒性的药物合用：因与对肾脏毒性强的药物（如卡那霉素、链霉素或多黏菌素等）合用，可增加耳聋、眩晕及肾脏损害等不良反应。

7）呋喃妥因

①保泰松：有酶促作用，可使药酶的属性增高，呋喃妥因与之合用，可使其代谢加快，血药浓度降低，从而使疗效减弱。

②呋喃妥因不宜与丙磺舒合用：抗痛风药丙磺舒可使呋喃妥因毒性增加，故两者应避免合用。

③呋喃妥因不宜与利尿合剂（ABC 合剂）同用：因为呋喃妥因在酸性介质中的杀菌力比在碱性中作用强，pH 值 5.5 时比 pH 值 8 时杀菌力强 100 倍，而利尿合剂为碱性，两药合用，呋喃妥因杀菌力变弱，肾小管对其重吸收亦减少，而使其血药浓度降低。如临床上确需合用，两药可间隔 2～3 小时再服用。

④呋喃妥因不宜与萘啶酸片同服：因两者有拮抗作用。

⑤呋喃妥因不宜与含有硼砂的中成药同用：因为碱性条件下可使呋喃妥因吸收减少，疗效降低。因此，呋喃妥因不宜与痧气散、灵红散、行军散、通窍散等含有碱性成分硼砂的中成药合用。

⑥呋喃妥因不宜与三硅酸镁并用：因为溶解的呋喃妥因易被吸附于三硅酸镁表面，可使疗效降低。

⑦呋喃妥因一般不宜与碳酸氢钠等碱性药物合用：因合用可使呋喃妥因疗效降低。所以，碳酸氢钠可用于呋喃妥因中毒的解救。

8）磺胺类药

①磺胺类药不宜与干酵母片同服：因为干酵母中含有对氨苯甲酸，能对抗磺胺类药物的抗菌效能。

②磺胺类药禁与乳酶生合用：由于磺胺类药物能抑制乳酸杆菌的生长繁殖，两者合用既可使乳酶生的疗效降低，同时也可使磺胺类药物的有效浓度降低。

③磺胺类药物不宜与吸附、收敛剂同服：吸附剂（如药用炭、白陶土），收敛剂（如鞣酸、鞣酸蛋白等）与磺胺类药同用，易导致磺胺类药被吸附，疗效降低。

④磺胺类药物不宜与含鞣酸的中药合用：磺胺类药物与石榴皮、地榆、酸枣仁、五倍子等含鞣酸的中药联合应用，可致中毒性肝病。

⑤磺胺类药物忌与含有机酸的中药同服：服用磺胺类药物时同时服用乌梅、蒲公英、五味子、山茱萸、山楂等含有机酸的中药，易引起磺胺类药物在尿中析出结晶，增加肾脏负担，引起尿闭或血尿。

⑥磺胺类药物不宜与溴丙胺太林同服：因为溴丙胺太林能降低胃排空速率，而延缓磺胺类药的吸收，使抗菌疗效降低，故两者联用一般应待磺胺药的作用结束后，再服用溴丙胺太林。

⑦磺胺类药不宜与噻替哌、甲氨蝶呤合用：因为磺胺药与抗癌药（噻替哌、甲氨蝶呤）合用，可使胃肠道及骨髓的毒性反应明显增强。

⑧磺胺类药物禁与对氨苯甲酸的衍生物同服。因为对氨苯甲酸的衍生物（普鲁卡因、普鲁卡因胺、丁卡因、苯佐卡因等）为细菌生长繁殖过程中所需要的生物合成原料，可促进细菌叶酸的生物合成，与磺胺类药物的抗菌作用拮抗，故合用可使疗效降低。

⑨磺胺类药忌与硼砂、神曲同用：硼砂可降低磺胺类药物的疗效，神曲中含有多量的对氨苯甲酸，可拮抗磺胺类药物的抑菌作用。

⑩磺胺类药物慎与酸化尿液的药合用：因有的磺胺类药（如磺胺噻唑、磺胺嘧啶等）在酸性尿中溶解度降低，易析出结晶，引起肾损害，故酸化尿液的药（如氯化铵、维生素 C 等）与本品合用时应慎重。一般应多饮白开水，并定期做尿常规检查。

⑪磺胺类药慎与碱化尿液的药合用：碱化尿液的药（如碳酸氢钠、氢氧化铝等）可增加磺胺类药在尿中的溶解度，减少尿结晶的形成和对肾脏的刺激性，但同时也影响磺胺类药的吸收，降低其疗效。所以，除了磺胺噻唑、磺胺嘧啶及其乙酰化物外，一般慎与碱化尿液的药合用。

⑫磺胺类药物不宜与大量硫酸镁、硫酸钠和非那西丁合用。因磺胺类药物与大剂量硫酸镁、硫酸钠在血中会形成硫络血红蛋白，与大剂量非那西丁能形成氧化血红蛋白和硫络血红蛋白，从而引起中毒。

（5）本病用药禁忌

1）忌用温热壮阳药：中医学认为，本病是由于湿热下注、膀胱气化不利形成的，治疗当用苦寒清热、淡渗利湿之品。如果误用温热壮阳药物（如附子、肉桂、干姜）势必助热生火，耗伤津液，加重湿热，使病情反复。

2）忌用补肾固涩药：本病急性期以尿频、尿急为特征，如果误认为这是由肾虚失固引起而妄用补肾固涩之品（如五味子、金樱子等）则必然导致关门留寇，细菌难以排出，从而加重病情。

3）孕妇忌用磺胺类药物：孕产妇即使肾功能良好，也不宜使用磺胺类药物，因为可引起肝脏损害并影响胎儿的生长发育。

4）慎用有肾毒性的抗生素：对肾功能不全的肾盂肾炎患者，不要选用损害肾脏的抗生素，如庆大霉素、链霉素、卡那霉素等，这些药物不能及时经肾排出，药物在体内蓄积易产生毒性和不良反应。

二、肾综合征出血热

肾综合征出血热，原称为流行性出血热，是由汉坦病毒引起，以啮齿类动物为主要传染源，病毒通过宿主动物的血及唾液、尿、便排出，鼠向人的直接传播是人类感染的重要途径。新疫区人群普遍易感，青壮年发病率高（20～55岁约占80%），男性高于女性（7:3）。隐性感染率较低，二次感染发病罕见。野鼠型发病高峰在10月到次年1月，家鼠型流行高峰为3～6月；少数地区春夏间有一次发病高峰，呈双峰型。主要分布在城镇和市郊居民区，爆发为主，也有点状散发。

【概述】

1. 主要传播途径

（1）接触传播：带病毒鼠的排泄物、分泌物经破损皮肤伤口而感染肾综合征出血热。

（2）呼吸道传播：以带病毒鼠排泄物尘埃形成的气溶胶吸入而感染肾综合征出血热。

（3）消化道传播：进食带病毒鼠排泄物直接污染的食物后感染肾综合征出血热。

（4）虫媒传播：有学者认为，人被带病毒的革螨和恙螨叮咬可感染肾综合征出血热。

（5）垂直传播：有研究发现，该病毒在鼠类和人类有垂直传播的证据。

2. 临床表现

潜伏期为4～46日，一般为7～14日，以14日多见。有10%～20%的患者有前驱症状，表现为上呼吸道的卡他症状或消化道功能失调。肾综合征出血热的临床表现因流行的年度、流行地区、流行季节、临床类型和患者年龄的不同而有很大的差别，而且汉坦病毒进入机体后，常累及多个系统，因此本病表现错综复杂。典型病例有发热、出血和肾损害三大主要表现，并先后出现发热期、低血压休克期、少尿期、多尿期和恢复期。非典型病例临床表现较轻，可仅有发热期和多尿期，或仅有发热期，热退后症状消失，需经特异性的血清学检查才能确诊，此种情况多见于轻型的肾综合征出血热或家鼠型的肾综合征出血热，或者积极早期的治疗使患者出现越期的现象。轻型病例中毒症状轻微，预后好；重症者症状重，常有发热期、低血压休克期和少尿期的重叠，来势凶猛，变化快，预后差，病死率高。

（1）发热期：起病多急骤，有发热、感染中毒症状、毛细血管中毒征、出血和肾脏损害。

1）发热：部分病例在发病前1～3日有低热、胃肠道不适和上呼吸道的前驱症状，起病时有畏寒、寒战、高热，体温可迅速达到39℃～40℃，甚至40℃以上。有的患者体温上升缓慢，在 2~4 日达高峰。热度一般以高热多见，通常患者温度越高，病情越重，发生低血压休克和少尿的机会就越多。热型一般以稽留热和弛张热多见，也有不规则热型、低热型和顿挫型者，尤其是早期使用了糖皮质激素的患者，热型多不规则。其中高热不退者多见于危重症患者。一般热程持续 3~7 日，也有持续 10 日以上者。如有热程超过 10 日，或下降后又上升者，应考虑继发感染。一般热程越长，病情越重，尤其高热持续超过 6 日者，病情多危重。重症患者热退后病情反而加重；病情轻者，热退后症状相继缓解，这是本病的特征之一。

2）感染中毒症状：中毒症状表现为体力衰弱，极度的乏力，全身疼痛，头痛和腰痛，约有半数患者有眼眶痛及消化道、神经系统的症状等。

①"三痛"症状：一般称头痛、腰痛和眼眶痛为"三痛"，或称头痛、腰痛和全身痛为"三痛"。头痛可能与脑毛细血管扩张充血有关，主要以两颞部和前额部为主，重者可有全头痛，性质多为胀痛。腰痛的程度不一，轻者只感到两侧肾区胀痛和肾区叩痛，重者为剧痛，不敢平卧和翻身，只能采取半卧位的姿势，且拒按和拒叩；如在疾病的低血压期或少尿期突然出现剧烈腰痛，要警惕有无发生肾破裂。眼眶痛多为胀痛，以转动眼球为甚，严重者视物模糊不清。腰痛和眼眶痛可能与肾及眼眶周围组织充血、水肿有关。

②消化道症状：本病的消化道症状较为突出，一般有食欲减退，重者有咽干、口渴、恶心、呕吐、呃逆，如出现顽固性呃逆，常是病情恶化的表现。也可出现腹泻和腹痛。腹泻为稀便，可带有黏液和血，常易误诊为肠炎或痢疾，这类患者易发生低血压休克。腹痛剧烈的患者可有腹肌紧张，腹部压痛、反跳痛，容易误诊为急腹症。如剧烈腹痛伴有呕血、便血，常是病情恶化的又一表现。

③神经精神症状：常表现为头晕、嗜睡、谵妄、烦躁，有时可有抽搐、昏迷等，说明有可能并发中毒性脑病、病毒性脑炎或脑水肿，同时也表明患者病情危重。

3）毛细血管中毒征：毛细血管损伤主要表现为皮肤、黏膜有充血和水肿等体征。皮肤充血主要见于颜面部、颈部和胸部，称为"皮肤三红征"。重者呈酒醉貌，甚至波及整个躯干皮肤。黏膜充血见于眼结膜、咽与软腭黏膜和舌，称为"黏膜三红征"，眼结膜充血的特征是血管淤血、怒张、色鲜红，无渗出物；舌充血有的病例可表现为舌质红燥。水肿是血浆外渗的表现，在发病的第 3 日即可见到，表现为球结膜和眼睑水肿，轻者转动眼球时结膜有涟漪波，重者结膜突出如水疱。

4）出血：出血为本病的特征之一，可表现为各种出血，且程度轻重不一致。轻者可仅为皮肤、黏膜的出血点；重者可表现为皮肤、黏膜的大片瘀斑和腔道出血。黏膜出血多见于眼结膜和软腭，也可见于颊黏膜和咽部。软腭和睑结膜的出血点如针尖大小，呈散在或簇状分布，也可呈小片状。球结膜的出血呈鲜红色的出血斑。黏膜出血常在发病后的 6~7 日消失。皮肤出血常见于腋下及胸背部，呈点状、条索状、搔抓样，初为鲜红色，2~3 日变为暗红色；重症者皮肤可见多处大片瘀斑，常出现在受压的臀部、腰背部及四肢穿刺的部位。少数患者可有鼻出血、咯血、黑粪和尿血等腔道出血。

5) 肾脏损害：主要表现为蛋白尿和发病之初就有少尿的倾向。蛋白尿常在疾病的第 3~5 日出现，也有在疾病的第 1~2 日出现的，常为 - 至 + +；重症患者尿蛋白可迅速增加，至疾病的第 4~5 日可达 + + + 至 + + + +。尿蛋白出现得越早，肾脏损害越重。且本病的尿蛋白变化很快，可在半天时间内由阴性转为 + + 至 + + +。因此，对可疑为本病的患者应该逢尿必查。在发热后期还可出现血尿。管型尿多出现在发热后期，可有透明管型、颗粒管型、蜡样管型。肉眼血尿和（或）颗粒管型的出现提示肾小管损害严重，且有可能发生病期的重叠。

（2）低血压休克期：部分患者经过发热期后或在发热末期，其发热期的症状和体征进行性加剧，同时出现低血压或休克，其发生率差别很大，一般发生在第 4~6 病日。多数患者在发热末期或热退同时，即有血压下降，少数患者在热退后发生。轻者可只持续数小时或呈一过性的低血压，长者可持续达 6 日，通常为 1~3 日。低血压休克持续时间的长短不仅取决于病情的轻重，还取决于治疗是否及时、得当。其临床表现为部分患者进入低血压期后，仍有不同程度的发热，如体温波动在 37.5℃ ~38.5℃，表明可能是病期的交叉过程；如体温超过 39℃，同时又出现低血压休克，则极大程度上表明是病期的重叠，病情危重。

在病期的 4~6 日，可出现体温下降而脉搏增快的"温脉交叉"现象，2 小时左右即可出现低血压，心率加快，第一心音低钝。许多患者在血压下降时，四肢仍温暖；但血压进行性下降时，则出现手足发冷，脉搏细弱，口唇和指（趾）苍白发绀，出冷汗，烦躁不安，毛细血管充盈时间延长，浅表静脉塌陷，呼吸急迫和尿量减少等休克症状。消化系统和神经系统症状，如恶心、呕吐、呃逆、烦躁、谵妄、抽搐、昏迷等明显加重。颜面、球结膜水肿明显加重。皮肤黏膜可大片出血，且可出现腔道、颅内、心脏出血。如垂体出血可导致垂体危象，引起严重的低血压，使病情极度恶化。

低血压休克持续过久，可促使弥散性血管内凝血的发生，导致广泛出血，致脑水肿、高血容量综合征和肺水肿，表现为颈静脉充盈，收缩压升高，脉压增大，心率加快，呼吸困难，甚至发展至成人呼吸窘迫综合征。电解质、酸碱代谢紊乱主要表现为高钾及稀释性的低钠、低钙；少数也有严重的低血钾，如代谢性酸中毒可表现为呼吸快而深大。急性肾衰竭，表现为少尿，甚至无尿、全身水肿，与少尿期发生重叠。如导致多器官功能衰竭，则症状错综复杂并且严重，常导致死亡。

（3）少尿期：少尿期与低血压期没有明显的界线，常随着低血压期接踵而来，或与低血压期发生重叠，也有 1/2~1/3 的患者不经过低血压期而直接从发热期进入少尿期。与低血压休克期重叠发生的少尿症状，应注意与休克时发生的肾前性少尿相鉴别。以 24 小时尿量少于 500mL 为少尿，24 小时尿量少于 50mL 为无尿。有些患者的尿量不减而有肾功能不全的表现和尿素氮、肌酐的升高，则称为非少尿型的肾功能不全。

少尿期一般发生在第 5~8 病日，持续时间 2~5 日，短者仅 1 日，长者可达 10 多日。少尿期持续时间越长，肾脏损害越重。

少尿期的表现主要为急性肾衰竭，水、电解质和酸碱平衡失调，继发性纤溶亢进和高血容量综合征等。如患者为低血压休克期和少尿期重叠，可存在高分解状态，尿素氮和肌酐大幅度上升，使尿毒症来势凶猛，病情危重，预后差；如患者为发热期直接进入少尿期，则尿毒症的表现在早期较轻，2～3日后临床表现才逐渐明显。临床表现主要如下。

1）消化道表现：由于消化道存在充血、出血和水肿等损害，再加上此期尿毒症毒素不能排出体外，毒素在消化道潴留，刺激消化道黏膜，加重消化道的损害，引起或加重消化道黏膜的炎症。患者表现为厌食、恶心、呕吐、腹胀、腹痛、腹泻、口干和顽固性的呃逆等，伴有舌燥发红，舌苔厚，呈褐色、黑色，或舌面光滑质红无苔，口腔炎等。

2）神经系统表现：主要由脑水肿、脑出血，及中毒性、代谢性脑病造成。患者有头晕、头痛、嗜睡、烦躁、谵妄、视物模糊及昏迷、抽搐等。

3）出血表现：除了皮肤、黏膜的瘀斑，可有不同程度的腔道出血，如呕血、咯血、便血、血尿及内脏、颅内出血。如发生颅内出血、肺出血可迅速危及生命。大出血还可导致严重的贫血和发生第二次休克，加重肾功能的损害。

4）高血容量综合征：主要表现为脉搏增强、脉压增大、进行性的血压升高、表浅静脉充盈、面部胀满、颈静脉怒张、心率加快和心音亢进。严重者可诱发脑水肿，表现为衰弱无力、头痛、食欲不振、视物模糊、嗜睡、躁动、昏迷、惊厥等神经精神症状，还可诱发心力衰竭、肺水肿，出现呼吸困难、端坐呼吸、咳粉红色泡沫痰，双肺满布湿啰音等。

5）渗出性水肿：水、钠潴留可使组织水肿加重，患者颜面、四肢水肿，并且可有腹腔积液，胸腔积液或心包积液。

6）代谢性酸中毒：由于少尿，肾排泄酸性代谢产物减少，酸性代谢产物在体内蓄积；肾分泌H^+和NH_3^+减少；碳酸氢盐的重吸收减少；感染及组织破坏等均可导致酸中毒。临床表现为乏力、嗜睡、呼吸深大而快、恶心、呕吐、抽搐、昏迷、低血压、心律失常等。

7）电解质紊乱

①高钾血症：少尿期排钾减少；合并感染、溶血、缺氧及大量组织分解破坏，可使钾离子释放入血；酸中毒、摄入高钾食物或输库存血等均可导致高血钾。此为少尿期的主要死亡原因。高钾血症主要表现为烦躁、嗜睡、恶心、呕吐、四肢麻木、手足感觉异常、胸闷、心悸，查体可见腱反射消失、心音低钝、心率减慢、心律失常。心电图可有房室传导阻滞、室性期前收缩、心房纤颤。血钾浓度为7～8mmol/L时，QRS波增宽，R波振幅降低，S波加深，ST段压低，P波变平或消失，R－R间期延长；血钾浓度为9～10mmol/L时，增宽的QRS波可与高尖的T波融合而呈正弦波。对高血钾者应密切监测血钾及心电图。

②低钠血症：少尿期因水潴留、血液稀释造成稀释性的低钠血症。

③高磷血症：少尿期磷排出减少或细胞破坏导致释放磷，使血磷升高。

④低钙血症：挤压伤肌肉断裂溶解和高血磷等均可促进低钙，游离钙常不低，所以很少出现低钙的症状，但如果纠正酸中毒时没有积极补钙，可导致低钙抽搐。

⑤高镁血症：常表现为心动过缓、传导阻滞、血压下降、腱反射消失、肌肉瘫痪，甚至可出现呼吸肌麻痹、心搏骤停。

8）其他表现：还可发生肾性高血压及心脏的损害等。

本期病情的轻重与少尿和氮质血症相平行，如血中的非蛋白氮每日上升超过 21mmol/L，为高分解型肾功能不全，预后较差。

（4）多尿期：大部分患者经过少尿期后，由于循环血量的增加，肾小球滤过功能改变，滤过量增加；肾小管上皮细胞虽逐渐修复，但功能仍然差。少尿期在体内潴留的代谢产物的排泄，导致了渗透性利尿等因素使得尿量增加。80% 的患者继少尿期后进入多尿期，多发生于病期的 9~14 日，也有患者可由发热期或低血压期直接进入多尿期。一般认为，每日尿量超过 3000mL 为多尿。但从尿量回升后增至每日 2000mL 即进入多尿期。多尿期持续时间短者仅为 1~2 日，长者可达数月之久，一般持续 7~14 日。根据尿量和氮质血症可分为 3 期。

1）移行期：每日尿量由 500mL 增至 2000mL，此期虽然尿量增加，但是尿素氮和肌酐等可上升，症状可加重。

2）多尿早期：每日尿量超过 2000mL，氮质血症可仍无改善，症状可仍重。

3）多尿后期：每日尿量超过 3000mL，且逐日增加，症状逐渐缓解，尿素氮和肌酐逐步下降。多尿期的尿量高峰一般为每日 4000~8000mL，有的患者可达 10 000mL 以上。虽然患者进入多尿期后全身症状逐步缓解，但由于大量尿液的排出，可出现失水和低钾、低钠等电解质紊乱症状。若并发感染、大出血等，可发生继发性休克，甚至可导致第二次肾衰竭。

（5）恢复期：多尿期后，肾小管上皮细胞再生、修复，肾的稀释、浓缩功能逐渐好转，尿量恢复至每日 2000mL 以下，肌酐清除率逐渐升高，血尿素氮、血肌酐逐渐恢复至正常。肾功能恢复需 3~6 个月，甚至更长。少数患者留有不同程度的肾功能损害，表现为慢性肾功能不全。有部分患者还留有高血压、心肌劳损、神经症、周围神经损伤和垂体功能减退等后遗症，可持续数月至数年。

3. 辅助检查

（1）血常规检查

1）白细胞：白细胞总数一般为（15~30）×10⁹/L，少数在 10×10⁹/L 以下，或 50×10⁹/L 以上。白细胞总数在第 1~2 病日多正常，第 3~4 病日开始升高，至第 5~8 病日达高峰，第 9 病日开始下降，至 12~13 病日开始恢复至正常。疾病早期白细胞分类以中性粒细胞增多为主，核左移，甚至可见早幼粒细胞，有中毒颗粒。重症者可有类白血病反应，如出现类白血病反应，其预后极差。病程早期淋巴细胞绝对值变化不大，至第 5~8 病日淋巴细胞开始增多。异型淋巴细胞在第 1~2 病日即可出现，对肾综合征出血热的早期诊断有一定的参考价值，于第 4~6 病日达高峰，异型淋巴细胞大于 15% 以上可能预后不佳。有部分患者嗜酸性粒细胞减少。

2）红细胞和血红蛋白：在发热初期，红细胞和血红蛋白多在正常范围内。发热晚期和低血压期，随着血浆外渗、血液浓缩，两者均明显升高。少尿期由于肾衰竭而红细胞生成减少、出血、组织间液大量回吸收、血液的稀释、继发纤溶等，红细胞和血红蛋白均下降。

3）血小板：在本病过程中，血小板的数量和功能有不同程度的下降，并可见异形血小板。

（2）尿常规检查：肾综合征出血热的尿常规改变对病情的诊断及判断均有重要的意义。尿蛋白的明显增加为本病的一个特征性改变。少数患者在第二日即可出现蛋白尿，多数患者在发热期、晚期出现。尿蛋白量变化很快，可突然出现大量蛋白尿，有的患者可在一天内由±～+增至+++～++++。这种迅速变化的尿蛋白量具有明显的诊断意义，因此应该逢尿必查。由于肾小球毛细血管通透性增加，红细胞外渗，以及肾实质、肾盂、输尿管和膀胱黏膜的出血，因此在出现蛋白尿的同时还可出现程度不等的血尿。血尿和蛋白尿相比，出现晚，阳性率低，持续时间短。部分患者还可出现各种管型尿。有的患者尿中可出现具有特征性的膜状物，由血凝块、变性坏死的上皮细胞、蛋白等组成；颜色为粉红、肉红、暗红或灰白色；大小不一，小者如沙砾，大者可达1cm×5cm，形状、质地多样。膜状物在发热期偶见，从低血压期开始增多，少尿期最多，多尿期偶见。膜状物的出现与肾脏的损害呈平行关系，是病情严重的先兆。此外，尿中的溶菌酶、N－乙酰基－B－D－氨基葡萄糖苷酶可呈阳性。

（3）血液生化检查

1）尿素氮及肌酐：少数患者在发热后期即有血尿素氮和肌酐的升高，多数患者在低血压期开始增加，少尿期和多尿初期达高峰，以后又逐渐下降，增加程度与病情呈正相关。

2）电解质、二氧化碳结合力：血钠、氯、钙在本病过程均降低，磷、镁、铁等均增高。血钾在发热期、低血压休克期均较低，少尿期上升为高血钾，多尿期降低，但本病少尿期也可有低血钾。本病二氧化碳结合力多降低，但如果患者并发严重感染或肺水肿时，可产生呼吸性酸中毒，这时呼吸性酸中毒合并代谢性酸中毒，二氧化碳结合力可不降低，因此仅凭二氧化碳结合力不能完全正确反映机体的酸碱度，还要结合血气分析才能做出正确的判断。

3）微量元素：血清锌、铜、铜蓝蛋白、铁可降低。

（4）凝血功能检查：发热期可有束臂试验阳性，Ⅶ因子相关抗原减少，血小板减少及功能降低。如发生弥散性血管内凝血，初期可呈高凝状态，后期呈低凝状态。在少尿期，血小板数量及功能进一步下降，凝血酶原时间延长，纤维蛋白下降，可发生继发性纤溶亢进。由于本病患者出、凝血功能障碍是由多种原因造成的，且在病程的不同阶段出、凝血功能障碍原因也各不相同，因此只有通过结合临床和实验室检查，诊断出血原因，采取针对性的治疗，才能取得好的疗效。

（5）免疫功能检查

1）细胞免疫功能检查：多数患者植物血凝素皮肤试验在少尿期以前为阴性，进入多尿期后变为阳性。E玫瑰花结形成试验和淋转试验多下降，但病毒特异性淋转可增高。结核菌素皮内试验、双链酶皮肤试验多降低或呈阴性。

2）体液免疫功能检查：IgM、IgG、IgD 等可升高，补体下降，有特异性的免疫复合物出现。

（6）病毒血清学检查：肾综合征出血热确诊需查特异血清、尿抗体或病毒抗原。常用的血清、尿抗体检查法有：间接免疫荧光试验、酶联免疫吸附试验（ELISA）、血凝抑制试验、放射免疫测定和免疫放射分析法、免疫转染技术、空斑中和试验、免疫粘连血凝试验等。早期应查 IgM 抗体，在疾病的第 2 ~ 3 天即可出现，1 周左右达高峰，IgM 型抗体一般以 1∶20 滴度为阳性；而 IgG 出现较晚，IgG 型抗体一般以 1∶40 滴度为阳性。检查血或尿中的病毒抗原可比检查病毒抗体更早做出诊断。常用的抗原检查方法有：多聚酶联免疫反应、反向间接血凝试验、ELISA 双抗体中心法检查血清中的病毒抗原，还可用直接或间接免疫荧光试验、双桥 PAP 检查患者血白细胞中的病毒抗原。

（7）其他检查：由于汉坦病毒的感染及其毒素的损害，可有肝脏及心脏等受损害的表现，如肝功能检查异常，心肌酶谱、心电图异常。甲襞微循环检查在病程的不同阶段有不同的改变，可通过此检查了解微循环损伤的程度，监测低血压休克，弥散性血管内凝血的程度，以及作为用血管活性药的依据。血液流变学检查，可有全血及血浆黏度的升高。

4. 疾病分型

根据临床表现，可将此病分为 5 型。

（1）轻型：体温 39℃ 以下，中毒症状轻，除出血点以外无其他出血现象，肾损害较轻，无休克和少尿。

（2）中型：体温 39℃ ~ 40℃，中毒症状较重，有明显球结膜水肿，病程中收缩压 <90mmHg 或脉压 <26mmHg。有明显出血及少尿，尿蛋白达 ＋＋＋。

（3）重型：体温超过 40℃，中毒症状及渗出症状严重，可出现中毒性神经精神症状。有皮肤瘀斑和肠道出血，出现休克，少尿持续 5 天以内或无尿 2 天以内。

（4）危重型：在重型的基础上，出现以下 6 项：难治性休克；重要脏器出血；少尿超过 5 天，或尿闭 2 天以上和血尿素氮超过 42.84mmol/L；心力衰竭、肺水肿；脑出血或脑疝等并发症的出现；严重感染。

（5）非典型：体温 38℃ 以下，皮肤黏膜可有散在出血点，尿蛋白 ±，血、尿特异性抗原或抗体阳性。

【饮食宜忌】

1. 饮食宜进

（1）饮食原则：本病患者消耗大，应注意补充蛋白质和必要的营养素。多尿期由于尿液大量排出，可出现失水和电解质紊乱，特别是低钾血症。因此，要注意补充水分和电解质。饮食方面要多食含钾较多的水果、蔬菜，如西红柿、黄瓜、冬瓜、橘子、香蕉等。对病情相对较缓的患者，可依据不同的分期予以药膳作为辅助治疗。

（2）食疗药膳方

1）独参汤：人参 10g。人参洗净，放瓷锅中小火煎 30 分钟。本方益气升压，可用于低血压期患者。

2）参附龙骨牡蛎汤：人参、炮附子各 10g，煅龙骨、煅牡蛎各 30g。先将炮附子放入砂锅中，加水适量，小火煎 1 小时，再放人参、煅龙骨、煅牡蛎，煎 30 分钟。本方益气固脱作用显著，适用于低血压期出汗较多者。

3）柏叶粥：柏叶 30g，粳米 100g。先煎柏叶，去渣取汁，放入粳米煮作粥。柏叶清热凉血，可用于有出血症状者。

4）大枣炖猪皮：鲜猪皮 100g，大枣 10g。加适量水，煮至猪皮熟烂即可。每日 1 剂。大枣、猪皮有温和的补益作用，恢复期患者可食之。

5）赤豆冬瓜汤：赤小豆 100g，冬瓜 250g。一并煮汤，每日分 2 次服。本品利水作用明显，适合于少尿期患者。

6）荸荠西芹鸽：荸荠、冬菇各 50g，西芹 90g，鸽子 1 只，蒜 10g，油、糖、盐、淀粉等适量。鸽子去内脏，洗净，将鸽肉起出，切成小块，用调料腌好。西芹、荸荠、冬菇、蒜洗净，切块。荸荠、西芹、冬菇略炒，盛起备用。用少许油炸香蒜肉，将鸽肉放入锅内炒至肉粒散开，放入少许料酒，再把上述配料放入略炒，立即起锅。此菜肴清热解毒，利尿消肿，适用于少尿期患者。

7）薏苡仁冬瓜盅：薏苡仁 60g，火腿 50g，冬瓜 500g，盐少许。将冬瓜从上端 1/3 处切下，把瓜瓤挖出，将薏苡仁、火腿、盐放入瓜内，加水少许。将瓜置蒸盆内，上笼蒸 1 小时。每日 1 个，分次服，吃瓜喝汤。清热解毒，消肿利水。可用于少尿期患者。

8）金银花茶：金银花 10g，菊花 6g，冰糖适量。将金银花、菊花洗净，放入锅内，加水适量，置武火烧沸，再改文火煮 10 分钟，纱布过滤，去药渣。代茶饮。清热解毒，利水消肿。适合于少尿期热象较明显者。

2. 饮食禁忌

（1）不宜进高蛋白饮食，尤当限制植物蛋白的摄入。

（2）少尿期需严格限制水分摄入，水肿者需限制食盐摄入量，食盐量一般控制在每日 1~2g。高血钾者还当限制钾盐摄入，禁食海带、紫菜、蘑菇、土豆、莲子、瓜子、瘦牛肉等含钾量高的食物。

（3）忌食海腥发物及辛辣等刺激性食物。

【药物宜忌】

1. 西医治疗

（1）一般治疗：本病治疗以综合疗法为主，针对各期的病理生理变化，进行对症治疗。"三早一就近"为本病的治疗原则，即早发现、早休息、早治疗和就近治疗。要防治好休克、肾衰竭、出血、继发感染。特异性的病因和免疫调节疗法须在 4 天前早期应用。

（2）发热期治疗

1）一般治疗：应卧床休息，给予高热能、高维生素、易消化的半流质饮食，补充足够的液体。如不能进食者，应给予静脉输液补充营养。

2）对症治疗：高热者，应以物理降温为主；高热中毒症状重者，可用糖皮质激素，如静脉注射地塞米松 5～10mg，热退即停。应避免使用解热镇痛药，如对乙酰氨基酚、吲哚美辛等，以防大汗导致休克。剧烈呕吐者，可给维生素 B_6 静脉滴注；或甲氧氯普胺 10mg，肌内注射；或昂丹司琼 8mg，静脉注射。出血明显者，可用酚磺乙胺、维生素 K 或维生素 C 静脉滴注。疼痛明显者，可给予罗通定 60mg，肌内注射或口服。烦躁、精神紧张者，可给予安定镇静药，如地西泮 5～10mg，肌内注射等。

3）液体疗法：液体应按生理需要量补给，补液的速度及量应根据患者的出量、体温、心率、血压、血细胞比容等补充。能口服者可口服补液，不足者静脉内补充。补液应以平衡盐为主，要保证机体电解质平衡和酸碱平衡，同时要保证机体有足够的能量供应。注意碱、晶体、胶体的平衡。发热早期每日可补充 1000～2000mL 液体，可给予 1/2 张的液体；发热中期可给予 2/3 张的液体；发热末期应给予等张平衡盐液体。在发热末期渗出体征明显者，应及早补充胶体液，如血浆及其代用品、右旋糖酐 - 40 等，以预防休克的发生。

4）抗病毒治疗

①利巴韦林：是一种广谱抗病毒的药，每日 1000mg，静脉滴注，3～4 日为 1 个疗程。

②干扰素：是一种广谱抗病毒和免疫调节的药物。每次 20 万～100 万 U，肌内注射，每日 2 次，连用 3 日。

③肾综合征出血热免疫血清：包含大量的特异性抗体及其他免疫因子，可中和患者体内的肾综合征出血热病毒抗原，减轻病毒血症，阻断病情的发展，增强抵抗力，促进恢复。在病程头 4 日内用 1 次，恢复期高价血清 10mL，肌内注射，或高价恢复期血清静脉滴注。

5）免疫治疗：用于调节患者的免疫功能。

①环磷酰胺：为免疫抑制药，主要抑制体液免疫反应，早期应用可减少抗体产生和免疫复合物形成，晚期应用效果较差。环磷酰胺 800mg 溶于 20mL 生理盐水中，静脉注射，每日 1 次，疗程为 3～4 日。

②聚肌胞：为干扰素诱生剂，能刺激机体产生干扰素。聚肌胞 2～4mg，肌内注射，每日 1 次；或聚肌胞 10mg 加入葡萄糖注射液中，静脉滴注，连用 3 日。

③植物血凝素：为免疫增强药，能增强 T 细胞功能，促进淋巴细胞转化，植物血凝素 30mg 溶于葡萄糖注射液中，静脉滴注，每日 1 次，疗程为 3～4 日。

6）β 受体阻滞剂：如普萘洛尔及卡托普利等，出血热患者血浆中血管紧张素 I 的浓度明显增高，普萘洛尔可阻断肾小球旁小体细胞的 β 受体，抑制肾素释放，降低血管中血管紧张素 I 的浓度，从而改善肾脏血流量及其功能。卡托普利能抑制血管紧张素 I 转化酶的活性，使肾素转化为血管紧张素减少，直接降低血管紧张素的水平，从而减轻了肾血管收缩，改善了肾脏血流量及其功能，减少了少尿和肾衰竭的发生率。普萘洛尔 20mg，每日 3 次，口服；卡托普利 25mg，每日 2～3 次，口服。于发热期开始应用，至多尿期为止。

7）糖皮质激素：具有抗炎、保护血管壁、稳定溶酶体膜、降低体温调节中枢对内源性致热源的反应、促进血小板的生成、阻断变态反应等作用，早期应用对退热、减轻中毒症状、缩短病程有一定的疗效。氢化可的松每日 100～200mg 或地塞米松每日10mg，加入液体中，静脉滴注，疗程为 3～4 日。

8）抗弥散性血管内凝血：本病常有弥散性血管内凝血的发生。高凝多发生在发热晚期至休克期或少尿初期，出血多为疾病晚期的低凝和纤溶亢进，在发热晚期如出现高凝，则需要进行抗凝治疗。药物常选用肝素、双嘧达莫、阿司匹林等。

9）抗自由基治疗：由于小血管的损伤，缺血后再灌注使氧自由基大量产生可加重病情。常用维生素 E、维生素 C、辅酶 Q_{10}、钙离子拮抗药等治疗。

10）其他药物：可用 β 受体阻滞剂和血管紧张素转化酶抑制药减少血管紧张素的产生，还可用丹参改善微循环灌注、降低血液的黏滞度，黄芪增强细胞免疫。

（3）低血压休克期：除了平卧、保暖、吸氧等一般措施外，还应积极补充血容量，改善微循环障碍，纠正酸中毒、心功能不全，维持水、电解质平衡等。

1）补充血容量：早期、快速、适量补液是治疗低血压休克的关建。由于肾综合征出血热血管损伤严重，渗出的液体为血浆成分，包括电解质和血浆蛋白，因此扩容剂应是以包括多种电解质的等渗液体为主，同时配合一定量的胶体液体和高渗液体。晶体液应以平衡盐为主，常用的有碳酸氢钠平衡盐液、乳酸钠平衡盐液和醋酸钠平衡盐液。胶体液主要有血浆、20% 甘露醇、白蛋白、10% 低分子葡聚糖等。葡聚糖为葡萄糖聚合物，在体内少部分转变为葡萄糖，大部分从肾排出，因分子量较大，具有胶体的性质，因此有扩容的作用，可提高血容量、提高血浆渗透压、稀释血液、改善微循环和组织灌注、降低血液黏滞度等；但在少尿时，葡聚糖可在肾小管内形成右旋糖酐管型，导致肾小管的堵塞，加重肾功能的损害，因此不宜大剂量的使用，一般控制在1000mL 以内。补充血容量至血压正常后，应注意监护，如有血压波动，应继续补充血容量。

2）调整酸碱平衡：休克时常伴代谢性酸中毒，可降低血管张力和心肌收缩力，影响血管对血管活性药物的敏感性。一般选用 5% 碳酸氢钠或 11.2% 乳酸钠。

3）应用强心药：心功能不全者，可给予毛花苷 C 或毒毛花苷 K 纠正心力衰竭。

4）应用血管活性药：如果经过以上处理以后，血压仍不稳定者，可选用血管活性药以调整血管的舒缩功能，使血流通畅，以纠正休克。血管活性药分血管收缩药和血管舒张药两类，应根据具体情况选用。

①血管收缩药：适用于血管张力降低的患者，肾综合征出血热休克常为小血管扩张为主的暖休克。一般选用去甲肾上腺素、间羟胺、麻黄碱。

②血管舒张药：适用于血管张力增高者，在补足血容量的基础上使用。常用多巴胺、苄胺唑啉。

（4）少尿期治疗

1）一般治疗：卧床休息，给予高糖、高维生素、低蛋白半流质饮食。

2）维持水平衡：如为血容量不足导致的肾前性少尿，应补足血容量；如为肾性少尿，对液体的补充应"量出为入"，每日补液量一般应小于 1000mL。

每日液体入量 = 显性失液量 + 不显性失液量 − 内生水量

显性失液量为前一天的尿量、大便量、呕吐物量、引流液量等；不显性失液量为呼吸道和皮肤丢失的水分，内生水为组织代谢、食物氧化和补液中含的葡萄糖氧化所生成的水。发热者，体温每增加 1℃，应每小时多补液 0.1mL/kg。室温超过 30℃，每升高 1℃，不显性失水增加 13%。

3）维持电解质平衡

①高钾血症的处理：食物中如牛瘦肉、橘子、香蕉、海带、土豆、豆制品等含钾高，药物中青霉素钾盐、血管紧张素转化酶抑制药、血管紧张素受体拮抗药、螺内酯等都会使血钾升高。要严格限制食物和药物中钾的摄入。

血液透析或腹膜透析是促使钾离子排出体外，治疗高钾血症的最有效的疗法。除此之外，口服阳离子交换树脂可使钾离子从消化道排出。

血 pH 值每下降 0.1，血钾升高 0.6mmol/L。当二氧化碳结合力 ≤15mmol/L 且合并高钾血症时，静脉给予 5% 碳酸氢钠 5mL/kg，可提高二氧化碳结合力 4.5mmol/L。

葡萄糖和胰岛素一起静脉滴注，可促使葡萄糖和钾离子转移至细胞内。10% 葡萄糖酸钙 10~20mL，静脉滴注，可拮抗钾离子对心肌的毒害作用。避免输库存血，清除体内的坏死组织等也可降低血钾。

②低钠血症的处理：对稀释性低血钠者，控制液体入量，加强利尿，可缓解。对真性低钠者应积极补充钠。

4）纠正代谢性酸中毒：如前所述。同时，要给予葡萄糖酸钙静脉滴注，以防止发生抽搐。

5）控制继发感染：针对不同部位的感染，合理选用抗生素。对肾衰竭的患者应选用无肾毒性或肾毒性小的药物，并酌情调整剂量。

6）利尿治疗：少尿时可先使用利尿药，如呋塞米、利尿合剂等。

7）导泻治疗：使用甘露醇、大黄、番泻叶等可使体内液体、电解质和尿毒症毒素从消化道排出体外，可缓解尿毒症和高血容量综合征。

8）出血的治疗：肾综合征出血热的出血原因极其复杂，常与血小板减少及其功能损害、凝血因子大量耗损及血管壁损伤有关。为了降低血管的通透性，可给予芦丁、维生素 C。对明显出血者，可输鲜血，以补充血小板和凝血因子或输血小板。同时，根据不同的出血部位加用相应的止血药，如消化道出血可静脉使用垂体后叶素、去甲肾上腺素、口服凝血酶等。

9）肾替代治疗：肾综合征出血热发生急性肾衰竭时透析指征与一般肾衰竭的透析指征相同。可采用腹膜透析或血液透析，以血液透析为主要选择。有多器官功能衰竭时，应选用持续性的血液净化。因为肾综合征出血热多伴有出血或出血倾向，如抗凝药剂量过大，会加重出血；但患者血管壁受损严重，血浆外渗，血液黏滞度增高，如抗凝药剂量过小或不用抗凝药，会导致管路堵塞，因此肾综合征出血热患者抗凝药的选择及用量非常重要。

10）纠正心力衰竭：患者发生心力衰竭、肺水肿时，应给予吸氧，控制输液量及速度，体位采取半卧位，给予强心如毛花苷、利尿如呋塞米和扩血管药如硝酸甘油，血液净化等治疗。

11）其他治疗：如患者出现抽搐或烦躁，可使用安定镇静药；患者出现恶心、呕吐，可给予止吐药等。

（5）多尿期治疗：多尿早期治疗原则同少尿期，但应随尿量增加补充水和电解质。多尿期治疗主要在于补足水、电解质。主要以口服补液为主，静脉补液为辅。补液不宜过多或者过少，过多可延长多尿期；过少可导致水、电解质失调，引起第二次肾衰竭。同时，要加强患者的营养，补足蛋白质、维生素、能量合剂等。

（6）恢复期治疗：恢复期患者应继续休息 1~3 个月，病情重者休息的时间应更长。体力活动应循序渐进，逐步恢复。

2. 中医治疗

（1）辨证治疗：在进行辨证施治时，应注意本病发展过程中各个不同阶段的特点，但不必拘泥于现代医学的分期。为叙述方便，此处仍按现代医学的分期进行叙述。

1）发热期：本期在临床上常见的有气分证及气血两燔证。

①气分证

主症：热毒侵入机体，传入气分，正邪相搏，燔灼阴阳。症见壮热、口渴烦躁、头痛、呕吐、面红耳赤，舌苔黄，脉洪大而数或洪实而数。

治法：清热解毒，清气泻火。

方剂：白虎汤加减。金银花 30g，连翘 15g，龙胆草 15g，七叶一枝花 15g，石膏 30~60g，知母 12g，芦根 30g，白茅根 30g，板蓝根 30g。

加减：伤阴重者，加生地黄、玄参、麦冬；正气虚者，加人参、黄芪；便结不通者，加大黄、玄明粉。

用法：水煎服，每日 1 剂。

②气营（血）两燔证

主症：热毒由气分进入营血，热毒燔灼气血。症见壮热口渴、烦躁不安、神昏谵语、皮肤斑疹或有大片瘀血斑，可有咯血、呕血、便血，舌红苔黄，脉弦滑、数或弦细而数。

治法：清热解毒，清营凉血。

方药：清瘟败毒饮加减。生石膏 30~60g，生地黄 30g，黄连 9g，知母 15g，金银花 30g，连翘 15g，丹参 30g，赤芍 15g，牡丹皮 15g，七叶一枝花 15g，龙胆草 10g，半边莲 15g，板蓝根 30g，白茅根 30g。

加减：出血较重者，加大蓟、小蓟、茜草根，或三七粉；神昏谵语者，加安宫牛黄丸；抽搐惊厥者，加羚羊粉、钩藤、地龙。

用法：水煎服，每日 1 剂。

2）低血压期：本期继发热期之后。由于热邪伤阴，邪盛正衰，阴损及阳，致气阴两衰；由于津液耗损，血脉无以充盈，气衰则血瘀，血脉不能贯达四肢，故有四肢厥冷，临床上称厥证，又分热厥和寒厥。热厥见于低血压早期，寒厥见于低血压晚期严重休克状态，或低血压临终期。分述如下。

①热厥

主症：恶热口渴，腹部及腹下灼热，四肢厥冷，口唇发绀，倦怠无力，虚烦不宁或神昏谵语，皮肤有斑疹，溲便短赤，舌质红绛，苔黄，脉细数或沉细而数。见于发热未尽或高热骤隐时。

治法：清热凉血，扶正祛邪。

方药：升脉散合清营汤加减。红参 10g，麦冬 30g，玄参 15g，生石膏 30g，知母 15g，黄连 6g，金银花 30g，连翘 15g，丹参 30g，生地黄 30g，牡丹皮 12g。

用法：水煎服，每日 1 剂。

②寒厥

主症：四肢厥冷，面色苍白，口唇发绀，冷汗淋漓，烦躁不安，舌质淡，苔黄，脉微欲绝或扪不到。此为严重休克状态，内闭外脱，一派寒象。

治法：救逆固脱，扶正回阳。

方药：生脉散及参附汤加减。红参 15g，五味子 15g，麦冬 30g，附子 10g，黄芪 30g，牡蛎 15g；或用红参注射液 2~4mL，静脉注射；或独参汤灌服。

用法：水煎服，每日 1 剂。

3）少尿期：少尿期有 3 种证候。

①肾阴耗竭

主症：由于热邪内盛，津液消灼，致肾阴耗损，阴液减少；尿源枯涸，则尿少、尿闭，加之热邪伤肾，致开阖功能减弱而水道不利。症见尿少、尿闭、腰痛、恶心呕吐、口渴舌燥、斑疹透露、衄血便血、神昏谵语，舌质红绛、苔黄少津，脉细数。

治法：滋阴生津，凉血化瘀。

方药：犀角地黄汤合增液汤加减。生地黄 30g，玄参 20g，麦冬 30g，牡丹皮 12g，知母 15g，天冬 15g，白芍 30g，白茅根 30g，茜草 15g，丹参 30g，车前子 30g，猪苓 15g。

用法：水煎服，每日 1 剂。

②热结下焦

主症：由于热邪下注，湿热蕴结下焦而致膀胱气化不利，水道阻塞。症见恶心呕吐，面部及四肢水肿，少腹胀满，以及小便赤涩、量少，甚则尿闭，或有尿血，或有膜状物，舌红苔黄，脉沉细数。

治法：清热利湿，化瘀导滞。

方药：八正散合承气汤加减。萹蓄 15g，瞿麦 15g，生地黄 30g，车前草 30g，木通 10g，滑石 30~60g，丹参 30g，赤芍 30g，大黄 15g，玄明粉 20g，白茅根 30g，玄参 20g。

用法：水煎服，每日 1 剂。

③湿邪犯肺

主症：由于肾气衰退，开阖失司，水邪潴留，湿邪犯肺，肺失肃降，不能通调水道，加重水湿潴留，形成恶性循环。症见尿少、尿闭、全身水肿、心悸气喘、痰涎壅盛、神昏志浊、头痛如裹，舌淡苔白，脉滑、濡。

治法：泻肺利水，化瘀导滞。

方药：泻肺汤合承气汤加减。大黄 15～30g，芒硝 20g，瓜蒌 30g，浙贝母 30g，葶苈子 10g，桃仁 9g，枳实 15g。

如呕吐较频，可采用灌肠法给药。

用法：水煎服，每日 1 剂。

4）多尿期

主症：至此期，正邪相搏已久，邪气将衰，正气未复，肾气不固，膀胱失约。症见尿频量多、口渴多饮、倦怠乏力，舌红苔白而干，脉沉细。

治法：补肾固摄，育阴生津。

方药：右归丸加减。熟地黄 30g，山药 30g，党参 15g，麦冬 24g，五味子 15g，山茱萸 12g。菟丝子 15g，益智仁 9g，覆盆子 12g，桑螵蛸 10g，仙茅 10g。

用法：水煎服，每日 1 剂。

5）恢复期

主症：邪退正虚，病后虚弱，阴阳俱亏，胃津不足。症见口干食少、头昏肢软、皮肤干燥，舌质稍红、少苔，脉细无力。

治法：养胃生津，清泻余热。

方药：养胃汤加减。沙参 15g，麦冬 15g，玉竹 15g，石斛 15g，玄参 15g，山药 30g，生地黄 15g，神曲 12g，麦芽 12g，焦山楂 9g。

用法：水煎服，每日 1 剂。

（2）验方：大青叶、金银花、半边莲、七叶一枝花、龙胆草各 30g。水煎服，每日 1 剂。

3. 药物禁忌

参见急、慢性肾衰竭。

三、肾结核

肾结核多见于青壮年，男性较女性多，发病前多有肺结核或其他部位的结核病史。

【概述】

1. 病因

肾结核是结核杆菌引起的，是全身结核病的一部分，多继发于肺结核。肾结核的原发灶多在肺部，其次为附睾、女性生殖器附件、骨关节和淋巴结。结核杆菌可经血流、尿流、淋巴管和直接蔓延至肾脏，首先在肾小球的毛细血管丛中形成多发性的微结核病灶，大多数可全部愈合且无任何临床症状。若机体对结核病的免疫能力降低，病灶发展到肾髓质，形成结核性肉芽肿，常潜伏多年后才发生干酪化而扩散，多为单侧性。此后，病变进行性发展，肾乳头发生溃疡、坏死，病变蔓延到肾盏，形成空洞性溃疡，并可波及全肾，有时肾盏纤维化狭窄，可形成无功能的结核性脓肾，病灶亦可钙化形成弥漫性的钙化肾。

2. 临床表现

早期结核病灶局限于肾实质内，多无临床症状，发展为肾髓质结核后，才出现临床症状，且经一般的抗感染治疗无好转。

（1）尿频、尿急、尿痛：尿频往往是最早出现的症状，排尿次数每日七八次或十余次，膀胱继发结核病变后，尿频症状加重，并伴有尿急、尿痛，晚期由于膀胱挛缩，尿频可极严重，排尿次数可达数十次以至无法计数，甚至尿失禁。

（2）血尿：多表现为终末血尿或终末时加重，肾内结核病变出血时，可为全程血尿，出血量多时偶可因血块通过输尿管而引起绞痛。血尿多在膀胱刺激症状之后出现，偶有以血尿为初发症状者。

（3）脓尿：肾结核患者均有脓尿，尿呈米泔样混浊，可混有血丝或呈脓血尿，但由于其他症状更为明显，极少有因脓尿而就诊者。

（4）其他：双肾结核或一侧肾结核合并对侧肾积水患者常瘦弱，伴贫血、水肿、食欲不振、恶心呕吐等慢性肾衰竭症状，亦可引起继发性高血压、结核性肾脓肿和肾周围寒性脓肿，患者可伴发热，有些患者可感腰痛或腰部肿物，患者若有其他活动性结核灶时，则出现相应的表现。

3. 辅助检查

（1）尿常规：尿常呈酸性，尿蛋白多为 ± ~ +，常有镜下血尿和脓尿，可作为早期筛选肾结核的重要线索。

（2）尿结核菌检查：可做 24 小时尿沉渣找抗酸杆菌或晨尿培养结核杆菌，检查应连续进行 3 次，检查前应停用对结核杆菌有抑制作用的药物 1 周，收集标本时，应注意防止污染。尿中找到结核杆菌，对肾结核有诊断价值。

有明显的尿道刺激症状及镜下血尿，而普通尿培养未发现细菌生长时，应高度怀疑肾结核，可做此项检查。

（3）肾脏形态学检查：静脉肾盂造影、逆行肾盂造影可见肾结核典型的形态学改变。

（4）其他：血沉、结核菌素纯蛋白衍生物试验、尿结核菌抗体、PCR 可作为结核菌感染的证据，血常规可见有贫血，肾损害严重时，血尿素氮、肌酐可升高。

【饮食宜忌】

1. 饮食宜进

（1）饮食原则：在正规抗结核治疗的同时，如能注意饮食宜忌，选用合理的饮食调养，可缩短病程，促进康复。

1）保证足够的热能：从食物中摄取足够的热能，是维持机体正常新陈代谢的基本条件。供给机体热能的主要物质是糖类、蛋白质和脂肪三大营养素。鉴于大多数肾结核病患者都有低热、食欲缺乏现象，热能消耗较多，故注意摄入高热能饮食，对促进机体的康复意义较大。根据我国目前的饮食结构，仍以粮食为主食（粮食内含糖量较高），只要保持正常的饮食量，就不会造成体内糖类缺乏，患者应该注意适当增加饮食量。

2）摄入高蛋白饮食：蛋白质是生命的物质基础，能促进机体的生长发育，有助于病灶的修复，还能合成体内某些生化过程中所必需的酶、激素、抗体等。肺结核患者体内蛋白质消耗较多，需要注意摄入高蛋白食物，如牛奶、鸡蛋、瘦肉等。牛奶还含有较高的钙质，有利于结核病灶的局限化。由于大豆的蛋白质具有较高的营养价值，无上述条件的患者应注意多吃些豆制品，如豆腐、豆浆、豆腐脑等。

3）高维生素饮食：不同种类的维生素，对机体的正常代谢有着不同的作用。B 族维生素有助于糖类、蛋白质、脂肪三大营养物质的代谢。维生素 C 可以降低毛细血管的通透性，促进成纤维细胞的生成，有利于病灶及受损血管的修复。对于长期少量尿血者，更应注意摄入高维生素 C 的水果类，如苹果、山楂等。维生素 D 可以促进钙、磷代谢，使肺内病灶易局限。新鲜蔬菜和水果是维生素和无机盐的重要来源，如小白菜和油菜等含有钙质、铁质、B 族维生素、维生素 C 较多，营养较丰富，且来源广，价格低，可经常食用。

4）饮食习惯：肺结核患者需要营养物质较多，由于抗结核药物大都具有刺激胃肠道的作用，有的患者还可能同时合并消化道结核，故不少的患者出现消化不良或食欲缺乏等现象。所以，在进食次数上可以打破一日三餐的饮食习惯，采取少食多餐的办法，必要时，可加用助消化类药物。

5）晚期肾结核患者饮食：可根据患者不同的病症而注意食物的选择。少量尿血者，可多吃点菠菜或新鲜水果。如菠菜含有较多的维生素 K 和铁质，前者可以止血；后者可起到辅助造血的功能，同时菠菜还具有润肠通便的作用。大多数新鲜水果含有较多的维生素 C，有助于尿血的治疗。患者有便秘时，除了多食菠菜外，还应多吃点芹菜，适量喝点蜂蜜。芹菜含有较多的不能被机体所吸收的纤维素，可刺激肠蠕动。蜂蜜具有润肠的作用，对年老体弱的老年患者更有必要。腹泻者，可多食山药，因山药具有一定的助消化和止泻的作用。

6）克服偏食现象：绝大多数肾结核患者只要保持正常的饮食，采取食物多样化的方法，足可以保证机体的营养需求。而某些所谓的"高级补品"，营养价值未必高于粗茶淡饭。单纯的肾结核患者没有"忌口"的必要，食物花样越多，营养价值越丰富。所以，一定要克服偏食的不良习惯。

（2）食疗药膳方

1）百合 60g，粳米 100g。洗净，加水煮粥，粥熟时加入蜂蜜 30g 服食。

2）白及粉 6g，大蒜（剥皮洗净）30g，粳米（洗净）60g。同放锅内加适量清水煮粥，熟后服食。

3）花生仁 50g，粳米 100g，百合 15g。同入砂锅煮粥，待粥欲熟时，放少许冰糖，再稍煮片刻即可服食。

4）鲜梨（去核）2个，鲜藕（去皮）500g，柿饼（去蒂）1个，大枣（去核）10枚，鲜白茅根50g。上5味用水泡过后，再煮沸30分钟，喝汤，每日2～3次。

5）羊髓100g，生地黄30g，羊油20g，白蜜30g，葱、食盐各少许。羊髓、生地黄加水适量，文火炖煮熟后滤去药渣，加入羊油、白蜜、葱、食盐，煮沸。每日分2～3次服用，连服15日。

6）浮小麦30g，生甘草10g，大枣5枚，黄芪200g，生牡蛎30g。上5味加水1000mL，煎至600mL即可，每日分3次服完。

2. 饮食禁忌

（1）辛辣食物：中医认为，肾结核是由于患者抵抗力低，多因阴虚火旺而发病。辛辣食物易助火伤阴，加重病情。

（2）甜味食物：甜味饮食可使体内白细胞的杀菌作用受到抑制，吃糖越多，抑制就越明显，不利于肾结核的控制。糖类食物还可与抗结核药物异烟肼形成复合物，减少初期药物的吸收速度，降低药物的疗效。

（3）生冷食物：西瓜汁、黄瓜、苦瓜、丝瓜等生冷食物，易伤脾胃，而不利于其他营养成分的吸收，造成患者食欲降低而影响疾病的康复。

（4）营养不足：结核病是消耗性很强的疾病，患病之后营养状况下降，体重迅速减轻，而结核病灶的恢复又有赖于蛋白质作原料，因此必须供给高蛋白饮食，并辅以适量脂肪。饮食应营养丰富、易于消化，要少量多餐，不要过饱。咯血多者可给半流质饮食，待病情好转后改为软食或普通饮食。

（5）肥腻油炸热性食物：肾结核患者消化功能低下，食欲较差，若过多食用动物油、羊肉、狗肉、肉桂、火烤及油炸食物，更不利于消化吸收，使必需的营养素得不到补充，从而影响疾病的恢复。

（6）滋补食物：核桃仁、羊肉、狗肉、鹿肉、麻雀肉、虾、枣等补阳类食物，食用后加重阴虚症状，对疾病不利。其他补阴、补气、补血的食物，可作为肾结核患者的基本滋补品而交替食用，但过多的滋补食物，会引起胃肠道不适。若过分强调进食营养食物，患者往往难以耐受。

（7）腥发之物：对于肾结核伴有咯血的患者，应少吃或不吃黄鱼、带鱼、鹅肉、菠菜、毛笋、公鸡、鸭等腥发之物，以免加重咯血症状。

【药物宜忌】

1. 西医治疗

（1）一般治疗：发热期间应绝对卧床休息，注意营养，必要时给予肠外全营养。

（2）抗结核治疗：合理化疗是治愈患者、消除传染和控制流行的最有效措施。化疗成败的关键是严格的科学管理和患者合作，即严格执行在医务人员直接监督下的短程化疗，确保高治愈率，减少恶化及复发，加速结核病控制进程。抗结核药物治疗原则为：早期、规律、全程、适量、联用。

　　1）异烟肼：每片剂量 50mg、100mg；针剂每支剂量 50mg、100mg。每日 300mg，顿服；每次 150mg，每日 2 次，肌内注射；每日 300～600mg，静脉滴注。

　　2）利福平：每片剂量 100mg，150mg，300mg。成人每日 450～600mg，分 2～3 次，饭前 1 小时口服；儿童一般每日每千克体重为 10～20mg，分 2～3 次，饭前 1 小时口服或晨空腹顿服较好。

　　3）链霉素：注射剂每支剂量 0.5g、1.0g。成人每日 0.75～1.0g，分 2 次肌内注射；儿童为每日每千克体重 20mg，肌内注射。支气管内滴注或雾化吸入，每次 0.25～0.5g，每日 1～2 次。

　　4）乙胺丁醇：每片剂量 0.25g。成人每日 0.75g，分 3 次口服；儿童一般为每千克体重 15～25mg，分 3 次口服。

　　5）对氨基水杨酸钠：每片剂量 0.3g、0.5g；注射剂每支剂量 2.0g、4.0g、6.0g。成人每日一般为 8～12g，分 3～4 次，饭后服。儿童一般为每千克体重 180～200mg，分 3～4 次，饭后服。病情急骤者，可用 12g 溶于 5% 葡萄糖溶液 500mL 中，避光静脉滴注，约 2 小时滴完。

　　6）吡嗪酰胺：每片剂量 0.25g。成人每日为 1.5g，分 3 次，饭后服用；儿童一般为每千克体重 20～30mg，分 3 次，饭后服。目前较好的治疗方案有：①异烟肼 + 链霉素 + 乙胺丁醇：此三种药联合运用对肝功能损害较小，但疗程较长。异烟肼 300mg。乙胺丁醇 0.75，清晨一次顿服，连服 18 个月。②异烟肼 + 利福平 + 乙胺丁醇：此三种药联合运用，疗程短，疗效好，但对肝功能损害较大。异烟肼 300mg，利福平 450mg，乙胺丁醇 0.75 清晨一次顿服，连服 9 个月。以上两个治疗方案，皆可配合中药辨证治疗。

　　（3）手术治疗：一般认为，有下列情况者，应考虑手术：①一侧肾病变极严重，估计化疗不能消灭结核菌和恢复肾功能，而对侧肾功能无明显损害者；②进行性输尿管狭窄，造成尿道梗阻者；③肾血管受腐蚀，导致严重尿道出血者；④结核性闭合性脓肿，或有顽固性瘘道者。

　　对双侧肾结核，若病情较重或肾外有活动性结核者，纵使有手术指征，亦应暂缓手术，应化疗至病情稳定或有一侧肾显著好转后，方可手术。手术前后必须进行化疗。一般手术前应用异烟肼、利福平、吡嗪酰胺和乙胺丁醇，每日 1 次，共 1～2 个月。术后继续应用上述疗法 2 个月，然后用异烟肼、利福平和吡嗪酰胺，每周 3 次，化疗至切除术后 4 个月。

2. 中医治疗

（1）辨证治疗

1）膀胱湿热

主症：小便频急，淋沥涩痛，尿黄，小腹拘急胀痛，午后发热，口干口苦，舌红苔黄腻，脉滑数。

治法：清热利湿。

方药：四妙丸合导赤散加减。黄柏、苍术、通草各 6g，泽泻、生地黄、竹叶各 10g，薏苡仁、土茯苓、赤小豆、小蓟、碧玉散、苦参各 15g。

加减：若见尿频量少伴尿道涩疼或有脓尿者，可酌加紫花地丁、野菊花、车前子、冬葵子、滋肾通关丸；血尿多者，可选阿胶、茜草、旱莲草、蚕豆花；有蛋白尿者，选加地龙、龙须草、萆薢；腰痛甚者，加失笑散、猫爪草。

用法：水煎服，每日 1 剂。

2）阴虚内热

主症：小便频数、短赤，形体消瘦，午后潮热，颧红面赤，五心烦热，口干，舌红少苔，脉细数。

治法：滋阴清热。

方药：大补阴丸合二至丸加减。黄柏、生地黄各 12g，女贞子、黑山栀、土牛膝、旱莲草各 10g，山萸肉、小蓟、炙龟甲各 15g，百部 18g，丹参 30g。

加减：若低热不退，可酌加银柴胡、地骨皮、黄芩；面赤烦躁者，选加玄参、龙骨；心烦失眠者，加远志、野百合、合欢皮；耳鸣眩晕甚者，加野菊花、潼沙苑、夏枯草；盗汗甚者，选加当归、黄芪、糯稻根、浮小麦、煅龙牡；遗精者，加芡实、莲须、金樱子；咽喉干痛者，可选加马勃、玄参、杏仁。

用法：水煎服，每日 1 剂。

3）热伤血络

主症：小便频数、涩痛，尿血明显，甚或夹有血块，腰痛不能转侧，窘迫难忍，痛引少腹，或见心烦，苔黄，脉滑数或细数。

治法：凉血止血。

方药：龟鹿二仙胶合归脾汤加减。党参、山萸肉、龟甲胶、鹿角胶各 10g，山药 30g，当归、菟丝子各 12g，熟地黄 15g，炙甘草 6g。

加减：若神疲倦怠较甚而两膝痿弱者，酌加生晒参、紫河车粉；肾盂积水、尿频而少者，可去鹿角胶、菟丝子、山药，加黄芪、仙灵脾、王不留行、茯苓；若畏寒肢冷，便溏者，酌加炮姜、熟附子。

用法：水煎服，每日 1 剂。

4）阴阳俱虚

主症：小便频数，量少或点滴而不爽，腰部冷痛，形寒气怯，纳呆便溏，脉沉细无力，同时有阴虚表现。

治法：阴阳双补。

方药：《金匮》肾气丸或济生肾气丸加减。生地黄、山药、吴茱萸、牡丹皮、茯苓各 12g，车前子、益智仁、益母草、萆薢各 10g，泽泻、牛膝、乌药（制用，先煎）各 8g，桂枝、附片各 5g。

用法：水煎服，每日 1 剂。

（2）验方

1）萆薢分清饮：萆薢、乌药、益智仁各 9g，甘草梢 6g，水煎服，每日 1 剂。可用于肾结核的尿液混浊，尿意频数，或尿道刺痛者。

2）葎白丸：葎草、白及各 500g，共为细末，炼蜜为丸，每丸重 9g，每日共 3 次，每次 1 丸，适用于阴虚而有烦热者。

3）黄精膏：黄精 1000g，明矾 60g，先将黄精加水 5 倍，文火煎液约 1000 时取出煎液；再加水 1500mL 煎熬，至煎液剩约 500mL 时去药渣，将 2 次煎液合并，文火浓缩成膏状，然后将明矾为细末加入其中瓶内贮存。约分 100 等份，每日服 3 次。适用于肾阴亏虚之肾结核。

4）齿苋黄酒汤：马齿苋 3g，黄酒 125mL，将马齿苋用黄酒浸泡三昼夜滤过。每日饭前服 10g，饮酒者可服 12 ~ 15g，连服半个月。适用于湿热下注型肾结核。

5）治肾结核尿血方：①萆薢 10g，水煎服，15 日至 2 个月；②紫珠草 30g，水煎服，15 日至 1 个月；③地骨皮 30g，水煎服。

6）金荞麦片：每次 4 ~ 6 片，每日服 3 次，用黄芪、当归、杜仲各 15g，红枣 8 枚，煎汤送服，对于清气亏损者疗效显著。

3. 药物禁忌

（1）异烟肼（雷米封）

1）对氨基水杨酸钠、磷霉素：异烟肼加对氨基水杨酸钠静脉滴注，继用磷霉素静脉滴注，可发生寒战、高热等不良反应。机制：可能是药液少量混合，进入体内发生某种特殊化学反应，其产物导致人体出现寒战、高热以及原有皮疹增多。

2）苯二氮䓬类药物：异烟肼可减少地西泮和三唑仑的体内消除，对其他麻醉药（乙醚、普鲁卡因、镇痛性麻醉药和氯化琥珀胆碱等）亦可增效或延长作用时间。

3）卡马西平：可增加异烟肼的肝毒性；异烟肼使卡马西平血药浓度迅速升高，可发生中毒（意识模糊，共济失调等），联用时应减少卡马西平用量。

4）乙琥胺：与异烟肼联用，个别患者出现精神症状和乙琥胺中毒征象。

5）苯妥英钠：异烟肼可提高苯妥英钠血药浓度，使作用强度和毒性反应显著增强。两药联用有 10% ~20% 的患者发生苯妥英钠中毒，应予减量。

6）抗凝血药：异烟肼可使抗凝效应加强，易发生出血反应。

7）氨茶碱：异烟肼可使茶碱血药浓度升高达 22%，也有报道称清除率增加 16%。

8）降血糖药：异烟肼可引起糖代谢紊乱，使胰岛素用量增加，联用时需调整降糖药剂量。

9）氯丙嗪，巴比妥类：异烟肼具有单胺氧化酶抑制作用，可抑制这些药物的代谢，使其治疗作用与毒性均增强。

10）麻黄碱，肾上腺素：与异烟肼联用可使不良反应增多，中枢兴奋症状加重，可发生严重失眠、高血压危象等。

11）肼屈嗪：可使异烟肼血药浓度升高，疗效增强，但不良反应明显增多。另外，肼屈嗪与异烟肼的化学结构相似，均可致体内维生素 B_6 减少而易诱发周围神经炎。

12）长春新碱：异烟肼可能增加长春新碱的神经毒性。

13）环丝氨酸：异烟肼能使环丝氨酸对中枢神经系统的副作用增加。

14）抗酸药：可减少异烟肼在肠道中的吸收，可在服抗酸药前 1 小时服用异烟肼。

15）利福平：能促使异烟肼转变成乙酰肼，两药联用增加肝毒性并增强疗效（特别是慢乙酰化者）。两药联用可早、晚分别空腹顿服。两药联用有诱发低血糖的报告。

16）对氨基水杨酸钠：可使异烟肼的血药浓度升高，可增强药效和肝毒性。

17）乳酸钙：可使异烟肼血药浓度降低30%。

18）酪胺类食物（红葡萄酒、奶酪、海鱼等）：与异烟肼联用可发生潮红、头痛、呼吸困难、恶心呕吐和心动过速等类似组胺中毒症状（单胺氧化酶抑制作用）。

19）双硫醒：与异烟肼联用可出现共济失调和行为异常及昏睡等不良反应。

20）乙胺丁醇：异烟肼可加重乙胺丁醇对视神经的损害。

21）进食：饭时服用异烟肼则吸收明显降低。

22）乳糖类食物：能完全阻碍消化道对异烟肼的吸收。

23）左旋多巴：与异烟肼联用可发生高血压、心动过速、皮疹、震颤等不良反应。

24）哌替啶：异烟肼可改变哌替啶代谢，使中间产物去甲哌替啶增多，两药常用量联用即可发生昏迷、低血压休克和呼吸抑制等严重反应。

25）普萘洛尔：可使异烟肼的清除率下降21%。

26）茶，咖啡因：服用异烟肼期间饮茶或咖啡，可发生失眠和高血压。

27）华山参片：与异烟肼联用可引起口干、头晕、视力模糊、瞳孔散大、尿闭等不良反应。

28）黄药子酒：与异烟肼联用可加重肝损害。

29）富含鞣质中药（虎杖、大黄、诃子、五倍子、地榆等）：异烟肼可与鞣质结合，形成鞣酸盐沉淀，减少吸收，影响疗效。

30）含多价金属离子（钙、镁、铁、铝、铋等）药物：可与异烟肼在胃肠道形成螯合物，影响吸收，降低疗效。

31）昆布、海藻、含碘药物：在胃酸中可与异烟肼发生氧化反应，使异烟肼丧失抗菌活性。

32）阿托品，溴丙胺太林：异烟肼能增强抗胆碱药副作用，使老年患者发生眼压增高及尿潴留等。

33）苯妥英钠：异烟肼可抑制苯妥英钠代谢，苯妥英钠蓄积可引起中毒（头晕、运动失调、胃肠障碍等）。

34）泼尼松：具有药酶诱导作用，可加快异烟肼的乙酰化过程而加重肝损害。

35）阿司匹林：具有强乙酰化作用，可使异烟肼部分乙酰化，减少吸收和排泄，导致血药浓度下降，疗效降低。

36）鲐鱼：含组胺量较高，异烟肼抑制单胺氧化酶，使组胺不易分解，可发生组胺中毒反应（头痛、心悸、皮肤瘙痒、潮红、胸闷等），故服用异烟肼期间不宜食用含组胺较多的鲐鱼。

（2）利福平

1）对氨基水杨酸钠：可降低利福平吸收达50%；两药联用时服药应间隔6~8小时。

2）抗酸药：可使利福平的吸收减少36%。

3）醋竹桃霉素：与利福平联用可引起黄疸。

4）含抗组胺剂药物（感冒清、抗感冒片、克感宁片等）：不宜与利福平、胍乙啶、巴比妥等联用，以避免降低疗效。

5）钙通道阻滞剂：利福平具有药酶诱导作用，可降低维拉帕米和硝苯地平的作用。

6）异烟肼：与利福平联用对结核杆菌有协同的抗菌作用，可提高治愈率。但利福平具有肝药酶促进作用，可加速异烟肼在肝脏的乙酰化过程，有可能造成肝细胞大量坏死。已有肝炎或肝功能损害者更易发生严重肝损害。为避免两药联用产生肝脏毒性，采用间歇疗法，并进行血药浓度监测和肝功能随访。利福平可使异烟肼转为具有肝毒性的联氨，导致严重的肝炎。

7）糖皮质激素：利福平可加快其代谢使激素浓度降低。

8）乙胺丁醇：与利福平联用可防止或延缓结核杆菌耐药性的产生，增强疗效。但有增加视神经损害的可能性。

9）氨茶碱：利福平可加速氨茶碱的肾清除和肝代谢，导致氨茶碱的血浓度下降，使半衰期缩短，降低生物效应。因此，两药联用时应监测氨茶碱的血药浓度，以保证用药安全有效。

10）洋地黄毒苷类药物：利福平促进肝药酶活性，提高羟基药物的代谢率；洋地黄毒苷类药物属于多羟基化合物，在利福平作用下可被迅速分解降效。对于结核病患者伴有运动性呼吸困难症状的心功能不全，两药不宜联用。机制：①利福平诱导配糖体代谢；②利福平促进胆汁分泌，增加地高辛排泄；③利福平减少地高辛吸收。

11）环孢素：利福平可增加环孢素的清除率，降低血药浓度，使药效减弱。两药必须联用时，需增加环孢素剂量达3倍，才能维持疗效。

12）酮康唑：利福平可使其血药浓度降低（促进代谢），而酮康唑通过影响吸收可降低利福平血药浓度达50%，因而两药联用时均降低疗效。

13）吡嗪酰胺：利福平对吡嗪酰胺引起的关节痛具有显著疗效。利福平可抑制尿酸吸收，加速尿酸排泄，减轻吡嗪酰胺的副作用。但是，利福平与吡嗪酰胺主要的副作用为肝损害，多表现为一过性转氨酶升高及胃肠道反应。有个别报道指出，两药联用发生严重过敏反应。

14）口服抗凝血药：利福平可与双香豆素类抗凝药华法林等竞争蛋白结合部位，使其血浆中游离型药物增加，并能促进肝药酶对抗凝药的代谢灭活，因而降低抗凝药的血药浓度和疗效。两药联用时，应按凝血酶原时间检查结果调整抗凝药的剂量。

15）中枢神经系统抑制药：巴比妥类和氯氮䓬（利眠宁）可减少利福平的肠道吸收、降低血药浓度，两药必须联用时，应间隔6~8小时。

16）口服避孕药、降血糖药：利福平具有肝药酶诱导作用，可促进这些药物的代谢，因而降低这些药物的作用。利福平可降低避孕药的效力，引起月经紊乱，导致避孕失败。

17）含鞣质较多的中成药：如七厘散、四季青片、虎杖浸膏片、复方千日红片、感冒宁片等，均能使利福平失去活性，降低疗效，两药不宜联用。

18）食物：牛奶、豆浆、米汤等可使利福平吸收减少及减慢。服用利福平应在饭前 1 小时顿服。牛奶、豆浆、米汤、麦乳精、茶等均可降低利福平、灭滴灵、西咪替丁等药物的吸收。

19）乙醇，药酒：与利福平联用可加剧肝损害。

20）有机酸类中药（山楂等）：可增加利福平在肾小管的重吸收，加重肾毒性。

21）丙磺舒；可提高利福平的血药浓度，延长半衰期，毒性加大，两药不宜联用。机制：两药被肝脏摄取有竞争受体的作用。

22）巴比妥类：可降低利福平血药浓度。

23）奎尼丁：利福平可使肝细胞色素 P450 酶活性增高，可加速奎尼丁代谢，使半衰期缩短（从 6.1 小时降到 2.3 小时），以及稳态血药浓度减少。两药联用降低奎尼丁疗效。

24）美西律：用药过程中加用利福平，可加速美西律代谢，缩短其半衰期，降低疗效。因此开始或停用利福平时应调整美西律剂量。

25）常咯啉（常心定）：利福平可使常咯啉的疗效降低。

（3）链霉素

1）氯霉素：与链霉素联用有拮抗作用，且神经系统毒性（耳聋，颅神经麻痹）也明显增加。

2）粉肌松：与链霉素联用可发生协同性箭毒样作用，引起呼吸困难，甚至呼吸停止。粉肌松与氨基糖苷类抗生素（链霉素、庆大霉素、新霉素、卡那霉家等）均有非去极化型神经肌肉接头阻断作用。两药联用产生协同作用，可致呼吸困难甚至呼吸停止。手术麻醉中使用粉肌松，禁忌在胸腹腔内留置或注射链霉素、新霉素、庆大霉素或紫霉素等氨基糖苷类抗生素。

3）茶苯海明（乘晕宁）：可能掩盖链霉素及其他氨基糖苷类抗生素的耳毒性症状。

4）吲哚美辛：可能提高氨基糖苷类抗生素的血药浓度。

5）万古霉素：与氨基糖苷类抗生素联用时肾毒性相加，肾毒性发生率达 35%，明显高于单用时的发生率（2%～10%）。

6）耳毒性药物及强利尿药：不宜与氨基糖苷类抗生素联用（包括链霉素、卡那霉素、庆大霉素、阿米卡星、妥布霉素及核糖霉素等）。呋塞米（速尿）与氨基糖苷类抗生素联用，可出现肾毒性和（或）耳毒性。依他尼酸（利尿酸）与氨基糖苷类抗生素联用，可增强耳毒性。

7）头孢菌素：与氨基糖苷类抗生素联用可对某些病原菌起增效作用。例如，第三代头孢菌素与庆大霉素联用可加强对铜绿假单胞菌的抗菌作用，但肾毒性亦增强。必要时氨基糖苷抗生素也可与磺胺类、四环素、氯霉素或红霉素联用，用于大肠杆菌、产碱杆菌、布氏杆菌、变形杆菌或草绿链球菌的感染。

8）安宫牛黄丸、至宝丹、紫金锭等含雄黄中药：硫酸链霉素、新霉素中的硫酸根可使雄黄中的硫化砷氧化，增加毒性作用。

9）碱性药物，碱性中药、硼砂及其中成药（痧气散、通窍散等）：可碱化尿液，使氨基糖苷类抗生素的排泄减少，抗菌作用增强，但毒性也增强，两类药物长期联用可加剧耳毒性。

10）厚朴：所含木兰箭毒与链霉素、卡那霉素、多黏菌素有协同作用，加重其抑制呼吸的毒性反应。

（4）乙胺丁醇

1）氢氧化铝：可使个别患者对乙胺丁醇的吸收减少，但有的患者无此相互作用。机制不详。

2）异烟肼：乙胺丁醇不影响异烟肼的血浓度，但异烟肼能加重乙胺丁醇对视神经的损害。

3）乙醇：乙醇中毒者禁用乙胺丁醇。

（5）温热辛燥伤阴动血药物：中医认为，肾结核病以阴虚为本，并多伴有咯血，因此在选用补药时，要避免温热辛燥伤阴动血的药物，如鹿茸（精）、人参（精）、苍术、肉桂、附子等，而应选用既能养阴润肺，又能清虚火的药物，以加速病愈。

（6）糖皮质激素：肾结核患者在未进行抗结核药物治疗时应用糖皮质激素，易引起结核扩散。另外，糖皮质激素还能掩盖结核病症状，易使患者丧失警惕而失去及时治愈的机会。

（7）单味抗结核药物：结核病早期，肺部结核炎性病灶以渗出性病变为主，同时结核菌代谢旺盛，药物亦最能发挥其杀灭结核菌的作用。因此，结核病早期应主张联合足量应用抗结核药物，以迅速杀死结核杆菌，使病情好转以至痊愈。

（8）用药半途而废：若肾结核症状改善后就停止治疗，或肺部原发病灶消失后就停止用药，当营养不良和机体抵抗力降低时，这些病灶内的结核杆菌就会重新活跃起来，使病情进一步恶化，甚至发生急性粟粒性肺结核或结核性脑膜炎等严重病变。

其他参见慢性肾炎。

第四章　其他肾脏病

一、肾结石

肾结石是一较为常见的疾病，多见于30~60岁，男女发病比率为2~3:1，复发率为50%~80%。尿道结石绝大多数是在肾脏内形成的，形成于膀胱的结石极罕见，除非膀胱内有异物。肾结石是在多种因素的作用下，肾盂或肾盏内的尿液成分和性质发生改变，形成结晶沉淀，逐渐增大而形成各种类型的结石，并滞留于肾盂肾盏内，可位于肾的上、中、下极，一般来说，下极结石不易自行排出。所有的结石都是由晶体和基质两部分组成的。晶体是一组低分子量的物质，占结石干重的97%~98%。结石的类型取决于晶体，含钙结石占90%，其中2/3为草酸盐，其次为磷酸钙和磷酸铵镁；不含钙结石有2种：尿酸盐占5%~10%，胱氨酸盐占2%~3%，许多结石的晶体是混合形成的。基质是一高分子黏蛋白，占结石干重的2%~3%，基质都是相似的。

【概述】

1. 病因

肾盂肾炎是结石形成的重要因素，感染和结石两者互为因果。还有饮食与药物的因素，如长期饮用硬水、进食含钙量高的食物和药物、营养不良、缺乏维生素A造成尿道上皮角化脱落形成结石的核心，服用磺胺类药物乙唑酰胺（醋唑磺胺）等均易引起结石。结石分布以肾盂内最常见，肾盏次之，肾实质罕见。

2. 临床表现

（1）症状

1）肾绞痛：发作肾绞痛表示上尿道有结石，常在夜间或清晨突然发作。结石阻塞尿道或结石处于移动状态，肾绞痛急剧，痛苦地辗转于床上或地下。疼痛位于患侧肾区，向同侧腹股沟、睾丸或大阴唇放射。当结石停留于输尿管某一段时，局部产生炎症，绞痛以相应局部的位置为著。如果结石移向接近膀胱处，肾绞痛可再出现，伴有尿频、尿急及尿痛等症状。肾和胃肠同属相应腹腔神经丛支配，肾绞痛产生局部强烈刺激，常伴随恶心、呕吐及肠麻痹症状，容易和急性胃肠炎、急性阑尾炎、结肠炎或输卵管炎相混淆。

2）血尿和脓尿：急性肾绞痛常伴随明显肉眼或镜下血尿，结石停止移动，数天内血尿消失，少数结石引起完全性阻塞可无血尿。结石合并感染，血尿和脓尿会同时发生。个别由于肾结石长期刺激，肾内上皮化生而发生鳞状上皮癌，呈持续严重血尿，甚至休克。

3）梗阻性少尿、无尿：因一侧（对侧肾缺如或无功能）或双侧肾、输尿管结石引起急性梗阻性少尿或无尿，临床表现为急性梗阻侧肾区疼痛、少尿或无尿、尿毒症、心力衰竭、高血压、高血钾症及严重酸中毒。

4）尿石或尿砂：可排出大小、形状、数目、色泽不定的结石或尿砂。

5）慢性肾衰竭：一侧肾结石或双侧肾结石，由于结石长期阻塞及合并感染，造成慢性肾衰竭。一些患者肾区疼痛不甚明显，甚至无自觉症状，主要表现为泌尿系感染、胃肠道症状、贫血、多尿或少尿、体重减轻、心力衰竭、腹泻、腹部包块或不明原因发热，容易造成误诊或仅做对症治疗。

（2）体征：急性肾绞痛发作期，患者呈急性面容，全身出冷汗，脉搏加快，患侧肾明显叩痛，腰部肾区触痛，肠鸣音存在。慢性梗阻伴有尿毒症，常有不同程度贫血，一些病侧腹部可触及肾积液包块，并出现急性梗阻性少尿、无尿症，临床表现多样化。肾功能原来良好者，急性梗阻体征显著，犹如肾绞痛的表现，个别出现急性尿毒症，而尿毒症状不显著，容易误诊，但细心检查肾区总有不同程度的叩痛。慢性梗阻急性发作少尿、无尿，体征和尿毒症相类似。

3. 辅助检查

（1）尿常规：镜下或肉眼血尿，合并感染者以脓细胞为主。新鲜层液有时可见结石。24 小时尿做钙、磷、尿酸、胱氨酸定量和晨尿 pH 检查，有助于结石的病原诊断，尿培养及药物敏感试验对并发感染者可提供有用的资料。

（2）血生化：并发尿毒症，血肌酐、尿素氮升高，二氧化碳结合力降低，有高钾或低钾血症。

（3）X 线检查

1）怀疑肾结石者，首先拍摄腹部平片，根据肾脏位置、输尿管行程，对草酸钙、磷酸钙及部分磷酸铵镁的肾结石，能确定其位置、大小及形状。尿酸、黄嘌呤及胱氨酸结石，密度低，能透过 X 线，常不能显示出来。此外，结石过小、操作技术等原因也可出现阴性结石，故不能因阴性而排除结石诊断。必须指出，腹部平片对肾结石小于 2mm 者不显示。显示出来的结石，每 4～5mm 将被放大 1mm。结石不能和盆腔静脉石、腹腔钙化、脊柱横突钙化或腹腔畸胎瘤骨化灶相鉴别时，应加照侧位或斜位片。

2）静脉肾盂造影（IVP）：腹部平片未显示的肾结石，通过 IVP 可见肾结石区充盈缺损。此外，造影能对已知肾结石的位置加以肯定，同时亦可了解肾脏的解剖形态功能，肾结石引起不同程度的阻塞，造影剂排泄缓慢，注射造影剂后 20、30、60 分钟拍片才显示清楚，有时需数小时，甚至 1 天后才显影。肾功能欠佳，呈轻度氮质血症者，多用灌注性 IVP（双倍或更大剂量造影剂），效果更好。

（4）核素肾图和肾扫描：肾图能决定梗阻的存在，肾扫描可帮助了解肾结石的位置和肾功能改变。适用于一些对造影剂过敏的患者，或透 X 线结石或逆行肾盂造影失败者。

（5）超声扫描：超声扫描肾、输尿管及膀胱区。婴儿期患肾结石，本项检查较为方便。此外，可估计肾积水程度和肾实质厚度，间接了解肾脏潜在功能和帮助决定手术。

（6）逆行肾盂造影：上述方法无法决定诊断，病情上需要明确结石和准确位置可做逆行造影。若事前已知道梗阻的存在，需要手术治疗，逆行肾盂造影最好安排在手术日术前检查，避免了造影可能带来的逆行感染或梗阻加重，以免加剧肾功能的进一步损害。如尿酸结石和肾盂癌之间无法鉴别时，可逆行插入一端附有毛刷的导管至肾盂，通过毛刷取样检查尿酸结晶或癌细胞，以达到确诊的目的。

（7）CT 和磁共振：诊断准确性高。

（8）结石成分分析：对确定结石的防治措施有重要的参考价值。

【饮食宜忌】

1. 饮食宜进

（1）饮食原则

1）饮食需新鲜、清淡。

2）应食富含维生素 A、维生素 C 之食物，多食蔬菜、水果等多汁食品，如冬瓜、西瓜、梨、西红柿、鲜藕等。

3）需多饮水，每天饮水量应在 2000mL 以上。应饮煮沸、过滤或沉淀后之水，尤宜饮磁化水。

4）当据不同类型结石选用不同饮食。尿酸盐结石者宜食低嘌呤类食物，如玉米、芋头、麦片、蛋类、黄芽菜、胡萝卜、黄瓜、南瓜、芹菜、莴苣等；磷酸盐结石者宜食酸性食品，如乌梅、梅子、胡桃仁、皮蛋、面制品等；草酸盐结石者宜食多含维生素 B_6 和叶酸的食品。

（2）食疗药膳方

1）玉米须饮：玉米须 50g。水煎，去渣，温服。每日 1 剂，连服数月。适于各种尿道结石及肾炎、糖尿病、高血压患者。

2）地力内金饮：荸荠150g，鸡内金15g。水煎，代茶频服。每日 1 剂，连服数周。适于尿中夹有砂石、小便涩痛或尿中带血之尿道结石者。脾胃虚寒之形寒、泄泻、腹痛者不宜多用本剂。

3）炒桃肉：胡桃肉 500g，冰糖 500g。同炒熟。时时嚼食。适于磷酸盐尿道结石者，也适于胆道结石。便溏、口渴、苔黄腻属湿热内盛者不宜食用。

4）鱼脑石薏苡仁粥：黄鱼鱼脑石 3 粒，薏苡仁 30g，粳米 50g。鱼脑石打碎，水煎 2 小时，取汁。用汁与薏苡仁、粳米同煮粥，加适量白糖调味服食。每日 1 剂，时时服食。适于尿道结石小便不利、尿痛、尿血者。便艰舌光者不宜服食。

5）地龙散：蚯蚓 30 条。剖开，洗净，置铁锅中文火焙干，研末，加白糖 250g，拌匀。晨间顿服，服后多饮水。过几日可再服。适于各种尿道结石，有血瘀者尤宜。兼有便血、吐血、衄血者不宜应用本方。

6）鲜葫芦汁：鲜葫芦适量。捣烂，绞取汁，调以蜂蜜。每日 2 次，每次 200mL，连服数周。适于各种尿道结石及高血压、黄疸型肝炎、热病口渴者等。形寒、肢冷、腹泻者忌用本方。

7）黄花鱼（石首鱼）方：头中鱼脑石能下尿道结石，治小便淋沥不通。服法：鱼脑石 2～3 粒磨水服，或焙燥研成细末，以温水送服，每次 1～2g，每日 2 次。

8）蒲瓜（瓠瓜、壶卢）汤：鲜蒲瓜捣烂绞汁，用蜂蜜调服，每次 1 杯，每日 2 次，或用蒲瓜煮汤食。适用于尿道结石伴高血压者。

9）乌梅饮：乌梅 5 枚，加白糖适量，沸水泡饮代茶。

10）玉米金钱饮：玉米须、金钱草各 50g，水煎服。适用于尿道结石湿热下注伴肝阳上亢者。

2. 饮食禁忌

（1）忌食辛辣、肥腻食品。

（2）禁饮酒。

（3）不可食高钙食品。不可饮含高量无机盐之水。

（4）尿酸盐结石者不宜食动物内脏、家禽肉类、甲壳动物及扁豆等多嘌呤食物；草酸盐结石者忌食富含草酸的食物，如竹笋、菠菜、毛豆等。

【药物宜忌】

1. 西医治疗

积极地寻找结石的病因，给予恰当的药物治疗，仍是肾结石治疗及预防复发的重要措施。

（1）一般措施

1）去除病因。

2）确定和纠正促进因素：改善饮食和生活习惯，多饮水，少卧床，减少蛋白质、嘌呤、钙、磷、草酸盐和维生素 C 的摄入等。

3）调整尿 pH：草酸钙结石、尿 pH 对之无影响；尿酸、胱氨酸结石应碱化尿液，可用碳酸氢钠；枸橼酸络合剂：枸橼酸 140g，枸橼酸钠 98g，加水至 1000mL，分 4 次温水稀释后冲服，但应注意，尿 pH 应以 6.0～6.8 为宜，过分碱化则有形成另一种结石的可能。磷酸钙、磷酸铵镁结石酸化尿液可用维生素 C 2～4g/d，或氯化铵 2～4g/d，或亚甲蓝 10～12g/d。

4）体外碎石。适应证：肾、输尿管结石，直径在 2.5cm 以内者效果较好；集中于一个肾盏的多发性结石；小型鹿角性结石；感染性结石需经控制感染后方可进行；外科手术后残留的结石。禁忌证：结石以下尿道梗阻者；阴性结石定位困难者；过于肥胖者；第三腰椎横突以下的输尿管结石；孕妇；心、肝、肾功能不全者；凝血机制障碍；肾动脉硬化。

（2）对症治疗

1）尿钙增多症

①噻嗪类利尿剂：促进远端小管钙重吸收，利尿作用缩减体液容量，促进近端肾小管重吸收钠和钙，均使尿钙减少。本类药物常引起低血钾，可合并使用保钾利尿剂

阿米洛利，每日 5mg；亦可服用枸橼酸钾。

氢氯噻嗪（片剂）：25mg，口服，每日 2 次。长期应用需注意代谢紊乱。

氯噻酮：25mg，口服，每日 1 次。

②口服无机磷酸盐：磷酸盐可在肠道与钙结合，减少其吸收。磷酸钠或磷酸钾：每日 1~3g 磷元素，分 3~4 次，口服。副作用为腹泻。肾功能不全者禁用，可引起磷酸盐潴留、继发甲状旁腺功能亢进。

③纤维素磷酸盐：可结合肠道钙，减少其吸收。每日 10~15g，分 3 次口服。由于其还可与镁结合，可减少镁的吸收，故在应用纤维素磷酸盐时应同时补镁，每日 100~200mg。

2）草酸盐

①维生素 B_6：每日 25~250mg，口服。禁用维生素 C。

②阴离子交换树脂（考来烯胺）：在肠道结合草酸盐和胆盐，口服，每次 4g，每日 3 次。

③氨基葡聚糖：可抑制草酸钙结晶生长与聚集。戊聚糖多硫酸盐（PPS）胶囊，每日 400mg，餐后 2 小时口服。常见副作用为恶心呕吐、腹泻等胃肠道症状。

3）尿酸盐和尿酸

①别嘌醇（痛风宁，痛风立克，化风痛）：可减少尿酸形成。0.1~0.2g，口服，每日 2~3 次，或 0.3g/次，每日 1 次，口服。

②苯溴马隆（痛风利仙）：抑制尿酸的重吸收，促进其排泄。口服，每次 50mg，每日 1 次，早餐后服用，逐渐增加剂量，连续 3~6 个月，维持治疗。

（3）手术治疗：上述治疗方法无效者，可行手术治疗。

2. 中医治疗

（1）辨证治疗

1）中焦湿热

主症：腰酸腰痛，小便涩滞不畅，或尿中夹杂砂石，灼热疼痛，尿色黄赤；或尿血鲜红，可兼口苦，大便秘结，舌红，苔黄腻，脉滑数。

治法：清利湿热，排石通淋。

方药：石韦散加减。石韦 15g，冬葵子 12g，瞿麦 10g，车前子 18g（包），滑石 10g，海金沙 12g，鸡内金 15g，甘草 9g。

加减：若小便淋沥短赤、尿时作痛、苔黄腻、脉濡数等膀胱湿热征象者，用八正散清热泻火、利水通淋；腰腹胀痛、少腹硬满者，加理气消胀之品，如大腹皮 12g，青皮 9g，延胡索 10g，川楝子 10g，台乌药 6g 等；腰痛如绞者，合芍药甘草汤，解痉缓急止痛；尿液鲜红、茎中作痛者，合二蓟饮凉血止血；兼有寒热、口苦、呕恶等症状者，用小柴胡汤和解少阳、清化湿热。

2）肝经气滞

主症：腰胁胀痛，小便涩滞，淋沥不尽，或腰痛剧烈，痛引少腹，累及阴股，或尿流中断，点滴而出，小腹膨隆，窘迫难忍，苔黄腻，脉弦数。

治法；利气疏导，通淋排石。

方药：沉香散加减。石韦15g，冬葵子12g，滑石18g，甘草9g，沉香9g，陈皮9g，王不留行10g，当归9g，白芍12g，海金沙12g。

加减：胸胁胀闷者，合用柴胡疏肝散，以疏通肝气；结石日久难消者，加软坚散结、活血化瘀之剂，如三棱10g，莪术10g，夏枯草12g，川牛膝15g，桃仁9g，鳖甲15g，厚朴9g等，有时可取得较佳效果；若小便胀闭不通、点滴难出者，加生大黄9g，虎杖根9g，或滋肾通关丸。

若尿血发生于疼痛或运动之后，有时可不必急于止血，但可加用清热消肿之品，如黄柏10g，知母12g，蒲公英15g，紫花地丁15g，甘露消毒丹9g（包）等。而金钱草、海金沙、鸡内金等在治疗尿石症时常需加入应用。

3）瘀血内阻

主症：腰腹疼痛，固定不移，或可触及肿块，按之痛甚，尿血紫暗，反复不已，或夹杂血块，茎中涩痛，少腹硬满，舌紫暗，脉涩。

治法：活血化瘀，导石通淋。

方药：少腹逐瘀汤或王不留行散加减。少腹逐瘀汤方：以当归10g，赤芍10g，川芎12g，五灵脂9g，蒲黄12g，延胡索10g，没药10g，以活血化瘀、理气止痛；茴香9g，干姜10g，肉桂6g，以温经散寒；用于少腹血瘀属于寒证者，故尿石症血瘀者寒证不明显，而有尿血者可去干姜、肉桂之辛温，加大小蓟各10g，藕节12g，白茅根30g等，以凉血通淋。

王不留行散方：王不留行10g，蒲黄12g，赤芍12g，当归12g，以活血散瘀；石韦15g，冬葵子10g，通草6g，车前子15g（包），滑石30g，以清热利水通淋。

加减：若尿石症瘀血阻滞，水道不通而有积块者宜加三棱10g，莪术10g，穿山甲15g，鳖甲15g，皂角刺9g，牛膝12g，虎杖根9g等软坚散积、通络消肿之品；体虚者可根据病情酌加补气养阴或健脾益肾药物，以扶正祛邪。

4）脾肾亏虚

主症：腰酸乏力，不耐疲劳，肾区喜揉、喜按，小便涩滞不甚，尿中时夹杂砂石，少腹坠胀，伴面色萎黄，纳谷不香，大便溏薄，舌淡，苔薄，脉细弱。

治法：健脾益肾，补虚排石。

方药：大补元煎加减。熟地黄12g，山药18g，山茱萸10g，人参10g，杜仲15g，枸杞子20g，当归12g，甘草9g，金钱草18g，海金沙15g，鸡内金10g，车前子（包）25g等。

加减：若脾虚气陷、少腹坠胀、小便点滴难出者，可配合补中益气汤益气升提，也可以春泽汤加通淋之品益气通淋排石。若偏阳虚者，可加制附子9g（先煎），肉桂6g，鹿角片6g等；偏阴虚者，酌加女贞子12g，旱莲草12g，生地黄12g，龟甲15g等；气血亏虚者，可改用人参养荣汤加通淋排石之剂。

5）气阴不足

主症：结石日久不消，伴头晕耳鸣，腰痛绵绵，小便涩滞，余沥难尽，或带血丝，口干咽燥，心烦失眠，手足心热，舌红，少苔，脉弦细数。

治法：益气滋阴，通淋消石。

方药：用生脉散合知柏地黄丸加减。人参 10g，五味子 9s，麦冬 5g，熟地黄 12g，山药 15g，山萸肉 30g，牡丹皮 12g，泽泻 12g，茯苓 18g，知母 15g，黄柏 10g，海金沙 30g，金钱草 30g，鸡内金 30g。

加减：阴虚津伤明显者，加龟甲 15g，鳖甲 15g，石斛 10g，天花粉 12g 等以滋阴生津；尿血者，加女贞子 12g，旱莲草 12g，阿胶 15g（烊化），白茅根 30g，琥珀 3g（冲）等，或合用导赤散；腰痛腹胀者，应用理气药，但应注意伤阴之弊；肝肾亏虚者，加枸杞子 12g，桑寄生 12g，杜仲 15g，牛膝 12g 等养肝益肾之品。

以上方药均水煎服，每日 1 剂。

（2）验方

1）尿石 1 号：金钱草 30~60g，海金沙 30g，石韦 30g，车钱草 15g，木通 6g。水煎服，每日 1 剂。气结而痛甚者加延胡索、川楝子，以理气止痛；血瘀而痛甚者加蒲黄、五灵脂，以祛瘀活血止痛；尿血者加大小蓟、白茅根，以凉血止血；湿重者加瞿麦、萹蓄、栀子、大黄、滑石、甘草等，以清利湿热。

2）复方四金汤：金钱草 30g，海金沙 60g，郁金 12g，金银花 15g，石韦 12g，薏苡仁 30g，虎杖 10g，泽泻 10g，延胡索 1.5g，三七粉 3g，地锦草 15g。水煎服，每日 1 剂，10 日为 1 个疗程。尿浊明显者加蒲公英、紫花地丁、萆薢、石菖蒲等，以清热解毒、分清泌浊；尿血者加大小蓟、白茅根，以凉血止血；少腹满闷者加乌药、金铃子，以疏肝理气；大便不通者加大黄。

3）三甲四金汤：郁金 30g，三棱 30g，川牛膝 30g，金钱草 30g，鸡内金 15g，炮山甲 10g，鳖甲 30g，炮猪蹄甲 15g。水煎服，每日 1 剂。1 个月为 1 个疗程。小便涩痛者加海金沙、冬葵子，以清热通淋；腰痛者可加白芍、生甘草，以舒筋缓急。

4）三金消石汤：金钱草 20~50g，海金沙 15~20g，鸡内金 10~20g，冬葵子 10~20g，火硝 1.5~4g（冲服），滑石 20~40g，车钱草 12~25g，生甘草 9~18g。水煎服，每日分 3 次，15 日为 1 个疗程。疼痛剧烈者加白芍、延胡索、郁金、五灵脂等，以活血化瘀、行气止痛；尿血者加地榆、小蓟、茅根、藕节、三七，以凉血止血。

3. 药物禁忌

（1）药物饮食禁忌

1）吗啡忌茶。因茶中含茶碱、咖啡因等成分，而吗啡与咖啡因合用有拮抗作用，因而咖啡因可作为吗啡中毒后的解毒剂。

2）阿托品忌饭后服。因阿托品对腺体分泌有抑制作用，饭后服会影响食物的消化。

3）服排钾利尿药期间不宜多吃味精。味精的主要成分为谷氨酸钠，在服用本品期间若过食味精，既可加重钠水潴留又可协同排钾，增加低血钾的发生率，故应少用味精。

4）服氢氯噻嗪不宜高盐饮食。因服用氢氯噻嗪期间若食盐过多（如过食咸菜、腌肉、腌鱼等），不利于本品利尿作用的发挥。

5）服氢氯噻嗪忌同时服用酒及含醇饮料。氢氯噻嗪可导致体内钾减少，而酒及含醇饮料（啤酒等）亦可使钾减低，若两者同服则可加重体内低血钾症状。

（2）药物相互禁忌：不宜与吗啡合用的药物有以下几种。

1）牛黄：因为牛黄与吗啡合用可发生拮抗作用，所以两者不宜联合应用。

2）利尿药：因吗啡与利尿药（如氢氯噻嗪、呋塞米等）合用，易引起直立性低血压，故忌同用。

3）氯丙嗪、异丙嗪：因氯丙嗪、异丙嗪能增强吗啡的呼吸抑制作用，所以两者一般不宜同用。如必须合用时，应减少剂量到 1/2 ~ 1/4。

4）多巴胺：因为多巴胺能拮抗吗啡的镇痛作用，故忌同用。

5）单胺氧化酶抑制药：因单胺氧化酶抑制药（如帕吉林、呋喃唑酮等）能增强吗啡对中枢的抑制作用，从而引起毒性反应，故不能同用。

（3）本病用药禁忌

1）忌大量服用维生素 C：有报道，服用大量维生素 C 易形成结石，故本病患者不宜服用大量维生素 C。

2）忌常服钙剂：大量服用钙质也会引起结石，故本病患者不宜将钙剂（如葡萄糖酸钙、碳酸钙）作为常规用药，以免结石加重。

3）忌温热类中药：本病患者多为湿热型，故一般禁用温热助阳之品（如附子、肉桂、干姜等）。

4）忌用大黄。因大黄在体内代谢的最终产物是草酸，而草酸易与钙离子结合形成结石，故本病患者不宜服用。

5）忌长期使用解痉镇痛药物。解痉镇痛药物如哌替啶、吗啡等均有较好的镇痛效果，但长期使用易成瘾，故要忌长期大量使用。

二、多囊肾

多囊肾又称常染色体显性遗传多囊性肾病，是指在肾脏皮质和髓质发生无数个大小不等的圆形囊肿的遗传性肾脏病。临床传统分为婴儿型和成年型。婴儿型为常染色体隐性遗传，而成年型为常染色体显性遗传，二者病因和遗传方式均不相同，二者发病不会同时出现在同一个家庭。本病发病率为 0.1% ~ 0.2%，占尿毒症病因的 5% ~ 10%。男女患病机会大致相等。

【概述】

1. 病因

先天性多囊肾的病因与染色体异常有关，多囊肾基因位于第 16 号染色体短臂 1 区 3 带。婴儿型为常染色体隐性遗传，家族史不明，患者父母本身不患本病，但均携带多囊肾基因者才有可能使其子女发病。而成年型为常染色体显性遗传。同胞中有先天性多囊肾阳性家族史的壮年患者，有助于成年型的诊断。

2. 临床表现

（1）胁腹部疼痛：是其最常见的症状，多由于肾包膜扩张或肾重量增加导致肾蒂的牵拉所致。性质多为持续钝痛，少部分患者因肾结石或血块梗阻可引起肾绞痛。

（2）腹或腰部肿块：多由体检时发现或患者无意中扪及，通常为双侧肾肿大，发生率约为80%，可呈进行性增大，巨大囊肿甚至突入盆腔。

（3）肉眼血尿：发生率约为40%，多因剧烈活动或肾脏受到一定程度的震动引起，卧床休息及减少活动可控制出血。

（4）高血压：约60%的患者出现高血压。因肾脏有钠盐丢失的倾向，故很少有水钠潴留。

（5）贫血：约80%的患者出现轻、中度贫血。因正常的肾脏组织受挤压，产生促红细胞生成素增多，因此，终末期肾衰竭者的贫血程度一般较其他肾脏病所致者轻。

（6）肾衰竭：常会缓慢发展至慢性肾衰竭，平均时间约10年。患者常在出现症状后10～20年死于慢性肾衰竭或脑出血。由于并发感染或出血及结石梗阻，偶可发生急性肾衰竭。

（7）肾外表现

1）多囊肝：50%～90%的多囊肝患者与多囊肾病有关。偶尔巨大的肝囊肿和相对较小的肾内囊肿同时存在时，多囊肝成为患者的主要表现，也有多囊肝患者无多囊肾表现。肝内囊肿较肾内囊肿的发展迟10年左右，30～60岁是多囊肝的高发期，女性较之男性患者肝内囊肿出现较早、囊肿大、数量多，但肾内囊肿发展速度却慢于男性，提示性激素对肝囊肿和肾囊肿的影响不同。多囊肝通常无症状，巨大肝内囊肿引起上腹部饱胀感，甚至出现黄疸、腹水与水肿。多囊肝并不影响肝功能，肝囊肿可能是胆管扩张而成，其机制与多囊肾相似。

2）颅内动脉瘤：见于10%～20%的患者，有家族群集性，易发生于某些家系。与普通人群的颅内动脉瘤患者相比，多囊肾患者颅内动脉瘤破裂时间早，常在中年期，年龄波动在15～69岁，平均39岁。约10%的颅内动脉瘤破裂患者小于21岁时即发病。

3）心脏瓣膜病变：据统计，并发二、三尖瓣脱垂及二、三尖瓣关闭不全的患者分别为26%、6%、31%和15%。主动脉关闭不全者为8%。心脏瓣膜病变易并发脑血管栓塞、心内膜炎等。少数患者并发冠脉瘤和房中隔瘤。

4）其他：囊肿有时也可以在其他器官内发现，尤其胰、脾、脑，其发生率分别为10%、5%和5%。偶尔也可见于食管、卵巢及子宫中。上述囊肿通常是无症状的。

3. 辅助检查

（1）CT扫描：CT诊断最为准确，不仅能区分实质性与囊性肿块，尚可清晰分辨囊肿的大小和分布状况，对肝肾等脏器是一种分辨率极高的非侵入性检查方法，并能避免多囊肾合并癌变的漏诊。

（2）B超检查：B超经体表可获得肾脏和肝脏等脏器的切面声像图，检查双肾形态、大小及无回声区的多少及大小，并能协助肾囊肿穿刺定位。

（3）静脉肾盂造影：静脉肾盂造影可见两肾明显增大，外形不规则，肾盂肾盏内被囊肿挤压变形，对诊断有决定性意义。

（4）尿液检查：常有蛋白尿，但一般不超过 2g/24h，多数有镜下血尿或肉眼血尿。

（5）肾功能检查：肾小管功能损害较先出现，且较肾小球功能损害突出。氮质血症的发生和发展较缓慢。

（6）血液检查：多数患者有轻至中度的贫血。

【饮食宜忌】

1. 饮食宜进

（1）饮食原则

1）应维持正常人所需营养。饮食宜清淡而富有营养。

2）多食新鲜蔬菜、水果。水肿者宜食具有利水消肿作用之食物，如薏苡仁、赤豆、绿豆、冬瓜、葫芦、黄瓜、白菜、芹菜、海带、荸荠等。

3）贫血者应给予优质蛋白，补充高铁食物，如肝、蛋、黑豆、红枣等，并予富含维生素 B_{12} 和叶酸的食品。

4）高血压者宜选具有清肝明目、平肝息风作用之品。稳定期可适当多食具有益肾作用食品，如莲子、芡实、胡桃肉、黑豆、猪肾、鸭肉、甲鱼、黄鳝、海参、淡菜等。

5）需注意烹调方法，改善进食时间和次数，提高食欲，保证摄入足够营养。

（2）食疗药膳方

1）山药桃肉粥：鲜山药 100g，白扁豆 50g，胡桃肉 50g，粳米 50g。山药洗净，切片。与扁豆、胡桃肉、粳米同煮粥。每日 1 剂，分 2 次食，时时服食。

2）大蒜甲鱼：大蒜 100g，甲鱼 1 只（约 500g），白糖适量，料酒少量。甲鱼剖洗净，与大蒜、料酒同炖熟，白糖调味分次服食，隔日 1 剂，连食 7～10 剂，或时时服食。

3）雄鸭炖猪蹄：雄鸭 1 只（约 1000g），猪蹄 200g。同炖熟。低盐调味，分次服食，2 日 1 剂，连食 7 剂，或时时服食。

4）蚕豆糖酱：陈蚕豆 150g，红糖 100g。蚕豆与红糖同入锅中，煎汤，食豆饮汤。每日 1 剂，分 2 次服食，连食 5～7 日。

5）葫芦瓜皮饮：葫芦壳 50g，冬瓜皮 30g，红枣 10g。同煎汤，去渣饮服。每日 1 剂，直至肿退为度。适于多囊肾水肿反复发作、面色萎黄、便溏、腹胀属脾阳不振者。舌光红、盗汗颧红、腰酸、心悸属脾肾阴虚者不宜多服食。

6）醋炖鲤鱼：鲤鱼 1 条（约 500g），醋 50mL，茶叶 30g。鲤鱼去鳞、鳃及内脏，洗净。置砂锅中，加入醋和茶叶，同炖熟。空腹顿食。每日 1 剂，连食数剂，或时时服食。适于多囊肾水肿经久不消者。脘痛、泛酸者不宜食用。

7）田七鳖甲炖瘦肉：田七 10g，鳖甲 30g，红枣 10 枚，瘦猪肉 120g，切块。一起放入炖盅内，加水适量，文火隔开水炖 2～3 小时，调味即可，饮汤食肉。有活血化瘀、软坚散结之功效。

2. 饮食禁忌

（1）不宜多食油腻，忌高脂肪饮食。蛋白质摄入量限在每日 60～80g，活动期应少吃蛋类、肉类、鱼类、虾、蟹等食品。伴肾功能减退者，蛋白宜限在每日 25g 以内。

（2）水肿者，限制盐、含钠食物和水的摄入。

（3）忌辛辣刺激及海腥发物。

【药物宜忌】

1. 西医治疗

（1）一般治疗：早期和无症状者无需特殊治疗。一般嘱患者避免剧烈的体力运动和腹部撞伤，避免做压迫腹部的运动。肾脏肿大显著时，宜穿吊带裤，以免束腰过紧引起囊肿破裂，夜尿增多者除非伴有肾结石和泌尿系感染，一般不必增加饮水量，亦不必过度限钠摄入。肾囊肿破裂引起的血尿，一般卧床休息数日可自行缓解。

（2）对症治疗

1）高血压：高血压是先天性多囊肾中、晚期常见的症状，控制高血压对防治肾功能不全极为重要，轻度高血压一般可采取给予低盐饮食，每日摄取 3～5g。无效时可用普萘洛尔、可乐定或甲基多巴、硝苯地平、卡托普利等。本病对通常的降压药一般反应良好，血压一般控制在 140/90mmHg 以下即可。若以上药物效果不佳，可改用哌唑嗪、瑞吉停、硝普钠等对症处理。

2）感染：先天性多囊肾患者尤其是女性患者易合并尿道和囊肿感染，致病菌多为大肠杆菌、产碱杆菌、变形杆菌、产气杆菌、甲型溶血性链球菌和葡萄球菌等。抗感染首选药物为氯霉素、林可霉素、红霉素、甲氧苄啶（TMP）、四环素等易进入肾小管近端和远端囊肿的药品。单纯性膀胱炎可选用诺氟沙星等，上尿道感染亦可联合应用哌拉西林和红霉素，以防止感染和加重肾损害，保护肾功能。

3）水、电解质失衡的治疗：本症有钠水丢失倾向，当有钠水代谢失衡时，应适当增加钠水摄入。高血压患者应否限钠饮食，要根据水、电解质情况而决定。

4）出血：休息是缓解肉眼血尿最好的措施，经此处理，血尿极少持续 7 日以上。严重出血难以控制可用肾动脉栓塞术。见于透析患者的严重持续肉眼血尿需行肾切除术。

5）高尿酸血症：可服别嘌醇对症治疗。

6）结石：多饮水，勤排尿，可防止结石的形成。对直径 <8mm 的结石可采用中药石韦散等加减以排石。对较大的结石产生梗阻者应手术取石。

7）肾区疼痛的治疗：药物止痛治疗，可用罗通定、曲马朵等对症处理。严重疼痛、药物无效者，可考虑经皮 B 超囊肿穿刺抽液或囊肿去顶减压术。

（3）手术治疗：对肾皮质表面比较大的囊肿，尤其是伴有顽固性疼痛、进展性高血压，以及肾功能减退者，可做肾囊肿去顶减压手术，有助于减轻疼痛，降低血压，延缓病情发展。对尿血不止、保守治疗无效者，伴有肾结石、癌肿和顽固感染者，也可考虑做肾摘除手术，但宜慎重。亦可在 B 超引导下对直径大于 40mm 的囊肿进行穿刺减压术，并向囊内注入四环素或无水酒精等药物。

（4）透析与肾移植：本症腹透、血透均适应，但注意透析过程中不能过度脱水。肾移植后，移植肾存活率与其他疾病相同。

2. 中医治疗

（1）辨证治疗

1）湿热下注

主症：发热或不发热，口苦且干，口干不欲饮，腰痛，小便频数，淋沥不尽，或涩而痛，舌苔黄腻，脉滑数。多见于多囊肾伴尿道感染者。

治法：清热利湿。

方药：八正散加减。萹蓄10g，瞿麦12g，山栀子9g，车前子9g（包），灯心草8g，大黄8g，滑石18g，淡竹叶9g，甘草梢6g。

加减：发热重者，加黄柏9g，黄芩10g，知母9g，金银花12g；小便量少者，加泽泻15g，石韦15g；血尿明显者，加大小蓟（各）15g，白茅根30g。

用法：水煎服，每日1剂。

2）阴虚内热

主症：腰部肿块，尿赤夹血，浑浊如淋，形体消瘦，五心烦热，口干咽燥，或尿时涩痛，便频数，舌红少苔，脉细数。多见于多囊肾伴血尿者。

治法：滋阴降火，凉血止血。

方药：知柏地黄丸加减。知母10g，黄柏10g，生地黄12g，山萸肉10g，山药12g，泽泻12g，牡丹皮10g，侧柏叶9g，蒲黄9g。

加减：伴湿热下注者，加瞿麦12g，萹蓄15g；血尿显著者，加小蓟15g，白茅根30g，藕节12g；尿色浑浊者，加萆薢15g；口干咽燥、五心烦热者，加玄参12g，天花粉30g，焦山栀9g。

用法：水煎服，每日1剂。

3）阴虚阳亢

主症：头痛，或头晕目眩，耳鸣，视力减退，烦躁失眠，面色潮红，四肢麻木，甚则突然昏倒，抽搐，舌淡红苔少，脉弦细。多见于多囊肾伴高血压者。

治法：滋阴潜阳，平肝息风。

方药：杞菊地黄丸加减。枸杞子12g，菊花10g，生地黄12g，山萸肉9g，山药12g，泽泻15g，牡丹皮10g，大麻15g，杜仲20g。

加减：肝阳上亢，且有风动之象，如头晕目眩、视物昏花者，可加钩藤（后下）15g，夏枯草12g，石决明15g，珍珠母30g；若阴虚阳亢者，如见头晕、五心烦热、潮热盗汗，则加生龟甲15g，玄参12g，麦冬12g；若见头晕、抽搐、心烦不寐者，则加龙骨30g，牡蛎30g。

用法：水煎服，每日1剂。

4）瘀血内结

主症：腰腹胀痛，腹渐膨隆，或胸闷脘胀，难以俯卧，形体消瘦，面色无华，舌暗淡，或有瘀点、瘀斑，脉涩。

治法：活血化瘀，软坚散结。

方药：鳖甲煎丸加减。鳖甲 15g，生地黄 12g，熟地黄 12g，人参 6g，牡丹皮 10g，地鳖虫 6g，白芍 10g，大黄 6g，桃仁 12g，三棱 10g，莪术 10g，柴胡 10g，香附 6g，桂枝 10g。

加减：若有气血亏虚者，加黄芪 15g，当归 12g；若腹块坚硬、小便不利、尿中血块者，加水蛭 2g，虻虫 1g。

用法：水煎服，每日 1 剂。

5）脾肾阳虚

主症：腰部肿块增大，面色苍白，神疲乏力，尿少色赤，全身浮肿，畏寒肢冷，脘腹胀满，舌胖淡，脉沉细。多见于晚期多囊肾。

治法：温补脾肾。

方药：金匮肾气丸加减。熟附子 12g（先煎），干姜 6g，炒白术 15g，吴茱萸 6g，法半夏 12g，砂仁（后下）6g，茯苓 15g，泽泻 10g。

加减：水肿甚者，加牵牛子 12g，车前子 15g（包）；腹中疼痛者，加白芍 12g，木香 6g，厚朴 9g。

用法：水煎服，每日 1 剂。

（2）中成药

1）五苓丸：每次 6g，每日 2 次，口服。适用于先天性多囊肾肾虚水泛者。

2）八正合剂：每次 15 ~ 20mL，每次 3 次，口服。适用于先天性多囊肾并发泌尿系结石或合并尿道感染属中医湿热内蕴者。久病体虚及孕妇慎用。

3）荷叶丸：每次 1 丸，每日 2 ~ 3 次，口服。适用于先天性多囊肾湿热内蕴尿血者。

4）云南白药：每次 0.5g，每日 3 次，开水调服。适用于先天性多囊肾瘀血内阻所致出血者。

5）甲鱼膏：甲鱼膏每小张药重 6g，每张重 12g，外用，加温软化，贴敷于腰腹肿块部，每日 1 贴。

6）鳖甲煎丸：每次 6 ~ 9g，每日 2 次，空腹温开水送服。适用于先天性多囊肾气滞血瘀、痰瘀互结者，若久病体弱，长期服用宜配合补益之剂。

（3）验方

1）加味桃仁承气汤：桃仁 6g，生大黄、桂枝各 5g，生蒲黄、荷叶各 10g，白荠菜花 30g，炙甘草 3g。水煎服，每日 1 剂。适用于先天性多囊肾瘀血阻络者。

2）加味补中益气汤：黄芪 30g，当归、升麻各 12g，太子参 10g，白术、白茅根各 15g，柴胡、炙甘草、附片、陈皮各 6g。水煎服，每日 1 剂。适用于先天性多囊肾中气亏虚者。

3）加味少腹逐瘀汤：小茴香 9g，玄胡、乌药、蒲黄、五灵脂、党参各 10g，黄芪 30g，当归、赤芍各 12g，川芎、红花各 6g，桃仁 8g。水煎服，每日 1 剂。

4）党参莪方：党参30g，三棱、莪术、制大黄、土鳖虫各15g，桃仁、熟地黄各10g，金钱草30g，露蜂房5g。水煎服，每日1剂。适用于先天性多囊肾气虚血瘀者。

5）大黄棱莪方：制大黄、三棱、莪术、土鳖虫各15g，车前子30g，白芍、生地黄、桂枝、炒黄芩各10g。水煎服，每日1剂。适用于先天性多囊肾瘀血内停者。

6）益气养血补肾泻浊方：黄芪30g，太子参、丹参、猪苓各15g，当归、陈皮、半夏各10g，生大黄6g。水煎服，每日1剂。适用于肾衰竭的多囊肾患者属气血亏虚水浊上泛者。

7）消囊调肾汤：茜草、虎杖、半边莲各30g，郁金、枳实各10g，生薏苡仁60g，全瓜蒌20g，川牛膝、莪术各15g，夏枯草12g。湿热甚加车前子、栀子；血尿加白茅根、小蓟；气虚加黄芪、党参；阴虚加旱莲草、女贞子；舌苔厚腻加砂仁（或蔻仁）；苔黄口苦加黄芩（或黄连）。水煎服，每日1剂。用4~6周。

3. 药物禁忌

（1）良性肿瘤：影响药物包括口服避孕药、雄激素及同化激素等。

（2）病灶性小节增生：影响药物有口服避孕药。

出现并发症者，用药禁忌参见相关章节。

三、肾细胞癌

肾细胞癌也称肾癌，是起源于肾小管上皮细胞的恶性肿瘤，约占全身恶性肿瘤的3%，男性多于女性，男女之比为3∶1，以40~60岁多发。

【概述】

1. 病因

肾癌的病因并不清楚。有报道指出，芳香族碳氢化合物、芳香胺、黄曲霉毒素、激素、放射线和病毒等可引起肾癌；有人提出吸烟与肾癌有关；某些遗传性疾病，如Hippel - Lindau病，可合并肾癌。近年来研究表明，肾癌患者细胞学异常多见，尤其染色体3P异常是最常见的表现，而3P存在肿瘤抑制基因，说明肾癌的发生与遗传因素有关。

2. 临床表现

肾癌的临床表现变化多端，早期常无症状，中晚期常可出现血尿、腰痛和肿块三大典型症状，但同时具备这三大症状的肾癌仅为10%~15%，甚或全无症状。

（1）泌尿系统表现

1）血尿：为间歇性无痛性肉眼血尿，伴血块时可出现肾绞痛；尿中出现条状血块，往往提示癌肿侵犯肾盂、肾盏，已属晚期。

2）腰腹疼痛：多为钝痛，常因肿瘤增大使肾包膜张力增大引起。另外，肿瘤侵犯髂腰肌和脊柱旁神经时，也引起疼痛，且较重。

3）包块：当肿瘤体积较大时，或伴有肾盂积液时，可在患者上腹部或腰部触及肿块，但在大多数瘤体较小或肥胖患者不易发现。

（2）全身表现

1）发热：与肿瘤坏死、出血及毒性物质的吸收有关，约见于20%的患者，其中2%～3%病例的发热是最突出或唯一的症状，呈持续性低热或弛张热。

2）消瘦：把消瘦作为唯一症状的肾癌患者占总肾癌患者的30%～40%。

3）高血压：肿瘤产生肾素或压迫肾动脉引起狭窄，以及瘤内形成的广泛动静脉瘘，皆可引起心排血量增高，从而导致高血压。

4）内分泌紊乱：肾癌细胞有内分泌功能，因此可引起红细胞增多症、高血压、低血压、高钙血症、皮质醇增多症、白血病样反应发热综合征、前列腺素浓度升高、肠病、肝功能异常以及神经系统症状等。

（3）转移病位的症状：肾癌可通过直接浸润、淋巴途径和血运三种途径转移。肺、肝、骨骼和脑是常见的转移部位。脑转移时可引起头痛、偏瘫；骨转移可引起相应部位的疼痛，甚至病理性骨折；肺转移者可有咳嗽、咯血，有时皮下可出现转移性癌结节。

3. 辅助检查

（1）尿液检查：可见肉眼血尿或镜下血尿，尿红细胞形态多正常，大小相等，尿脱落细胞学检查有时可发现癌细胞，乳酸脱氢酶常增高。

（2）血液检查：部分患者血沉增快，血钙增高，血磷降低，前列腺素增高，血清C反应蛋白阳性，3%～4%的患者红细胞增多，有的还发生进行性贫血。

（3）B超：可发现和鉴别实质性肿瘤和囊肿性肿块。

（4）CT或MRI检查：诊断肾癌准确性较高，亦可明确肾静脉和淋巴结是否受累。

（5）肾动脉造影：虽然是创伤性检查，但对肾癌的诊断较可靠。只有少数无血管或完全坏死的肾癌，无法用其诊断。

（6）细针穿刺活检：过去认为，对肾癌做穿刺活检可引起肿瘤细胞种植于针道上，但据报道这种可能性很小。但由于是创伤性检查，必须慎重。

4. 分期

（1）Robson分期：Ⅰ期：肿瘤位于肾包膜内。Ⅱ期：肿瘤侵及肾周脂肪，但仍局限于肾周围筋膜内。Ⅲa期：肿瘤侵犯肾静脉或下腔静脉。Ⅲb期：区域性淋巴结受累。Ⅲc期：同时累及肾静脉、下腔静脉及淋巴结。Ⅳa期：肿瘤侵犯邻近器官（肾上腺除外）。Ⅳb期：远处转移。

（2）新PINM分期（1992. UICC TNM）：PT1：肿瘤≤2.5cm并限于肾实质内。PT2：肿瘤>2.5cm限于肾实质内。PT3a：肿瘤侵犯肾上腺或肾周组织，但不超过Gerota筋膜。PT3b：肿瘤侵犯肾静脉或下腔静脉。PT4：肿瘤侵犯到Gerota筋膜以外。PN1：转移淋巴结最长径≤2cm。PN2：转移淋巴结最长径>2cm，但<5cm。PN3：转移淋巴结最长径>5cm。PM1：远处转移。

【饮食宜忌】

1. 饮食宜进

（1）饮食原则

1）应食富含营养的蛋、乳、畜肉、鱼类等，需食富含维生素之饮食，尤需多食富含维生素 C 的水果、蔬菜等，如荠菜、绿豆芽、丝瓜、萝卜、白菜、西瓜、生梨、苹果、藕、荸荠等。还应多饮水及清凉饮料。

2）宜选食具有健脾益肾作用之食品，如薏苡仁、山药、赤小豆、黑芝麻、鸭肉等。

3）宜多食含微量元素硒多的食物，硒有调整细胞分裂、分化及癌基因表达，有使癌行为向正常转化的作用，因此肾癌患者宜多食海产品、肉、谷物、芦笋、蘑菇、芝麻等含微量元素硒多的食物。

4）应选食具有抗泌尿系统肿瘤作用之食品，如蛇肉、田螺、海蜇、海带、紫菜、淡菜、薏苡仁、甲鱼、乌龟、泥鳅等。

5）宜食用有软坚、化痰、散结的食物，中医学认为，癌症坚硬如石，与痰凝气滞有关，故宜食用具软坚、化痰、散结作用的食物。

6）术后宜进补气养血食物。患者手术后，会出现气短乏力、胸闷盗汗等症状，饮食以补气养血为主，可选食山药、藕、大枣、瘦肉、桂圆、苹果等。

7）患者放射治疗时，宜吃滋阴养血的食物，并食新鲜蔬菜和多汁水果，如杏仁露、荸荠、白梨、柿子、枇杷、枸杞子、甜橙、罗汉果、香蕉、核桃仁、银耳、百合、西红柿、菠菜、蜂蜜、驴皮膏（阿胶）、海蜇、银鱼等。

8）化疗时宜进升血食物。用抗癌药物治疗时，可出现骨髓抑制、白细胞减少等，可多吃一些脊骨汤、排骨汤、鲤鱼汤、香菜鲫鱼汤、燕窝、香菇、木耳、大枣、向日葵子、连衣花生、驴皮膏（阿胶）、猪皮制成的菜肴、蛋类、奶类等，以帮助升血。

（2）有一定利尿作用的食品：适用于有水肿、腹水的患者。

1）西瓜：可通利二便，且有清热作用。西瓜皮洗净煮汤吃，亦可利尿。

2）冬瓜：亦有利尿作用。冬瓜皮亦可煎汤服。作用与西瓜相似。

3）赤豆：有"健脾"利尿作用。可煮赤豆汤，亦可煮成赤豆饭、赤豆粥食用。

4）鲫鱼：中医认为鲫鱼有利水作用，可烧制鲫鱼汤食用。有用利尿中药，如车前子、茯苓皮等纳入鲫鱼腹内，一起煮而饮其汤，亦可将赤豆纳入鲫鱼腹内食用。

5）鲤鱼：亦有利水作用，其制法可同鲫鱼。

6）田螺：吃田螺肉，饮田螺汤，亦有一定的利水作用。在煮田螺时，稍多放一些葱亦好，因葱也有一定的利水功用。有报道，把生田螺、葱、姜共捣烂，外敷于腹部，可通气利尿。

（3）食疗药膳方

1）莲子薏苡仁猪脬汤：猪脬 1 个（无脬用猪肾 1 对），猪瘦肉 50g，莲子 20g，薏苡仁 15g。猪脬用盐擦洗干净，开水烫过，切块。猪肉洗净，切片。莲子、薏苡仁洗净。同入锅，清水适量，煮沸后文火煨 2 小时，调味。顿食或分次食用，时时服食。适于肾癌。

2）蛇肉炖淡菜：水蛇肉 100g，淡菜 20g，山楂肉 10g。淡菜洗净，热水泡发。水蛇放锅中，加水适量，煲至能拆骨，扯出肉丝，拌以葱花、姜末、精盐、味精、黄酒。与淡菜、山楂同入蛇汤中，再加适量鲜汤，文火煲至蛇肉、淡菜酥烂，入少许味精、麻油，再用湿淀粉勾芡。佐餐食用。每日 1 剂，时时服食。

3）芦笋炒豆芽：芦笋 250g，黄豆芽 150g。芦笋洗净，切丝，用精盐少许腌渍片刻，沥去水分。黄豆芽洗净，清水中浸片刻，再沥去水分。油锅烧至八成热，加入二味急火翻炒。加适量调味品，炒匀，佐餐食用，连食数周。适于各种泌尿系肿瘤。

4）红绿豆羹：赤小豆 50g，绿豆 50g，红糖 20g。赤豆、绿豆洗净，浸泡 1 小时。加水适量，煮沸后小火煨至烂熟，调入红糖服食。每日 1 剂，分早晚 2 次食，连服数周。

5）海带薏苡仁蛋汤：海带水发 15g，生薏苡仁 30g，鸡蛋 2 个。海带洗净，切碎，与淘净薏苡仁共入锅炖烂，倒入炒菜锅烧沸，加入打散鸡蛋，加少许精盐调味。每日 1 剂，连食数周。适于排尿困难属湿毒蕴结之肾癌。

6）荠菜丝瓜鸭血汤：荠菜 30g，丝瓜 100g，鸭血块 100g，鲜汤、精盐、味精、麻油适量。荠菜洗净，切碎。丝瓜刮皮，洗净，切滚刀块。鸭血切薄块。油锅烧热，入荠菜、丝瓜煸炒，至半熟，入精盐、味精、鲜汤约 500mL，鸭血块烧至熟，淋上麻油。每日 1 剂，时时服食。

2. 饮食禁忌

（1）忌食辛辣燥热之物，如辣椒、花椒等。忌食生葱、生蒜等刺激性食品。

（2）禁酒。

（3）不宜食肥甘厚味。

（4）不可偏食。

（5）忌食用霉变、污染的食物：实验证明，霉变玉米、霉变花生均能致癌。流行病学调查发现，在粮油、食品受黄曲霉毒素 B_1 污染严重的地区，肝癌、肾癌发病率较高。黄曲霉毒素 B_1 是动物肝癌、肾癌最强的致癌剂。

（6）忌饮用污染的水源：有调查发现，沟溏水中有一种蓝绿藻产生藻类毒素，饮用此水者较饮用井水者肝癌、肾癌发病率显著升高。

（7）忌食腐烂的食物：因食物腐烂时都会产生一种恶臭物质——乙醛，这种物质有相当高的致癌率，故本病患者应禁食腐烂食物。

（8）忌过食酸菜、腌菜、腌肉：因为这些食物在腌制过程中容易发霉，其中常含有致癌性霉菌。另外，已发现用烟火直接熏的鱼和肉能产生有致癌作用的化学物质，本病患者亦应忌食。

【药物宜忌】

1. 西医治疗

肾癌治疗的最主要目标是根治，其次是延长生存期，提高生活质量，减轻痛苦。

因此，早期治疗、积极治疗、综合治疗是三大准则。

（1）手术治疗：手术是根治的主要手段。根治性肾切除是肾癌最基本的治疗方法。没有转移的患者，此法效果最好；已有孤立性转移的患者，可用手术切除肾脏肿瘤和转移灶；肿瘤已播散者，肾切除术可解除原发性肿瘤的症状。

（2）放射治疗：由于肾癌对放射线多不敏感，故放射治疗的疗效尚不满意，目前主要用于手术前后的辅助治疗以及晚期肾癌的姑息治疗。

（3）化学治疗：肾癌化疗效果较差。各种化疗药物包括环磷酰胺（CTX）、氟尿嘧啶（5－Fu）、丝裂霉素（MMC）、博来霉素（BKM）、多柔比星（ADM）等大都疗效不好，有效率在15%以下。联合化疗有利于提高疗效。化疗适应证：肾癌Ⅲ、Ⅳ期术后，以化疗控制复发和转移；不能手术切除的肾癌，以化疗配合免疫和激素治疗。禁忌证：Ⅰ、Ⅱ期肾癌可做根治性肾切除者；心肝功能严重受损者；骨髓造血功能低下以及血液系统疾病患者。

（4）免疫治疗：在根治性或单纯性肾癌切除术后，应用免疫疗法可以提高宿主的监视肿瘤能力，减少复发，提高疗效。对晚期患者可延长生存，缓解症状，稳定病情。

1）干扰素：干扰素是目前治疗已发生转移的肾癌最有效的药物。通过对肿瘤的细胞毒作用，抑制细胞内蛋白质合成，从而抑制肿瘤细胞的分裂；同时还可以增强杀伤细胞作用，加强淋巴细胞的细胞毒反应。使用方法：①干扰素每日 $3×10^6$ U，肌内注射，每周连用5次，6周为1个疗程，间隔1~2个月，可重复使用，有效率为26%。②重组干扰素 α－2b，每次（10~20）× 10^6 U，肌内注射，每周3~5次，有效率可达14%~29%，中位缓解期为8个月。③人白细胞干扰素，每次100万U，每日1次，肌内注射，每周3~5次，连续5~10日为1个疗程。

2）卡介苗：可通过免疫活性细胞来扩大细胞及抗免疫反应的效应，以增强宿主抗肿瘤的能力。方法：于大腿内侧做皮内注射，每次5mg，每周1次，共用6周。

3）白细胞介素－2（IL－2）：可促进和调节淋巴细胞的免疫功能。但目前白细胞介素－2的给药途径和剂量正在探索中，同时因其毒性大、程序多、价昂贵，故尚不能广泛使用。近年来应用LAK细胞加白细胞介素－2治疗肾癌取得较好的疗效，已引起重视。

4）免疫核糖核酸：可传递细胞免疫和体液免疫，从而提高机体抗肿瘤能力。每次1支，每周5次，连用2~3个月。

（5）激素治疗：肾脏是排泄器官，也是内分泌的效应器官，故而肾癌对激素有明显的依赖性。激素疗法副作用小，对晚期肾癌患者可减轻症状、延长生存期。激素疗法与免疫制剂和化疗药物并用可增加疗效。用法：①安宫黄体酮：为激素疗法的首选药物，每次100~200mg，口服，每日3次；②羟基孕酮：每次800mg，肌内注射，每周2次；③丙酸睾酮：每次100mg，肌内注射，每周2次；④泼尼松龙：每次20mg，口服，每日1次（与安宫黄体酮并用）。

2. 中医治疗

（1）辨证治疗

1）温热下注

主症：尿频、尿急、尿痛，血尿，小便灼热，小腹胀满，下肢水肿，口苦口黏，或口渴不欲饮，或大便不畅，苔黄腻，脉滑数而弦。

治法：清热利湿，化瘀止痛。

方药：小蓟15g，藕节10g，海金沙15g，蛇莓30g，龙葵30g，赤茯苓30g，猪苓15g，生地黄20g，甘草15g，淡竹叶10g，白茅根30g，仙鹤草30g，黄柏10g。

加减：小便赤痛、夹有血块者，加琥珀3g，三七粉3g；血尿重者，加血见愁9g，黑山栀12g，水牛角18g；小便不利者，加泽泻10g，滑石18g。

2）肝郁气滞

主症：情志抑郁，或多烦喜怒，小便不通或通而不畅，血尿，腰痛，胁腹胀满，舌红，苔薄或薄黄，脉弦。

治法：疏肝理气，通利小便。

方药：沉香散加减。沉香15g，猪苓15g，瞿麦15g，淡竹叶10g，生薏苡仁15g，滑石15g，石韦10g，王不留行15g，冬葵子12g。

加减：气郁化火者，可加龙胆草9g，黑山栀12g；血尿不止者，加白茅根30g，益母草12g；癥肿难消者，加青陈皮各12g，枳实10g。

3）瘀血阻滞

主症：小便尿血，时多时少，时有排尿不畅，腰腹部肿块，舌紫暗或瘀斑、瘀点，苔薄，脉细涩。

治法：活血化瘀，兼以利湿。

方药：少腹逐瘀汤加减。白英30g，蛇莓30g，小蓟30g，薏苡根30g，玉米须30g。

加减：小便出血较多者，加三七粉3g；寒战高热、往来发作者，加柴胡12g，半夏10g，黄芩9g；大便秘结者，加生大黄9g，或制大黄10g。

4）阴虚火旺

主症：小便短赤，腰部疼痛，五心烦热，形体消瘦，舌红苔薄，脉数。

治法：滋阴降火。

方药：大补阴丸加减。炙鳖甲30g，地骨皮15g，黄柏10g，知母15g，生地黄15g，熟地黄15g，女贞子30g，旱莲草15g，阿胶10g，猪苓15g，茯苓15g，莪术15g。

加减：小便不利者，加生薏苡仁15g，竹叶10g；癥肿难消者，加白英12g，土茯苓15g。

5）脾肾两虚

主症：腰腹部肿块，腰痛腹胀，尿血，纳差，呕恶，消瘦，面色苍白，气短乏力，舌淡，苔薄白，脉沉细无力或弱。

治法：健脾益肾，软坚散结。

方药：六味地黄汤合白蛇六味丸加减。生地黄20g，山萸肉15g，茯苓30g，牡丹皮 30g，白茅根 30g，仙鹤草 30g，山豆根 20g，白英 20g，龙葵 20g，蛇莓 20g，丹参 20g，当归 10g，姜黄 10g，女贞子 30g，旱莲草 20g，生薏苡仁 30g。

加减：腰酸乏力甚者，加杜仲 15g，菟丝子 12g；小腹肿块难消、腰骶作痛者，加三棱 10g，莪术 10g；口干心烦者，加知母 12g，黄柏 9g。

以上方药均水煎服，每日 1 剂。

（2）验方

1）猪苓夏枯草汤：猪苓、夏枯草、石见穿各 30g，薏苡仁 60g，汉防己 12g，八月札 20g，石上柏 15g。水煎服，每日 1 剂。主治各期肾癌。

2）黄芪熟地汤：生黄芪、薏苡仁、鹿角霜各 30g，炮附子 10g，败酱草、白芍、生甘草 20g，熟地黄 60g，白芥子、炮姜各 6g，麻黄、肉桂各 3g。水煎服，每日 1 剂。适用于肾癌。

3）二蓟山甲汤：大蓟、小蓟、石见穿各 60～120g，瞿麦、白花蛇舌草、续断、牛膝各 30g，半枝莲 30～60g，赤芍 20g，炮山甲、猪苓各 15g。水煎服，每日 1 剂。适用于肾癌。

4）猪苓薏苡汤：猪苓、茯苓、滑石、泽泻、阿胶各 10g，薏苡仁 30g，水煎服，每日 1 剂。适用于肾癌早期。

5）滋阴解毒汤：生地黄、山药、茯苓、桑寄生、制鳖甲、半枝莲、白花蛇舌草各 30g，山茱萸 15g，三七粉 6g，阿胶、小蓟各 12g。水煎服，每日 1 剂。适用于肾癌。

6）温肾解毒汤：肉桂、三七粉各 6g，制附片、山药、茯苓、淫羊藿、丹参、半枝莲、白花蛇舌草各 30g，山茱萸、熟地黄各 15g，人参 10g。水煎服，每日 1 剂。适用于肾癌。

7）补肾消白汤：生黄芪、桑寄生各 30g，党参、怀山药、菟丝子、山茱萸、仙灵脾 15g，八月札、泽泻、牡丹皮、白术各 12g，枸杞子 20g。水煎服，每日 1 剂。适用于肾癌术后蛋白尿者。

8）健脾消水汤：党参 12g，白术、大腹皮、胡芦巴、仙灵脾各 15g，猪茯苓各 20g，八月札 24g，土茯苓、白英、龙葵、抽葫芦、泽泻、车前子各 30g，猫人参 60g，乌药、川椒目各 9g。水煎服，每日 1 剂。适用于肾癌术后并发腹水者。

3. 药物禁忌

（1）干扰素

1）对乙酰氨基酚：干扰素可使对乙酰氨基酚代谢毒性产物不能解毒，因而联用可加重肝损害。

2）氨茶碱：干扰素可降低茶碱体内清除率平均达 50%，联用有可能发生茶碱中毒。

3）泼尼松：对干扰素副作用无影响，但可能降低干扰素的生物活性。

4）双香豆素：干扰素抵制肝微粒酶对药物的代谢，使双香豆素活性增强，两药联用应监测凝血状态。

（2）白细胞介素 -2（IL -2）

1）吲哚美辛（消炎痛）：与 IL -2 同时应用可导致更为严重的体重增加、少尿和氮质血症。但据报道，布洛芬可降低 IL -2 的毒性，特别是发热、寒战、肌痛、恶心和呕吐等不良反应。

2）塑料输液器：IL -2 的 5% 葡萄糖液和 0.9% 盐水溶液可吸附到塑料输液器上，导致药物总活性的丢失。某些白介素 -2 治疗报道说明没有疗效，可能与此种药物丢失有关。加入低浓度的白蛋白（2% 或以下）可防止这种吸附丢失，而某些牌号的 IL -2 已在处方中加入白蛋白。

3）达卡巴嗪：IL -2 可降低达卡巴嗪的血药浓度。

4）放射造影剂：IL -2 对免疫系统的强刺激，可增强放射造影剂过敏反应和其他不良免疫反应。

5）地塞米松：可使患者耐受更大剂量的 IL -2 并减轻其毒性，但从治疗角度考虑这种相互作用可能并无益处。

（3）卡介苗

1）氨茶碱：卡介苗可使血清茶碱浓度略升高，易发生中毒反应。

2）抗肿瘤药：可使卡介苗接种反应严重。

3）糖皮质激素：可抑制机体结核菌素反应，造成结核菌素试验假阴性结果。

4）利福平：可抑制机体对结核菌素的反应，造成结核菌素试验假阴性结果。

5）疫苗间的相互作用：①牛痘、腮腺炎及麻疹疫苗可抑制机体对结核菌素的反应，造成假阴性结果；接种疫苗后 1 个月以上做结核菌素试验，才能得出正确结果；②卡介苗和牛痘两者同时分别接种于左、右臂，对接种结果无影响；③伤寒、副伤寒、霍乱等疫苗不宜与百白破三联疫苗同时接种，以免反应过于剧烈。

其他参见急慢性肾炎，肾衰竭。